神经外科主治医生 1111 问

（第 2 版）

主　编　江　涛　蒋传路　尤永平　张建国
副主编　张　伟　曹　勇　王　磊　周大彪
编　者（按姓氏笔画排序）：
于书卿　王　地　王　磊　王永志　王洪军　尤永平
刘丕楠　刘伟明　刘佰运　江　涛　江昊宇　李　昊
李仁鹏　李庆斌　李守巍　李祉岑　李冠璋　杨岸超
张　伟　张　忠　张建国　周大彪　宫　剑　贾文清
曹　勇　蒋传路　颜　伟　潘长青

中国协和医科大学出版社
北　京

图书在版编目（CIP）数据

神经外科主治医生 1111 问／江涛等主编 . —2 版 . —北京：中国协和医科大学出版社，
2021. 6

ISBN 978 - 7 - 5679 - 1757 - 6

Ⅰ.①神… Ⅱ.①江… Ⅲ.①神经外科学—问题解答 Ⅳ.①R651 - 44

中国版本图书馆 CIP 数据核字（2021）第 109706 号

现代主治医生提高丛书

神经外科主治医生 1111 问 （第 2 版）

主　　编：江　涛　蒋传路　尤永平　张建国
责任编辑：田　奇
封面设计：许晓晨
责任校对：张　麓
责任印制：张　岱
出版发行：中国协和医科大学出版社
　　　　　（北京市东城区东单三条 9 号　邮编 100730　电话 010 - 65260431）
网　　址：www. pumcp. com
经　　销：新华书店总店北京发行所
印　　刷：三河市龙大印装有限公司
开　　本：787mm × 1092mm　　　1/16
印　　张：33. 25
字　　数：725 千字
版　　本：2021 年 6 月第 2 版
印　　次：2021 年 6 月第 1 次印刷
定　　价：165. 00 元
ISBN 978 - 7 - 5679 - 1757 - 6

··· 前　言 ···

　　主治医师是医院中最主要的骨干技术力量，神经外科主治医师是成长为神经外科大师的必经阶段。半个多世纪以来，随着科学技术的发展和医学学科的进步，国内外神经外科事业取得了令人瞩目的成就，神经外科新理论、新概念以及新疗法不断涌现，为神经外科主治医师的培养和训练提出了更高的要求。

　　《神经外科主治医生1111问》第一版于2009年出版，集中收集神经外科主治医师在临床工作学习中最常遇到的疑难问题为线索，以问答的形式予以全面诠释，言简意赅，内容主要涉及颅脑创伤、脑血管病、胶质瘤、颅底外科与脑膜瘤、脊柱和脊髓疾病、小儿神经外科疾病、立体定向功能神经外科疾病、神经外科遗传性疾病共八个部分。时隔十余年本书再版，力争做到内容丰富全面，技术实用，能够反映神经外科领域最新的研究成果和技术应用，力求体现出主治医师这一级别读者所代表的学术水平，作为神经外科主治医师的高级参考书用以促进专业知识更新。

　　由于本书篇幅有限，时间和条件限制，本书的深度未必把握准确，疏漏之处也在所难免，敬请广大读者不吝指教，以便在今后的工作中不断改进。希望本书的再次出版，对促进我国神经外科主治医师的成长以及神经外科学科的规范发展起到重要作用。

江　涛

首都医科大学附属北京天坛医院神经外科副主任

北京市神经外科研究所副所长

中国脑胶质瘤协作组首任组长

中国医师协会脑胶质瘤专业委员会首任主任委员

中国抗癌协会脑胶质瘤专业委员会主任委员

中国脑胶质瘤基因组图谱计划负责人

亚洲脑胶质瘤基因组图谱计划负责人

... 目 录 ...

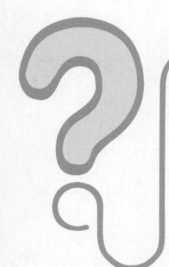

第一部分

颅脑创伤

一、颅脑创伤基础与临床 I

 1 头皮创伤临床分哪几种类型？如何把握其主要治疗原则？

头皮损伤（scalp injury）是外力直接作用于头部所致。分类及临床表现如下。

（1）头皮裂伤（scalp laceration）：锐器伤导致的伤口整齐，污染轻；钝器伤的伤缘不整，伴皮肤挫伤或明显的污染。头皮全层裂伤可见伤口哆开，如伤及头皮动脉可严重出血。

（2）头皮血肿（scalp hematoma）

1）皮下血肿：较局限，血肿周围软组织水肿明显，触之较硬，中心部柔软，易误诊为凹陷骨折。

2）帽状腱膜下血肿：帽状腱膜下腔组织疏松，血肿易扩展，蔓延至整个颅顶，触之波动明显。

3）骨膜下血肿：常伴颅骨骨折，压痛明显，受颅骨骨缝限制，血肿常与颅骨大小相当。

（3）头皮撕脱伤（scalp avulsion）：因头皮受到强烈的牵拉，头皮由帽状腱膜下方部分或全部撕脱，损伤和出血严重时常发生休克。

主要治疗原则：

1）头皮擦伤：常规消毒，清洁创面处置便可自愈。

2）头皮挫伤：轻者一般不需特殊治疗，处置同头皮擦伤只是对非完全断裂的伤口，可视情况采取清创缝合术治疗。

3）头皮裂伤：此伤出血较迅猛，即使伤口较小也可引起多量出血，应尽快实施清创缝合手术，同时注意探查裂伤部位颅骨有无骨折，伤情严重者应积极补液抗休克治疗。对于不规则的钝器伤口，清创后有部分头皮组织缺损，切不可牵强缝合，以免张力过大影响血供而致头皮组织坏死。应先分离帽状腱膜，再做弧形或"S"形切口减张缝合。如有必要请整形科医生参与救治。

4）头皮血肿：宜先采用局部加压包扎保守治疗，无效者可行血肿穿刺。

5）头皮撕脱伤：此类头皮创伤存在很大的危险性，救治原则除积极采取监护生命体征、镇痛、止血、抗休克、抗感染等项救治措施外，还要尽可能保护好离断的头皮组织重要血管，彻底清创，及早实施血管吻合。若有颅骨裸露，可在充分清创后于颅骨外板间隔1.0cm 距离钻数孔深达板障，抗生素敷料覆盖创面换药处置，待肉芽长出后再行植皮或头皮扩张术。头皮缺损面积稍小者，可转移皮瓣修复；对于尚残留，帽状的创面，在确保覆盖颅骨充分，血运丰富的前提下，可行游离薄片植皮。对于伤后错过血管吻合手术时间窗的患者，在保证创面软组织新鲜成活后，择期行创面植皮术或头皮扩张术治疗。本伤治疗特别强调预防颅骨感染。

2　创伤性头皮血肿临床类型有哪些？如何鉴别？

根据血肿发生在头皮不同解剖层次位置，通常将头皮血肿分为：皮下血肿、帽状腱膜下血肿和骨膜下血肿三种类型。头皮不同组织层的结构特性，决定了三种类型头皮血肿的鉴别要点。

（1）皮下血肿：血肿好发于头皮皮肤层和皮下组织层，质地韧硬，多以受力点为中心局限性凸起。

（2）帽状腱膜下血肿：血肿常发生于帽状腱膜层与骨膜之间的下组织，质地软，触之波动明显，血肿范围较大，重者可蔓延至整个头颅。

（3）骨膜下血肿：血肿位于颅骨膜与颅骨之间，张力较大，波动感常弱于帽状腱膜下血肿，血肿基底多不超越颅骨骨缝。

3　头皮血肿治疗要点是什么？诊治中还需注意哪些问题？

（1）治疗要点

1）无论哪种类型的头皮血肿，体积较小者皆可自行吸收，对于帽状腱膜下血肿给予必要的加压包扎处置，既能有效阻止血肿灶扩大，又有益于促进血肿吸收。对于骨膜下血肿慎用加压包扎，使血肿向颅内发展，导致颅压增高。

2）经加压包扎及预防感染治疗数日，血肿包块非但无吸收而且体积渐大者，应在无菌条件下行血肿穿刺抽出积血并继续加压包扎，一般数次便可治愈。

3）除血肿灶已发生感染外，一般不考虑切开引流。

（2）诊治注意点

1）对于中心凹陷，周围韧硬肿胀，征象酷似凹陷性颅骨骨折的头皮血肿患者，有必要给予头颅正侧位和血肿包块切线位 X 线检查以排除颅骨骨折。

2）骨膜下血肿伴颅骨骨折概率较高，所以对此类病人应及时给予颅骨影像学检查，避免漏诊和误诊。

3）接诊头部致伤程度不重且受伤时间较短，但头皮血肿包块较大的患者，或伤后经反复穿刺抽吸积血但血肿灶仍不见缩小者，首先要尽快排查血液疾病或其他凝血机制障碍性疾病。

4）对头皮血肿体积较大且意识持续丧失的患者，要格外重视头位护理，否则会因血肿包块长时间受压，引起周围健康头皮组织血运流通不畅，导致血肿壁组织缺血坏死；加之血肿包块自身张力挤压头皮血管组织，进一步加重头皮静脉回流受阻而引起组织间隙水肿，甚至形成溃烂创面。

4 颅骨骨折类别有哪些？诊治中还需要注意的问题是什么？

头部直接遭受外力打击时，受力部位颅骨瞬间先向内弯曲而后又向外反弹复原，当变形力度超过颅骨本身生理弯曲耐受的正常极限时，便发生颅骨骨折。

（1）颅骨骨折临床分型：颅骨骨折最常见于颅盖骨和颅底骨，面颅骨骨折发生率远低于前两者。按骨折形态将颅骨骨折分为线形骨折、粉碎性骨折和凹陷性骨折 3 种类型。也有人把颅骨骨折分为 4 种类型，将火器伤或锐器伤造成的小碎骨片深入脑组织伤道内的一类骨折称之为穿入性（洞型）骨折。90% 的儿童颅骨骨折为颅盖骨线形骨折。对在幼儿患者中多见的骨折线与颅骨缝相连，并使颅骨缝分离的一类骨折病变，又有人提出颅缝分离性骨折的说法。无论是哪种类型骨折，其结构皆已发生骨组织连续性中断的病理改变。

按创伤的性质，颅骨骨折又有开放性和闭合性之分。仅对颅骨而言，通常将骨折线是否完全与外界连通作为这种分类依据。然而需强调的是，诊断颅盖骨开放性骨折只是看重于骨折部位的头皮各层组织是否完全断裂，而不是硬脑膜破裂与否；即便骨折片刺破硬脑膜，但骨折部位头皮并非全层裂伤，也属"闭合性"骨折范畴。骨折伤及颅底鼻窦壁骨质或颞骨岩部，致使骨折线与鼻窦、外耳道或咽鼓管（鼓膜未破裂）相通，即使头皮组织各层结构完整，也称为"内开放性"颅骨骨折。

（2）诊治中需要注意的问题：颅骨创伤危险性并不在于骨折自身病变，而是骨折病灶伤及血管和脑组织所引起继发性损伤的严重后果。所以遗漏颅骨骨折诊断或不能正确把握治疗原则，应当引起足够重视。

1）提高颅骨骨折 X 线影像阅读技能：颅盖骨线形骨折 X 线平片影像特征应与颅骨内板血管沟和颅缝鉴别，以提高颅骨骨折影像诊断的正确率。鉴别要点见表 1-1。

表 1-1　颅骨线形骨折与正常颅骨平片的影像鉴别

影像特点	颅骨线形骨折	正常颅骨	
		血管沟	颅缝
密度	低	偏高	偏高
走行	陡直	弯曲	与颅缝一致
分支	无	有	与其他颅缝相连
宽度	线细	线宽	宽并呈锯齿状

2）准确把握手术指征：①凹陷深度 >10mm 或深度超过邻近颅骨厚度。②骨折片刺破硬脑膜发生脑脊液漏。③开放性凹陷骨折。④骨折片压迫脑组织引起神经功能缺失。⑤骨折伤及额窦并影响面部容貌。⑥骨折下方出现颅内血肿。

3）充分考虑到静脉窦部位凹陷骨折的手术风险性：尽管骨折灶下陷深度接近手术指征，若病人无神经功能障碍表现，或不伴有脑脊液漏，适宜选择保守治疗。若实施手术治疗，则必须在术前做好充分的思想、物质和技术上的准备，备足血源，也有必要备好隐静脉，不排除采取静脉移植或硬脑膜分流的补救术式的可能。

4）婴幼儿凹陷骨折的手术决策要慎重：婴幼患儿体质较脆弱，颅骨骨质结构发育尚不成熟，术后极有可能会发生一些难以预料的并发症，因此对于乒乓球样颅骨骨折，如果没有神经功能损害，不伴高颅压表现，没有碎骨片嵌入脑内，可行保守治疗并随访观察。

5）颅骨线形骨折除合并有手术指征的颅内病变外，一般行非手术治疗。

5　目前对于开放性颅盖骨凹陷性骨折手术治疗的新观点有哪些？

开放性颅盖骨凹陷性骨折最常见的并发症是颅内血肿，与脑伤并存时会使病情变得更加复杂，可导致感染、神经功能缺失、癫痫等并发症。凡符合手术指征者，提倡积极手术治疗，以消除并发症和降低致残率。由于以往对本病手术治疗常顾及术后感染发生率，所以习惯遵循一期去除骨折碎片，二期行颅骨缺损修复的原则。随着医疗技术日新月异发展，对于一期完成颅骨修复必要性的研究也逐渐成为关注的热点，有关一期颅骨修复术后是否易出现感染或癫痫等问题，诸多相关临床研究所提出的新观点有：①骨片复位与骨片去除感染率差异无显著性。②骨片复位与否与癫痫的发生无明确关系，甚至于该项研究认为手术复位的复合性骨折患者晚期癫痫的发生率更高，硬脑膜破裂和/或原发脑创伤灶形成瘢痕以及长期的外伤性遗忘精神刺激是与晚期癫痫发生相关的独立因素。③感染并发症并不会因一期骨折片的复位而增加。④在伤后72小时内行一期骨折片复位无感染并发症的发生；开放性颅骨凹陷骨折儿童在伤后16小时内接受一期手术复位感染率为零。

值得提出的是，有些新观点是通过回顾性研究获得的，并不能完全代表所有开放性凹陷性颅骨骨折手术共性。探讨低感染率的一期手术有效极限时间段、严谨的手术操作程序、完美的手术技巧和更具有实用性的术后治疗原则，仍是神经外科青年医生面临着的极有价值的研究课题，它会带来诸多的社会效益。

6　何谓颅底骨折？对诊断有意义的临床表现是什么？

颅底骨折（basicranial fracture）大多是颅盖骨线形骨折线的延续，少数为暴力经脊柱向上传导至枕骨髁间接导致骨折。颅底骨折按其发生的部位可分为前颅窝骨折、中颅窝骨折和后颅窝骨折，骨折线多沿颅底骨薄弱处走行，有横行、纵形和环形之分。前颅窝骨折线常为横行或纵形，中颅窝骨折多为横行折线，后颅窝骨折除环形骨折线外也可有纵形骨折线。颅底骨折病人中约1/2为中颅窝骨折，其次为前颅窝骨折或前颅窝与中颅窝合并骨折，后颅窝骨折最少见。颅底骨与硬脑膜粘连紧密且又与鼻窦相邻，骨折病灶既易撕裂硬脑膜，又易破坏毗邻鼻窦腔骨壁结构，造成蛛网膜下腔与外界相通而定性为"内开放性"骨创伤。颅底骨结构复杂，有诸多脑神经和血管穿越的骨孔、管、沟和裂隙密布，这些骨性结构被骨折线所伤及便会引起相应部位的脑神经和血管损伤，出现一些有诊断意义的典型临床表现，见表1-2。

表1-2　不同部位颅底骨折的临床表现

骨折部位	淤血斑部位	脑神经损伤	脑脊液漏
前颅窝	眼睑及眶周、球结膜下	Ⅰ、Ⅱ	鼻漏、眼漏（少）
中颅窝	颞肌下、咽后壁	Ⅱ、Ⅲ、Ⅳ、Ⅴ、Ⅵ（伤及蝶骨和颞骨内侧面）Ⅶ、Ⅷ	耳漏、鼻漏（鼓膜未破裂）、脑脊液流至口咽部（鼓膜未破裂）
后颅窝	耳后、乳突、枕下	Ⅸ、Ⅹ、Ⅺ、Ⅻ（伤及枕骨大孔或岩尖缘）	向乳突或胸锁乳突肌皮下

7　颅底骨折诊断与手术治疗注意事项都有哪些?

（1）诊断注意事项

1）咽后壁黏膜下出血斑和脑脊液流入口咽部等症状或体征，医生在问诊和体检时常会忽视而遗漏颅底骨折诊断。

2）颅底骨折淤血斑必须与软组织直接受到外力打击后所形成的皮下出血相鉴别。前者多远离打击部位，并在伤后数日出现，后者则在受伤局部迅速出现。

3）鼻腔内或外耳道内软组织裂伤流血往往也会被误认为颅底骨折，应根据血色浓淡进一步仔细检查，排除耳或鼻软组织流血对诊断的干扰。

4）颞骨岩部骨折并且鼓膜尚未破裂者，脑脊液可经中耳腔、咽鼓管流至鼻咽部出现鼻漏，可误导作出前颅窝骨折的错误诊断，因此，对疑为中颅窝骨折并伴随脑脊液鼻漏者，有必要给予鼓膜检查。

5）接诊伤后出现搏动性突眼患者，首先应想到中颅窝骨折的可能性，骨折灶伤及颈内动脉海绵窦段，出现动静脉瘘，在额眶部听诊闻及颅内出现与心跳一致的吹风样血管杂音即可证实。

6）骨折累及蝶骨和颞骨的内侧面还能伤及垂体柄而发生尿崩症，所以在作出全面诊断前勿忘询问和观察伤员尿量。

（2）手术治疗注意事项

1）脑脊液漏保守治疗超过1个月不愈者，可考虑手术修补硬脑膜漏口。

2）反复发生脑膜炎或脑脊液大量渗出者应及时手术。

3）伤后出现视力减退并经影像检查证实有碎骨片挫伤或血肿压迫视神经者，应在伤后12小时内行视神经管减压术。

4）颅底骨破裂孔或颈内动脉管处骨折引发耳或鼻大量出血，除采用临时鼻腔或外耳道填塞止血处置外，需紧急做颈内动脉结扎手术救治。

5）伴发创伤性动脉瘤、颈内动脉海绵窦炎、颅内遗留异物和面部畸形者，需要采取特殊术式治疗。

8　怎样把握创伤性脑脊液鼻/耳漏的诊治要点？

创伤性脑脊液鼻漏有4条途径：经额窦，经筛窦，经蝶窦和通过中耳腔与咽鼓管流至鼻腔。脑脊液漏除可造成低颅压综合征（头痛、眩晕、恶心、耳鸣等症状）外，最大危险是反复的逆行性颅内感染引起脑膜炎和/或脑室炎，感染严重者会形成颅内脓肿。因此在诊断和治疗上要求准确和全面，大部分患者可以通过预防感染、限制头部体位和降低颅压等治疗自愈。

（1）鼻/耳孔流出的无色或淡红色不凝固液体糖定量检验＞1.9mmol/L（35mg/dl）有助于脑脊液鼻/耳漏的诊断，但并不是诊断的特异性依据，假阳性率为45%以上。

（2）对高度怀疑鼻漏而放射学检查无颅内积气影像表现者，可行脑池造影CT扫描检查。方法是：①腰椎穿刺注入水溶性非离子性造影剂（优维显）。②头低俯卧位半小时后CT扫描便可发现有无脑脊液漏口存在。

（3）怀疑脑脊液漏而漏液又呈血性且诊断检查条件受限，可选择经典的圆形征（双圆征/晕圈征）判断法，将血性涌液滴在亚麻布上，若在圆形血迹周围有更大范围的无色湿痕出现，则提示为脑脊液。

（4）合理应用抗生素预防颅内感染，首选能穿透血-脑屏障的抗生素。

（5）保持鼻腔和外耳道清洁，但不可堵塞或药液冲洗，以免引起逆行性颅内感染。

（6）保持头高卧位有利于控制脑脊液渗漏，必要时配合腰池持续引流，促进漏口愈合；但应注意脑脊液引流量过多会引起低颅压、颅内逆行感染、张力性气颅及引流管阻塞等问题。

（7）在治疗中，嘱病人尽可能回避咳嗽、打喷嚏、擤鼻涕和增加腹压（如排便困难）等易引起鼻腔内压力增高的因素。

（8）高龄和体质较弱患者宜首选神经内镜经鼻窦修补漏口微创手术治疗的方法，其优点为：安全可靠、创伤小、术后并发症少和修补成功率较高，为大多数临床医生所接受。

（9）治疗脑挫裂伤和其他并发症。

（10）脑脊液丢失过多应注意补液，避免发生低颅压。

9　有关创伤性脑脊液漏的数据大概需要知道哪些？

（1）创伤性脑脊液漏发病率占病人的2%~9%。

（2）脑脊液漏伤者中有 60% 是在伤后数日内发病，在伤后 3 个月内发生率为 95%。

（3）70% 的脑脊液鼻漏患者在伤后 1 周内漏液自行停止，最长者不超过 6 个月。

（4）80%~85% 的脑脊液耳漏病人在伤后 5~10 天内漏液停止。

（5）约 5% 脑脊液漏患者伴有嗅觉丧失。

（6）继发脑膜炎的发生率为 5%~10%。

10　头皮与颅骨烧伤临床处理措施有哪些？

头皮与颅骨烧伤致伤因素包括火焰、高温热水、热蒸汽、电击和强酸与强碱腐蚀剂。对此伤处理措施如下。

（1）降温与中和：用冷水持续冲洗伤处 10~20 分钟，利于抑制伤灶扩展和减轻早期炎症反应。对于化学烧伤在明确致伤化学物质性质后，用低浓度的碱酸性拮抗剂冲洗灼伤创面，依靠中和反应减轻创面受伤程度。

（2）抗休克：患者出现低血压时，尽快补液增加有效循环血量；宜先选择平衡盐液，继后辅助血浆或低分子右旋糖酐；酌情使用地塞米松 10~20mg 和山莨菪碱 5~20mg。

（3）抗感染：①早期应用广谱抗生素预防感染。②及时采集创面分泌物行细菌培养和药敏试验。③尽早肌内注射破伤风抗毒素，达到早期预防的目的。

（4）严格护理：密切监测血压、中心静脉压及血离子浓度，为调整补液种类、输液量及滴速提供依据；伤情严重者应在 ICU 病房监护。

（5）清创手术：①术前应给予镇静和镇痛药物，防止因疼痛反射引起或加重休克。②先用无菌生理盐水清洗创面，去除污物，再用 1‰苯扎溴铵（新洁尔灭）药液进一步冲洗清创，清洁消毒。③清创后，对头皮组织浅层烧伤创面涂抹烧伤膏剂或烧伤涂膜，贴敷无菌凡士林纱条，局部包扎，3 天换药。④尚未累及颅骨的创面，以早期切除焦痂和失活组织为原则，在确保创面血运良好的条件下采取植皮手术。⑤已伤及颅骨但颅骨尚能存活的创面，充分清创后，尽可能保留骨膜，并在颅骨外板多处钻孔至板障层，外表覆盖抗生素油纱条，待肉芽组织长出后行植皮手术。⑥完全失去活力的颅骨伤灶需彻底去除坏死骨质，反复换药，待肉芽组织形成后再予植皮。⑦对于硬脑膜已破坏且脑组织外露者，清创后可行移植带蒂大网膜或取游离的大网膜与创部血管吻合，贴覆保护创面，待其存活后采取植皮或整形手术。⑧错过早期清创治疗时间窗且创面已形成脓肿感染，应行脓肿切开引流，应用抗生素液反复冲洗感染灶，并加强局部换药。

11　何谓创伤性脑损伤？如何分类？

TBI 被定义为由外力引起的脑功能改变或有其他脑病理学证据。

　　脑功能改变被定义为下列临床症状之一：任何时长的意识丧失或减低；对紧接在受伤前（逆行性遗忘）或受伤后（PTA）发生事件的任何记忆丧失；神经功能缺陷（虚弱、失去平衡、视力改变、运动障碍、瘫痪/麻痹、感觉丧失、失语等）；受伤时精神状态的任何变化。

　　或其他脑病理学证据：此类证据可能包括对脑损伤的视觉、神经放射学或实验室确认。

　　由外力引起的可包括下列任何事件：头部受物体撞击；头部撞击到物体；脑受到加速/减速运动而没有直接的外力作用到脑；异物贯穿脑组织；外力来源于爆炸或冲击波等事件产生或其他未被定义的外力。

　　脑创伤可根据严重程度分为轻度、中度和重度。部分轻度 TBI 也被称为脑震荡。目前区分 TBI 严重程度多依照格拉斯哥昏迷评分，是医学上评估颅脑损伤病人昏迷程度的指标，目前国内外广泛用于评估颅脑伤伤情。具体评分体系如下。

　　（1）睁眼

　　1）4 分 – 自发睁眼。

　　2）3 分 – 语言吩咐睁眼。

　　3）2 分 – 疼痛刺激睁眼。

　　4）1 分 – 无睁眼。

　　（2）语言

　　1）5 分 – 正常交谈

　　2）4 分 – 言语错乱

　　3）3 分 – 只能说出（不适当）单词

　　4）2 分 – 只能发音

　　5）1 分 – 无发音

　　（3）运动

　　1）6 分 – 按吩咐动作。

　　2）5 分 – 对疼痛刺激定位反应。

　　3）4 分 – 对疼痛刺激屈曲反应。

　　4）3 分 – 异常屈曲（去皮质状态）。

　　5）2 分 – 异常伸展（去脑状态）。

　　6）1 分 – 无反应。

　　昏迷程度以 E、V、M 三者分数加总来评估，昏迷程度越重者的昏迷指数越低分。用于判定 TBI 伤情时，轻型伤：13 分及以上。中型伤：9～12 分。重型伤：3～8 分。

12　什么是原发性脑损伤？

　　原发性脑损伤在创伤发生时，接触力或惯性力会使脑组织应变超出组织结构承受范围，导致损伤。应变是指施加的机械力导致的组织变形程度。组织变形的三种基本类型如下：组织压缩、组织拉伸和组织剪切。

（1）原发性伤害类型：原发性损伤可表现为局灶性损伤（如颅骨骨折、颅内血肿、撕裂、挫伤、穿透性损伤），也可表现为弥漫性损伤（如弥漫性轴索损伤）。

（2）颅骨骨折：按照部位可分为颅盖或颅底骨折，都可伴有其他损伤。颅盖骨骨折可分为凹陷性和非凹陷性骨折，根据骨折片是否向内移位判断。颅底骨折常因外力在颅底耗散引起，可能伴有脑神经损伤。

（3）颅内出血：硬膜外血肿发生于颅骨受力并伴有硬膜动脉或静脉撕裂，通常由骨折引起，有时由颅骨中板障静脉出血引起。更常见的原因是脑膜中动脉的撕裂。当血肿发生于动脉损伤时，血液积聚可导致神经系统功能迅速恶化；硬膜下血肿往往发生在严重创伤性脑损伤患者，多由皮质静脉或动脉损伤所致，相关死亡率高达 60%~80%；脑出血发生在脑实质内，继发于脑挫裂伤，有深部大的血管损伤伴有广泛的皮质挫裂伤；脑室内出血往往发生在非常严重的脑创伤，因此，与不良预后相关；蛛网膜下腔出血是由蛛网膜下腔的浅表微血管撕裂引起。外伤性蛛网膜下腔出血可导致交通性脑积水。

（4）冲击伤和对冲伤：血管和组织的联合损伤导致脑挫伤。冲击伤发生在直接撞击颅骨的区域，当颅骨撞击处变形恢复到正常形状时，由于产生负压而发生冲击性挫伤。对冲伤位于直接撞击部位的对面。由于惯性载荷对水平加速度的作用而产生负压，引起的脑内空化，会造成挫伤。

（5）脑震荡：脑震荡是由大脑深层结构改变引起的，导致广泛的神经功能障碍，可能导致意识受损或昏迷。脑震荡被认为是一种轻度的弥漫性轴索损伤。

（6）脑弥漫性轴索损伤：弥漫性轴索损伤的特征是对脑白质的广泛、广泛的损伤。头部横向运动产生的高速加减速过程中，小脑幕和大脑镰的张力可能导致损伤。弥漫性轴索损伤也可因缺血而发生。可通过扩散张量成像（DTI）检测到。

（7）贯穿性头脑部损伤：穿透性头部损伤由枪弹或其他造成。高速枪弹往往造成更严重的损害。

13 颅脑创伤不同外力作用方式及所形成的损伤机制都有哪些？

（1）直接作用方式：系指外力直接作用于头颅。

1）加速性损伤：相对静止的头颅受到一定速度运动着的物体直接打击后，头颅和脑皆沿作用力方向加速移动，并产生外力作用点处的脑组织损害（如打击伤、撞击伤）。

2）减速性损伤：运动的头颅撞于静止的物体上，头颅运动受阻停止而脑在颅内继续移动，脑叶底面组织与凸凹不平的颅底骨摩擦，同时外力作用点处的脑组织也同时撞击颅骨而致多部位的广泛性脑损伤（如坠落伤）。

3）挤压性损伤：不同方向的两个外力同时作用在头部两侧挤压所致颅脑创伤（如辗伤、产伤）。

（2）间接作用方式：系指外力非直接作用于头颅。

1）加速性损伤：外力作用在静止躯体的某一部位上，躯体受力做加速运动，此时由于头颅间接受到力的惯性作用，其运动落后于躯体，致使头颅与颈椎之间、脑组织与颅腔之间以及脑实质内各个不同结构的界面之间产生剪应力，造成颈部软组织、颈椎骨关节、颈神经、颈段脊髓和脑组织损伤，又称挥鞭样损伤。

2）减速性损伤：高处坠落足或臀部与硬物相撞受力，外力作用经脊柱传递至颅底枕骨髁部，引起颅内脑组织损伤（也可同时导致颅底骨骨折）。此类型损伤也称为颅颈连接处损伤或脑传递样损伤。

3）胸部挤压伤：当外力作用千胸部时，胸腔内压力陡然剧增，使上腔静脉血流逆行入颅，引起颅内外小血管广泛破裂，脑组织内点状出血损伤。

 14 **脑加速性损伤和减速性损伤机制区别是什么？为判断脑损伤有何提示？**

脑在颅内由于受到脑脊液的保护，始终处于一种漂浮状态，因此当头部受到外力作用时，脑与头颅运动过程所需时间并不相同，存在相对运动，故有"加速"和"减速"之称。掌握加速性损伤和减速性损伤机制有助于判断患者脑损伤部位。需要强调的是，在一个完整的颅脑创伤发生过程中，并不都是单纯一种脑损伤机制贯穿始终，而是加速性损伤和减速性损伤相继或同时发生。比如静止的头部被撞击后又跌倒于地面的两次受力（先加速性损伤，后减速性损伤）；静止状态的躯体受力后头部急剧过伸或旋转，然后倒下，头颅着地二次受力（先加速性损伤，后减速性损伤）等。无论外力作用机制怎样变化，其原理是不变的，仅就单纯一种损伤机制而言，两者区别见表1-3。

表1-3　脑加速性损伤与减速性损伤机制区别

机制类型	头颅受伤部位	受力前颅脑状态	受力后颅脑状态	脑伤部位	损伤性质
加速性损伤（外力直接作用）	头颅任何部位	头颅与脑静止	头颅与脑同时沿外力作用方向运动	与头颅受力点一致	冲击伤
加速性损伤（外力间接作用）	颅底	同上	头颅旋转运动在先，脑旋转运动在后	①额底、颞底、颞极	对冲伤（与颅底骨摩擦及撞击骨嵴）
				②不规则范围的脑皮、髓质	对冲伤（脑界面之间剪应力作用）
				③脑干	对冲伤（与斜坡撞击或剪应力作用扭曲）

续表

机制类型	头颅受伤部位	受力前颅脑状态	受力后颅脑状态	脑伤部位	损伤性质
减速性损伤（外力直接作用）	枕部	头颅与脑同时同向运动	头颅运动停止，脑依惯性继续沿作用方向运动，继后又在所形成的颅腔负压吸引作用下返回移动复位	①枕叶内侧面（头颅受力部位）	冲击伤
				②额底、颞底前部（头颅受力点对侧）	对冲伤（与颅骨底摩擦）
				③额极、颞极（头颅受力点对侧）	对冲伤（与前颅窝骨壁或蝶骨嵴撞击）
	额部	同上	同上	①额叶（头颅受力部位）	冲击伤
				②额底、颞底	对冲伤（与颅底骨摩擦）
				③枕叶	对冲伤（与后颅窝骨壁撞击）
	枕顶部（偏一侧）	同上	同上	①枕顶（头颅受力部位）	冲击伤
				②额极、颞极（头颅受力点对侧）	对冲伤（与前颅窝眶上骨板和蝶骨嵴撞击）
	顶部（作用力方向朝前）	同上	同上	①顶叶（头颅直接受力部位）	冲击伤
				②额底、颞底、颞极（头颅受力点对侧）	对冲伤（与颅底骨摩擦和撞击）
				③额颞外侧面（头颅受力点对侧）	对冲伤（与前颅窝眶顶和蝶骨嵴撞击）
	颞部	同上	同上	①颞叶（头颅受力部位）	冲击伤
				②额颞.颞叶外侧面（头颅受力点对侧）	对冲伤（与前、中颅窝骨壁和大脑镰撞击）
				③脑干	对冲伤（与小脑幕游离缘撞击）
				④小脑	对冲伤（与后颅窝侧壁撞击）

熟知脑加速性损伤和减速性损伤的不同机制，能为判断脑伤提示以下思路。

（1）外力直接作用头颅致脑加速性损伤通常表现为冲击伤严重，而对冲伤较轻；反之，脑减速性损伤主要表现为对冲伤较重，而局部冲击伤偏轻。

（2）脑损伤的部位不一定都与外力直接作用点一致，加速性损伤的脑伤部位可与外力作用点一致，而减速性损伤的脑伤部位既可发生在外力作用点附近，也可发生在与外力作用点相对的部位。

（3）脑组织在颅内由后向前移动时所致伤势要比由前向后移动的伤势严重，如额部受撞击时，枕叶恰位于光滑平坦而又富有弹性的小脑幕上，外力能够得到充分缓冲，明显减轻脑损伤的程度，因此枕叶损伤大多很轻。

15 脑创伤手术指征与时机和方法的新理念有哪些？

准确把握脑创伤手术指征、手术时机和手术方法是早期避免继发性脑损伤，充分改善患者预后和降低残死率的几个不容忽视的关键环节。随着交通和建筑业的快速发展，颅脑致伤因素和病变特点不断发生量和质的变化，给诊断与治疗增加了难度和复杂性。国内外学者为此进行大宗临床研究，为传统的脑创伤手术治疗原则充实了新的理念，使得脑创伤手术治疗更加标准化、规范化、合理化，进一步提高了预后评估的确切性。

（1）手术指征

1）出现进行性的神经功能损害，药物控制高颅压无效，且 CT 显示存在明显占位效应者。

2）额叶或颞叶挫裂伤，GCS 评分 6～8 分，伤灶体积超过 20ml，中线移位 5mm 者（基底池有无受压改变不做决定性参考）。

3）发生于脑内任何部位的病灶体积 >50ml 者（可不参考其他相关因素）。

4）在颅内压监护下，经保守治疗 ICP≥25mmHg，CPP≤65mmHg 者。对于无明显脑中枢神经功能损害表现，降颅压药物治疗有效，或 CT 扫描未显示明显占位效应的创伤灶者，可暂时行非手术治疗，但需 CT 辅助动态严密观察病情变化。

（2）手术时机与方法

1）有手术指征者应尽快实施开颅手术，稍有迟疑残死率即会大幅度提升。

2）对于双侧广泛性脑挫裂伤或药物治疗无效的弥漫性脑水肿患者，适宜在伤后 48h 内行双额去骨瓣减压术。

3）对于难以控制的高颅压、弥漫性脑损伤和有小脑幕切迹征象的患者应积极考虑行减压手术治疗（包括颞肌下减压术、颞叶切除术、大骨瓣减压术等）。

4）对受伤机制比较复杂的对冲伤所造成的颅内多发创伤性占位病灶，应先对颅内主要病灶进行手术切除。

16 何谓脑震荡？主要临床表现及目前诊断标准的观点是什么？

脑震荡（concussion of brain）是指头部直接或间接受到外力作用瞬间出现短暂的意识障碍、逆行性遗忘以及自主神经和脑干功能紊乱的轻度创伤性脑损害。本病是短时间的生理性神经元功能障碍改变而并不表现脑组织结构的损伤，肉眼或显微镜下少见脑组织异常变化。大部分伤者的 CT 或 MRI 扫描显示正常影像，仅有 5% 的持续脑震荡患者 CT 或 MRI 扫描可显示轻微的异常影像（如脑组织局灶性小面积点片状出血、轻度脑水肿或极少量的各种类型颅内血肿），而其他部位完好无损。

（1）主要临床表现

1）意识障碍：头部受伤后即刻发生，表现为意识丧失或神志恍惚及精神混乱，多在半小时内自行恢复，也有长达数小时者，但一般很少超过 6 小时。

2）逆行性遗忘：病人清醒后难忆受伤经过和伤前近事，其轻重取决于意识障碍程度和持续时间长短，轻者伤后 1 小时可恢复记忆力。

3）自主神经功能紊乱：表现为头痛、恶心、呕吐、皮肤苍白湿冷、血压下降、脉搏细弱缓慢，一般随意识恢复而渐消失，可遗留眩晕、心悸、耳鸣、烦躁或抑郁等症状，3～5天逐渐恢复。

4）神经系统检查：重者可出现瞳孔散大或缩小、光反应消失、肢体松弛和腕反射减退等体征。

（2）诊断标准：伤后立即发生短暂意识丧失和逆行性遗忘是国内诊断脑震荡的传统观念，并作为具有特异性的诊断依据在临床应用。然而，近年来国外学者对脑震荡诊断标准中的意识丧失存有争议，认为脑震荡患者并非都一定出现意识丧失，特别是对轻、中度伤者的诊断，更侧重逆行性遗忘与神志和精神症状的结合。自主神经功能紊乱症状以及脑脊液压力和化验检查正常对本病诊断只起到一定的参考作用，缺乏诊断特异性。

17 怎样认识脑震荡形成机制？

脑震荡形成机制与高颅压、脑血管功能紊乱、脑脊液冲击、剪应力对脑组织的作用或一些生物化学有害因子的综合作用等有密切关系。由于相关机制的研究资料多数是在动物模型实验研究中获得，只极少数来自于人体研究，有关脑震荡形成机制的论证仍缺少有说服力的数据，仅局限于几种推论性学说作为代表阐述。

（1）颅内压力学说：头颅加速或减速运动的作用均可促使颅内压急剧升高（有时可达 750～5000mmHg），压力波经脑干和小脑，自枕大孔形成压力差，对神经元造成直接效应，使脑干网状结构受损。

（2）脑血管学说：脑损伤时，血管运动中枢受刺激引起一过性脑血管痉挛，血供障碍致脑缺血，引发脑缺氧及水肿。

（3）脑脊液冲击学说：暴力撞击头颅时，脑室系统即刻产生猛然移动，脑脊液的冲击力造成第三脑室、导水管和第四脑室底部损害。

（4）剪应力学说：脑组织加速移动（直线运动或旋转运动）产生剪应力造成局限区域内的神经纤维剪切损伤导致神经传导紊乱，突触或轴突损伤就可表现为程度不同的可逆性脑震荡。有研究证明：脑干上部旋转产生的剪应力造成网状结构激活系统暂时功能障碍，是脑震荡病人发生意识丧失的重要机制。

（5）生物化学学说：神经生物化学观察发现，脑损伤时脑内产生一些有害因子，如脑脊液中乙酰胆碱（ACh）含量升高，ACh 变化与临床症状和脑电变化呈正相关，ACh 含量越高，临床所见昏迷程度越深，脑电改变越显著。在动物试验中还发现，伤后的脑皮质、海马等部位组织中脂质过氧化物（LPO）增多，这些有害因子不仅能阻断脑干内维持意识的多突触传导，而且还能抑制来自于边缘系统对脑干网状结构传来的维持意识兴奋冲动，因此出现意识障碍。

18　目前国外对脑震荡分级的认识有哪些?

在诸多脑震荡分级方法中，国外学者多青睐 Cantu 法和美国神经科协会（AAN）分级法，并沿用至今。至从有人提出轻型脑震荡只有感觉改变而无意识丧失的观点后，加之受到"感觉改变"和"意识丧失"两个存有争议的分级焦点的影响，格拉斯哥评分（GCS）对脑震荡分级已不适用。尽管对感觉改变的概念各有不同描述，但强调颅脑致伤后精神混乱持续30 分钟以上往往比短暂意识丧失病情更重，因此不把意识丧失作为判断病情严重程度重要因素的大有人在。Cantu 分级法偏重于意识丧失，并根据意识丧失持续时间长短，将脑震荡分级分为中或重度。而 AAN 分级法只在认定重度脑震荡级别时方考虑意识丧失，两种分级方法主要区别就在于此。虽然目前还没有充分的实验研究证据来表明哪一种分级方法更出色，但多数接受 AAN 分级法的观点。当然，也有人认为没有必要过分强调脑震荡分级。两种脑震荡分级方法详见下表1-4。

表 1-4　脑震荡分级

分　级	Cantu 法	AAN 法
1 级（轻度）	伤后逆行性遗忘 < 30 分钟无意识丧失	伤后短暂神志混乱无意识丧失症状在 15 分钟内缓解
2 级（中度）	伤后逆行性遗忘 > 30 分钟意识丧失 < 5 分钟	伤后逆行性遗忘常见无意识丧失症状持续 > 15 分钟
3 级（重度）	伤后逆行性遗忘 ≥24 小时或意识丧失 ≥5 分钟	后出现意识丧失，无论持续时间短暂（数秒）还是较长（数小时）

19 脑震荡的神经行为特点有哪些?

（1）双眼呆滞：长时间无目的凝视。

（2）语言改变：回答问题反应迟钝或急促不清，说话内容脱节或陈述语无伦次，无法理解。

（3）动作失调：遵嘱运动反应减慢，行走磕绊，不能保持连贯性。

（4）注意力分散：精神不能集中，无法行使正常的活动。

（5）定向力障碍：不能分辨方向、日期、时间和地点。

（6）情感异常：表情烦躁或不适当的哭泣。

（7）记忆缺损：反复问已经回答过的同一个问题；不能在 5 分钟之后回忆起刚提到的 3 个物体的名称。

（8）意识丧失：时间长短不一，呈肌肉弛缓性昏迷，对刺激无反应。

20 在实施脑震荡临床治疗计划时还应考虑到什么问题?

脑震荡治疗原则主要以休息静养并配合神经营养和脑血管调节药物治疗为主，辅助接受高压氧、中医针灸和理疗等项治疗，此举既会缩短疗程又能获得满意疗效。本病预后良好，自主神经功能紊乱症状可以完全消失。医生在实施治疗计划时还应考虑到以下几点。

（1）伤后头痛、呕吐症状明显者，可适量应用脱水药剂，同时密切观察病情，必要时复查头颅 CT，以免漏诊迟发性颅内血肿。

（2）解除伤者恐惧"后遗症"的思想顾虑，做好心理医疗工作，耐心向患者解释脑震荡后遗症是可恢复的病症。

（3）接诊本病患者最好留诊观察，注意意识、瞳孔、肢体运动和生命体征变化，即使离院也应向其家属详细交待病情加重及时来诊复查。

（4）在急性期可应用镇静、镇痛药物。

21 何谓二次损伤综合征? 怎样理解其发生过程?

二次损伤综合征（second impact syndrome, SIS）是指脑震荡患者在症状尚未完全恢复时，头部再一次遭受外力打击而出现一系列严重的脑组织损伤症状和体征。自 Schneider 于 197 年首次描述与 SIS 的表现相似的脑损伤综合征后，1984 年被命名为"灾难性脑创伤二次损伤综征"（second impact syndrome of catastrophic head injury）。二次损伤综合征的临床表现要比首次创伤更明显，病情演进也比单次创伤更为严重，典型病例表现是：二次伤后在极短时间内患者尚能独自行走，数分钟后即出现病情恶化甚至昏迷。这是因为脑震荡伤后不仅兴奋性神经递质（谷氨酸盐）的水平增高，而且脑组织糖分解代谢也增高，这种状态能持续7～10天，在该期间内，由于脑组织对再次损伤的耐受能力比正常降低，脑血流量的自动调节功能受损，导致血管充血，从而形成各种治疗措施均无法纠正的恶性脑肿胀、颅内压增高甚至形成脑疝等严重的继发性脑损害。脑肿胀不同于脑水肿，前者是由于血管扩张或者静脉回流障碍造成的血容量灌注增加的充血性肿胀。来自日本的 SIS 专项研究提示，硬膜下血肿是形成 SIS 脑肿胀的主要原因。本综合征死亡率高达 50% 以上，好发于儿童、青少年和青年男性，也可见于运动员，故在接诊低龄脑伤患者或从事运动职业的患者时，一定要详细询问近期有无头部外伤史，在诊治中要格外警惕。

22 何谓脑挫裂伤？其受伤机制和主要的病理改变是什么？

　　脑挫裂伤（contusion and laceration of brain）是指头颅受到暴力打击后，脑组织与颅骨和/或硬脑膜构成的间隔撞击、摩擦发生肉眼可见的器质性病变，伤灶发生于脑皮质，呈点片状出血病理改变。脑挫裂伤属原发性脑损伤，可分为局灶性脑挫裂伤和广泛性脑挫裂伤，具有脑外伤相应症状和体征，意识障碍比较明显，持续时间长和不同程度的蛛网膜下腔出血等特点。脑挫裂伤是脑挫伤和脑裂伤的合并词，凡脑组织有充血、淤血、皮质或皮质下有散在或聚集的小出血点，而软脑膜完整者称为脑挫伤；除有脑挫伤病理改变外尚有软脑膜、脑组织、脑血管破裂称为脑裂伤。单纯脑挫伤预后较好，伤情较重者常为挫伤与裂伤合并存在。

　　（1）受伤机制

　　1）加速性损伤：外力直接作用于头部致颅骨变形或骨折，造成相应部位脑组织局灶性损害。

　　2）减速性损伤：在冲击伤部位的对侧或对角线位造成广泛的对冲性脑损害。

　　（2）病理改变：脑挫裂伤病理改变与伤后时间有密切关系，分为三期。

　　1）早期（伤后数日内）：病理变化以出血、水肿、坏死为主；肉眼可见脑回突起顶端有点片状出血、软脑膜破损、脑血管出血、血栓形成、水肿和坏死性病变。在本期内常会发生两种重要的病理生理变化：①约伤后 5 天出现脑组织液化。②伤后 3～7 天，脑水肿高峰形成，极易导致颅内高压。

　　2）中期（数日后至数周）：脑损伤部位逐渐出现修复性病理变化；肉眼可见伤灶脑组织液化、出血灶呈黑紫色、小出血点变为铁锈色斑；蛛网膜因出血机化增厚并与脑组织粘连；小胶质细胞增生，星形细胞增生肥大；较小病灶常由胶质细胞增生修复，较大病灶则由肉芽组织参与修复。

　　3）晚期（数月至数年）：病灶已呈陈旧性改变，伤部脑回常呈萎缩状；脑膜可因增生而形成瘢痕并与病灶萎缩的脑组织粘连不易剥离。此期内可发生两种临床并发症：①脑膜粘连影响蛛网膜下腔脑脊液循环和吸收，形成外伤性脑积水或体积较大的蛛网膜下腔囊肿。②瘢痕刺激脑皮质诱发外伤性癫痫。

23 脑挫裂伤临床表现要点是什么？

（1）意识障碍：①伤后立即出现，持续时间和深度与脑损伤部位、范围和程度有直接关系。②一般情况下，轻者可持续数分、数十分或数小时，重者可持续数日、数周或数月，甚至植物状态。③意识障碍形成机制除弥散性的脑皮质受损外，往往和脑干网状结构同时受到损害有着更密切的关系。

（2）头痛：①程度较脑震荡重，常引起病人烦躁不安。②与蛛网膜下腔出血刺激脑动脉痉挛和脑肿胀张力作用有直接关系。③伤后1周内症状最为显著，此后渐次减轻。④多为钝痛、胀痛或跳痛，剧烈震动、体位变动、强光及噪声皆是引起头痛症状加重的刺激因素。⑤头痛进行性加重且伴有意识状态不良改变，应注意颅内出现血肿的可能。⑥头痛持久不消应考虑可能与头皮创伤、颅骨骨膜出血与毗邻头皮组织粘连、脑膜与脑粘连、脑伤灶形成瘢痕、脑血管运动功能紊乱、颅内压力增高、头痛型癫痫以及精神因素等有关。

（3）恶心呕吐：①半数以上伤者可发生。②形成机制可能为第四脑室底部呕吐中枢系统受损、颅内压力改变、脑血管功能紊乱、前庭神经受刺激、蛛网膜下腔出血对脑膜和延髓的刺激等因素所致。③伤员颅底骨骨折时，吞咽血性液体刺激胃黏膜也可引起呕吐。④对于渡过急性期但呕吐却未减轻者，应给予足够的重视，积极寻找原因。

（4）癫痫：①早期发作多见于儿童伤者。②多在伤后数小时至数日时间段内发生。③既往无癫痫病史者急性期过后多可消失。④局灶性癫痫难以控制者同时伴随其他定位体征，应考虑颅内血肿的可能。

（5）自主神经症状：①表现为面色苍白、皮肤湿冷、血压下降、脉搏细数、呼吸缓慢。②对症状进行性加重的病因分析要考虑到一是脑伤病情濒危，二是可能合并腹部脏器破裂伤所致失血性休克，应仔细进行全身检查。

（6）瞳孔变化：①双侧瞳孔明显不等大，大多提示器质性脑损害较重，继发脑疝的可能性很大（应除外眼球局部损伤或药物性散瞳）。②双侧瞳孔轻度不等大，直径相差＜1mm，不一定有临床意义，但必须注意观察脑伤变化。

（7）颈强直：①伴有蛛网膜下腔出血者多见。②持续1周左右，随脑脊液含血量减少而逐渐减轻。③对同时伴有体温升高和血常规白细胞计数明显增加者应注意存在颅内感染的可能性。④约1/3伤者可有直腿抬高试验（Kernig征）阳性体征。

（8）瘫痪：①大脑半球运动区损伤可出现对侧肢体不全瘫或椎体束征。②矢状窦旁脑组织受损可出现对侧下肢瘫。③大脑外侧裂周围脑组织损伤可出现中枢性面瘫和上肢瘫。

（9）其他：①失语和同向偏盲。②Ⅰ、Ⅱ、Ⅲ、Ⅵ、Ⅶ脑神经损伤较常见。

24 脑挫裂伤治疗原则有哪些？

（1）非手术治疗：①ICU 救治：由于其他原因而不能行手术治疗的重症脑损伤患者，应在 ICU 病房接受生命体征监护以及颅内压（ICP）和脑灌注压（CPP）监测；如果出现 ICP >20mmHg，CPP <60mmHg，平均动脉压 <80mmHg 时，预示病情危重，应及时做出处理决策。奥地利 ICU 救治重型颅脑创伤患者成功经验表明：所有重型颅脑创伤患者均应使用颅内压监护措施，并保持 CPP >50mmHg，而且儿茶酚胺的使用、短期应用巴比妥药物、中度的过度通气、给予高渗盐以及使用胰岛素均可改善重型颅脑创伤患者的预后。②抗休克：有休克症状和体征的伤员应尽快补充有效循环血量，积极抗休克，确保脑血流量和脑供氧。③体位护理：头抬高 30°位利于脑静脉回流，缓解脑水肿。④保持呼吸道通畅：对昏迷程度较深、痰量多且丧失排痰反射功能者应尽早气管切开。⑤降颅压：甘露醇与呋塞米（速尿）是临床常用的强效脱水降颅压药物，伤情重且肾功正常者宜选择甘露醇，但长时程或大量使用会引起肾功障碍，因此两者交替使用既能获得理想的降颅压疗效，又可以减少甘露醇对肾脏损害的机会；药物降颅压效果不显著，一是根据情况必要时可作脑室穿刺脑脊液引流缓解颅高压；二是积极开颅手术，去除引发高颅压的继发性病变；对于休克病人应在血压回升平稳后给予脱水剂治疗，并要时刻预防脱水量过多产生离子紊乱。⑥药物综合治疗：早期应用尼莫地平解除蛛网膜下腔出血引起的脑动脉血管痉挛，对预防创伤缺血性脑梗死并发症至关重要；同时给予必要的止血、抗炎、保护胃黏膜、调节脑代谢、促进清醒、神经营养和脑保护剂以及全身性营养支持等治疗。⑦亚低温和高压氧治疗：有数据表明，长期亚低温治疗可以极大改善伴有大面积脑挫裂伤和颅内高压的重型颅脑创伤病人的症状，预后良好率为 35.7%，高于体温正常组的 25.7%，且应激性消化道溃疡发生率明显降低；另有日本研究认为，在颅脑创伤急性期阶段极早给予低于 34℃ 的脑低温（32～33℃）可避免丘脑下部过度释放多巴胺，同时给予盐酸甲氧氯普胺，能有效阻止一氧化氮基团生成，对预防颅脑创伤后植物状态非常有用；有条件者也应尽早接受高压氧治疗，有利于防止脑组织缺血性坏死，促进脑神经细胞功能恢复；来自国外脑挫裂伤动物模型实验研究结果表明，高压氧疗可限制脑挫裂伤后继发性损伤范围的扩大。⑧其他：监测离子和动脉血气分析，依据其数值及时纠正酸碱失衡和水、电解质代谢紊乱；时刻提防高血压、高血糖和尿崩症等并发症发生，善于及时对症处理。

（2）手术治疗：对 CT 显示脑损伤病灶压迫中线明显移位或出现脑疝征象者可采取去骨瓣减压手术治疗；广泛性多发脑损伤并且脱水降颅压治疗效果不明显的病人，更适宜选择大骨瓣减压术。

25 何谓血－脑屏障？其结构组成和功能是什么？

血－脑屏障（blood-brain barrier，BBB）是指位于血液与脑、脊髓的神经细胞之间的物质交换限制系统。它由毛细血管紧密连接的内皮细胞层、基膜和星形胶质细胞足突组成，构成了血液与中枢神经系统之间的一种调节界面，起到限制血液中某些大分子物质进入脑组织内的作用。毛细血管内皮细胞之间紧密连接结构和内皮细胞缺少胞饮机制体现了 BBB 的生理特征。

德国学者 Ehrlich 在 1885 年实验中观察到，由静脉注入一种酸性染料甲酚蓝，除脑以外全身各器官都被染色，首先发现脑血管存在 BBB。在随后研究中，Lewandolosky 提出了 BBB 这一名词。1913 年，Goldmann 在 Ehrlich 指导下通过实验研究认为室管膜上皮和软脑膜没有屏障作用，正式提出 BBB 解剖部位在脑毛细血管。1933 年，Walter 根据溴化物以及其他药物在血液、脑脊液和脑组织中分布不相等的研究结果，推断血与脑之间的通透性屏障有三种：①血 – 脑屏障（BBB）。②血 – 脑脊液屏障（BCB）。③脑脊液 – 脑屏障（CBB）。BCB 由脉络膜、血管内皮细胞和基底膜所构成，限制血液中的一些物质进入脑脊液；CBB 是室管膜上皮、基膜和室管膜下胶质膜共同构成的一个潜在性屏障，限制脑脊液中的某些物质进入脑组织内。

多年来，通过应用细胞化学、放射性核素示踪、荧光染料、电镜示踪观察等手段对 BBB 进行了较面的深入研究充分肯定了 BBB 是一个独立的屏障系统，从解剖学和病理生理学角度进一步修正了 BBB 的概念。BBB 生理解剖结构除脑和脊髓内的毛细血管内皮细胞（无窗孔）及其之间紧密连接外，还包括毛细血管基底膜和包绕在脑毛细血管周围的星形胶质细胞终足突起。脑毛细血管内皮细胞为 BBB 的主要结构，构成了血液与脑之间的第一道屏障；星形胶质细胞足突则构成血与脑之间的第二道屏障。BBB 不仅是血 – 脑之间物质交换的限制系统，也是营养物质转运、代谢产物排出的中介系统，而 BCB 和 CBB 的类似作用皆不及 BBB 显著。

26 脑损伤引起血 – 脑屏障超微结构主要改变是什么？

脑损伤引起血 – 脑屏障（BBB）超微结构改变分为可逆性和不可逆性两类。前者主要见于脑震荡及局限性脑挫裂伤灶周围及邻近区域，在中型脑伤早期（伤后 72 小时内）即可发生；后者多见于广泛性脑挫裂伤、弥漫性脑水肿和脑严重缺血缺氧等，在重型颅脑创伤瞬间即可发生，损害范围随脑出血、脑水肿恶化而逐渐扩大。可逆性损害的 BBB 超微结构主要改变如下。

（1）内皮细胞：①胞饮小泡异常增多，转运增强，血液中大分子物质入脑的屏障功能降低，改变了正常状态下微弱的胞饮作用限制大分子物质入脑的生理作用特性。②内皮细胞形成窗孔（常态下细胞膜无窗孔），开辟了大分子物质通过的路径。③内皮细胞间的紧密连接增宽或开放，破坏了限制大分子物质进入脑组织的功能。

（2）基底膜：脑毛细血管基底膜增厚，与内皮细胞基底间的间隙增宽，减弱了对内皮细胞的支持作用，导致毛细血管变形。

（3）星形胶质细胞足突：足突肿胀、相邻星形胶质细胞足突间间隙扩大，破坏了 BBB

第二屏障的效应，影响其在血管和神经元之间所起到的代谢调节作用。

不可逆性转变损害的 BBB 超微结构主要改变表现在脑毛细血管破裂出血、内皮细胞缺血坏死、脱落等。BBB 可逆性损害在伤后 7～15 天逐渐恢复正常，而不可逆性损害需要通过毛细血管的修复与再生来重建其功能，至少需要 3 周以上的时间。

27　继发性创伤性脑损伤都有哪些？

继发性创伤性脑损伤（TBI）是在原发性损伤基础上产生进一步细胞损伤。继发性伤害发生在最初损伤后的数小时或数天内发生。

继发性脑损伤中，以下神经化学介质起很大作用：兴奋性氨基酸（EAAs）可引起细胞肿胀、空泡化和神经元死亡；内源性阿片肽可通过调节 EAA 神经递质突触前释放而加剧神经损伤。

颅内压增高（ICP）：颅内压增高程度代表脑创伤严重程度。颅内压增高还可导致脑缺氧、脑缺血、脑水肿、脑积水和脑疝。

脑水肿：水肿可能是由上述神经化学递质和 ICP 升高引起的。血-脑屏障的破坏，血管舒缩自动调节功能受损，导致大脑血管扩张，也是原因。

脑积水：交通性脑积水更常见，常因血液成分的存在而引起蛛网膜下腔脑脊液（CSF）的流动受阻，同时蛛网膜绒毛吸收障碍。脑积水的非交通型常由血凝块阻塞室间孔、第三脑室、脑导水管或第四脑室而引起。

脑疝：疝是由于占位直接机械压迫或颅内压增高所致。

镰下疝，当占位或出血导致同侧半球内侧移位时，额叶扣带回被推到大脑镰下。这是最常见的脑疝类型。

中央经天幕疝，损伤的特征是基底核和大脑半球向下移位，间脑和邻近的中脑被推挤至小脑幕切迹。

沟回疝-沟回内侧边缘和海马回内侧边缘移位，并超过小脑幕孔的同侧边缘，造成中脑受压；同侧或对侧第三脑神经可被拉伸或压缩。

小脑幕下疝（枕骨大孔疝），小脑扁桃体被推入枕大孔并压迫延髓，导致心动过缓和呼吸停止。

慢性创伤性脑病，创伤性脑损伤患者，特别是重复脑外伤病史的人，有患慢性创伤性脑病（CTE）的风险，这是一种进行性退行性疾病。CTE 的症状包括失忆、困惑、判断力受损、冲动控制减弱、攻击性、暴怒、抑郁和进行性痴呆。

28　创伤性脑损伤的流行病学特点和趋势是什么？

创伤性脑损伤流行病学资料的掌握是救治和卫生决策的基础，真实获得创伤性脑损伤的流行病学结果是困难的。原因如下。

（1）创伤性脑损伤的定义不统一：如在中国，脑外伤、脑创伤、颅脑创伤、头部外伤几个概念并没有刻意区分，对入选的患者会很不一致；轻型创伤性脑损伤的定义一直在改变，随着研究进展，发现即使是轻型 TBI，也会造成不良后果，随之而来的是对轻型 TBI 定义的更新。

（2）数据采集的困难：较为理想的获取数据的方法是基于地域的大人群筛查，这需要巨大资源的支持才能获得。目前大多是通过监测系统获得的，监测点大多在医院，这可能存在选择性偏倚，而且不能获得不到医院就诊轻型 TBI 患者和在院前死亡患者。

就目前资料来看，在全球范围内，TBI 是与伤害相关的死亡和残疾的主要原因。给患者、家庭及社会造成巨大负担。由于前述的问题，报告的 TBI 发病率及致死率结果有巨大差异。在基于人群的 TBI 发病率研究中，TBI 的发病率为 811～979 人/10 万人每年。研究的预测表明，全世界每年有 5000 万至 6000 万新发 TBI 病例，其中 90% 以上是轻度 TBI。

TBI 死亡率在不同国家之间差异很大。根据美国疾病预防控制中心的数据，2010 年 TBI 造成的人口死亡率为每 10 万人 17.1 人。在中国，2013 年人口死亡率为每 10 万人 13.0 人。

在高收入国家中 TBI 的流行病学正在发生变化。由交通相关事件导致的 TBI 减少，跌倒现在是 TBI 的主要原因，特别是在老年患者中。自 20 世纪 80 年代以来，高收入国家 TBI 患者的中位年龄几乎翻了一番。在中低收入国家，判断由交通事故引起的 TBI 发病率增加，但是缺少明确数据支持。

29 外伤性血 – 脑屏障损害的治疗措施包括哪些？

外伤性血 – 脑屏障（BBB）损害的治疗原则是，去除引起 BBB 损害的病理因素，减轻 BBB 损害程度。由于 BBB 开放导致脑水肿可以引起脑创伤和外伤性脑梗死因此治疗外伤性 BBB 损害对抑制外伤性脑水肿发生和发展起到极为关键的作用。目前对 BBB 损害的治疗主要有过度通气、钙离子拮抗剂治疗、糖皮质激素治疗和改善脑微循环等四大措施。

（1）过度通气：①对重度弥漫性脑肿胀患者及早实施气管内插管或气管切开，并给予控制性过度通气，以降低血压 CO_2 使脑血管收缩，达到降低脑血流过度灌注，改善 BBB 功能的目的。②过度通气不宜超过 24 小时，以免加重脑缺血缺氧性损害。

（2）钙离子通道阻断剂治疗：①早期使用钙离子通道阻断剂（尼莫地平）以阻止钙离子进入脑毛细血管内皮细胞和血管平滑肌细胞，对消除脑血管痉挛、改善脑血供、控制 BBB 的损害加重有着显著的效果。②在亚急性期应用也可防止和减轻因迟发性脑血管痉挛所致的 BBB 破坏和血管源性脑水肿。

（3）糖皮质激素治疗：①其作用机制一是对抗氧自由基引起的脑毛细血管内皮细胞膜的脂质过氧化反应；二是稳定内皮细胞膜钙离子通道，促进钙离子外移；三是增加脑伤部位的血流量，改善局部微循环。②早期观点是地塞米松（3～5）mg/kg 体重或甲基泼松龙

30mg/kg 体重给药可获得减轻内皮细胞损伤和 BBB 通透性的治疗效果，提供尽早实施大剂量糖皮质激素治疗并重复给药，以维持血液药物浓度。③对已发生应激性上消化道溃疡患者应谨慎选择该项治疗，应同时使用 H_2 受体阻断剂（雷尼替丁等）或质子泵抑制剂（洛赛克）。④新近研究结果不提倡在救治重型颅脑创伤患者时大剂量应用糖皮质激素，认为用药后降低颅内压的效果并不显著，而且还可产生难以调整的副作用，如血糖增高、血压升高和内分泌调节功能异常，并且上消化道应激性溃疡发生率明显增加。

（4）改善脑微循环：抗胆碱能药物不仅对钙离子通道有明显的阻断作用，而其大剂量应用还会产生抑制各种血管活性物质的缩血管效应，从而解除微血管痉挛，达到改善内皮细胞功能和降低 BBB 通透性的目的。本项治疗方法以往常规应用氢溴酸山莨菪碱（654－2）（20~100）mg/d，静脉滴注，因为只有大剂量应用才能产生改善脑微循环的效果，而超量使用也会带来一些副作用，因此限制了该药的应用。

30 何谓创伤性脑水肿? CT 如何进行分级?

创伤性脑水肿（traumatic encephaledema）是指颅脑创伤致使脑组织内环境发生多种损害，导致脑细胞内和/或外含水量增多，脑容积增大和重量增加的一种继发性病理改变，可在脑挫裂伤、丘脑下部损伤、脑干损伤以及脑受压或创伤过程中引起的缺氧、休克等病情加重时迅速出现。除引起颅内压升高外，最严重的后果是引发脑疝，成为颅脑创伤早期死亡的高风险因素。

CT 影像分级根据头颅 CT 所示水肿病变范围大小，通常将脑水肿范围分为 3 级：①Ⅰ级：水肿范围＜2cm。②Ⅱ级：水肿范围不超过一侧大脑半球的 1/2。③Ⅲ级：水肿范围超过一侧大脑半球的 1/2。

31 创伤性脑水肿形成机制学说有哪些?

创伤性脑水肿的形成与演变有多种因素参与，发生机制极为复杂，多年来对此研究一直围绕着 5 种学说进行探索。

（1）血－脑屏障（BBB）学说：①BBB 结构与功能损害是血管源性脑水肿的病理基础。②脑损伤后 BBB 开放，通透性增加，血液中大分子物质和水分从血管内移出，聚积于脑细胞外间隙形成血管源性脑水肿。③既往认为颅脑创伤 6 小时后发生 BBB 损害，引起脑水肿，至伤后 24 小时水肿明显形成；近期已有试验研究发现，伤后 30 分钟便有脑水肿发生，至伤后 6 小时水肿已达高峰。④BBB 受破坏所带来的通透性改变是引发外伤性脑水肿的最早和最重要的直接因素。

（2）自由基学说：脑损伤后脑内氧自由基生成增加和脂质过氧化反应增强，引起神经细胞结构损伤和 BBB 破坏，是导致细胞毒性脑水肿和血管源性脑水肿的重要因素。②氧自由基对生物膜的损害作用最为广泛和严重，神经细胞和脑微血管内皮细胞既是自由基的产生部位，又是最易受到自由基损害的部位。③氧自由基破坏脑微血管内皮细胞的透明质酸、胶原和基底膜，使 BBB 通透性增加，血浆成分漏出至细胞外间隙，导致血管源性脑水肿。④氧自由基攻击脑血管平滑肌组织，使血管平滑肌松弛、血管壁对血管活性物质的敏感性下降和血管扩张，导致脑微循环障碍加重，加剧脑水肿。

（3）钙通道学说：①钙对神经细胞损害和死亡起着决定性作用，脑伤后神经细胞内钙离子增加达正常浓度的 200 倍时便会出现钙超载现象，可以破坏 BBB 并损害神经细胞。②钙离子进入微血管管壁，通过钙蛋白直接或间接作用于微血管内皮细胞，致紧密连接开放，BBB 通透性增加，引起血管源性脑水肿。③钙离子进入脑的小动脉壁平滑肌细胞内，引起脑血管痉挛而加重脑组织缺血和缺氧，进一步加剧血管源性脑水肿。

（4）脑微循环学说：脑损伤所引起的脑微循环功能障碍包括血管反应性降低、血管自动调节紊乱（血管麻痹或过度灌注）和血管动力学改变。这些因素导致脑微循环静力压增高，压力平衡失控而引起脑水肿。脑血管扩张，脑血流过度灌注也可伤害 BBB 结构，表现为通透性增强，血浆成分漏出增多，发生和加重血管源性脑水肿，重者可演进为弥漫性脑肿胀。①血管反应性降低：是指脑微循环血管对 CO_2 的收缩反应能力低下，脑血管呈扩张状态；研究表明，脑伤 24 小时后便可发生血管平滑肌松弛，并对动脉血中 CO_2 分压改变（增高或降低）无反应性表达。②血管自动调节功能紊乱：脑干血管运动中枢和下丘脑血管调节中枢受损，引起广泛性脑血管扩张、脑血流过度灌注。③血流动力学改变：此因素引起脑水肿机制并不是由于引发脑血管扩张，而是在微循环自动调节机制丧失后，所启动的血流动力调节机制受到大量单胺类神经递质释放、钙离子超载等因素一系列破坏性作用，导致微血管过度收缩、痉挛及血管内皮肿胀和脑微循环灌注减少，甚至出现"无再灌注现象"（no reperlusion phenome-non），加重脑伤组织缺血和水肿。④"盗血现象"：广泛的脑血管麻痹扩张以及脑血流过度灌注与脑损伤灶局部微循环血栓形成、血管痉挛所致的"无再灌注现象"形成一对矛盾，其最终结局为脑水肿与脑缺血互成恶性循环。

（5）能量代谢学说：脑损伤致脑组织缺血缺氧时，细胞内 ATP 产生不足，原有 ATP 很快耗尽，乳酸生成增多，细胞内 pH 值下降，细胞膜泵功能发生障碍，大量钠离子与氯离子进入细胞内，使细胞内呈高渗状态，此时细胞内外环境形成的渗透压梯度促使较多水分被动内流发生细胞内水肿（细胞毒性水肿）。①细胞能量代谢障碍是细胞毒性脑水肿发生的基础，也可同时引起和加重血管源性脑水肿。②脑组织缺血缺氧造成毛细血管内血流处于缓滞状态水分从血管内向外移动，脑组织含水量增加，合并血管源性脑水肿。③脑缺血缺氧也可引起微循环障碍，触发钙离子超载及自由基反应，加重细胞毒性和血管源性脑水肿。④在脑组织缺氧的条件下，若大量补充葡萄糖会增加无氧酵解，从而加重脑组织酸中毒，进一步加剧脑水肿，应引起注意。

32　水肿的分类包括哪些？主要特点有何不同？

自 1967 年 Klatzo 将脑水肿分为血管源性水肿（细胞外水肿）和细胞毒性水肿（细胞内水肿）两大类后，随着研究范围不断拓宽，人们又发现这两类水肿在病情改变过程中时常相互并存，只是在不同的阶段内表现出不同的病理生理改变；并在此基础上通过对颅脑创伤后的亚急性期和慢性期脑水肿以及其他脑出血性疾病和脑肿瘤疾病伴随的脑水肿进一步深入研究，又提出间质性脑水肿、低渗透性脑水肿和流体静力压性脑水肿的新分类理念。目前，根据病理学特点和水肿发生机制将脑水肿分为血管源性、细胞毒性、渗压性、间质性和流体静压力性等五类。

（1）血管源性脑水肿（angiogenic encephaledema）：是指因脑实质内的毛细血管内皮细胞通透性增高，造成液体外渗到细胞外间隙所引起的一类水肿。①在神经外科疾病中多见于脑挫裂伤，水肿主要发生在脑挫裂伤灶周围。②由于水肿液含有血浆成分（高浓度蛋白质），水肿可逐渐向周围组织扩散。③脑水肿的进展主要取决于血管内液体静力压与脑实质内组织压之差，当前者高于后者时脑水肿发展，至两者相等时水肿停止发展。④脑水肿的吸收途径一是脑室内脑脊液压力越低，脑水肿的吸收越快；二是细胞外液中的渗透压降低，水分易于被毛细血管重吸收，消除水肿。⑤含蛋白质的水肿液的吸收多在伤后 7 天开始。

（2）细胞毒性脑水肿（cytotoxic encephaledema）：是指脑细胞肿胀同时细胞外间隙相对缩小的一类脑水肿。早期脑水肿主要是由细胞毒性引起的细胞性水肿。①由于钠离子主要进入胶质细胞，钙离子主要进入神经细胞，所以胶质细胞水肿发生最早，神经细胞水肿发生较晚但进展迅速，并对神经功能的影响最为严重。②伤后 72 小时水肿开始出现消退迹象。③稀释性低钠血症会引起脑细胞外液的渗透压急剧降低使水分进入细胞内，加重细胞毒性脑水肿。

（3）渗透压性脑水肿（osmotic encephaledema）：下丘脑受损伤可导致促肾上腺皮质激素（ACTH）分泌不足，神经垂体大量释放抗利尿激素（ADH），从而发生 ADH 分泌异常综合征（SIADH），产生水滞留、血容量增加、血液稀释、低血钠和低血浆渗透压，促使血管内水分向细胞内渗透，引起神经细胞与胶质细胞内水肿，称为渗压性脑水肿。①因 ACTH 相对不足，醛固酮分泌相应减少，肾小管重吸收钠减少，故低血钠的同时反而出现尿钠增多（＞80mmol/24h）的反常现象，提示并非机体真正缺钠，治疗主要是应用 ACTH 和利尿剂，禁忌盲目补盐。②本类型脑水肿和外伤性血管源性脑水肿均影响伤员的恢复质量，提倡积极早做脑脊液分流或应用醋氮酰胺抑制脑脊液分泌。

（4）间质性脑水肿（interstitial encephaledema）：是指由于脑积水造成的脑室周围白质中水含量增多的一类脑水肿，故又有脑积水性水肿之称。①水肿程度取决于脑室压高低。②此类型脑水肿见于脑创伤后期或恢复期，腰穿压力可正常。

（5）流体静压力性脑水肿（hydrostatic encephaledema）：是指任何因素引起的脑毛细血

管内压力增加而产生动脉端与静脉端的静力压增高，从而使血管内外压力平衡紊乱，引起脑组织间液生成量大于回流量所发生的一类脑水肿。本类型脑水肿常见于开颅术后或引起显著高颅压的占位病灶切除后造成的突发动脉血压增高，也可见于高血压脑病、脑小血管炎性疾病等。

不同类型脑水肿主要区别特点见表1-5，因流体静压力性脑水肿在临床颅脑创伤病例中不多见，故不在表中赘述。

表1-5　脑水肿分类及主要区别特点

水肿类型	血管源性	细胞毒性	渗压性	间质性
发病机制	BBB损害引起脑毛细血管通透性增加	缺血缺氧造成脑细内渗透压升高，脑细胞肿胀	血浆渗透压降低	脑脊液循环受阻造成脑脊液增多外渗
水肿液成分	血浆渗出液	血浆超滤液，水和钠增加	血浆超滤液	脑脊液
水肿位置	白质细胞外	灰质、白质（临近细胞内	灰质细胞内；白质细胞外	脑室旁白质细胞外
血-脑屏障	破坏	正常	正常	正常
发生时间	伤后30分钟至数小时（48～72h达高峰）	伤后24小时内	脑损伤亚急性期	脑损伤后期或恢复期
CT所见	白质低密度，可增强	灰质、白质低密度	正常	脑室扩大，其周围白质低密度

33　治疗创伤性脑水肿都有哪些措施？应注意什么？

（1）治疗措施

1）消除诱发脑水肿的全身因素：①积极纠正缺氧和低血压，防治休克改善脑细胞缺血缺氧状态。②解除呼吸道梗阻，保持呼吸道通畅，危重病人应及早置口咽导管、气管内插管或气管切开。③控制高热，物理降温和应用解热药物。

2）应用钙离子拮抗剂：①国内外大宗临床病例观察表明，应用尼莫地平有持续降低颅内压作用，且用药后无反跳，出血现象未见加重。②伤后24～72小时内应用尼莫地平均能控制进一步的细胞内钙超载，并发挥其抑制脑血管痉挛，改善脑血流量的作用，达到消除脑水肿和降低颅内压的目的，伤后6小时内应用效果最为理想。③尼莫地平对脑血管的选择性作用最强，而对体循环血管的影响很弱，只要控制滴速，一般不会引起低血压。④伴随应激性上消化道溃疡出血并发症，使用尼莫地平亦不会加重症状。⑤昏迷病人先采用尼莫地平24小时持续静脉缓慢滴注（滴速为1～2mg/h），每日总剂量20～30mg，7天为1个疗程，一般应用 2 个疗程。⑥非昏迷病人口服尼莫地平，每日总剂量 40~60mg，分 2~3 次服用。

3）脱水治疗：①甘露醇是一种既有增加血浆晶体渗透压，又有提高肾小管内液体渗透压的双重作用高渗性脱水剂，为消除血管源性脑水肿首选药物。甘露醇本身不能透过血-脑屏障，而是通过提高血浆渗透压，在血-脑、血-脑脊液间形成渗透压梯度，将脑细胞间质和细胞内潴留的水分引入血液中。②呋塞米对消除细胞毒性脑水肿有其独到之处，与甘露醇交替使用（20% 甘露醇 125~250ml，呋塞米 20~40mg）是综合性脱水治疗的一种方法既可降低单纯应用甘露醇引起的颅内一压时性反弹回升发生率，同时也会减少甘露醇对肾脏损害的机会。③入血白蛋白或血浆是一种血管扩容剂，通过提高血浆胶体渗透压把脑细胞间隙的水分引入循环血液中，发挥其脱水降颅压的作用。白蛋白还能与铁离子结合，阻止它们对脂质过氧化物的催化作用，减轻氧自由基对脑细胞的损害。④甘油果糖为渗透性脱水剂，能提高血浆渗透压，通过高渗性脱水产生直接地降低颅内压的作用，以其能通过血-脑屏障、对尿量及体内电解质平衡影响小和减轻肾脏负担的药理特性优于甘露醇，已成为临床常用的控制脑水肿药物。由于脱水速度较慢，一般不作为急重颅脑创伤紧急救治的首选脱水药物。⑤以往认为糖皮质激素具有多种抗脑水肿作用的机制，主张早期短程大剂量使用，小剂量使用效果甚微，甚至提出甲基泼尼松龙冲击疗法，但至今尚未被广泛接受，有关其增加应激性消化道溃疡出血发生率的问题也在探讨中。⑥醋氮酰胺为碳酸酐酶抑制剂，利尿效果较弱，但有人发现其抑制脑脊液生成作用的效果，远超过脱水疗效，并被用于治疗血管源性脑水肿。⑦氢氯噻嗪和七叶皂苷钠等药物也有一定的脱水效果，尤其是七叶皂苷钠脱水药效持续时间比甘露醇长（但显效时间慢），对正常脑组织无脱水作用，不影响水、电解质平衡，停药后无类似甘露醇的反跳现象，被用于症状减轻后的创伤性脑水肿患者，一日总剂量不超过 20mg，滴速不宜过快（3~4 小时结束）。

4）过度通气：本治疗是通过促使脑血管收缩及减少脑血流堡的途径降低颅内压，尤其是对严重的脑水肿且已开始表现脑疝征象的患者确有效果。因长时间应用会加重脑循环缺血，建议采用 16~20 次/秒的频率，在 30 分钟内达高峰。因其疗效会随酸碱缓冲碱中毒而减弱，故在颅内压平稳后 6~12 小时内逐渐停止，避免过深的过度通气。

5）其他治疗：预防性抗感染治疗、预防脑性应激性消化道溃疡治疗、止血药物治疗、神经营养和脑保护剂治疗、抗癫痫治疗、祛痰治疗、全身营养支持治疗以及亚低温治疗和高压氧治疗等，应视伤情程度和发展趋势来灵活运用。特别是对重型颅脑创伤血压不稳患者，早期给予亚低温治疗控制脑水肿尤为重要，甚至接受非低温治疗预后不佳的患者也极有可能从亚低温治疗中获益，推荐的温度范围在 32~34℃。国际一项研究报告显示，为 GCS≤8 分的重型颅脑创伤患者中的一组选择目标温度为 32~35℃亚低温治疗，维持 3 天，第 4 天开始缓慢复温至 37℃，良好预后达 21%，病死率 37%；而未接受低温治疗的另一组良好预后仅为 9%，死亡率却占 81%。

6）ICU 监护：ICU 是控制重型颅脑创伤患者病情演进和降低并发症发生率的救治单元，给予颅内压（ICP）、脑血流量（CBF）及脑灌注压（CPP）等项监测不仅能早期发现并及时纠正引起脑供氧降低和耗氧增加的因素，而且帮助我们尽早发现颅内高压、低血压、低碳酸血症等并发症迹象。除此之外，颅脑创伤常规重症监护项目还包括：低血压、缺氧、贫血、发热和脑血管痉挛等。

7）手术治疗：凡接受系统药物救治无明确疗效且生命体征不稳定甚至于出现瞳孔散大脑疝危象者，皆应积极实施开颅减压手术，多能挽救垂危病人的生命。对伴有脑室增大者，采用脑室持续外引流的手术方法，也能获得较好疗效。

（2）治疗注意的问题

1）输液问题：水分摄入过多，尤其是单位时间内大量静脉输液将会加重脑水肿。原则上成年人每日输液量控制在 1500～2000ml（30ml/kg 体重）为宜，输液量稍少于尿量加上不显性失水（每日约 1000ml）之和，余欠量应从消化道途径解决，炎热季节另增加补液量。病情严重者也可采取中心静脉压监测指导调整输液量。对意识不清伤员提倡在伤后 48～72 小时留置鼻饲管，早期建立经口给药和补充营养与液体的渠道，此举也便于及时发现上消化道出血。

2）补盐问题：脑水肿高峰期于伤后 24～72 小时出现，该时间段内一般不宜补盐，有人认为 5% 葡萄糖和补盐一样可能会引起脑水肿，故不主张在脑伤急性期应用。出现低钠血症时应按尿钠值高低决定补钠，尿钠低于 200mmol/24h 可给予 5% 葡萄糖氯化钠溶液。

3）其他问题：①在治疗早期就应注意水、电解质代谢和酸碱是否平衡、血糖是否异常、内分泌系统是否紊乱、凝血机制是否正常等问题。②无论使用哪种脱水剂，都需预防急性肾衰竭或因大量脱水而引起的一系列并发症（低血压、低颅压、电解质紊乱）。③过度通气治疗期间严密监测颈静脉血氧含量和动静脉氧分压差。

制订治疗方案时要认真分析引起患者脑水肿的病因和发病特点，有助于实施的有效性。对血管源性脑水肿首先考虑使用呋塞米和甘露醇，同时配合糖皮质激素、钙离子拮抗剂和高压氧治疗；对细胞毒性脑水肿，应把改善通气和去除病因放在首位，并配合以呋塞米为主的脱水药剂、脑保护剂和高压氧治疗。

干预血管活性物质损害作用的治疗研究虽已获得了一些有意义的实验理论，但指导临床治疗脑水肿的可行性性尚不完全肯定；再则，一些研究所认为的具有保护血-脑屏障作用的新型阻断剂至今尚未推广，难以寻求，使干预性治疗手段展示其临床应用价值受到一定制约。尽管如此，应用受体阻断剂、离子拮抗剂和自由基清除剂等药物干预脑水肿形成的治疗新策略仍充满希望。

34 神经重症监护在重型创伤性脑损伤中的作用有哪些？

重型创伤性脑损伤（TBI）在重症监护病房进行管理，可采用药物、手术联合治疗的方法。治疗旨在预防继发脑损伤并优化脑康复的条件。TBI 是一种综合征，治疗包括一系列不同疗法以稳定不同的生理目标。由于监测和成像方面的进步，现在有可能确定脑损伤的特定机制，并更好地针对患者的个体进行治疗。监测和了解 TBI 病理生理机制的进展可以改变重症监护病房的现有管理，实现有针对性的干预措施，最终可以改善预后。对颅内疾病的精确了解，有望找到针对性的治疗方法。使用一系列针对脑损伤的监测和成像技术，包括颅内压力、测量脑组织局部氧张力（PbtO$_2$）、微透析（脑代谢和生物标志物）、脑温度、脑血流、脑电活动和脑自我调节能力评估等。可以同时使用几种不同监测方式，可以从不同的方面验证损伤和变化。

可根据监测结果提示进一步干预的措施，如升高脑灌注压、过度换气（低碳酸血症）、巴比妥酸盐代谢抑制、亚低温治疗和去骨瓣减压手术，这些积极的干预都能取得治疗效果，同时也伴随并发症风险的提高，应该仔细评估和采用。

35　钙离子拮抗剂在创伤性脑水肿治疗中的作用有哪些？

在脑创伤早期使用钙离子拮抗剂（尼莫地平）以减轻脑水肿病症被视为当今治疗创伤性脑水肿的一大突破，引起广泛关注。大宗动物试验和临床研究已证实钙离子拮抗剂治疗作用有以下几个方面。

（1）干预钙离子进入脑神经细胞参与损害细胞膜结构和导致膜的通透性增加的病理过程。

（2）阻止钙离子进入脑血管平滑肌细胞，抑制脑血管痉挛，改变脑血液流动性降低和脑组织缺血的状态。

（3）减少钙离子进入脑微血管内皮细胞，降低血 - 脑屏障通透性。

（4）阻断氧自由基生成及脂质过氧化反应，减轻脑组织缺血、缺氧。

（5）降低脑损伤后脑组织血栓素 B$_2$（TXB$_2$）水平，减少微血管痉挛和血栓形成，降低血液黏滞度，从而改善脑伤灶局部微循环。

（6）防止钙离子进入缺血细胞内提高缺血组织的耐受性，有延长溶栓治疗时间窗的可能性，从而达到减轻脑梗死损伤的治疗目的。

（7）提高血红细胞变形能力，改善血液流变学。

还有一些实验研究结论提出，钙离子拮抗剂还具有扩张软脑膜动脉侧支和抗血小板聚集的作用。

36　糖皮质激素治疗脑水肿的现状和展望是怎样的？

自 20 世纪 60 年代起开始应用肾上腺糖皮质激素治疗脑水肿直至现在，常用药物有氢化可的松、地塞米松、泼尼松龙。早期的一些国际相关研究认为糖皮质激素是"抗脑水肿最有效、最安全的制剂"，其理论根据如下。

（1）大剂量应用糖皮质激素能减轻脑水肿时毛细血管与神经胶质外间隙中液体、电解质和其他血管活性物质造成的组织破裂、挤压和缺血等病理改变。

（2）糖皮质激素作为一种非特异性的细胞膜稳定剂，其抗脑水肿的机制主要是稳定细胞膜的钠离子和钾离子主动迁移过程，甚至对于亚细胞膜结构（溶酶体膜）也具有同样的稳定作用。

（3）糖皮质激素可以保护血－脑屏障并具有抗低渗导致的脑肿胀作用。

（4）糖皮质激素的非特异性抗氧化作用能防止细胞膜磷脂的自由基反应。

国内也有一些基础实验和临床研究提示糖皮质激素抗脑水肿作用有以下几个方面。

（1）保护、改善和修复血－脑屏障，活化脑神经细胞膜钠－钾泵。

（2）抑制膜磷脂的自由基反应和神经细胞释放花生四烯酸，从而改善和保护细胞膜的稳定性。

（3）增加脑灌注压、改善脑代谢。

（4）减少脑脊液生成，降低脑室内压力。

（5）抑制抗利尿素分泌，提高肾小球滤过率，达到利尿作用。随着临床和动物实验研究不断深入，对糖皮质激素治疗创伤性脑水肿的有效性颇具争议，公认观点已渐倾向于非常规应用糖皮质激素治疗脑水肿。特别是近年来不仅在脑水肿高峰期应用糖皮质激素逐渐减少，而且对于缺血性脑损伤导致的脑水肿也很少单独应用糖皮质激素治疗，并且对其造成的消化道溃疡出血、血糖升高、血压不稳以及继发感染比率上升感到担忧。应当提出的是，尽管有些循证医学结论不支持糖皮质激素有显著减轻脑水肿、提高生存质量和降低一定时间内的死亡率作用的观点，但仍有一些非对照的临床实验、回顾性研究以及病例报道表示出糖皮质激素对创伤性脑水肿有一定的治疗价值，在随机双盲前瞻性研究中则鲜有结果证实其有效性。诚然，他们是从区分脑水肿类型的角度来探讨糖皮质激素治疗。

目前，应用糖皮质激素治疗脑水肿的态度十分慎重，有学者提出，必须针对脑水肿的病因及病人的全身状况坚持个体化治疗原则，只有在特定情况下，如伴有明显毒血症症状、下丘脑损伤和循环功能障碍的脑水肿患者，短时适量使用。随着 21－氨基类固醇及其衍生物的研制成功，由于其抗脂质过氧化作用很强，已开始用于治疗重度颅脑创伤患者出现的细胞毒性脑水肿，并显示出乐观的临床前景。

37 怎样认识颅内高压及其调节机制？

颅内高压（intracranial hypertension）是指平卧位时成年人颅内压力持续超过正常限度（$200mmH_2O$ 或 $15mmHg$），它是一种继发的临床综合征。颅内压增高有生理性和病理性之说，前者常发生于咳嗽、喷嚏、体位变化或压迫颈静脉等情况。尽管这些因素引起颅内压力升高有时很显著，但因其为一过性并且压力可随颅脊轴均等分布，一般耐受良好，无任何异常自觉症状。病理性颅内压增高有缓慢进行性、突发性和持续稳态性三种表现，均可导致脑灌注压降低和脑血流减少，使脑组织缺血、缺氧，出现脑中枢神经系统功能障碍。严重的颅内高压极易引起脑疝危及伤者的生命。

颅内高压调节机制：颅腔内容物包括脑组织、脑脊液和脑血容量，三者对颅腔壁所施加的压力称为颅内压（ICP）。在正常生理条件下，三种颅腔内容物皆不被压缩，当任何一种颅腔内容物体积增加时，会引起其他一种或两种颅腔内容物的体积在一定范围内相互替换发生代偿性缩小改变，使颅内压仍然保持相对平稳状态，这是颅内容积代偿最基本的原理，即Monroe-Kellie原理。脑组织体积相对恒定，在颅内压增高时不会首先被压缩。血流与脑脊液是流动的物质，对颅腔容积代偿起着重要的作用，所以颅内压力的调节就在脑血容量与脑脊液之间发生以求保持平。脑脊液是颅内三种内容物中最易变化的成分，当发生颅内高压时，首先通过减少脑脊液分泌、增加脑脊液吸收和部分被压缩出颅腔三种机制来缓解颅内压升高，倘若脑脊液调节机制达到代偿极限后，便会压缩脑血容量。任何一种使颅腔容积增加的疾病发生，皆先启动所述代偿性调节颅内容积机制调节颅内压力，当其容积超过代偿容积后（代偿容积为颅腔容积的8%左右），即可出现颅内高压症。据数据统计显示，重型颅脑创伤患者（GCS≤8分）中近50%会出现颅内高压，脑内血肿清除术后可有71%的颅内高压发生率，硬膜下或硬膜外血肿清除术后颅内高压发生率为39%；颅内压持续高于25mmHg者死亡率为69%。

38 颅内高压的病理生理特点是什么？

（1）颅内容积代偿：①在颅腔内容积生理代偿性调节范围内，多不表现出或仅表现为很轻的颅内高压症状，当其调节功能失代偿时，可发生典型的颅内高压症状。②压力—容积关系中的顺应性代表颅内的容积代偿能力，即允许颅腔内所能接受的容量。正常情况下，良好的脑顺应性可以耐受颅腔内中度体积变化而颅内压升幅极小，当顺应性受损时（如脑水肿、颅内血肿、脑血管充血、脑脊液通路梗阻），即便是微小的不良刺激也可引起颅内压急剧升高。

（2）脑血流量调节：正常成年人平均脑血流量（CBF）约为60ml/（100g·min）。脑血流量的大小与脑灌注压（CPP）成正比，与血管阻力（CVR）成反比。脑组织对血流量减少非常敏感，容易遭受缺血缺氧的损害，但脑血流量太多也会破坏脑组织的内环境稳定而导致脑损伤，所以保证脑组织恒定适当的血流量对维持其生理功能是非常重要的。机体完全依靠脑自动调节功能来维持脑组织血流量的恒定性，生理上自动调节功能可分为两种：即脑血管压力自动调节和脑代谢自动调节，两者都是通过改变阻力血管的管径（即改变CVR）来发挥作用的。①脑血管压力自动调节：CPP增高时，阻力血管壁上的平滑肌受到压力增加刺激而发生收缩，血管口径缩小CVR增大，减少过多的血流通过；反之，当CPP下降，阻力血管扩张，管径扩大，CVR减小，血流量增加，使CBF不至于减少。该调节功能是有限的，其上限相当于CPP120~130mmHg（16.0~17.3kPa），超过此上限，阻力血管平滑肌收缩能力明显降低，即可发生脑过度灌注，引起脑血管扩张、脑血容量和渗透性增加，血浆和血细胞渗出，出现脑充血肿胀，继发脑水肿，使颅内压力增高。其下限相当于 CPP 为 50 ~ 60mmHg（6.7 ~ 8.0kPa），CPP 低于这个水平时，阻力血管扩张也会达到极限，即使是 CPP 继续下降，血管管腔直径也不会再扩大，CBF 将随 CPP 的下降呈线性减少而发生脑缺血甚至脑梗死。临床经常应用的 CPP 治疗阈值 60 ~ 90mmHg（8.0 ~ 12.0kPa）主要是从理论上的推测而获得的。②脑代谢自动调节：脑代谢增高时，细胞外液中氢离子、钾离子及腺苷的浓度增高，血管扩张，CBF 增加。如脑组织缺血缺氧或高碳酸血症时，通过该调节机制引发脑血管扩张；反之，脑代谢降低时，细胞外液中增高的化学物质被冲洗，使血管收缩，局部 CBF 就减少，如过度通气时，引起血中氢离子减少，启动该调节机制，促使脑血管收缩。脑损伤一般不易使代谢自动调节功能受损，即使是严重的颅脑损伤也多保留此功能。

（3）全身性血管加压反应：在颅脑创伤急性期，机体通过自主神经系统的反射来调节脑血流量，以保持颅内压相对恒定。此调节反应又称 Cushing 三主征，即：①周围动脉收缩而使动脉压升高。②心搏慢而有力增加心排量，提高脑血流的灌注压。③呼吸变慢变深，肺泡内 CO_2 和 O_2 能充分交换，提高氧饱和度，改善缺氧。如果颅内压急剧上升至动脉舒张压水平，$PaCO_2$ 达 50mmHg（6.6kPa）时，该神经调节反应丧失，出现血压骤然下降，脉搏弱细，呼吸变浅或不规则，甚至停止。

39 颅内高压类别和主要不同点有哪些？分期与症状是怎样的？

（1）临床分类：由于颅内压增高的原因及发病机制不同，临床将颅内高压分为弥漫性颅内高压和局限性颅内高压。前者见于全脑缺血缺氧、蛛网膜下腔出血、脑膜脑炎等疾病，后者多发生于外伤性颅内血肿和各种颅内占位病变。两者不同点见表1-6。

表1-6　弥漫性颅内高压与局限性颅内高压不同点

颅内高压类型	弥漫性颅内高压	局限性颅内高压
压力增高范围	遍及颅内各部位	仅颅内某一部位
明显的压力差	无	有
颅内结构移位	无	有
颅内生理调节机制作用	有效	较差
神经功能恢复	较快	较慢

（2）分期与症状：根据病理生理特点和临床症状，将颅内压增高的演变过程分为代偿期、早期、高峰期和晚期（衰竭期）四个不同阶段。

1）代偿期：本期病变处于初期发展阶段。①颅内压可保持在正常范围内（代偿容积未超过颅腔内总容积的 8%~10%）。②多不会出现颅内压增高的症状和体征，因而该期诊断较为困难。③该期持续时间取决于病变的性质、部位和脑组织受损程度。

2）早期：本期病变发展已超过颅腔代偿容积。①颅内压低于平均体动脉压值的 1/3，小于 35mmHg（4.7kPa）。②脑灌注压（CPP）值为平均体动脉压值的 2/3。③脑血流量（CBF）减少，但仍保持在正常范围的 2/3 左右，为 34～37ml/（100g·min）。④$PaCO_2$ 值在正常范围内。⑤脑血管自动调节反应和全身血管加压反应保持良好。⑥脑组织已开始出现早期的缺血缺氧和血管管径改变。⑦此期可表现出头痛、恶心、呕吐症状，也可见到视神经盘水肿体征。⑧急性颅内压增高时，还可出现血压升高、脉搏变慢、脉压差增大、呼吸节律变慢和幅度加深等 Cushing 征反应。

3）高峰期：本期病变已发展到严重阶段。①颅内压为平均体动脉压值的 1/2。②相当于 35～50mmHg（4.7～6.6kPa）。③CPP 相当于平均体动脉压值的 1/2。④CBF 减少至正常的 1/2，为 25～27ml/（100g·min）。⑤$PaCO_2$ 值 >46mmHg（6.1kPa）。⑥脑血管自动调节反应和全身血管加压反应功能明显下降。⑦该期表现为剧烈头痛、反复呕吐、视神经盘高度水肿、眼底静脉充盈甚至于点片状出血，神志逐趋向昏迷，也可出现眼球固定、瞳孔散大和强迫头位等脑抽搐症状。

4）晚期：本期病情演进至濒危阶段。①颅内压增高相当于平均体动脉压。②CPP 小于 20mmHg（2.6kPa），血管阻力已接近管腔完全闭塞。③CBF 仅为 18～21ml/（100g·min）。④代谢耗氧量小 0.7ml/（100g·min）［正常值为 3.3～3.9ml/（100g·min）］。⑤$PaCO_2$ 接近 50mmHg（6.6kPa），PaO_2 下降到 50mmHg（6.6kPa），PaO_2 小于 60%。⑥此期内脑血管自动调节反应和全身血管加压反应均丧失，可出现脑微循环弥散性栓塞。⑦该期临床表现为深昏迷、各种神经反射消失、双瞳孔散大、去脑强直、血压下降、心跳快而弱、呼吸浅速不规则甚至停止，进入脑死亡阶段。

40　诊断颅内高压和颅内压监测指征有哪些新观点?

（1）颅内高压的诊断：头痛、呕吐及视神经盘水肿是传统诊断高颅压的"三大"主征，然而在实际临床诊治中，这些无创检查的客观指标并不都能及时而又准确地反映出高颅压，特别是重型颅脑创伤意识障碍患者，头痛与呕吐症状常不典型，故以此否定高颅压并不客观。颅脑创伤后即便是发生颅内高压，而视神经盘水肿变化也并非常见，据文献报道，在 54% 的颅内高压患者中，眼底镜检查视神经盘水肿的检出率仅为 3.5%。甚至有些较重的颅脑创伤患者出现瞳孔扩大、去脑强直等体征，也并不伴随颅内高压症状。另外，有些已存在颅内高压者其 CT 扫描亦未能表现出中线移位和/或基底池受压的影像特征，这些都说明颅内高压形成的复杂性，因此颅内压监测指标对颅内高压的诊断最为确切。

（2）颅内压监测指征

1）GCS8 分并伴有下列情况之一者：①CT 异常。②收缩压 <90mmHg。③肌肉强直。

④年龄 >40 岁。

2）伤者 GCS >8 分但不能进行连续的神经系统检查者。

3）需手术治疗多发伤而进行长时间麻醉者。

4）持续使用肌肉松弛剂接受过度通气治疗者。

另外，GCS 评分更高的患者如果整体病情需要接受某种可能会引起颅内压升高的治疗（如呼气末正压通气），给予 ICP 监测也有意义。凝血功能严重异常者禁用。

41 临床上如何处理创伤性颅内高压？

（1）颅内压监测：颅内压监测是全面掌握高颅压病人颅内压力变化的必要治疗手段，不仅有助于判断病情、及时发现最佳的治疗时机，而且还能为观察疗效和分析预后提供有价值的参考依据。目前，临床采用颅内压监测有 4 种方法：植入法、导管法、经颅超声多普勒（TCD）和鼓膜移位分析仪测量，尤其后两者是近年来开展的非侵袭性间接观察颅内压变化的检查方法。

（2）积极消除加重颅内压升高的因素：①头部体位护理：避免头部扭曲和压迫颈部，头部正中位抬高 15～30 度利于颈内静脉回流，进而缓解颅内压力；但头部体位护理也要根据病情和颅内压监测的具体情况适宜调整，当脑脊液和脑血流量置换过多反倒会加重颅内高压，从而失去抬高头位的意义。②降低体温：可采用药物降温和物理降温阻止机体发热，同时积极治疗发热病因，避免长时间高热引起脑细胞肿胀。③改善呼吸道环境：胸腔内压力升高阻碍脑静脉回流，脑组织充血肿胀，导致颅内压升高，所以保持病人呼吸道通畅尤为重要，必要时行气管切开，减低呼吸道阻力，充分给氧，预防缺血性脑水肿；病人平卧头偏向一侧以防呕吐误吸，除此之外还要注重控制刺激性呛咳，除因频咳而致胸腔压力增高的诱因，应用祛痰剂或湿化呼吸道促进排痰。④纠正低血压：血压下降可降低脑灌注压，脑血供不足，脑细胞缺血坏死水肿，因此维持正常血容量和血压是治疗重要环节，保证脑灌注压 70mmHg。⑤镇痛、镇静：剧烈躁动引起颅压陡然上升所致后果十分凶险，对于颅脑创伤躁动病人，过分强调使用镇静剂会掩盖神经系统症状改变而否定应用镇静剂控制颅内压的合理性这一做法并不严谨，应视患者躁动程度适时适量给予镇痛或镇静药物，特别是合并高热的躁动患者应用冬眠合剂更有益处。⑥防治抽搐：癫痫会造成脑代谢障碍，脑细胞耗氧增加，极易形成脑水肿，并且发作时因屏气而使胸腔内压力上升，间接促使颅内压升高。所以，对已发作或极有可能发生癫痫的病人要及早投入抗癫痫药物。

（3）过度通气：也称人工机械性过度通气，其作用机制是降低 $PaCO_2$、碱化脑脊液、促使脑血管收缩、减少脑血流量和脑血容量，从而快速降低颅内压。但过度通气也存在一些弊病，如：①通过升高气道内平均压力，有可能间接引起颅内压相对升高。②可能会引起心脏充盈压降低并导致低血压。③有产生呼吸道气压伤的可能性。④电解质紊乱（低血钾、高血氯）发生率相对增高。⑤对于脑伤严重病人可能会加重脑缺血或丧失脑血管自主调节功能。使用原则应根据病情尽量少用和避免长时程应用，对已接受镇静剂、肌松剂、脑脊液引流和渗透性利尿剂治疗但仍难以控制颅内高压的重型颅脑创伤患者，短暂给予过度通气可能是有益的。

（4）药物降颅压：①甘露醇一般最大剂量为 1.0g/kg 体重（也有人主张最大剂量 2.0g/kg 体重），快速静滴（30～45 分钟内注入），依病情轻重急缓给药，剂量应在 0.25～1.0g/kg 体重范围内。②大剂量应用甘露醇时，注意血浆渗透压变化，若超过 320mmol/L 易出现急性肾衰竭。③控制甘露醇所致并发症，如高钠血症、低钾血症、肾前性衰竭和充血性心力衰竭。④有局灶性创伤占位病变者，应用甘露醇出现反跳后有加重患侧脑组织移位的潜在危险性。⑤甘露醇＋皮质类固醇＋苯妥英钠可能会引起非酮性高渗状态，死亡率高。⑥由于甘露醇可能进一步增加脑血流量，对于脑充血引起的颅内压增高者可能是有害的。⑦反复应用甘露醇和利尿剂无明确疗效时，可考虑给予高渗盐水，但要注意严密检测血清离子；呋塞米塞米 40～80mg 每 8 小时静脉滴注 1 次，最大剂量增至每日 1000mg 虽无明显副作用，但无尿液生成也可能是徒劳的，与甘露醇交替应用将增强降颅压效应，相对减少对肾脏的损害。⑧如果应用脱水剂降颅压效果仍不理想，可在气管插管呼吸机辅助通气条件下，给予镇静剂和肌松剂，使 $PaCO_2$ 维持在 30～35mmHg，有改善颅内高压的效果。

（5）巴比妥盐冬眠疗法：此疗法被认为是控制重型颅脑创伤顽固性颅内高压的最后一种药物治疗途径，在一定范围内对改善脑氧代谢的供需关系和脑血流动力学改变有着很好的作用。大剂量巴比妥盐疗法对脑血管自动调节机制尚存者可能有帮助，最常用的药物是硫喷妥钠和苯巴比妥。①大剂量或长时间用药（超过 48 小时）有可能会发生低血压、心动过速、坠积性肺炎、免疫抑制和抗利尿激素分泌异常综合征等并发症，特别是心脏复苏后脑缺血病人接受本疗法治疗必须要进行血流动力学和血液药物浓度监测（有效浓度为 3～4mg/100ml 血浆）。②巴比妥盐治疗有效性取决于可靠的颅内压和平均动脉压监测，同时给予神经影像学检查和脑电图监测也是非常必要的。③本疗法降低颅内压作用机制是，抑制正常脑组织代谢，减少脑耗氧与耗能，促进脑血管收缩，使血液分流至脑伤灶缺血区域更为充分；还可通过限制脂膜的过氧化损害，消除自由基，减轻血管源性脑水肿；也可抑制脂肪酸释放，降低脑缺血组织的细胞内钙的含量。④给药方法：开始剂量为苯巴比 10mg/（kg·30min），追加 5mg/（kg·h），共 3 次，维持量 1～2mg/（kg·h）。

（6）亚低温疗法：亚低温治疗能明显改善重型颅脑创伤患者脑缺氧状态，提高颈静脉血氧饱和度水平，具有很好的脑保护作用，能大幅度提高颅脑创伤重症颅内高压病人的治疗质量。①关于最适宜治疗的低温数值一直众说不一，国内学者提出中心温度 32～33℃或脑温 32～34℃比较适宜；国外对重型颅脑创伤患者颅内高压亚低温治疗的研究则认为，33℃和 35℃对颅内压的作用相似，且在感染发生率、凝结参数和临床预后等方面都没有显著区别；但低于 35℃将使病人易于处于缺氧状态，而 35℃可使患者大脑灌注压处于较高水平，该温度对降低颅内压似乎更可选。②接受本方法治疗一般不超过 10 天，颅内压降至正常范围 24 小时后应停止，并采用自然复温法，先停冰毯，再停冬眠肌松合剂，最后停呼吸机。

③儿童和老年患者慎用，低血压或伴有创伤性休克者列为本疗法禁忌证。④治疗期间须密切监测脑组织氧分压、脑血流和颈静脉血氧饱和度。

（7）手术治疗：无占位性创伤病灶存在的恶性颅内高压是颅脑创伤后致死的一个主要因素，去骨瓣减压术作为在接受最大限度保守治疗（包括低温、过度通气和巴比妥盐冬眠等疗法）后高颅压仍难以控制的患者第二种治疗策略正在重新被探讨，虽有争议，但一些采用去骨瓣减压术显著降低难治性高颅压死亡率的信息再次激发了人们的兴趣。最近瑞典对19名重度颅脑创伤继发难治性高颅压改变的年轻患者（平均 22±11 岁）采用去骨瓣减压手术进行尝试性研究，死亡率为 10.5%，生存率达 89.5%，其中有 68% 的患者预后良好，为颅脑创伤所致顽固性的颅内高压病症的外科治疗注入了活力。

42 何谓脑疝？临床分类有哪些？

脑疝（cerebral hernia）为占位病变或颅内高压压迫脑组织、血管及脑神经等重要结构并使之移位，嵌入颅内坚韧裂隙或孔道致使脑中枢、循环和呼吸等多系统衰竭所产生的一系列危急症状。通常根据脑亦发生部位和疝出的脑组织将脑如分为小脑幕裂孔疝、枕骨大孔疝、小脑幕裂孔上疝、大脑镰下疝和蝶骨嵴疝等。各类脑疝既可单独发生，也可几种类型同时发生，形成复合性脑疝。特别强调前两种类型脑疝极易发生危及生命的综合征——"颅内高压危象"

（1）小脑幕裂孔疝（又称小脑幕切迹疝、中心疝、天幕疝或侧方疝）：该疝形成常见于一侧或双侧幕上占位效应病变。此类型脑疝又可分为如下几种。

1）前疝（颞叶钩回疝、脚间池疝）：为颞叶海马沟回部分疝入脚间池所致。

2）后疝：有人又细分为：①四叠体池疝：为胼胝体压部和扣带回后部疝入四叠体池所致。②海马回疝（环池疝）：为颞叶海马回疝入环池所致。

3）全疝：为一侧前、后疝俱有者。

4）环疝：为两侧全疝俱有者。

（2）枕骨大孔疝（小脑扁桃体疝）：为小脑扁桃体疝入枕骨大孔内所致。①轻者小脑扁桃体进入枕骨大孔后缘，重者可下加至椎管内。②此类型疝可迅速出现延髓功能障碍。③咳嗽、呕吐、躁动、呼吸不畅等因素可突发导致该类型脑疝形成。④当发现有本类型脑疝迹象时，禁忌行气管插管和腰穿，以免脑疝骤然加重而出现急性延髓受压症状。

（3）小脑幕裂孔上疝（小脑蚓部疝）：为小脑蚓体的上部及小脑前叶经小脑幕裂孔逆行向上疝入至四叠体池内所致。有人认为脑干参与该类型脑疝形成。

（4）大脑镰下疝（扣带回疝）：为半球内侧面的扣带回及邻近的额回经大脑镰下缘向对侧移位疝出所致。有人认为胼胝体参与该类型脑疝的形成。

（5）蝶骨嵴疝：为脑组织从前颅窝移向中颅窝或自中颅窝移向前颅窝时跨越蝶骨嵴，并被其所压留有压痕所致。此疝临床意义不大。

43　高渗盐溶液在治疗创伤性重症脑水肿颅内高压中发挥怎样的作用？

应用高渗盐液（HTS）治疗颅脑创伤合并脑水肿和颅内高压病症是正在被逐渐认识的一种治疗方法，它比传统复苏药物可以更快扩张静脉容量，纠正低血压并且通过提高血浆渗透压促使脑细胞间隙中水分回吸收入血，达到降低颅内压的目的，适合于重型颅脑创伤的救治和重症监护并发症的处理。有人提出，对于过度通气治疗无反应者，静脉给予 HTS 在 25 分钟左右可有扭转瞳孔变化的效果。由于规范 HTS 的治疗标准浓度和治疗安全性的大样本临床研究资料匮乏，HTS 在临床应用还有局限性。目前，关于 HTS 治疗浓度选择有多种说法：①在颅脑创伤早期使用 7.5% NaCl 即能发挥有效扩容作用。②推荐临床治疗选择渗透压为 360mmol/L 的盐液，所获效果与甘露醇类似，对院前颅脑创伤病人有益。③23.4% 的 HTS 以 1.4ml/kg 体重的剂量为最佳剂量，依据是 1.4ml/kg 体重 HTS 脱水作用与 2mg/kg 体重甘露醇相近，倘若在临床症状加重至手术治疗的期间内使用 HTS 会更显脱水效果。

44　怎样认识硬膜外血肿形成？

硬膜外血肿（epidural haematoma）系颅内出血聚积在硬脑膜外腔与颅骨内板之间所形成的占位性病灶，压迫脑组织而出现不同程度的神经系统症状和体征。硬膜外血肿在额颞部发生率居首，次为颞前和顶枕位，后颅窝发生率最低。其发生机制多为颅骨骨折损伤硬脑膜中动脉、硬脑膜中静脉、静脉窦和板障静脉出血；少数为非骨折性的损伤机制，也有人认为蛛网膜颗粒受损出血也是形成硬膜外血肿的一种损伤机制。硬膜外血肿 85% 为动脉出血，特别是硬脑膜中动脉损伤出血是中颅窝底和颞部硬膜外血肿最常见的出血来源。文献报道，约有 70% 硬膜外血肿发生于一侧大脑半球凸面并以翼点为中心。形成硬膜外血肿有 5 条途径：①骨折线通过颅底骨内面的骨沟或骨管结构，撕裂与其紧密粘连的硬脑膜动脉或静脉及其分支出血，在硬膜外血肿中最多见。②碎骨片戳破硬脑膜血管或静脉窦出血。③骨折伤灶板障静脉出血。④随出血量逐渐增多，拓宽了硬脑膜与颅骨内板之间的距离，所形成的张力又撕裂其他一些小血管，增加新的出血来源。⑤头颅受撞击瞬间，伤处颅骨发生应力变形内陷（并未骨折），造成硬脑膜与颅骨内板剥离而使硬脑膜小血管断裂，或在致伤瞬间脑沿外力作用方向做加速移动，使头颅直接受力部位的硬膜下腔形成负压，吸引硬脑膜与颅骨内板剥离，撕断小血管出血。

45　硬膜外血肿手术指征与非手术指征的区别是什么？如何正确把握？

随着药物干预治疗方法不断完善以及一些高技术含量的脑监护设备和仪器不断更新，不仅大幅度提高了颅脑创伤保守治疗水平，使得一些颅脑伤情较重的患者免遭手术创伤打击，也拓宽了硬膜外血肿手术与非手术指征的范围。尤其是近年来诸多学者结合 CT 扫描所示出血量，血肿厚度、中线移位距离等参数和瞳孔变化及 GCS 评分值，对不同病情变化的硬膜外血肿选择最为适宜的治疗方法的相关性进行充分研究，认为这些因素对决定硬膜外血肿手术与否起到至关重要的作用，这一结论得到临床广泛赞同并应用。硬膜外血肿手术指征与非手术指征区别见表1-7。

表 1-7　硬膜外血肿手术指征与非手术指征区别

区别指标	手术指征	非手术指征
出血量	>30ml	<30ml
血肿厚度	>15mm	<15mm
中线移位	>5mm	<5mm
瞳孔变化	不等大	等大、无异常变化
GCS 评分	不确定（一般 <8 分）	>8 分

正确把握硬膜外血肿手术与非手术指征需要注意以下几个方面：

（1）复杂的颅脑创伤病情变化莫测，即便是富有临床经验的医生，也常会碰到一些始料不及的棘手问题，所以面对多变的颅脑伤疾就应具备灵活的分析思路，切莫把非手术指征作为一成不变的"绝对标准"模式套用，这是青年医生在工作中最易犯忌的，往往会因此而放松对病情严密观察，错过一些新转变的手术时机。虽然年龄、体质、症状、受伤时间以及血肿部位等并未构成硬膜外血肿预后相关的独立因素，但在制订治疗方案时，综合参考这些因素，才是正确运用手术指征和非手术指征的科学态度

（2）对于符合非手术指征条件的患者，必须严密观察病情变化，并在首次就诊后的 6～8 小时内定时复查 CT，动态观察血肿变化。

（3）GCS 评分值在手术指征中并非独立相关因素，不管 GCS 评分怎样，只要患者血肿量超过 30ml 或双侧瞳孔不等大，必须立刻手术清除血肿。

（4）符合非手术治疗指征的颞部硬膜外血肿者，若保守治疗效果不理想，可降低手术指征标准，改为手术治疗为宜。

46 评估急性硬膜外血肿手术治疗预后的 CT 参数有哪些？相关研究表明的观点是什么？

CT 参数是指 CT 扫描所显示的某些脑结构和颅内伤灶影像特征与测量数据，包括中线移位数据、出血量数据、血肿密度和基底池影像特征等，也有人把有无蛛网膜下腔出血归入 CT 参数范围内。CT 参数对急性硬膜外血肿病情转归的预测和明确治疗思路提供了有意义的帮助。国外相关研究表明：

（1）中线移位：中线结构 >10mm 患者预后差，死亡率高。

（2）出血量：CT 测量出血量 >50ml 者，有 24% 预后不良，并且死亡率较高；出血量 <1ml 病人，仅有 6.2% 预后不良。

（3）血肿密度：血肿呈混杂密度影像者，有 32% 预后不良。

（4）基底池：基底池全部或部分闭塞患者，有 39% 预后不良且死亡风险性较大。

47　有关硬膜下血肿手术或非手术指征新近的认识有哪些?

硬膜下血肿手术和非手术指征参数指标除包括血肿厚度数据、中线移位数据、GCS 评分值、瞳孔变化外，还包括颅内压（ICP）变化值。由于硬膜下血肿常伴有严重的脑实质损害，故其手术和非手术指征与硬膜外血肿大相径庭。

（1）手术指征

1）血肿厚度 >10mm 或中线移位 >5mm 者，不管 GCS 评分值高低，均需手术清除血肿。

2）血肿厚度 <10mm，中线移位 <5mm 的昏迷者，如果就诊时 GCS 评分值低于受伤时的 GCS 评分 2 分以上，且已接近或低于 9 分，适宜手术治疗。

3）血肿厚度 <10mm，中线移位 <5mm，瞳孔无异常变化者，在 ICP 监测下，若 ICP 值超过 20mmHg，应尽快手术。

（2）非手术指征：硬膜下血肿非手术治疗指征范围很窄，至今仍缺乏比较明确的相对宽松的非手术治疗参考标准。多年来国内外学者对此进行大量研究，尽管研究对象（硬膜下血肿患者）GCS 评分被放宽，却没有发现非手术治疗失败的其他相关因素。Matthew 的研究结论是，即便是 GCS 评分为 13 ~ 15 分的单纯硬膜下血肿患者，仍有 26.1% 保守治疗无效而接受手术清除血肿；Wang 对中线 >5mm，GCS 评分 <15 分的患者采取保守治疗的一项研究得到非手术治疗无效的结论，这可能与硬膜下血肿多合并有较重的脑创伤和病情演变速度快的特点有绝对关系。对所有 GCS 评分 <9 分的硬膜下血肿患者都应行 ICP 监测以提高保守治疗效率，是近年来备受关注的新观点，比以往 <8 分的传统标准又提升一个分值点，这是因为认识到个体差异性以及脑损伤部位和致伤不同时间等因素干预硬膜下血肿治疗的重要性。ICP 监测手段能准确地反映颅内压变化而及时提醒医生尽快调整有效的治疗方案，把危险因素消灭在病情突发演变之前，弥补了没有监测指标指导的经验性治疗所带来的不足，对提高非手术治疗的生存率和病情预后评估质量起到事半功倍的作用。

48　目前颅内硬膜下血肿手术有哪些术式? 如何评价?

清除颅内硬膜下血肿有 4 种术式：骨窗开颅血肿清除术、去骨瓣减压术（含颞肌下减压术）、钻孔血肿冲洗引流术和神经内镜术。前两种术式可根据脑伤程度来决定硬脑膜缝合、减张缝合或开放。迄今为止，术式选择仍没有严格的规定，完全取决于伤后至发现血肿时间长短（急性期、亚急性期和慢性期）以及术者的习惯、经验、手术设备条件。另外，CT 显示血肿部位、脑组织结构异常改变程度和患者术前临床症状也是必不可缺的参考指标。

（1）骨窗开颅血肿清除术：由于术野受限给彻底清除血肿和止血操作带来许多不便，影响到手术质量；此术式减压效果不甚理想，除非在急重抢救的情况下，一般不宜采用。

（2）去骨瓣减压术：本术式清除血肿和减压效果优于骨窗开颅术式，尤其是大骨瓣减压术在减压充分，颅内压下降迅速等方面更显优越性，是血肿量多、波及范围广的重型脑创伤患者最佳选择术式。

（3）钻孔血肿冲洗引流术：适用于血肿包膜壁薄、无钙化并且 CT 显示血肿为均密一致的偏低密度液态影像的慢性硬膜下血肿者，但对清除厚壁或钙化血肿灶不适宜。

（4）神经内镜术：微侵袭神经内镜手术以其创伤小、多用途和清晰灵活等优点逐渐被人接受，尤其对钻孔引流术很难成功的分隔状慢性硬膜下血肿治疗更有独到之处，消除了以往治疗此病惯用的骨瓣开颅手术所带来的创伤风险，临床已取得满意疗效。

49 手术时机选择对硬膜下血肿患者术后预测有怎样的影响？

选择最佳手术时机对评估硬膜下血肿患者手术预后至关重要。大宗文献表明，重度硬膜下血肿患者所期待的良好的疗效和预后取决于伤后出现手术指征至接受手术的间隔时间长短，它是通过人为干预可以改变的，只有充分认识到时间决策手术时机的意义，才能够做到在较短时间内迅速发挥和体现出高水平的救治技术与过硬素质，挽回患者濒临死亡边缘的生命指征，有望提高预后质量。国外对处于昏迷状态的硬膜下血肿患者在伤后不同时间段选择手术对预后影响的研究结果见表1-8。

表1-8　急性硬膜下血肿昏迷患者受伤至手术间隔时间对预后的影响

受伤~手术时间（h）	死亡率（%）	受伤~手术时间（h）	死亡率（%）
<2	47	<4	30~59
>2	80	>4	69~90

瞳孔变化是医生判断脑伤严重程度的客观指标，硬膜下血肿患者自瞳孔散大至手术前的间隔时间不同，对患者术后生存率也颇有影响，近年国内外一些相关研究结论见表1-9。

表1-9　硬膜下血肿患者瞳孔变化至手术不同间隔时间预后比较

瞳孔变化~手术时间（h）	瞳孔散大	死亡率（%）
<1	单侧	23.1

续表

瞳孔变化~手术时间（h）	瞳孔散大	死亡率（%）
>1	单侧	60.0
<1	双侧	73.7
>1	双侧	88.9
<3	双侧	30.0
>3	双侧	63.0

有学者对上述研究结论曾提出质疑，认为早期手术预后劣于延迟手术。他们的研究显示：从受伤到手术小于 4 小时的患者神经功能恢复仅为 24%，逊色于超过 4 小时的患者（51%）；在伤后 6 小时内接受手术者死亡率为 70%，而超过 6 小时手术者死亡率只是 41%。什么原因使相同课题研究出现完全相反的结论很值得我们分析和探讨。伤者入院前存在低血压、低血氧、GCS 低分值和脑伤演进速度突发加快，以及伤后至手术前一些危重并发症未能得到及时处理，都可能直接影响到研究结果的真实性。

50 怎样认识骑跨横窦的硬膜外血肿？

骑跨横窦的硬膜外血肿是后颅窝血肿的一种特殊类型，临床少见，此类血肿形成多为头部减速性损伤机制造成。血肿形成一是枕部受力导致骨折和/或人字缝分离，骨伤灶越过横窦（窦汇）伤及静脉窦和硬脑膜血管出血；二是颅骨板障层折裂渗血聚集在横窦（窦汇）上下部位。该部位血肿以横窦或窦汇损伤多见。枕部减速性损伤患者伤后逐渐出现进行性加重的头痛、呕吐、颈部抵抗等高颅压表现，首先应高度怀疑横窦骑跨性硬膜外血肿，尽早给予相关的影像学检查予以证实，同时做好必要的术前准备以应对突发脑疝。

51 对创伤性后颅窝血肿需要掌握的侧重点有哪些？

创伤性后颅窝血肿发生率很低，国内统计仅占颅内血肿的 1%。熟悉后颅窝解剖关系对后颅窝血肿疾病的诊治确有帮助。后颅窝容积相对较小（仅占颅腔的 1/10），为脑脊液经第四脑室流入蛛网膜下腔的重要路径，其内容纳具有调节呼吸和循环功能的脑干和小脑以及多种静脉窦（汇）等重要组织，所以后颅窝创伤预示存在着比颅内其他任何部位损伤都要严重的危险性。充分认识和了解后颅窝血肿应侧重于掌握其病变特点、手术与非手术指征和手术时机。

（1）病变特点

1）创伤性后颅窝血肿以硬膜外血肿最多见，硬膜下与脑组织实质内血肿较少见。

2）创伤性后颅窝血肿者常伴随后颅窝骨折。

3）血肿体积增大时极易造成急性梗阻性脑积水，在伤后短时间内便可发生呼吸与循环衰竭的危重后果。

4）后颅窝颅骨骨折板障出血、横窦或窦汇破裂、硬脑膜血管损伤是出血的主要来源，小脑血管损伤则少见。

5）减速性损伤机制造成的后颅窝血肿大多同时伴有外力撞击点对侧额或颞叶（也可两者并存）对冲性挫裂伤，即使首次 CT 扫描未显示对冲性脑伤灶，也要随时跟踪复查。

6）对于枕部直接受力致额、颞叶对冲性挫裂伤而枕部却未发现血肿病灶患者，在清除挫裂伤减压后，要时刻警惕随时会出现后颅窝迟发性血肿的可能性。

7）位于小脑蚓部、第四脑室附近的少量出血即可阻碍脑脊液循环，从而导致梗阻性脑积水、小脑扁桃体疝或延髓受压所引起的呼吸与循环中枢衰竭。

（2）手术指征与非手术指征

1）CT 扫描显示占位效应影像（包括四脑室变形、移位或闭塞，基底池受压或消失，梗阻性脑积水），且同时出现与占位效应有关的神经系统功能异常或病情明显加重者，应积极手术治疗。

2）血肿病灶较小但位置较深者也应考虑手术清除血肿。

3）对神经功能无明显损害，CT 扫描未显示占位征象或仅显示轻度占位效应，可以采取严密观察病情和定期复查 CT 的非手术治疗。

（3）手术时机：由于后颅窝间隙有限，少量出血就足以使脑干组织受压，并且病情变化迅速，后果严重，预后极差，因此对符合手术条件者应尽早开颅手术清除病灶。

52 对不同伤势的外伤性后颅窝血肿应该怎样选择有效的手术方法？

目前，关于后颅窝创伤手术对预后影响的研究占有相当数量，然而其中针对手术方法的选择进行对比性研究资料为数很少，而且也未能充分解释相关问题。后颅窝容纳脑干、第四脑室等重要结构以及容积空间窄小的解剖特点，增加了后颅窝血肿病变促使脑伤严重变化的危险性，血肿量稍有增加都有可能使病情在短时间内发生难以逆转的演变。因此根据不同伤势选择不同的手术方法既有灵活性又有实效性和科学性，总结临床经验如下。

（1）受伤时间较短且血肿量小于 10ml，脑干与小脑组织受压不明显，出现较轻的神经功能异常患者，适宜选择小骨瓣开颅血肿清除术。

（2）由于构成横窦壁的纤维组织缺少弹性，支撑力薄弱，加之窦腔口径较小，窦腔受压变小近 50% 时，即可产生严重的颅内高压。3～4ml 血肿量压迫横窦便可发生因阻塞脑静脉回流导致的高颅压病症，所以对于骑跨横窦的血肿手术应选择以解除横窦受压为主的手术方式。

（3）对于后颅窝血肿压迫第四脑室造成脑脊液循环障碍而引发急性脑积水的患者，宜先行脑室造瘘术，后行开颅血肿清除术。

（4）对后颅窝血肿体积较大并有小脑损伤且压迫延髓而出现呼吸、循环衰竭，或伴有急性梗阻性脑积水导致病情急剧恶化者，先行脑室穿刺引流术，再行后颅窝开颅手术清除血肿，同时还应采用去除枕骨大孔后缘及寰椎后弓（不超过2cm）的减压术，以防止因小脑肿胀导致枕骨大孔疝。

53 枕下骨瓣开颅清除创伤性后颅窝血肿术式都有哪些优点？

枕下骨瓣开颅术式自21世纪初逐渐推广，是后颅窝开颅术的一项革新术式，它与传统的枕骨鳞部咬除后颅窝骨窗开颅血肿清除术式比较有如下优点。

（1）骨瓣复位保存了头颅原有的完整解剖层次结构，不失保护作用。

（2）避免传统术式遗留颅骨缺损、枕部膨隆和皮下积液等并发症。

（3）骨瓣复位后患者睡眠姿势不受限制，同时也消除了因颅骨缺损给病人带来的负面心理影响。

（4）术野宽敞，便与彻底清除血肿和妥善处理静脉窦出血。

（5）手术操作简便，不存在传统咬除枕骨上项线、枕外粗隆、枕骨内嵴等部位较厚实骨质所带来的费力耗时的操作难度。

（6）安全系数较大，特别是骨瓣成形钻孔与骨瓣伤及静脉窦的风险性明显低于咬骨建立骨窗的开颅术式。

（7）减压充分，若脑伤严重需行减压时，去除骨瓣下方枕骨或咬开枕骨大孔后缘直至寰椎后弓操作比较容易，能达到彻底减压的目的。

54 创伤性海绵窦动静脉瘘的临床表现及诊断和处理方法都有哪些？

创伤性海绵窦动静脉瘘（arteriovenous fistula in cavernous sinus）是指头颅创伤造成颈内动脉与海绵窦之间或其分支破裂或断裂，使颈内动脉的血液由破裂口直接注入海绵窦，引起海绵窦及导入的静脉充血怒张损害性改变。致伤原因常见于中颅窝骨折，受累骨质从各方向刺破颈内动脉，也可继发于眼眶部位刺伤或枪弹伤。伤后立即或数小时出现症状也有在伤后数日出现症状。本病在颅脑创伤患者中发生率很低，有人统计仅占0.2%，多见于青年男性。

（1）临床表现：本病症状和体征的轻重程度取决于瘘口大小、部位、数量和方向；表现部位常以病侧为主，也可有双侧表现，在对侧出现症状临床者极少见到。

1）颅内杂音：在眼球、额眶或颞部可闻及收缩期吹风样杂音，有时患者能自身感觉到。此症状对本病诊断很有特异性。

2）眼部异常：①搏动性突眼：眼球突起，触之可感到与心脏跳动一致的搏动和颤动，压迫患侧颈动脉（有时需压迫双侧）后，眼球搏动停止，颅内杂音明显减弱甚至消失，对诊断也有帮助。②眼球结膜水肿，血管怒张甚至形成淤斑，也可伴有伤侧额颞头皮静脉怒张。③视力减退与复视。④海绵窦或眶上裂综合征：表现为眼球活动受限，眶上皮肤和角膜感觉障碍。

3）颅内出血或脑缺血性表现：偏瘫和智力下降（仅见于慢性期），颅内压增高症状少见。

4）其他：头痛（主要表现为眶和/或眶后疼痛）和鼻出血，后者缺乏诊断特异性。

（2）诊断

1）一般资料：头部外伤病史及有特异性的临床表现。

2）影像资料：头部 CT 或 MR1 或 X 线检查，发现蝶鞍和中颅窝骨折影像。

3）全脑血管造影：了解瘘口和脑底动脉环的侧支循环功能。

本病诊断应与海绵窦内动脉瘤、眶内动静脉血管畸形或海绵窦血栓性静脉炎相鉴别。

（3）治疗

1）原则：不同于自发性海绵窦动静脉漏，大约50%的低流量者可自行栓塞，而创伤性很难自愈，病情演进最终结果是致盲或致死。由于本病可突发致命性颅内、外大出血，因此处理原是一经确诊须紧急治疗，选择安全高效的治疗方法，尽可能一次达到最佳治疗效果（闭塞瘘口，保持颈动脉通畅）。对于不能自行栓塞患者，尚无保守治疗选择，特别是合并有进行性视力恶化者，手术是唯一可以获得一定疗效的治疗途径。

2）手术方法：①微创介入血管内栓塞术：栓塞瘘口，降低静脉压力优于开颅手术，首选可脱落球囊导管栓塞，也可考虑可脱落铅丝弹簧圈栓塞，该术式能取得较高的颈内动脉通畅率。②铜丝插入凝固术：经眼上静脉、蝶顶窦或 Parkinson 三角插入裸露铜丝。③带线肌片颈内动脉栓塞术（俗称"放风筝"术），由于该术式容易诱发颈内动脉血栓，并且血管远端栓塞和窦口闭塞不全的概率较高，现已极少采用。④海绵窦切开修补瘘口和海绵窦填塞术：该术式适合于多次采用其他手术方法治疗失败者，若在亚低温与降血压条件下实施本术式会更加安全。⑤颈动脉阻断术：此术式包括"放风筝"术加颈内动脉结扎术和颈内动脉孤立术加颈内外动脉吻合术。颈动脉阻断治疗一般不作为首选手术方法，除非已排除行血管内栓塞治疗的可能性方可考虑。

3）鼻出血处理：对于大量鼻出血患者应紧急采用压迫同侧颈内动脉和填塞后鼻救治措施，有一定的止血作用。

55 创伤性脑梗死病因与易患因素有哪些？

颞叶沟回疝中，颞叶内侧将大脑后动脉（PCA）向坚硬小脑幕边缘挤压，是造成枕叶梗死的公认机制。在脑疝患者中，有 CT 证据表明存在枕叶梗死的发生率为9%。PCA 分布区的梗死在颅脑创伤中是最常见的。在大脑镰下疝中，扣带回压迫大脑前动脉（ACA）或其分支，也可导致梗死。这些梗死出现在中央旁小叶或额上回和邻近的扣带回。这些区域与旁中央或后内侧额动脉的供应分布相关。

明显的占位效应可导致小穿支血管的拉伸和损坏，如供应纹状体和丘脑穿支血管，导致血管分布的梗死。中脑也可因穿支血管损伤出现梗死。

皮质和皮质下区域的梗死可由直接压迫所致，如脑外的血肿压迫。这些梗死可由直接限制动脉血流或继发于局部静脉引流障碍所致。这种梗死往往超出了动脉血供的范围。

PTCI 也可由颅内或颅外血管直接损伤引起。近年来，颈内动脉剥离越来越被认为是年轻患者缺血性脑卒中的原因之一。结果往往是灾难性的。

与 tSAH 相关的颅内动脉血管痉挛是另一种可能的梗死机制。创伤后血管造影中发现的血管痉挛，发生率为 2%～41%。由于创伤后颅内情况复杂，这方面的研究仍较少。

脑梗死是颅脑创伤的严重并发症，并可能表明罹患者有更高的致死率和致残率。

磁共振成像正被越来越多地用于评估急性脑损伤，以补充 CT 检查。特别是弥散加权的 MR 检查，可以观察到急性脑缺血区域，联合使用常规的磁共振成像/磁共振血管造影可以揭示创伤性血管损伤的主要类型。

56　创伤性脑损伤患者的院前急救应注意什么？

院前急救的一般原则：中度至重度颅脑损伤院前急救管理的目标是防止继发性脑损伤（例如由于低血氧，低血压，低血糖或插管后过度通气），从而改善患者预后。院前急救包括快速的患者评估，预防继发性脑损伤的干预措施，早期运输（现场时间少于 10 分钟），以及直接运输到合适的创伤救治机构。

（1）现场评估：确保现场安全并穿戴适当的个人防护设备是第一步。对患者的初步评估和管理要等到现场安全后再进行。如果患者被困，请与其他救援人员一起制定救援计划并确保安全。

（2）患者评估应使用结构化评估，着重于识别和管理危及生命的伤害，主要包括如下内容。

1）气道 – 评估在限制颈椎运动情况下能否保持气道畅通。

2）呼吸 – 评估呼吸频率和方式，并评估胸部创伤情况。

3）循环 – 识别重大的外出血和机体灌注情况。测量血压（BP）和心率（HR）。如果无法测量血压，也可以评估外周脉搏或毛细血管充盈时间。

4）功能障碍 – 记录血糖，格拉斯哥昏迷评分（GCS），瞳孔大小和反应性，以及癫痫发作或局灶性运动障碍的证据。

5）暴露 – 脱下衣服以评估可能危及生命的伤害。避免体温过低或体温过高。

（3）防止继发性损伤：要特别注意监测缺氧、低血压、低血糖和/或换气过度，这些情况已明确会引起继发性损伤，应予以相应处置。中度或重度 TBI 的院前治疗应着重于保持血氧饱和度在 90% 以上和 SBP 在 90 以上，并防止过度换气。

57 如何认识创伤性硬膜下积液?

（1）创伤性硬膜下积液发生机制是：头部创伤造成蛛网膜与软脑膜损害，并发生创伤性粘连，表现出蛛网膜颗粒丧失吸收脑脊液功能和蛛网膜下腔梗阻，脑脊液不能进行正常的循环流动等一系列病理生理改变，致使过多的脑脊液在硬膜下间隙内聚集形成积液病灶。

（2）积液可为清亮、血性或黄变，其压力高低不等。

（3）酒后头颅受伤引发硬膜下积液的可能性最大。

（4）创伤性硬膜下积液患者中 39% 伴有颅骨骨折。

（5）本病与慢性硬膜下血肿区别在于：①积液呈非"酱油"样性质，不含深色血凝块。②无包膜形成。

（6）CT 扫描显示积液密度与脑脊液接近。

（7）本病有"单纯性"和"复杂性"类别之分，前者大多数不伴随脑组织挫伤，后者不仅有较明显的精神改变和头痛、偏瘫、癫痫等症状，还多伴随硬膜下、硬膜外或脑内血肿。

（8）可能由于活瓣机制的作用，创伤性硬膜下积液病灶可以逐渐扩展并形成较高的压力而产生占位效应。

（9）无症状者只需动态观察，对有症状者便捷的治疗方法是单纯颅骨钻孔引流；为降低术后复发率，可保留硬膜下引流 24～48 小时。复发者可采取硬膜下－腹腔分流术，古典的骨瓣开颅术式由于寻找脑脊液漏出点比较困难，临床应用率很低。

（10）本病预后主要取决于伴随的脑损伤程度而不是脑脊液本身，单纯性硬膜下积液病人有 19% 出现脑萎缩。

 58 CT 扫描对颅脑创伤病情变化有意义的预示体现在哪些方面?

CT 影像领域纵深发展，揭示了头颅 CT 扫描在颅脑创伤诊治和预测病情变化中所具有的重要性。CT 影像不仅能真实地反映出颅内伤灶的严重性，为选择治疗手段提供了有意义的参考，并且也为评价患者预后充实了可信性。

（1）颅脑创伤患者 CT 扫描结果呈动态变化，对于轻、中型颅脑创伤患者尽管首次 CT 扫描并无明显异常所示，但及时复查 CT 仍是早期发现潜在危险因素的最佳做法。

（2）用复查 CT 结果预测脑伤病情预后更为准确。

（3）CT 扫描能预先显示迟发性脑内血肿发生前的一些阳性影像特征。

（4）CT 扫描对后颅窝血肿的诊断具有较高的敏感性和特异性，有极高的诊断价值。

（5）CT 所示颅内出血量、血肿厚度与密度、脑伤灶体积、中线移位以及脑室、脑池和蛛网膜下腔形态特征等是决策治疗手段和评估手术预后的重要参数。

颅脑创伤患者瞳孔变化有何临床意义?

颅脑创伤患者伤后出现瞳孔异常变化,多提示颅内脑神经或脑组织发生器质性损害,掌握颅脑创伤病员瞳孔变化特点有助于分析和判断病情。

(1)瞳孔散大

1)伤后一侧瞳孔进行性散大,对光反应迟钝或消失,并伴较重的意识障碍和对侧肢体瘫痪,多为单侧小脑幕切迹疝发生。

2)伤后一侧瞳孔立即散大,直接与间接光反应消失,但不伴有显著的意识障碍和肢体运动障碍,应考虑原发性动眼神经损伤,需进一步接受相关检查予以证实。

3)伤后一侧瞳孔即刻散大,伴随深昏迷与对侧偏瘫,应考虑中脑损伤。

4)伤后一侧瞳孔立即散大,直接光反应消失,间接光反应存在,并有视力障碍表现,应考虑原发性视神经损伤。

5)伤后双侧瞳孔立即散大,对光反应消失,出现深昏迷,四肢强直或肌张力消失,生命体征恶化改变,提示发生双侧小脑幕切迹疝。

6)伤后晚期双侧瞳孔散大固定,患者深昏迷,多为脑疝形成引起继发性脑干损伤。

(2)瞳孔缩小

1)伤后一侧瞳孔缩小,且病人合并颈部损伤,为交感神经损伤的表现,称为 Horner 综合征。

2)伤后双侧瞳孔对称性缩小,多为蛛网膜下腔出血,刺激动眼神经所致。

3)伤后双侧瞳孔极度缩小,对光反应消失,伤员呈昏迷状态,应考虑脑桥损伤。

另外,伤后双侧瞳孔不等大,时大时小变化,并伴去大脑强直,见于脑干损伤。

除掌握上述瞳孔异常变化特点外,还应排除其他引起瞳孔变化的非创伤性因素,如接受抗胆碱药物(阿托品)或拟肾上腺素药物(肾上腺素)治疗、深麻醉、窒息、缺氧及眼压升高等均能引起瞳孔散大;接受拟胆碱药物(毒扁豆碱)或吗啡类药物治疗、有机磷农药中毒等皆可使瞳孔缩小。所以接诊患者时,通过详细询问病史和既往史便能获得相关信息,以减少对瞳孔变化判断的干扰。

 大脑半球损伤可能会出现的神经系统症状和体征有哪些?

(1)额叶损伤

1)瘫痪和癫痫:运动区损害。①不完全性瘫痪、偏瘫、单瘫或中枢性面瘫。②对侧相应部位的痉挛发作(局灶性癫痫),有时也可出现 Jackson 癫痫。

2)肌张力增高和共济失调以及自主神经症状:运动前区损害。①额叶共济失调。②可有摸索动作和抓握反射。③心率、血压以及胃肠蠕动异常变化。④皮肤苍白发凉。

3)失写症:优势半球额中回后部损害。

4）运动性失语：优势半球脑岛或额叶前下区到前顶部损害。不能组成语言。

5）性格改变和精神症状：中央前回以前区域损害。①注意力不集中，判断力和理解力不清，思维和智能障碍。②情感淡漠或欣快。

6）双眼同向凝视：额中回后部损害。①双眼向病灶对侧同向偏斜。②头部向病灶对侧扭转。

（2）顶叶损伤

1）感觉障碍：顶上小叶和中央后回损害。对侧浅感觉障碍轻（痛、温、触觉），深感觉和复合感觉障碍明显。对摸到的东西分不清重量、质地及形状（也称皮质性感觉障碍）。

2）失用症：优势半球的缘上回损害。双侧肢体无瘫痪，但不能做日常熟悉的动作和技能。

3）失读和计数障碍：优势半球角回损害。①对看到的字和词句不能理解产生失语症和计数力障碍。②也可出现命名性失语，丧失说出物品名称能力。

4）体象障碍：非优势半球顶叶下部损害。不能感觉到自身一侧肢体或半侧身存在。

5）视野缺损：顶叶损害累及视放射的上部分纤维。病变对侧同向性下 1/4 象限偏盲。

6）双足运动与感觉障碍和尿便障碍：旁中央小叶损害。

（3）颞叶损害

1）耳聋和幻听：颞横回听觉中枢损害。①一侧损伤不引起听觉障碍，两侧损伤会出现耳聋。②受到刺激可产生幻听。

2）感觉性失语：优势半球颞叶后半部、后顶叶和外侧枕叶（语言感觉中枢）损害。对听到的声音和语言不能理解其意义。

3）命名性失语：优势半球颞叶后部损害。对熟悉的物体不能说出名称，但能说出用途。

4）眩晕：颞上回中后部损害。

5）记忆障碍：颞叶内侧海马损害。近记忆差，远记忆正常。

6）幻视和幻嗅：颞叶海马损害。

7）视野缺损：颞叶后部损害累及视放射的下部纤维。病变对侧同向性上 1/4 象限偏盲。

8）癫痫：颞叶前内侧损害。伴有幻嗅、幻物、梦境、神游、伤人损物、发怒、恐惧、遗忘等。

（4）枕叶损伤

1）视野缺损：一侧枕叶纹状区损害。病变对侧同向偏盲，双侧损害可导致皮质盲（双侧视力丧失）。

2）视幻觉：视觉中枢或枕叶外侧损害。前者损害产生简单的视幻觉，后者则会产生复杂的物形幻觉。

3）视觉认识障碍：优势半球的视觉联合区损害。对所熟悉的人或物体不认识。

（5）大脑半球深部损伤

1）"三偏"体征：内囊损害。表现为对侧肢体偏瘫、偏身感觉障碍和同向偏盲。

2）不自主运动：基底神经核损害。①尾状核和壳核损害产生肌张力减低 – 运动过多综合征（舞蹈病）。②苍白球损害则出现肌张力增高 – 运动减少综合征（震颤麻痹）。③病人面部缺乏表情，犹如戴假面具。

 61　间脑、小脑和脑干损伤可能会出现哪些神经系统症状和体征?

（1）间脑损伤

1）感觉障碍：丘脑损害。①常为对侧肢体感觉障碍。②痛、温觉比深感觉或皮质感觉明显。

2）自发性疼痛：丘脑损害。①少见肢体自发性疼痛。②偶见感觉过敏。

3）尿崩症：丘脑下部损害累及视上核与室旁核。

4）体温异常：丘脑下部体温调节中枢损害。①出现中枢性高热（41～42℃）。②也可出现低体温。

5）内分泌改变：①丘脑下部损害。腺垂体损害可引起持久性糖代谢紊乱。②内侧核损害可出现向心性肥胖、性功能减退或消失、无月经。

6）消化道出血和溃疡：丘脑下部损害。①发生急性消化道出血和胃、十二指肠溃疡。②重者可出现呕血、便血甚至溃疡穿孔。

7）嗜睡症：丘脑下部和中脑网状结构损害。患者在日常活动中随时会出现不能抗拒的嗜睡表现（如进食中入睡）。

8）饥饿或拒食：下丘脑外侧区食欲中枢损害。①该区受刺激可有多食表现。②此区受损则产生拒食现象。

9）呼吸功能异常：下丘脑后部呼吸管理中枢损害。表现为呼吸节律减慢，甚至呼吸停止。

（2）小脑损伤

1）平衡失调：小脑蚓部损害。①表现为站立摇晃、静坐不稳。②部位损害一般无眼球震颤体征肌张力和共济运动基本正常。

2）共济失调和肌张力减低：小脑半球损害。①同侧肢体肌张力减低，腕反射低下。②共济失调。③双眼球水平震颤。④口讷。⑤辨距障碍。⑥协调运动障碍。⑦行走不稳。

（3）脑干损伤

1）去大脑强直：中脑红核水平区域损害。全身肌肉张力明显增高，尤以伸肌张力增高更为显著，四肢痉挛性瘫痪。

2）震颤：锥体外系损害。

3）昏迷：中脑网状结构损害。

4）Ⅴ、Ⅵ、Ⅶ、Ⅷ脑神经损伤表现：脑桥损害。

5）眼球同向运动障碍：脑桥内侧纵束损害。

6）对侧肢体或四肢瘫痪：锥体束受累。

7）IX、X、XI、XII脑神经损伤表现：延髓损害。

8）感觉障碍：延髓损害。分布于对侧躯干肢体或全身。

9）呼吸循环功能障碍：延髓损害。①呼吸功能障碍为突出表现。②循环功能紊乱表现为脉弱而频数、心跳节律异常和血压下降。③严重者最终呼吸与心脏骤停。

62 库欣三联征与四联征的含义是什么？有何临床指导意义？

库欣（Cushing）三联征是反映脑伤疾患加重引起血压、脉搏、呼吸3项生命指征异常改变的综合性症候群。通常将血压增高、心动过缓、呼吸不规则称为Cushing三联征，提示颅内压增高迹象；出现典型的Cushing三联征表现者约占33%。三者与高颅压一并称为Cushing四联征，预示脑疝即将发生。国内也有把高颅压、血压增高和脉缓三者组合称之Cushing三联征。脑干直接或间接损害，或者颅内压增高时延髓血管加压反射中枢缺血缺氧产生的血管加压反应均是血压升高的原因；呼吸节律改变被认为是脑干以上呼吸调节中枢受到损害。

63 如何保障重型颅脑创伤患者顺利通过急诊室绿色通道？

颅脑创伤救治在神经外科领域中已占有很重要的位置，在诊疗技术正在不断向高水准发展，专业救治人员的业务素质日益提高的今天，已创造出许多引人瞩目的成果。特别是随着医疗机构绿色急诊通道的普及，使重型颅脑创伤患者生存的希望越来越大，并且预后得到更加显著的改善。急诊科室的神经外科主治医师是否具备相对系统和全面的急救处置能力，并且能够在短时间内迅速正确处置重型颅脑创伤患者，使其平稳地通过急诊室绿色通道进入手术室或ICU监护病房，是一个现实的严格检验。

（1）神经外科病情的评估

1）简明扼要重点记录病史：①受伤时间、原因、性质与经过。②伤时及伤后的意识、呕吐、抽搐和尿便失禁状况等。

2）快速的侧重体检：①测量血压、脉搏、呼吸、体温。②头颅望诊有无颅底骨折皮下淤血和/或脑脊液鼻/耳漏。③评估GCS评分。④瞳孔反射和眼球运动。⑤脑干反射和四肢运动功能。⑥头部CT扫描和X线检查。颅脑创伤30%~70%合并颅外创伤（面部、胸部、腹部和四肢等），有近5%伴随颈椎损伤，因此勿忽视对颈、胸、腰、腹及髋和肢体等部位检查。

（2）完善术前准备工作

1）建立输液通道。

2）相关检验（血常规、血型、出凝血时间测定、离子、血糖及血气分析等）和配血。

3）头孢类抗生素过敏试验。

4）皮肤裂伤者给予破伤风抗毒素脱敏注射。

5）剃头、备皮，留置尿管并计尿量。

6）及时与上级医师和手术室取得联系，协同准备。

7）向家属进行术前交待和病情交待。

（3）危重伤情处理

1）伤口活动性出血或有脑组织溢出及脑脊液外漏立即止血和包扎，视情给予止血药物。

2）保持呼吸道通畅：①头偏向一侧，吸除口咽气道内分泌物与呕吐物。②放置口咽通气管并将舌牵出以防后坠堵塞气道窒息。③牙关紧闭且呼吸不畅者尽快做气管切开。

3）建立供氧渠道：①高流量吸氧预防继发低血氧症。②呼吸机辅助呼吸：血氧饱和度要达到95%以上，$PaCO_2$保持在 30~35mmHg（4~4.5kPa），$PaO_2 > 75mmHg$（10kPa）水平。

（4）纠正低血压和液体复苏

1）快速静脉输入平衡盐液、生理盐水、葡萄糖溶液、血浆代用品或血液，补足血容量，使收缩压升至120mmHg（成年人）并稳定，保证脑血流灌注。

2）升血压药物治疗，待扩容液体及全血足量输入血压维持稳定后再逐渐停用。

3）急性失血超过总血容量的20%时，以补充晶体液为主，丢失超过30%以上需尽快输血。

（5）降颅压与防治脑血管痉挛

1）选用强效脱水剂（甘露醇或呋塞米），并发低血压病人在补足血容量，血压回升平稳后再用降颅压药物会增加安全性；颅内压正常时无须预防性脱水治疗。

2）过度通气：虽可快速降低颅内压，但却能遗留脑血流量下降和低碳酸血症等并发症，且影响远期神经系统预后，提倡在急诊室短时应用，复苏阶段 PCO_2 维持在 35mmHg。

3）伤后早期应用钙离子拮抗剂，对脑水肿和脑血管痉挛均有防治作用，能够降低创伤性脑缺血和脑梗死发生率。

（6）颅外伤的辅助检查：条件允许下，根据需要安排影像和超声检查：①胸部、腹部CT 扫描。②颈椎、胸椎、腰椎、骨盆及受伤肢体 X 线检查。③腹部和胸腔积液超声检查。但要注意合理安排影像检查，无严重胸、腹部损伤症状者，应把头部检查放在首位，避免先行其他不必要的检查而浪费救治时间。

二、颅脑创伤基础与临床 Ⅱ

64　神经元内钙的含量及其分布如何？

正常生理状态下细胞静息时胞质内铝离子浓度为 $10^{-8} \sim 10^{-7}mol/L$，细胞内钙以游离和结合两种形式存在，不均匀的分布在细胞核、胞质、质膜、细胞膜及细胞器内。其分布情况是：核为第一位，约占50%；线粒体30%；微粒体14%；细胞膜5%；胞质内结合形式的钙为0.5%；游离形式的钙约0.005%。只有游离形式的钙才具有生理效应，而结合形式的钙在与磷酸根和细胞内蛋白结合后，不在具有生理活性。由于线粒体和内质网中钙浓度也达 10^{-3} mol/L，比胞质高数百至数千倍，故把线粒体和内质网视为细胞内的钙离子储存库，称为钙库（calcium pool）。钙库内的钙与胞质内的钙经常处于交换中。当细胞活动时，钙库释放钙以增加胞质钙的浓度；细胞静息时，钙库积聚钙，减少胞质游离钙离子水平，以适应细胞的功能状态。

65 细胞质内钙浓度是如何调节的？

细胞质内 Ca^{2+} 的调节包括 Ca^{2+} 内流和外流两个方面，细胞在静息状态下 Ca^{2+} 内流和外流处于动态平衡。

（1）钙内流：钙进入神经元主要有四种途径：①电压调节钙通道。②受体闸门钙通道。③钠/钙交换通道。④非特异性钙内流。

1）电压调节钙通道：脑组织中至少存在四种不同类型电压调节钙通道，分别为 L、T、N、P 型电压调节钙通道。其中以 L 型电压调节钙通道最重要，原因有两个：①脑损伤后神经元 L 型电压调节钙通道开放时程长，引起细胞膜长时程除极。②L 型电压调节钙通道具有选择性钙离子拮抗剂的合成和应用特性。尼莫地平已被人们公认为安全有效的钙离子通道阻断剂，已在临床广泛应用。其他三种类型电压调节钙通道的离子通道阻断剂目前尚难应用于临床。

2）受体闸门钙通道：脑组织中含有多种神经递质，其中谷氨酸与 N-甲基-D-天门冬氨酸受体（NMDA）结合，乙酰胆碱与毒蕈碱样胆碱能受体结合等，能直接或间接开启神经元膜钙通道，导致钙离子内流。另外，脑内某些非神经递质类生化物质也具有开启细胞膜钙通道功能，例如 ATP 能使脑血管内皮细胞膜钙通道开放。

3）钠/钙交换通道：正常生理情况下，钠/钙交换通道的功能是将细胞内钙排到细胞外，但在某些病理情况下，钠/钙交换通道也能使细胞外钙内流，例如神经元受损时，神经元内钠浓度明显升高，钠/钙交换通道开放促进钙内流。

4）非特异性钙内流：神经元受损时，钙能自由通过细胞膜进入神经元内。脑缺血和脑外伤神经元内含有白蛋白或免疫球蛋白等一场物质，提示神经元细胞膜上存在"孔洞"，使得正常情况下无法进入神经元内的物质流入细胞内。在脑损伤情况下，钙、钠等无机离子可以自由通过细胞膜上"孔洞"进入神经元内。

（2）钙外流：钙外流通过细胞膜上离子泵以耗能方式排出 Ca^{2+}。已证实有两种离子泵，Na^+，K^+-ATP 酶，称钠泵；Ca^{2+}，Mg^{2+}-ATP 酶，称钙泵。

1）Na^+，K^+-ATP 酶：以 Na^+/Ca^{2+} 交换形式排出 Ca^{2+}，排出一个 Ca^{2+}，交换进细胞内 3 个 Na^+。由于细胞外是高 Na^+，Na^+ 顺其化学梯度进入细胞，而 Ca^{2+} 逆化学梯度移出细胞，由钠泵消耗 ATP 提供能量。

2）Ca^{2+}，Mg^{2+}-ATP 酶：该酶位于细胞膜、线粒体膜和内质网膜。依赖于细胞膜上的钙泵主动转运作用，将胞质中 Ca^{2+} 移出胞外，或转运到线粒体、内质网的钙库中，从而保

持细胞内外的 Ca^{2+} 浓度差，维持细胞内低 Ca^{2+} 稳态水平，使细胞内环境相对稳定。

66　神经元内钙调节机制是什么？

正常生理情况下，神经元通过主动转运和被动结合两种方式调节细胞内钙浓度。神经元通过细胞膜上钙依赖 ATP 酶将细胞内钙排出细胞外，但主动转运过程需要耗能，且转运速度慢。正常生理情况下，主动转运起非常重要的调节作用，但在脑损伤情况下，由于受伤脑组织能量代谢障碍，主动转运在受伤神经元内钙调节过程中不起重要作用。

除神经元主动转运过程外，神经元内多种物质能以各种形式大量、迅速地与游离钙结合，形成结合钙，并以结合钙形式存在于细胞内。这些物质包括调钙素、S-100 蛋白、无机磷酸盐和磷脂等。原子吸收分光测定法显示，在正常生理情况下中枢神经系统内 90% 以上的钙以结合钙形式存在。

神经元内钙库在调节细胞内钙浓度中起一定作用。例如，三磷酸肌醇促使以结合形式存在的细胞内钙库释放游离钙，线粒体是细胞内储存钙的重要场所。

67　神经元内钙的生理功能有哪些？

大致有三种类型的生理作用。

（1）结构作用

1）钙与磷脂结合，持膜的流动性和完整性。

2）钙与蛋白质结合在细胞间起黏合作用。

3）钙与核酸结合维持染色体结构的完整。

（2）协同作用：钙与细胞内许多酶和蛋白质起协同作用，以维持细胞的各种生化功能。当细胞兴奋时，细胞外 Ca^{2+} 流入胞质内，同时细胞内钙库释放储存 Ca^{2+}，使胞质内游离 Ca^{2+} 浓度短暂升高，并与钙调蛋白结合，形成一个有活性的 Ca^{2+} 钙调蛋白复合体，后者再与靶蛋白或效应蛋白结合，触发生化反应，最后引起一系列生理应答变化，实现生理功能。

（3）第二信使作用：Ca^{2+} 作为第二信使，发挥细胞内的调节作用。参与神经递质合成和释放，这些神经递质包括乙酰胆碱（ACh），5-羟色胺（5-HT），单胺类神经递质等。Ca^{2+} 可激活与神经递质合成有关的酪氨酸羟化酶和色氨酸羟化酶，影响 ACh、5-羟色胺及单胺类神经递质的生物合成。Ca^{2+} 对神经递质释放的影响，主要表现为促进神经递质释放。Ca^{2+} 通过活化脑内的某些蛋白激酶、胸腺嘧啶合成酶等，影响蛋白质及核酸的合成。

68　脑损伤后钙代谢出现怎样的异常？有什么病理损害作用？

脑损伤后局部组织钙含量显著升。中枢神经损伤后，血浆钙能进入受损脑组织和神经元，导致受损脑组织局部钙含量升高。脑脊髓伤后受伤的局部组织钙含量显著升高，局部组织会通过多种途径清除这些多余钙离子。若局部组织无法代偿这些多余钙离子，最终导致组织细胞死亡。由于脑脊髓伤后受伤的局部组织通常出现能量代谢障碍，故清除这些钙离子主要依靠被动结合方式。脑损伤部位细胞外钙含量明显降低，脑外伤后细胞外钙大量流入神经元内是造成伤后细胞外钙含量降低的主要原因，钙内流是造成脑损伤后脑组织细胞变性坏死的主要原因。受伤神经元内钙含量升高，会进一步导致钙内流，形成恶性循环，最终导神经元死亡。神经元内游离钙含量升高会导致一系列病理效应：

（1）钙内流促使乙酰胆碱和谷氨酸释放增加，加重乙酰胆碱和谷氨酸对神经元的毒性作用。

（2）神经元内钙对细胞膜钾离子通透性调节功能丧失。

（3）神经元内钙含量升高能明显抑制细胞能量代谢，钙与线粒体膜结合后，能阻断线粒体电子转移，从而阻断 ATP 能量产生；引起依赖 ATP 能量参与的所有细胞活动停止以及乳酸堆积，同时细胞内钙含量升高还能破坏糖酵解过程中的酶系统，进一步加重能量代谢障碍。

（4）神经元内钙含量升高能激活细胞内多种降解酶系统。

（5）钙能激活磷脂系统，使神经元膜脂质崩解，释放出无机磷酸盐和游离花生四烯酸，后者又分解为前列腺素和白三烯，最终形成大量氧自由基，导致脂质过氧化反应，另外，神经元膜结构崩解还能释放出溶酶体，形成大量蛋白酶和磷酸酯酶，进一步导致神经元结构蛋白和膜磷脂崩解，最终导致神经元死亡。

（6）细胞膜通透性增高。

（7）细胞内酸中毒。

（8）血 – 脑屏障破坏。

（9）脑血管痉挛。

（10）神经细胞死亡。

69 钙离子拮抗剂对局灶性脑缺血有无治疗作用？

大量实验研究表明，钙离子拮抗剂对局灶性脑缺血有一定的治疗作用。它能解除脑血管痉挛改善脑缺血灶及其附近脑组织的血流，减轻酸中毒，减少细胞内游离钙含量，阻断钙对神经元毒性作用等，这可能是钙离子拮抗剂治疗脑缺血的主要机制。

70 钙离子拮抗剂对蛛网膜下腔出血有何治疗作用？

蛛网膜下腔出血最主要的危害是刺激脑血管痉挛，继而导致缺血性脑损害。尼莫地平治疗的生存者中，创伤后癫痫的发生率低于安慰剂组（尼莫地平组 13% 安慰剂组 20%）。尼莫地平能明显减轻蛛网膜下腔出血后脑缺血性梗死灶，促使蛛网膜下腔出血病人神经功能恢复，目前医学界已取得一致意见，对蛛网膜下腔出血病人，应常规采用尼莫地平治疗，以预防继发性脑血管痉挛和缺血性脑损害。

71 颅脑损伤后脑内神经递质发生什么样的改变?

继发性脑损伤发生在原发性脑损伤后数分钟、数小时、数日或数周。除发生在原发伤部位，还可发生在远离原发伤的部位。目前认为脑损伤后脑内神经递质及其受体系统的异常改变参与了继发性脑损伤的病理过程。脑损伤后神经递质及其受体病理改变主要包括：神经递质异常释放、突触前或突触后结合异常和神经元内信息传递异常等。脑内神经递质及其受体系统的病理改变会导致脑血流及脑组织代谢异常和脑水肿，并能直接损害神经元和神经胶质细胞。

72 颅脑损伤后乙酰胆碱及其受体在参与脑损伤的发病过程中有哪些变化?

人们发现脑外伤后可导致脑组织内乙酰胆碱大量释放，乙酰胆碱含量显著升高程度与颅脑伤的伤情及预后明显相关，提示乙酰胆碱异常释放可能参与继发性脑损伤的发病过程。乙酰胆碱过度释放并与胆碱能受体结合可能同脑损伤后意识障碍和神经功能障碍有关。Lyeth通过实验性颅脑损伤模型证实，乙酰胆碱清除剂和毒蕈样胆碱能受体阻断剂司可拉明能明显减轻颅脑伤动物昏迷程度，而烟碱样胆碱能受体阻断剂对颅脑伤动物意识障碍恢复无任何作用。颅脑伤后乙酰胆碱大量释放并与毒蕈样胆碱能受体结合会导致颅脑伤动物运动神经功能障碍，采用毒蕈样胆碱能受体阻断剂或清除剂能明显减轻颅脑伤动物的运动神经功能障碍。

73 乙酰胆碱及其受体参与脑损伤发病过程的机制是什么?

乙酰胆碱及其受体在神经兴奋性细胞毒性病理过程中起重要作用，乙酰胆碱、拟胆碱药物、乙酰胆碱抑制剂以及其他促进乙酰胆碱生成的药物均能激活胆碱能受体，引起神经元癫痫样放电和突触后神经元坏死。颅脑伤后胆碱能受体兴奋性细胞毒性的发生机制较复杂，胆碱能受体激活后所能引起的钙内流可能是导致神经元损害的途径之一。神经元胆碱能受体亚型通过神经元内磷酸肌醇/蛋白激酶 C 在细胞钙内流过程中起重要调节作用。蛋白激酶 C 系统过度调控会导致神经兴奋性细胞毒性损害以及突触传递异常，继而导致神经元病理损害。蛋白激酶 C 系统可能是通过改变神经细胞膜对 K^+、Cl^-、Ca^{2+} 的通透性以及其他神经递质系统的活动而发挥其病理生理效应。毒蕈样胆碱能受体过度激活，通过肌醇 1,4,5-三磷酸或 1,2-二酰甘油酯蛋白激酶 C 系统直接或间接调节神经元细胞膜对钾和钙的通透性。实验研究表明，毒蕈样胆碱能受体与磷酸肌醇转换系统之间相互调控效能的改变，也与神经元兴奋性细胞毒性损害有关。蛋白磷酸化和去磷酸化循环能影响毒蕈样胆碱能受体与磷酸肌醇转换系统相互调控效能。

74 颅脑损伤后脑内兴奋性氨基酸的变化及其可能的损伤机制是什么?

实验性脑外伤动物伤后脑内兴奋性氨基酸含量明显升高。兴奋性氨基酸升高程度与伤情、颅内压、脑损伤程度和范围密切相关。目前认为。颅脑损伤后脑组织和脑脊液中兴奋性氨基酸含量显著升高的机制有两方面:一方面是由于脑神经细胞胞质内谷氨酸含量高于细胞外液 1000 倍,颅脑损伤引起细胞膜破坏,细胞胞质中谷氨酸流到细胞外;另一方面是由于血－脑屏障被破坏,血浆中大量谷氨酸进入脑组织,继而导致颅脑伤后脑组织和脑脊液中兴奋性氨基酸含量显著升高。脑损伤后兴奋性氨基酸作用于受体导致神经元损伤的机制尚不清楚。近年来研究结果表明脑损伤后谷氨酸异常释放并作用于受体导致钙大量内流可能是引起神经细胞损害的主要机制。另外,谷氨酸激活神经元离子型非 NMDA 受体会导致大量水、钠和氯化物内流,导致急性神经元肿胀水肿继而引起神经元的变性坏死。

75 创伤性脑损伤中有无自由基损伤的机制存在?

自由基损伤机制存在于创伤性脑损伤中的证据如下。

(1)创伤时脑组织内的脂类过氧化物的含量明显增加。

(2)电子自旋共振测得自由基信号增加;最近用微透析＋自由基俘获剂方法在活体上证实重型颅脑损伤时自由基及其产物的增加。

(3)体内清除自由基的酶类物质活性下降。

(4)体内还原物质如维生素 C 和维生素 E 等减少。

(5)上述变化与创伤性脑损害的严重程度相关。

(6)应用自由基清除剂能够减轻损伤。

76 脂类过氧化是否参与颅脑外伤的发病过程?

20 世纪 70 年代以来,国外学者研究发现,脑组织细胞极易被氧自由基所损害,并提出氧自由基与脑损伤发病过程。主要依据包括:①神经细胞膜脂质富含胆固醇和多价不饱和脂肪酸,这两种化学成分极易被氧自由基破坏。②脑组织自身清除氧自由基的能力差,表现在超氧歧化酶和谷胱甘肽过氧化酶含量较低。③脑组织富含各种金属离子,金属离子是促氧自由基损害作用的启动因子。脑组织还富含维生素 C,在正常生理状态下,大剂量维生素 C 具有很强的抗自由基作用,但在脑损伤时,脑血管通透性增加,血液中大量 Cu^{2+} 和其他金属离子进入脑实质,此时维生素 C 在 Cu^{2+} 及其他金属离子作用下,反而能促进形成大量氧自由基，加重脑损害。④脑组织富含溶酶体，氧自由基能破坏溶酶体膜，大量溶酶体释放至细胞质内，导致神经元坏死。⑤颅脑伤病人伤后早期脑脊液中脂质过氧化物含量显著升高，并且与伤情和预后有关，伤情越重，升高越显著，病人预后越差。

77　颅脑外伤后的炎症反应有什么特点?

脑外伤所激发的局部炎症反应在伤情发展和预后方面起着重要的作用。局部神经组织的变性坏死、脑血流自身调节功能的改变、血-脑屏障（BBB）通透性改变及血管性和细胞毒性脑水肿的发生、损伤区域神经组织生化代谢的紊乱和神经递质的变化以及脑组织的修复等都与炎症反应有着密切的关系。

78　各种炎性反应物质间的相互作用有哪些?

炎症反应物质在炎症反应中的作用十分重要而复杂，各因子并不是孤立地作用，而是相互作用，形成一个复杂的网络结构。在这个复杂的网络中：①一种细胞可以产生多种递质，同一种递质也可来源于多种细胞。②一种递质可以同时作用于不同细胞而产生不同效应，不同的递质也可作用于同一细胞而产生相同效应。③不同的炎性反应物质可表现出相互协同或相互拮抗的效应。④同一递质因其浓度和所作用的受体不同以及其所作用的时期不同，可具有不同的作用。⑤同一递质或不同递质间具有反馈调节作用。

79　在颅脑创伤治疗中有哪些抗炎措施?

目前常用的抗炎措施主要有抑制炎性反应物质产生和释放，拮抗和抑制促炎因子的作用及应用抑炎因子三种类型。

（1）抑制炎性递质的抗炎药物分为类固醇类和非固醇类两种：

1）类固醇类抗炎药：主要是类固醇激素及其衍生物，具有稳定细胞膜和溶酶体膜、降低脑血管和 BBB 通透性、抑制白细胞活动、抑制免疫应答和肉芽组织形成等多种抗炎作用，其中以糖皮质激素及其衍生物在临床应用较广泛。

2）非类固醇类抗炎药：主要有阿司匹林、吲哚美辛、布洛芬等，是一类化学性质各不相同而具有共同药理作用的化合物，可以选择性抑制环氧化酶活性，减少 PGs 合成，大剂量时可以阻断脂氧化酶活性，而减少 LTs 合成。

（2）拮抗和抑制促炎因子：随着受体学和分子生物学研究迅速发展，近年来在以下几方面取得了显著进展：

1）促炎因子生成及其活性抑制剂：多项研究表明，Hu-211（一种新型非竞争性 NMDA 受体阻断剂）可以显著抑制 TNFα 的产生，减轻 BBB 的损伤和脑水肿的发生。

2）受体阻断剂：5-HT 受体特异性阻断剂赛庚啶，可以明显减轻脑外伤后炎症反应和脑水肿程度。

3）重组可溶性受体（sR）：可溶性细胞因子受体如 Sil-lR、Sil-2R、sIL-6R、sTNFR、sIFNR 及 C36R 可以选择性地与促炎性细胞因子或补体结合，从而抑制该因子与靶细胞膜的结合，最终抑制其所介导的炎症反应。

4）单克隆抗体的应用：应用黏附分子抗体抗 CD18 单抗可以降低中性粒细胞黏附功能，从而减轻受损伤脑组织中炎症细胞的浸润和脑水肿的发生。

（3）抑炎因子的应用：NGF 属于 TNFs 家族成员，具有良好的神经营养作用，可以促进神经元存活和轴突再生。

80 血小板激活因子在缺血性脑损害中有哪些作用？

主要有：①促使脑血栓形成，降低脑血流量。②加重神经细胞钙超载。③对脑水肿的影响：PAF 能增加 BBB 通透性，可引起或加重脑水肿。④与自由基的关系：缺血脑组织产生大量自由基，干扰内皮细胞线粒体代谢，促使 PAF 生成增加；PAF 又可以刺激白细胞聚集，使之活化并释放自由基。⑤对脑内其他活性物质及脑血管平滑肌细胞增殖的影响：PAF 对磷脂酰肌醇代谢有重要影响，可使磷脂酰肌醇-4-磷酸（PIP）和磷脂酰肌醇-4,5-二磷酸（PIP2）短暂下降，这种作用依赖于游离 Ca^{2+} 浓度。⑥PAF 受体与脑缺血脑内富含 PAF 受体，主要位于脑细胞膜上，也不排除脑血管壁有 PAF 受体的可能。

81 脑损伤后腺苷有哪些病理生理效应？

脑损伤后脑组织腺苷被激活可能会引起一系列病理效应，其主要作用可概括为两方面：①增脑组织血流量和营养供应。②阻断脑损伤所造成的神经元兴奋性毒性，减轻继发性脑组织神经元损害。

82 脑缺血缺氧性损伤时腺苷有什么变化？腺苷及其类似物对脑损伤有何治疗保护作用？

脑缺血时，ATP 降解，腺苷迅速生成，并被运送到细胞外液中，神经元和神经胶质，微血管内皮细胞能产生大量腺苷，缺血脑组织内腺苷水平显著增加。大量实验研究表明腺苷及其类似物对缺血性脑损伤有明显的保护作用，对脑神经元保护作用可能与改善脑细胞代谢有关。也有实验表明，腺苷类似物对实验性脑缺血无明显保护作用，并发现腺苷类似物难以透过血－脑屏障，最近实验证明腺苷类似物对缺血性脑损害的保护作用可能与药物降低体温有关。

83　腺苷治疗脑损伤的可能机制是什么?

腺苷对脑损伤保护机制可能包括以下几方面:①腺苷对兴奋性氨基酸释放的影响:脑缺血后神经元发生退行性变(凋亡)或死亡,其主要机制与兴奋性氨基酸的过度活动有关,环已基腺苷能明显降低局灶性脑缺血动物脑组织细胞外液兴奋性氨基酸含量,但尚不能使细胞外液兴奋性氨基酸含量降至正常水平,表明腺苷类似物对脑缺血后兴奋性氨基酸可能起部分阻断作用。②腺苷对 Ca^{2+} 内流的影响:神经元缺血后,Ca^{2+} 在细胞内大量积聚,被认为是导致神经元水肿,并造成死亡的最后通路。若同时给予腺苷受体激动剂茶碱,则加重缺血所引起的形态学变化,亦显著增加突触后神经元末梢内的 Ca^{2+} 超负荷。③腺苷对氧自由基产生的影响:体外实验证明,生理浓度的腺苷可抑制氧自由基的产生,激活腺苷受体可致超氧化物歧化酶、过氧化氢酶和谷胱甘肽过氧化物酶活性增高 $2\sim3$ 倍。④腺苷对脑能量代谢的影响:腺苷类化合物 AMG-1 能降低缺血脑组织能量代谢。⑤对微血管的影响:腺苷通过作用于脑血管平滑肌和微血管内皮细胞上的受体,防止血管痉挛,使痉挛的血管扩张,减少微血管内微血栓形成,并抑制 Ca^{2+} 和氧自由基对微血管内皮细胞的损害作用,发挥减轻脑缺血,改善脑微循环和血-脑屏障损伤的作用。⑥腺苷类似物除抑制兴奋性氨基酸外,还可能抑制其他神经毒性物质释放,减轻脑损伤后毒性递质的堆积,从而减轻兴奋毒性作用,发挥腺苷对脑损伤的保护作用。

84　神经节苷脂对颅脑损伤有哪些保护治疗作用?

神经节苷脂类物质能调节与神经元膜有关的神经功能,特别是对神经组织分化成熟和神经组织细胞损伤后修复有明显促进作用,且其中神经节苷脂对神经元损害有明显得保护作用。

(1)神经节苷脂能阻断兴奋性氨基酸对神经元的毒性作用。

(2)神经节苷脂对实验性缺血性脑损伤有保护作用:①显著降低颈总动脉结扎后动物死亡率。②改善脑缺血后运动神经和记忆功能障碍。③有效地减轻脑水肿。④阻止脑组织钙浓度升高。⑤维持神经细胞膜和神经胶质细胞膜 Na^+-K^+-ATP 酶的活性。⑥减少神经细胞膜脂肪酸的丢失,提高神经元对氧自由基损害的抵抗能力。⑦显著减少大脑中动脉结扎后大脑半球的缺血梗死。⑧改善缺血脑组织的能量代谢。

(3)神经节苷脂对实验性脑外伤具有保护治疗作用。

(4)神经节苷脂能促进中枢神经系统损伤后修复。

85　热休克蛋白有什么生理功能?

主要有:①维护细胞蛋白内环境稳定性。②协同免疫作用。③提高细胞对应激原的耐受性。④热休克蛋白的结合功能：糖皮质激素受体在非应激状态下是一种寡聚体复合物，在应激状态下，热休克蛋白的生成增加并可与之结合，参与受体在细胞内的转运和定位，避免其引起细胞早熟和无意义的反应。

86 脑外伤热休克蛋白对脑细胞有什么保护作用？

热休克蛋白对脑细胞的保护机制尚不明确，可能与以下因素有关。

（1）对抗内源性损伤因子所引起的毒性作用。

（2）热休克蛋白清除细胞内异常蛋白的作用。

（3）其他：热休克蛋白 70 能减轻损伤刺激或应激反应引起的细胞膜蛋白的变性，保护细胞的蛋白质，防止 rRNA 及 DNA 的合成过程中遭受损伤，还具有保护细胞内 mRNA 加工通路免受损害，促进已糖转运、增加细胞内糖原储备等作用。

87 亚低温治疗的适应证有哪些？

目前国内外临床亚低温治疗适应证比较明确，主要包括以下几方面。

（1）重型和特重型颅脑伤病人、广泛性脑挫裂伤脑水肿。

（2）原发性和继发性脑干伤。

（3）难以控制的颅内高压。

（4）中枢性高热。

（5）各种原因所致的心搏骤停，如电击伤、溺水、一氧化碳所致的脑缺血缺氧病人。

88 亚低温的临床治疗方法是什么？

目前国内外临床亚低温治疗方法已比较规范。降温方法主要包括全身降温和局部降温。头部局部降温通常难以使脑温降至亚低温水平，而全身降温方法比较可靠。病人躺在降温冰毯上，通过体表散热使中心体温和脑温降至所需温度，通常为 $32 \sim 35\,^{\circ}\mathrm{C}$。根据病情需要维持 $2 \sim 14$ 天。由于病人在接受亚低温治疗和复温过程中会发生寒战，故在实施亚低温治疗时应使用适当剂量肌肉松弛剂和镇静剂以防寒战。临床常用的肌松剂和镇静剂为卡肌宁、地西泮（安定）和氯丙嗪（冬眠宁）。静脉滴注肌松剂和镇静剂速度和用量取决于病人的体温、血压、脉搏和肌松程度。若病人体温已降至亚低温水平，且病人的血压和脉搏平稳、肌松状况良好，肌松剂和镇静剂的速度和用量可减少。若病人的体温难以降至亚低温水平，病人躁动不安，应加大肌松剂和镇静剂的速度和用量。对于使用适当剂量肌松剂和镇静剂的病人，必须使用呼吸机，以防肌松剂和镇静剂所致的呼吸麻痹。当病人颅内压降至正常范围 24 小时以上，即可停止亚低温治疗。

89 亚低温治疗颅脑损伤的机制是什么？

亚低温对脑缺血和脑损伤具有肯定的治疗效果，但亚低温脑保护的确切机制尚不十分清楚，可能包括以下几方面：①降低脑组织氧耗量，减少脑组织乳酸堆积。②保护血 – 脑屏障，减轻脑水肿。③抑制乙酰胆碱、儿茶酚胺以及兴奋性氨基酸等内源性毒性物质对脑组织的损害作用。④减少 Ca^{2+} 内流，阻断钙对神经元的毒性作用。⑤减少脑细胞结构蛋白破坏，促进脑细胞结构和功能恢复。⑥减轻弥漫性轴索损伤。

 90 颅脑外伤后针对脑微循环紊乱有哪些治疗措施？

脑外伤后微循环紊乱是多因素联合作用的结果，因此应对因实施，综合治疗。

（1）防止低血压：伴有内脏出血或休克时应输血或输胶体液，使血压回升正常并保持平稳，以保证有足够的脑灌注压，维持正常的脑血流。

（2）降低颅内压，治疗脑水肿

1）一般处理

体位：应采用头高位，床头抬高 15 ~ 30 度，昏迷病人头要偏于一侧或侧卧，防止呕吐误吸。

保持呼吸道通畅：昏迷病人要加强呼吸道管理，对昏迷深、呼吸道分泌物多，不易清除者，应尽早行气管切开术。

保持水电解质平衡和足够营养：早期进食、鼻饲或静脉高营养。对有脑水肿的病人，要适当限制液体摄入量。

控制癫痫：癫痫发作加重脑缺氧，使脑水肿加重，必须采取有效措施予以控制。

降温：可给予物理降温或解热剂。

2）药物治疗

脱水疗法：20% 甘露醇和强效利尿脱水剂呋塞米，可单独或配合使用。

肾上腺皮质激素：常用药为地塞米松，具有增强机体应激能力，改善脑血管通透性，消除损伤后产生的自由基等作用，对减轻脑水肿有一定效果。

巴比妥疗法：用于经脱水和激素治疗后仍不能有效控制脑水肿发展的危重病人。硫喷妥钠开始用量为 5 ~ 10mg/（kg·h），静脉滴注，连续用 4 小时，再以维持量 1.5 ~ 2mg/（kg·h），病情稳定后减量或 1 周后停药。该法可降低脑代谢，减少脑氧耗。

冬眠低温疗法：此法能降低脑组织代谢，减少脑耗氧量，增加脑对缺氧的耐受力，因而能减轻脑水肿和降低颅内压，一般降温至 32 ~ 34℃ 为宜。

扩血管治疗：颅脑损伤后，特别是脑挫裂伤伴蛛网膜下腔出血者，如存在血管痉挛，应尽早应用尼莫地平静脉滴注或口服，以解除血管痉挛，善脑血供。

（3）过度换气：既往认为过度换气能降低血 CO_2 分压，提高氧分压，改善脑缺氧。但近年来采用脑组织含量测定技术研究发现，过度通气不但不能长期改善颅脑伤后脑缺氧，相反会加重脑组织缺氧，尤其是长时程过度通气，故目前国外多数医生已不主张行过度通气治疗。

（4）腰椎穿刺：颅脑损伤后伴有蛛网膜下腔出血时，在伤后脑膜刺激症状明显者，可反复腰椎穿刺，排除血性脑脊液，起到减轻头痛，防止或治疗蛛网膜下腔出血引起的脑血管痉挛，以及预防日后蛛网膜粘连的作用。该疗法在颅高压明显或有颅内血肿时，应视为禁忌。

（5）手术治疗：手术治疗是降低颅内压，消除血肿和挫伤脑组织对周围正常组织和血管压迫最有效的方法。手术除了对血肿进行清除外，还有清除挫碎的脑组织、小血块及严重水肿的脑组织。

（6）血液稀释疗法：颅脑损伤后血液流变学变化表现为高血黏度综合征。因此血液稀释疗法治疗的主要目的是降低血浆黏度，降低 HCT，减少红细胞聚集，增强红细胞变形性，从而改善微循环灌流，抑制脑水肿形成，降低颅内压。

（7）药物治疗：药物治疗主要有两种：①降低血浆纤维蛋白原水平，降低血浆黏度，进而使血液黏度降低。②改善红细胞变形性，提高红细胞滤过率，抑制血小板聚集，降低血液黏度，增强血液的流动性，可改善脑血流量。

91 弥漫性轴索损伤的病理特征是什么？是如何分级的？

弥漫性轴索损伤的病理特征是伤后早期数小时至数天出现轴索肿胀和轴索回缩球。轴索回缩球是轴浆反流肿胀扩张所致，通常在伤后 6h 开始形成。光镜下未发现任何轴索损伤病理变化，但电镜检查却发现都有明显轴索损伤。颅脑损伤晚期（数周、数月）轴索出现沃勒变性和微胶质星状物形成、脑白质萎缩、脑室扩大形成脑积水。颅脑损伤病人弥漫性轴索损伤最常见的部位是胼胝体、脑干背外侧、大脑皮质下白质和小脑上下脚。

目前将弥漫性轴索损伤按病理程度分为三级。Ⅰ级：大脑半球、胼胝体、脑干以及小脑出现弥漫性轴索损伤，但无其他病理形态变化；Ⅱ级：除上述区域弥漫性轴索损伤外，胼胝体出现局灶性出血坏死；Ⅲ级：脑干出现局灶性出血坏死。

92 弥漫性轴索损伤病人的临床表现有哪些？如何诊断？

（1）临床表现有：①意识障碍：弥漫性轴索损伤（DAI）病人伤后有不同程度的原发性昏迷，多数病人昏迷较深，持续时间长。昏迷原因主要由于大脑广泛性轴突损伤，使脑皮质与皮质下中枢联系中断。②瞳孔表现：GCS 评分低的病人常发生瞳孔改变，可表现为双瞳孔不等、单侧或双侧散大，光反射消失，同向凝视或眼球分离。

（2）CT 和 MRI 表现：伤后早期 CT 扫描和 MRI 检查 DAI 影像表现以大脑皮质和髓质交界处出血最多见，胼胝体、脑干、基底节内囊区域、第三脑室周围出血及脑室内出血次之。剪力引起的损伤较弥散，并且与外力作用部位无关，往往有多个出血灶，呈点片状，周围水肿轻，无明显占位效应。急性弥漫性脑肿胀和蛛网膜下腔出血也是 DAI 的常见影像表现。部分 DAI 病人伤后数小时内 CT 扫描显示正常，伤后 1～2 天 CT 复查和薄层 CT 扫描提高阳性率。MRI 分辨率较高，在 T1 加权像上可见脑白质、脑灰白质交界处和胼胝体有散在、分布不对称的圆形或椭圆形异常低信号或等信号，而 T2 加权像则有异常高信号。

（3）由于 DAI 临床表现和影像学表现多样性，目前诊断标准尚不统一。以下标准可供参考：①头部有加速性损伤病史。②伤后立即昏迷、躁动不安，持续时间长，少数病人有中间清醒期。③无明确定位神经系统体征。④CT 扫描和 MRI 证实大脑皮质和髓质交界处、神经核团和白质交界处、胼胝体、脑干有单发或多发无占位效应出血灶（直径 2cm）及脑室内出血、脑弥漫性肿胀、蛛网膜下腔出血，中线结构无明显移位。

93　弥漫性轴索损伤的治疗原则是什么？

（1）密切观察病情变化：对生命体征及神经系统体征进行动态观察，持续颅内压监护及血氧饱和度监测，注意观察体液出入和电解质变化，及时复查头颅 CT。

（2）呼吸道管理：保持呼吸道通畅，出现呼吸困难及低氧血症，应立即气管切开，早期应用呼吸机，定期监测血气分析。

（3）药物治疗：常规应用止血剂、抗生素及神经细胞代谢药物。适当补充水和电解质，静脉应用普通胰岛素，降低高血糖。

（4）降低颅内压：控制脑水肿根据颅内压增高程度给予脱水药物，如甘露醇、呋塞米和入血白蛋白，伤后早期可应用大量地塞米松。

（5）脑保护治疗：①静脉应用尼莫通，减轻轴索钙超载引起的轴索肿胀。②应用镇静、冬眠及抗癫痫药物，对不能控制的癫痫发作病人，应在呼吸机控制下静脉应用肌松剂。③亚低温（<35℃）治疗，应激期基础代谢率高，亚低温降低基础代谢率，减少机体能量消耗。

（6）手术治疗：对伤后无脑干衰竭的病人，出现一侧瞳孔散大、昏迷加深，CT 提示一侧大脑半球肿胀或水肿，中线结构明显移位应采取手术去骨瓣减压术治疗，以缓解颅内高压引起的脑继发性损害。若继发颅内血肿，同时出现脑受压症状和体征应急诊做血肿清除术。伤后即呈深昏迷，短时间内出现脑干功能损害或脑疝者，多属不可逆性脑损害，病情很难控制。即使有薄层硬膜下血肿或脑实质内挫伤，积极手术清除血肿或去骨瓣减压，也无明显疗效。

（7）积极防治并发症：①肺部、尿路、颅内及全身感染，包括细菌和真菌感染。②呼吸衰竭，包括中枢性和周围性呼吸衰竭。③急性肾衰竭。④应激性溃疡。

94 创伤性脑损伤后基因表达有什么变化？

目前对创伤性脑损伤（TBI）的分子生物学研究已深入到基因水平，尤其对在 TBI 病理生理过程中有重要作用的蛋白的基因调节的研究，取得了显著进展。

（1）TBI 诱导 c-fos mRNA 的表达：真核细胞内广泛存在 c-fos，c-jun 等即刻早期基因（IEGs），在第二信使的诱导下，表达 c-Fos 和 c-Jun 等核蛋白。Fos 和 Jun 蛋白通过亮氨酸拉链形成异源二聚体 AP-1（激活蛋白-1），后者作为转录因子与许多基因的 AP-1 结合位点或 TPA（佛波酯）反应序列结合，影响晚期靶基因的表达。

（2）TBI 诱导 NGF mRNA 表达：神经生长因子（NGF）能促进外周及中枢神经元的分化、生长及存活。近年来，有关生物体内内源性促进神经生长和修复再生的因子的研究越来越受到重视。外源性 NGF 诱导 C-fos 基因表达。内源性 NGF 的作用与外源性给予 NGF 很不同。c-fos mRNA、NGF mRNA 的表达常同时发生而非序贯性发生，可以被一个刺激因素通过一种或数种途径触发。神经递质、激素、第二信使均可通过激活 AP-1 形成来调整 NGF 的转录。

（3）TBI 诱导 HSP-72mRNA 的表达：热休克蛋白（HSP）基因家族主要有 20～30kD、60～70kD 和 90～110kD 等。HSP-72 基因产物在正常大鼠脑内不存在，但可被各种损伤迅速诱导出来。

（4）TBI 诱导 IL-1β 和 TNF-α 的基因表达：TBI 时体循环及中枢神经系统多种细胞因子合成增加。外周免疫细胞是 IL-1β 主要来源，在中枢神经系统种则主要由神经元和神经胶质细胞产生。脑损伤后，血－脑屏障受损，受损脑实质被巨噬细胞和中性粒细胞浸润，产生的细胞因子进一步增加血－脑屏障的通透性。

95 脑内血肿的影像学表现是什么？

在 CT 影像上，急性脑内血肿表现为高密度影，CT 值为 50～90Hu，形态为圆形或不规则形。血肿周围可见有片状低密度水肿区，血肿和水肿一起构成占位效应。

外伤性脑内血肿的 MRI 上信号表现与改变规律与高血压脑出血基本一致。超急性期血肿在 MRI 上为等信号。血肿周围的水肿在 T1 像上为低信号，T2 像上为高信号。急性期血肿在 T1 像上为等信号，在 T2 像上信号稍有降低。在亚急性期，血肿周围为高信号，并逐渐向中央推进。随血肿吸收，血肿周围出现－低信号的含铁血黄素沉积圈，血肿周围的水肿逐渐减轻。含铁血黄素沉积圈在 MRI 的 T2 像和梯度回波图像上显示较好，血肿周围厚度均匀，形态规则完整的含铁血黄素沉积圈被认为是亚急性－慢性期非肿瘤性血肿的一个重要特征，并且含铁血黄素沉积圈随血肿的吸收逐渐增厚。

96 硬膜外血肿的影像学表现是什么？

硬膜外血肿有典型的 CT 影像表现：颅骨内板下双凸透镜形态高密度区，边界锐利，CT 值为 40～100Hu。范围一般不超过颅缝，如骨折线跨越颅缝，则血肿可跨越颅缝。在 MRI 图像上，硬膜外血肿的形态改变与 CT 相仿，血肿呈双凸透镜形态，边界锐利。血肿的信号强度变化与血肿的期龄及 MRI 的磁场强度有关。

97 硬膜下血肿的影像学表现是什么？

在 CT 扫描上，急性硬膜下血肿常表现为颅骨内板下新月状高密度影，常伴有脑挫裂伤表现出明显的占位效应。亚急性硬膜下血肿的 CT 表现为新月形或过渡形，后者内缘部分凹陷，部分平直或凸出。由于血红蛋白的吸收，血肿密度随时间逐渐减低，伤后 2 周等密度，伤后 1 个月低密度。等密度亚急性硬膜下血肿在 CT 上仅见占位效应，表现为血肿侧灰白质界面内移，脑沟消失，侧脑室受压变形、移位，中线结构偏移。慢性硬膜下血肿在 CT 上的形态与密度取决于出血的时间。一般在早期（1 个月）以内，血肿呈高、低混合密度，部分病例中高密度在下，低密度在上，形成液平。中期（1～2 个月）为低密度。后期（2 个月以上）为新月形低密度，直至吸收、消失。慢性硬膜下血肿在 MRI 上的表现取决于出血的时间。急性期，在 T1 像上血肿信号强度与脑实质相同，在 T2 像上血肿为低信号强度。亚急性期和慢性期，在 T1 像和 T2 像上均显示为高信号。

98 脑挫裂伤的影像学表现是什么？

在 CT 上表现为低密度水肿区多发、散在斑点状高密度出血灶，小灶性出血可相互融合。病变小而局限者占位表现不明显，病变广泛者占位明显。水肿及其中散在的小灶性出血是脑挫裂伤 MRI 信号变化的基础。急性期在 T1 像水肿表现为低信号，出血灶为等信号，整个病灶表现为均匀或不均匀的低信号；在 T2 像水肿表现为高信号，出血灶为低信号，整个病灶表现为不均匀高信号。

99 目前磁共振神经放射学的新技术有哪些？在创伤神经外科领域中的作用是什么？

磁共振（MR）特殊扫描新技术包括：①磁共振弥散加权成像（DWI）。②磁共振脑血流灌注成像（PWI）。③液体衰减反转恢复序列（FLAIR）。④梯度回波 T2 加权成像（GRE-T2WI）；磁共振成像波谱分析（MRS）等。这些 MR 特殊成像新技术是近 1 多年来陆续诞生的，它们各自通过检测水分子随机运动，应用顺磁性对比增强剂动态监测脑毛细血管水平血流动力学变化，检测分子化学成分代谢改变，水抑制降低脑脊液高信号和对不均匀磁场高度的敏感性等特殊扫描成像机制，着重在脑创伤病变区域局部脑血流变化以及脑缺血形成机制等方面，展示了确切的多维结构影像信息，不仅极大地改变了急性颅脑创伤传统的成像方法，而且也为重度颅脑创伤患者临床治疗和预测预后提供了准确的神经放射学依据。特别是在脑创伤性缺血半暗带的研究中更加显示出不可替代的作用，使我们加深了对脑创伤病理生理改变的认识。除此之外，应用这些新技术还可以帮助医生进一步分析急性脑组织创伤的严重程度，尤其对颅内高压或脑疝患者病情的早期判断有着非常重要的意义，有助于提高颅脑创伤患者生存率。

100 婴幼儿硬膜下血肿特点和治疗策略都有哪些?

婴幼儿脑组织和血管发育仍处于初始阶段，颅内组织结构比较脆弱，受到外力作用后脑损伤的病理生理过程改变与成年人有着很大的不同。因此，婴幼儿硬膜下血肿常被看作颅内血肿疾病的一种特殊情况。

（1）发病特点：①头颅遭受轻微创伤后就可能会发生硬膜下血肿，但意识障碍比成年人损伤轻，多数患儿不伴原发昏迷或脑挫裂伤。②最常见的致伤体位是坐位或站立时向后跌倒。③桥静脉破裂导致出血的可能性最大。④伤后数分钟至 1 小时内即可出现癫痫发作。⑤小于 2 岁年龄组发病率较高。⑥血肿病灶很少呈纯粹的血液凝块，常与脑脊液混合。⑦双侧血肿多见（75%～80%），或伴对侧硬膜下积液。⑧部分患儿头颅很难见到头皮挫伤或颅骨骨折；⑨可同时并发蛛网膜下腔出血和/或视网膜出血。

（2）治疗策略：①出现呕吐、烦躁症状，但无意识障碍和肢体运动障碍，并且影像扫描提示血肿液化的急性期患儿，可以局部经皮硬膜下穿刺抽吸积血。②神经系统症状明显 CT 显示高密度血肿影像病例，应采取开颅手术治疗。③对于慢性不愈者，且 CT 扫描显示病灶为低密度，应考虑硬膜下腹腔分流术。婴幼儿单纯硬膜下血肿预后要好于其他任何年龄组的儿童，伴有较重脑损伤者恢复质量不如学龄儿童好，这是因为婴幼儿颅脑损伤后容易发生较重的急性脑肿胀缘故。

101 创伤性脑实质损伤的手术指征是什么?

（1）脑实质损伤的患者出现进行性的神经功能障碍，药物控制高颅压无效，CT 可见明显占位效应者。

（2）GCS 评分 6～8 分的额叶或颞叶挫裂伤，体积大于 20ml，中线移位大于等于 5mm，伴或不伴基底池受压者。

（3）任何占位大于 50ml 者。

（4）在颅内压监护下，药物治疗后 ICP≥25mmHg，CPP≤65mmHg 者。

（5）脑实质损伤但无神经损害表现，药物控制高颅压有效，或 CT 未显示明显占位的患者可严密观察病情变化。

102　外伤性后颅窝占位病变的手术指征是什么？

对 CT 扫描有占位效应以及出现与占位效应有关的神经功能异常或恶化的患者应该进行手术治疗。CT 上确定占位效应主要依据：四脑室的变形、移位或闭塞；基底池受压或消失；梗阻性脑积水。

对无神经功能异常，而 CT 扫描显示伴或不伴有占位征象的患者可以进行严密的观察治疗，同时进行定期的影像学复查。

103　颅骨凹陷骨折的手术指征是什么？

颅骨凹陷骨折患者，颅骨凹陷深度大于 1cm 或凹陷程度大于邻近颅骨厚度的患者，应进行手术治疗；开放性（复合性）颅骨骨折患者，如果有硬脑膜穿透、明显的颅内血肿、额窦的损伤、严重的头面部畸形，伤口感染、颅内积气或严重的伤口污染、凹陷骨折位于功能区或静脉窦周围产生相应压迫症状也应该手术治疗；位于静脉窦表面的凹陷骨折，如果未引起静脉窦受压表现，可行非手术治疗；新生儿的乒乓球样颅骨骨折，如果没有神经功能损害，没有高颅压表现，没有碎骨片在脑内，可行非手术治疗并随访观察。

三、颅脑创伤基础与临床Ⅲ

104　原发性脑干损伤的临床表现是什么？

（1）意识障碍：多呈持续性昏迷，无中间清醒期，昏迷时间长短不一，可达数日、数周甚至长期性植物生存。

（2）瞳孔和眼球运动异常：脑干损伤后常有瞳孔及眼球运动的异常，瞳孔异常多表现为瞳孔时大时小、形态不规整、双瞳不等大、光反应消失等，眼球位置异常，多表现为：眼球分离、双眼偏斜或向凝视麻痹，不同平面的脑干损伤有着不同的瞳孔及眼球运动异常表现。

（3）去大脑强直：阵发性"角弓反张"状态，表现为：四肢强直伸直，双上肢内收旋前，双足过度跖曲，颈部后仰，有少数脑干损伤较轻的病人，不表现去大脑强直，应予以注意。

（4）生命体征改变

1）呼吸改变：脑干损伤早期常有呼吸节律紊乱，多为先浅快继而深慢，最后出现病理性呼吸。脑桥与延髓的损伤极易出现呼吸功能紊乱和障碍。

2）循环改变：脑干损伤特别是脑桥和延髓的损伤或在脑干损伤的后期均可出现血压波动明显变化，先升后降，心率增快或迟缓，晚期可出现心律不齐，搏动微弱甚至停止，延髓的损伤可引起血压持续升高，甚至衰竭。

3）体温改变：脑干损伤可引起交感神经系统功能障碍，汗液分泌紊乱，可引起高热，也可因过度排汗导致虚脱。

（5）锥体束征：锥体束运动神经纤维损伤可导致一侧或双侧肢体无力或瘫痪，肌张力增高，腱反射亢进，病理反射阳性，严重者呈弛缓状态。

（6）内分泌紊乱：脑干损伤后昏迷时间和深度与内分泌紊乱呈正相关，持久的深度昏迷多伴有内分泌紊乱，表现为胰岛素水平降低、高血糖素升高、血糖升高、皮质醇和儿茶酚胺明显升高及生长激素的波动等。

（7）颅内压增高：中脑及延髓存在大脑血管紧张性调节机构，损伤后可以引起脑血管紧张度降低，导致血管扩张、脑组织充血，引起弥漫性脑肿胀，引起颅内压增高。

105 下丘脑损伤的临床表现是什么？

（1）意识和睡眠障碍：下丘脑损伤可以影响脑干网状结构上行激活系统的功能，轻者出现嗜睡、睡眠节律紊乱等，重者出现昏迷、运动不能性缄默等。

（2）体温调节障碍：下丘脑损伤病人可出现体温过高或过低，以前者多见，伤后可迅速出现中枢性高热，表现为躯干温暖、四肢厥冷、皮肤干燥，退热发汗药物无效或效果差。

（3）水盐代谢紊乱：下丘脑损伤可以使抗利尿激素（ADH）分泌不足或过度分泌，出现尿崩症、水潴留、水中毒、中枢性高血钠综合征等。

1）尿崩症：表现为多尿、烦渴、多饮，24 小时尿量多在 3000ml 以上，多者高达10000ml，尿比重降低、多在 1.010 以下，尿渗透压在 280mmol/L 以下。

2）低血钠综合征：水潴留和水中毒是低血钠综合征的主要临床表现，血钠低于120mmol/L，患者可出现厌食、恶心、呕吐、腹痛等症状，血钠进一步下降，神经系统症状加重，患者易激惹，或反应迟钝、嗜睡、腱反射迟钝，出现病理反射等，血钠低于 90 ~ 105mmol/L，意识障碍进一步加重，可出现昏迷、抽搐等，并可出现脑水肿等导致病人死亡。

3）高血钠综合征：下丘脑损伤的病人可因高热、多汗、应用脱水剂、抗利尿激素（ADH）及促肾上腺皮质激素（ACTH）分泌异常等导致高血钠的出现，病人可表现为烦躁、易激惹、四肢腱反射亢进、肌张力增高、抽搐、昏迷等。

（4）上消化道出血：下丘脑损伤时上消化道出血发生率很高，多发生于伤后 1 周左右，程度因人而异，轻者仅有大便隐血试验阳性，胃液呈咖啡色，严重者可有呕血、柏油样便等，甚至因大出血导致休克，有时可出现上消化道溃疡合并穿孔，患者可出现急性腹膜炎体征。

（5）高渗性非酮症糖尿病昏迷：表现为高渗透压、高血糖及尿酮体阴性，患者可出现多饮、多尿、恶心、呕吐、嗜睡、谵妄、抽搐甚至昏迷等。

106 Hijdra 法计算外伤性蛛网膜下腔出血 CT 扫描出血量的具体标准是什么？

将基底池和脑裂分成 10 个部分：纵裂池、左侧裂池、右侧裂池、左基底池、右基底池、左鞍上池、右鞍上池、左环池、右环池、四叠体池。这 10 个脑池和脑裂中的每一个都按照其出血量分别积分：0 分，无血；1 分，少量积血；2 分，中等量积血；3 分，充满积血。总分为 30 分。累计 6 分以下计为 tSAH，6～13 分中毒 tSAH，13 分以上为广泛 tSAH。

107 颅脑损伤清除术的原则？

（1）头皮的处理：清创应该从头皮到脑伤道逐层进行。头皮创缘不宜切除过多，以免缝合困难或张力过大。应去除失去活力的头皮软组织残留异物，修齐创缘，根据需要做 "S" 形或弧形切开，扩大创口，进行深层清创。缝合时应分层严密缝合，张力过大者，可适当延长切口，或者做胞膜下游离，两侧减张切开或转移皮瓣封闭创口。

（2）颅骨的处理：对于颅骨粉碎性骨折，应去除游离碎骨片，尽量保留与软组织相连的大骨片，由骨折灶中心向周缘咬除颅骨，也可在损伤边缘正常颅骨处钻一孔，然后循骨折边缘扩大咬除骨质，根据颅内手术的需要做成骨窗。对于骨折碎片较大，有复位可能的患者，可于损伤区域周围正常颅骨钻孔，然后以铣刀或线锯将损伤区颅骨形成骨瓣后取下，于体外整复后予以复位。

（3）硬脑膜的处理：撕裂的硬脑膜仅做修剪，扩大剪开，显露脑伤道。如术后硬脑膜缺损，尽量以自体筋膜予以严密修补。如需去骨瓣减压者，以自体筋膜行硬脑膜扩大修补。

（4）脑组织的处理：脑组织的清创应在直视下，由浅入深，边冲洗边吸引，清除脑内异物、碎化脑组织、血块，彻底止血，尽量采用电凝止血，不用或少用明胶海绵，彻底清创后，脑组织塌陷、脑搏动良好者，应缝合或修补硬脑膜。脑挫裂伤严重，清创后颅内压仍高者，可不缝合硬脑膜。

（5）几种特殊情况的处理

1）创口不大但颅内损伤严重者，可先行头皮创口清创缝合，另做骨瓣开颅，行颅骨或颅内的清创。

2）锐器伤，创口整齐，颅骨损伤不严重，颅内无出血及异物存在，可仅作头皮、颅骨清创，缝合破裂的硬脑膜及头皮。

3）颅骨骨折导致鼻窦、乳突气房、鼓窦开放者，应去除碎骨片，开放的窦腔内的黏膜予以清除，以抗生素盐水反复冲洗窦腔，以骨蜡封闭窦腔，如封闭仍未确实者，以生物胶混合肌肉组织予以加固，硬脑膜应予严密缝合或修补，防止术后脑脊液漏。

（4）有致伤物穿入的开放颅脑损伤，不可贸然拔除，应在明确伤道走行后再行清创处理，以头皮创口为中心作"S"形切口，在致伤物周围钻孔，扩大骨孔或形成骨瓣，然后以致伤物中心剪开硬膜，直视下沿伤道的纵轴缓慢拔出致伤物，然后探查伤道，清除残留异物及破碎脑组织，彻底止血，如果术中发现脑组织张力高，伤道迅速闭合并有血液外涌者，可能为深部有出血，应扩大伤道，找到出血部位彻底止血。

108 儿童生长性颅骨骨折的致伤机制、临床表现及处理原则是什么？

（1）儿童生长性颅骨骨折多见于婴幼儿头部外伤后，骨折多位于额顶部，当颅骨发生线形骨折时，下面的硬脑膜亦同时撕裂与颅骨分离，以后可能由于蛛网膜、软脑膜及脑组织膨出疝入骨折裂隙内，形成对骨折缘的压迫，同时由于骨折裂隙长期受到脑搏动的冲击，使骨折线不断增宽，甚至形成囊性脑膨出。

（2）临床表现：在明显的颅脑外伤致颅骨骨折后，经过数月出现头颅发育异常，这种异常表现分为两类：一类是以颅骨缺损为主，表现为损伤区变软，并有搏动；另一类是在损伤区有明显膨出。如患儿伴有局部的脑损伤，可导致偏瘫、癫痫等。X线平片可见增宽的骨折线或大面积的颅骨缺损。

（3）治疗原则：多主张及早手术修补硬脑膜，阻止骨折线继续增宽或形成局部脑膨出，如无局部膨出或骨折缺损不大时可不考虑手术，但须定期复查。

109 老年人颅脑损伤的临床特点是什么？

（1）老年人硬脑膜与颅骨内板附着紧，难以剥离，硬膜外血肿发生率较低。

（2）老年人既往多有动脉硬化等基础疾病，外伤后容易出现急性脑血流异常改变，而发生脑组织出血或缺血。另外，老年人脑血管脆性增加，遭受暴力打击后亦易出现迟发性颅内血肿，其中以迟发性脑内血肿居多。

（3）老年人生理性脑萎缩，脑体积缩小，蛛网膜下腔扩大，脑脊液含量增多，遭受外伤时脑组织在相对扩大的颅腔内移动和旋转运动范围大。因此，脑挫裂伤和脑干损伤的程度要重于年轻人。

（4）老年人骨缝骨化，颅骨对脑组织的保护能力减弱，老年人颅骨多有硬化改变，骨折发生率低，但老年人脑组织顺应性降低，代偿功能差，以血液循环为主，遭受外伤后病情多较严重。

（5）老年人相对体质较弱，内环境稳定性差，遭遇颅脑创伤后容易出现心、肺、肝、肾等脏器衰竭，严重者会发生不可逆转的内环境紊乱，最终导致死亡。

110 Mc. Murray 所提出的关于外伤处理的 A-F 顺序方案是什么?

其方案是:①呼吸道处理。②出血处理。③中枢神经系统损伤处理。④消化系统损伤处理。⑤泌尿系统损伤处理。⑥骨折处理。

111 颅脑损伤合并胸部外伤时的急救处理原则是什么?

颅脑损伤合并胸部外伤,一般伤情多较危重,当患者颅脑及胸部均有严重外伤时,原则上应先进行胸部伤的急救处理,首先应保持呼吸道通畅,必要时行气管插管或者气管切开,如有呼吸衰竭必要时予以机械通气。合并多发肋骨骨折反常呼吸者,予以紧急胸带包扎固定或牵引固定,合并血胸、气胸具备手术指征者,急症予胸腔闭式引流。颅脑损伤合并多发性肋骨骨折需全麻开颅手术者,不论是否合并血气胸存在,均应于麻醉前行胸腔闭式引流,以避免因全麻正压通气引起张力性气胸。胸腔内有活动性出血者,应先行开胸手术止血再处理颅脑损伤,如颅脑损伤及胸部损伤均极严重,并在短时间内可能危及患者生命时,需同时手术处理。

112 神经源性肺水肿的临床表现及治疗原则是什么?

(1)临床表现:多在颅脑损伤后或开颅手术后数分钟到 5 天范围内出现,表现为:烦躁,心率增快,呼吸急促,气道内短时间内呛咳出中等至大量淡红色泡沫样痰,随即血压下降,监测血氧饱和度降低,血气分析结果提示低氧血症,二氧化碳分压下降,双肺闻及中等湿啰音,胸部 X 线检查显示双肺均匀性渗出性密度增高,病情发展迅速,如不及时有效处理,可导致患者很快死亡。

(2)治疗

1)对因治疗:迅速降低颅内压应用甘露醇、呋塞米等脱水剂及地塞米松、甲基泼尼松龙等以减轻脑水肿、降低颅内压,并可降低肺毛细血管通透性,如因颅内血肿、脑挫裂伤导致的颅内高压,紧急开颅手术清除血肿或减压,弥漫性脑肿胀或脑水肿的病人可给予亚低温治疗。

2)改善肺通气:紧急给予气管插管或气管切开,给予呼吸机呼气末正压通气,改善通气血流比例失调导致的弥散障碍。

3)维持循环功能稳定:可适量应用强心剂及血管活性药物(如多巴胺、多巴酚丁胺),血压稳定后给予扩血管药物,改善微循环。

4)中枢神经抑制剂:适当应用巴比妥类药物或地西泮等,降低中枢神经兴奋性,同时可使机械通气同步。

5）维持内环境稳定：呼吸异常可能导致酸碱失衡等内环境不稳定，注意随时查血气分析，根据结果予以纠正。并注意维持电解质平衡，避免水电解质紊乱。

6）加强气道护理：定期气道湿化吸痰，预防呼吸道感染。

113　颅脑外伤后应激性溃疡的临床表现及治疗是什么?

（1）临床表现：应激性溃疡多见于严重的颅脑损伤、脑干损伤和下丘脑损伤病人，多在伤后 1 周内发生，患者可出现柏油样或暗红色便，胃液可呈咖啡色，胃液或大便隐血试验阳性，出血严重者可出现呕血，血常规示血红蛋白含量减少，血细胞比容降低，甚至导致出血性休克的出现。

（2）治疗

1）非手术治疗：①全身支持治疗，输血、补液、纠正休克及酸中毒，加强全身营养。②留置鼻胃管，胃肠减压，禁食。③胃管内注入药物：可注入氢氧化铝凝胶、凝血酶、冰盐水去甲肾上腺素溶液、云南白药等药物。④应用制酸剂：可应用儿受体阻断剂（西咪替丁、雷尼替丁等）或质子泵抑制剂（奥美拉唑等）。⑤经胃镜止血：包括胃镜下注射血管收缩剂、硬化栓塞剂等，及胃镜下激光、微波、电灼止血等。⑥选择性动脉栓塞：胃内出血量大，经胃镜无法辨认出血源，采用上述措施仍无效，患者病情危重不能耐受手术者，可考虑进行经股动脉穿刺选择性胃左动脉插管造影，注入栓塞材料，栓塞动脉以达到止血目的。

2）手术治疗：包括全胃切除术、迷走神经切断术加胃次全切除术、迷走神经切断术加幽门成形术等。

114　颅脑外伤后应激性溃疡的手术指征是什么?

（1）经合理药物治疗，每日仍需输血 1200ml 以上仍不能维持正常血压者。

（2）经输血及药物治疗，血细胞比容不升，仍有出血倾向者。

（3）胃镜证实上消化道出血来自胃或十二指肠溃疡病灶出血，经非手术治疗无明显好转，仍有活动性出血，24 小时需输血 1000ml 以上方能维持血压或血压仍不稳定者，应行紧急手术切除溃疡病灶。

（4）高龄患者，合并心肺功能不全，药物治疗未能止血，又难以控制液体治疗者。

（5）虽然出血量不大，但伴有幽门排空障碍者。

（6）胃及十二指肠穿孔者。

115　抗利尿激素分泌异常综合征的诊断依据及治疗原则是什么?

（1）抗利尿激素分泌异常综合征的诊断依据：在肾和肾上腺功能正常，即排除肾炎、肾上腺皮质功能减退，肝硬化或心力衰竭等情况下，发现：①血浆 Na^+ < 130mmol/L。②尿 Na^+ > 80mmol/L。③血浆渗透压 < 270mmol/L。④尿渗透压高于血浆渗透压。⑤血浆精氨酸升压素（AVP）> 1.5pg/ml。另外，严格限水后 SIADHS 迅速好转，也可作为诊断依据之一。

（2）治疗原则：确诊为 SIADHS 后，迅速减少输液，限制入水量在 1000ml/d 以内，甚至严格控制在 400～700ml/d 以内，通常数天内患者的症状即可得到改善，SIADHS 时低血钠伴高尿钠，提示机体并不真正缺钠，故补钠不仅不能纠正低血钠，反而足以兴奋 ADH 的释放，有害无益，如果动态监测中尿钠锐减至正常以下，则表示机体已处于钠的负平衡，此时可适量补钠，每日常规同时测定血钠和尿钠不可缺少，根据尿钠值决定是否补钠。对于血 Na^+ < 120mmol/L 的急性严重病例伴意识模糊、抽搐等神经症状时，不论病因如何，治疗目的首先是提高细胞外液渗透压以促进细胞内液移出至细胞外，从而减轻脑水肿，如症状较轻伴高血容量者，可在严格控制摄水和钠基础上，加用呋塞米促进利尿而减少细胞外液如症状严重，可立即给予 3% 或 5% 高渗盐水，其速度可按每小时升高血 Na^+ 2mmol/L 为准，直至回升至 130mmol/L 为止，同时可给予呋塞米 1mg/kg。SIADHS 时，给予 ACTH 治疗是矫正 ADH/ACTH 失衡的治本之法，有助于回复 ADH/ACTⅡ 的动态平衡。

116 脑性盐耗综合征的临床表现及治疗办法是什么？

（1）临床表现：脑性盐耗综合征（CSWS）的临床表现与抗利尿激素分泌异常综合征（SIADHS）相似，即在肾和肾上腺功能正常，即排除肾炎、肾上腺皮质功能减退，肝硬化或心力衰竭等情况下，出现低血钠、高尿钠等表现，但血浆抗利尿激素（ADH）浓度并不高。

（2）治疗：脑性盐耗综合征（CSWS）的发生原因可能与中枢神经系统病变致使由心房钠尿肽（ANP）或脑钠尿肽（BNP）介导的肾脏神经调节功能紊乱，造成肾小管对钠的重吸收障碍有关。对于心房钠尿肽（ANP）异常增高伴有低钠血症者，因常有血容量减少，故不宜限制入水量，应予以充分补钠、补水，补钠量根据缺钠程度而定，由于缺钠时又多伴有血容量不足，因此宜先快速补足血容量，提高血浆渗透压，以改善机体微循环。

117 尿崩症的诊断依据及治疗办法是什么？

（1）尿崩症的诊断依据：在没有给予患者超负荷的液体，又无肾衰竭的迹象而患者尿量持续上升，尿量超过 4000ml，严重时可达 1000 ml/d，尿比重下降，多在 1.01 以下，就应该怀疑为尿崩症。开始时血尿素氮和血细胞比容偏低，同时血钠和血浆渗透压可以偏低或正常，但是，血浆钠和渗透压很快上升到很高的水平，最后患者可死于高钠血症。

（2）治疗办法：治疗的根本措施是补充与尿液丢失相等量的液体，对意识障碍的患者宜采取静脉补液，每小时测定尿量和尿比重，每日测定血电解质，注意调整维持电解质平衡。在诊断明确之后，只要尿量达到 200ml/h，即可肌内注射 2.5～5U 的垂体后叶素，可迅速减少尿量，一旦使用垂体后叶素应减少静脉补液，以免发生水中毒，肌内注射垂体后叶素后疗效可维持 2～3d，长期尿崩症病人可鼻内吸入垂体后叶素粉剂或服用弥凝等药物。

118 如何认识创伤性颅内积气？

颅内积气也称之为气颅，其定义为颅内存在气体。颅脑创伤伴有开放性颅骨骨折和硬脑膜撕裂时，外界空气通过裂伤通道进入颅腔内形成颅内积气者临床并不少见，也有极少数病例是因为创伤后发生产气细菌引起的颅内感染而出现颅内积气。

颅内积气可以存在于硬膜外、硬膜下、蛛网膜下腔，甚至在脑实质内和脑室内出现。主要临床表现：头痛、头晕、恶心、呕吐、癫痫和反应迟钝。由于多数颅内积气患者同时伴随脑损伤其他症状，实际上仅为上述临床表现者为数不多。

本病诊断并不困难，通过常规影像学检查（头颅 X 线摄片或 CT 扫描）即能辨认出颅内积气，CT 诊断阳性率较高，可以识别少至 0.5ml 的气体，CT 值比脑脊液密度更低，呈深黑色点或片状阴影。

颅内少量积气一般不需特殊治疗，1 周内气体便可吸收消失。固然，颅内积气保守治疗质量取决于患者是否长时间存在脑脊液漏，若不及时对破裂的硬脑膜采取必要处理，则会延长颅内积气的治疗时间窗。如果病因是由于产气微生物所致，首先应该侧重治疗原发感染，待病情得到控制后再处理颅内遗留气体。

特别注意的是，当破损处出现活瓣效应时，气体进入颅腔顺畅，但却不能和脑脊液排出，极易发生张力性气颅。典型的 CT 特征表现为双额极被气体围绕并分离，即"Mt. Fuji"征。由于张力性气颅压迫脑组织比较明显，需要尽早采取排气处理，病情会迅速缓解，便捷的治疗方法应选择颅骨钻孔术或在已有颅骨缺损部位穿刺排出气体。

119 外伤性颈内动脉海绵窦炎紧急治疗的适应证是什么？

（1）无脑内血肿时出现急性偏瘫：可能是由于瘘口大、窃血严重，侧支循环失代偿而导致出现的脑缺血症状。

（2）海绵窦加入蝶窦：可出现大量鼻出血或严重的蛛网膜下腔出血。

（3）血液主要经皮质静脉引流：此种情况下发生颅内出血的概率较高。

（4）眼压超过 5.32kPa：有发生失明或青光眼的危险。

120 外伤性颈内动脉海绵窦瘘血管内治疗可能的并发症是什么？

（1）脑神经麻痹：因球囊直接压迫或海绵窦血栓形成引起，以展神经和动眼神经麻痹较为多见，多能恢复。

（2）假性动脉瘤：球囊栓塞海绵窦后除球囊部位外均形成血栓，当球囊退化后遗留空腔与动脉相通而形成假性动脉瘤，无症状者无需治疗，破裂后可再次引起颈内动脉海绵窦病，有症状者可再用球囊栓塞。

（3）球囊过早脱落造成脑栓塞：当球囊固定不牢，瘘口大，血流速度快时容易发生，此时可压迫患侧颈动脉以减少血流，另外球囊到瘘口前不要充盈球囊。

（4）脑过度灌注：当窃血严重、窃血存在时间较久时，脑血管自动调节功能减退或丧失，瘘口堵住后大量原先"被盗"的血流快速进入脑循环，血流量突然增加，导致过度灌注的发生。

121　颅内外伤性动脉瘤的临床分型及其特点是什么？

颅内外伤性动脉瘤可分为急性型、亚急性型和慢性型。

（1）急性型：颅脑伤后快速形成，可成为急性颅内血肿的出血源，常伴有严重脑损伤，意识障碍，多在清除血肿时发现或急诊血管造影时确诊，易遗漏，预后与原发及继发性脑损伤的程度密切相关。

（2）亚急性型：临床表现较为典型且多见，先有或轻或重的颅脑伤，经治疗痊愈或好转后，一般在伤后2周左右动脉瘤破裂出血，病情突然加重或恶化，甚至死亡，腰穿脑脊液可有新鲜出血，CT扫描显示颅内延迟性出血。

（3）慢性型：多为颈内动脉海绵窦段外伤性动脉瘤，以头外伤后反复鼻腔大出血为特征，或出现眼外肌麻痹和突眼等。

122　外伤性颅内静脉窦血栓形成的影像学表现及治疗办法是什么？

（1）影像学表现

1）CT表现：特征性征象有两种：一种是"流空三角征"，即在CT增强扫描时，上矢状窦内可见三角形环形强化，三角形中央呈等密度或低密度血栓影，这是由于静脉窦腔内血栓周围被含造影剂的血液包围以及静脉窦内壁增强所致。另一种是"索状征"，当血栓扩延至皮质静脉时，呈现条索状高密度影，这些征象特异性较高，但检出率较低，有一些与静脉窦栓塞有关的间接征象也对诊断有帮助，主要包括脑实质内出血或缺血性梗死，颅内高压征象，如脑水肿、脑室缩小、蛛网膜下腔和脑池受压等。

2）MRI：可以发现早期病变，特点是静脉窦内正常流空效应消失，而代之以静脉窦走行的血栓影，急性期T1等信号T2低信号，亚急性期为T1和T2均为高信号，晚期随着血流的恢复，流空效应恢复。

3）脑血管造影：直接征象是脑静脉和静脉窦部分充盈或完全不充盈，间接征象为动静脉循环时间加快，闭塞区血液逆流，侧支静脉扩张等。

（2）治疗办法

1）去除病因：如有骨片压迫静脉窦者应去除骨片，修补漏口，由感染引起者应控制感染。

2）控制颅内压：可应用甘露醇、呋塞米等脱水，脱水应适量，避免因为大剂量脱水导致静脉血液停滞，促使血栓形成。

3）防治并发症：有脑积水者可行脑室腹腔分流手术，或行脑室外引流术，对危及生命的颅脑损伤要优先处理。

4）静脉窦重建术：对功能区和侵犯范围广泛者必须进行静脉窦重建，重建材料常用自体静脉，如大隐静脉和颈外静脉，一般上矢状窦后 2/3 段、窦汇和主侧横窦、乙状窦、直窦的闭塞只能重建。

123 颅脑外伤后后组脑神经损伤的临床表现是什么？

（1）舌咽神经损伤：舌后 1/3 味觉丧失，吞咽困难，饮水呛咳，同侧咽后壁感觉减退。

（2）迷走神经损伤：声音嘶哑，心律不齐，腺体分泌过多。

（3）副神经损伤：同侧胸锁乳突肌麻痹，斜方肌不全麻痹。

（4）舌下神经损伤：伸舌时舌头歪向同侧，患侧舌肌萎缩。

124 外伤后面神经损伤的临床表现及治疗办法是什么？

（1）临床表现：多出现完全性或不完全性周围性面瘫症状，表现为伤后出现患侧额纹变浅或消失，眼睑闭合不全或不能，患侧口角歪斜等，因多继发于中颅凹底骨折，可同时出现脑脊液耳漏、外耳道出血等。如损伤位于膝状神经节或其近端时，可出现泪腺分泌障碍。按照面神经损伤的性质及原因，可表现为伤后立刻出现或延迟出现，迟发性面瘫多出现于伤后 5~7 天。

（2）治疗：外伤后不完全性面瘫患者，治疗上可适当应用激素、神经营养药物、改善微循环药物，等预后良好。完全性面瘫患者中，预后相差很大，部分患者不能恢复。在急性期行面神经减压术是不可取的，应先行等待性治疗，术前至少观察 3 个月，在此期间定期复查经皮神经兴奋检查和肌电图，以了解神经再生情况，对于无神经再生的病人可行手术治疗，手术入路根据面神经损伤部位可分为乳突探查术和中颅凹探查术，损伤在膝状神经节近端者行中颅凹探查术，在远端者行乳突探查术，术中发现面神经断裂者行端端吻合，对于没有断裂，只是受压或缺血时行面神经减压术。

125　颅脑外伤后视神经损伤的表现及治疗办法是什么？

（1）临床表现：多表现为伤后即刻或延迟出现的患侧视力下降甚至失明，患侧瞳孔扩大或散大，直接对光反射减弱或消失，而间接对光反射正常，眼眶周围常有淤血，患侧眼球可因眶内出血、水肿而外突。

（2）治疗：伤后视力即完全丧失者，手术并不能改善预后，伤后视力尚存光感或眼前手动，CT颅底薄层扫描示视神经管受压者，可尝试行视神经减压术，手术入路可根据视神经受压位置选择经眶、经鼻、经颅等。伤后延迟出现视神经损伤表现，多为视神经缺血所致，可应用改善微循环药物等，并密切注意患者病情变化，如视力呈进行性下降者，可行视神经减压术。

126　什么叫颅脑损伤后综合征？其临床表现以及治疗办法是什么？

颅脑创伤经过治疗后仍然存在头痛、头晕、记忆力减退、注意力不集中、烦躁、易激惹和抑郁等一系列躯体、情感和认知方面的症状，但神经系统检查又无明显阳性体征，临床上把这种现象称为颅脑损伤后综合征。

（1）临床表现：主要表现在自主神经功能失调、精神症状和认知功能障碍方面。

1）自主神经功能失调：主要表现为头痛、头晕或眩晕、疲劳和记忆障碍，其他症状如耳鸣、复视、视力下降、便秘、腹泻、性欲减退、心悸、对光或声音刺激敏感等。

2）精神症状：表现为失眠、焦虑、易激惹、欣快、反应迟钝、抑郁等。有时可有抽搐发作、失明、失声、耳聋、咽喉或躯体异物感以及不自主哭笑，甚至出现癔病性瘫痪。

3）认知功能障碍：颅脑损伤后综合征的病人在语言的流利与思维速度、认识过程的速度和智力的灵活性、暂时记忆与再认识记忆及记忆的恢复、注意力与集中力、学习能力及信息的储存等方面，与正常人有显著差异。

（2）治疗

1）心理治疗：安慰、疏导患者的心理，指导病人进行放松训练，减轻精神压力，消除应激反应，建立良好的生活方式。

2）生物反馈疗法：应用现代电子设备，记录人体生理活动信息的变化，再经过处理转变为视听信号，反馈指导病人进行放松训练，从而学会有意识地控制和调整自身的内脏心理活动，达到治疗的目的。

3）药物治疗：可应用自主神经功能调节剂（谷维素、脑复康、苯巴比妥等）、脑代谢激活剂（都可喜、能量合剂、胞二磷胆碱等）、脑血管扩张剂（西比灵、尼莫地平、丹参等）、抗焦虑剂（地西泮、氯丙嗪、奋乃静等）、抗抑郁剂（百忧解、赛乐特等）。

127 颅脑损伤后迟发性小脑功能障碍的临床特点是什么？

颅脑损伤后某些患者在伤后数周至 2 年内可发生迟发性的小脑功能障碍，其特点如下。

（1）颅脑损伤后迟发性小脑综合征出现于伤后数周至 2 年，潜伏期较长，轻型或重型颅脑损伤均有发生。

（2）具有典型的小脑受累体征：意向性震颤，共济失调性构音障碍，轮替运动障碍，辨距不良，步态或躯干共济失调，眼球震颤等。

（3）神经影像学检查发现脑干或下丘脑损伤以及弥散性皮质萎缩。

（4）推测其发生机制可能为丘脑或脑干的损伤阻断了齿状核－红核－下丘脑或齿状核－红核－橄榄核通路，使受累通路突触后膜超敏或继发组织再生所致。

128 颅脑损伤后癫痫的用药治疗原则是什么？

（1）药物选用：按发作类型选用常用而安全的药物，从小剂量开始逐渐增量，直至完全控制发作。

（2）联合用药：在单一药物无效时再联合用药，应注意药物间协同或拮抗作用。

（3）长期服药：患者应坚持长期、规则地服药，一般服用抗癫痫药至少 2 年，完全控制后仍再服用 2 年，逐渐减量。

（4）用药方法：增减药物剂量或更换药物应逐渐进行，不能突然停药，应在医师指导下服药。

（5）毒副作用：任何抗癫痫药物都有其毒性和副作用，应定期观察患者的表现，定期查肝功能和血象等。在血清药物浓度的监测下用药，可进一步提高疗效，减少毒副作用的发生。

（6）暂缓用药：首次发作有明显环境因素、脑电图亦正常者，发作稀少、1 年少于 2 次或数年发作 1 次者，可考虑暂缓用药。

129 颅脑损伤后癫痫的外科治疗办法是什么？

（1）病因治疗：尽量消除可能导致颅脑损伤后癫痫的各种原因。开放性颅脑损伤患者，早期彻底清创，清除伤口内异物，切除坏死脑组织，缝合和修补硬脑膜，防治创口感染。颅骨凹陷性骨折患者，尤其是骨片凹陷发生于功能区附近的患者，积极进行凹陷骨折复位，解除脑受压。

（2）损伤病灶切除：颅脑损伤后癫痫发作后正规药物治疗 2～3 年，不能控制癫痫发作，且发作频繁，应考虑外科手术治疗。对发作频繁的持续性局限性癫痫，应尽早手术。术前应进行头颅 CT、MRI 及脑电图监测检查确定致病灶位置，术中进行皮质脑电图监测寻找致痫灶，颅脑损伤所致的脑膜 – 脑瘢痕是引起癫痫的主要原因，瘢痕组织本身并不发生作用，其癫痫放电多在脑膜 – 脑瘢痕附近的皮质，手术应将这部分组织充分切除。致痫灶位于重要功能区时，切除范围尽量缩小，只允许切除致痫灶，不应将瘢痕全部切除，尽力保留软脑膜和附近血管，以免术后形成更大的瘢痕，也可进行损伤处瘢痕部分切除加软脑膜下横纤维切断术。

130 创伤性脑积水与创伤后脑萎缩的鉴别诊断是什么？

根据患者的症状、体征及 CT 表现可对创伤性脑积水和创伤后脑萎缩加以鉴别，见表 1-10。

表 1-10　创伤性脑积水和创伤后脑萎缩的鉴别

		创伤后脑积水	创伤后脑萎缩
症状与体征	颅内压增高	（＋）	（－）
	手术区骨窗隆起	（＋）	（－）
	视神经盘水肿	（＋）	（－）
	CSF 压力升高	（＋）	（－）
CT 表现	脑室扩大	明显	中度
	脑室轮廓	光整	不光滑
	脑室旁低密度区	（＋）	（－）
	脑沟	不变宽	变宽
	脑实质密度	不减低	减低
	脑室与脑池比例	脑室扩大重于脑池	均扩大

131 颅脑损伤后脑积水行脑脊液分流术的适应证及禁忌证是什么？

（1）适应证
1）颅脑损伤后脑积水合并颅内高压者。
2）神经功能缺失不能用创伤所致的局部脑损伤来解释者。
3）有特征性正常压力脑积水的临床表现者。

（2）禁忌证

1）年龄过大或昏迷时间较长，即使分流术成功症状也不会有所改善者。

2）颅内感染未控制者。

3）脑脊液蛋白含量过高或有出血者。

4）分流处或分流管路径有局部感染者。

5）有严重循环、呼吸系统疾病者。

132 颅脑损伤后脑积水脑脊液分流术后的常见并发症是什么？

颅脑损伤后高压力性脑积水分流术后的并发症一般较少，正常压力脑积水术后并发症一般较多，具体如下。

（1）过度分流：常导致低颅压综合征、慢性硬膜下水肿或硬膜下血肿的发生，低颅压综合征多表现为头痛，于坐起时加重，可伴恶心、颈后部疼痛等。一旦出现低颅压综合征，应更换分流管。

（2）硬膜下水肿和血肿：硬膜下水肿和血肿是正常压力脑积水患者分流术后的主要并发症之一，表现为患者在分流术后症状无明显好转，头颅 CT 示硬膜下水肿或血肿，如持续增大，除采取相应手段处理硬膜下血肿及水肿外，尚需考虑更换分流管。

（3）分流不足：表现为患者术后症状无缓解，CT 示扩大的脑室术后未能缩小。

（4）分流装置故障：多为分流管堵塞等，直接按压分流泵处头皮，如分流泵不能压下，提示可能分流管腹腔端堵塞，如压下顺利而回弹不良，提示分流管脑室端堵塞。

133 创伤性硬膜下积液的临床表现及治疗办法是什么？

（1）临床表现：创伤性硬膜下积液好发于额区或颞顶区，可为双侧，通常可分为急性和慢性两型。急性型者常在伤后数小时至 72 小时内形成，无包膜形成，病情发展较快，可出现头痛、恶心、呕吐等颅内压增高症状，严重者可能出现昏迷、瞳孔散大、去脑强直等小脑幕切迹症状。慢性型者多在伤后数月或数年内形成，有包膜形成，可出现轻偏瘫、失语、局灶性癫痫等，并可有嗜睡、定向力差等症状。

（2）治疗

1）进展型：CT 动态观察积液进行性增加，且有脑受压及相应的临床症状者，需手术治疗。

2）稳定型：CT 动态观察积液量无进行性增加，如脑受压及相应临床症状明显者可给予手术治疗，如无明显脑受压症状者可继续非手术治疗。

3）消退型：CT 动态观察示积液逐渐减少，临床症状好转，此类患者无需手术治疗。

134 颅骨成形术的适应证和禁忌证是什么？

（1）适应证

1）颅骨缺损范围直径超过3cm以上者。

2）合并有颅骨缺损综合征，在头位改变时症状加重者。

3）患者有缺损区被碰撞的不安全感、恐惧感而影响工作生活者。

4）有碍外观的眶部及前额部颅骨缺损。

5）缺损部位脑组织搏动，头皮和缺损边缘处有压痛者。

（2）禁忌证

1）头皮、颅骨或颅内有炎症者。

2）创伤部位有感染或感染痊愈不久。

3）脑内清创不彻底，有碎骨片存留者。

4）有颅内高压者。

5）缺损处头皮有广泛瘢痕或血液供应不良者。

 135 颅骨成形术的手术时机是什么？

（1）闭合性颅骨骨折、头皮完整及损伤较轻、脑损伤不重者，可在凹陷粉碎骨片清除同时行一期颅骨成形术。

（2）一般无感染伤口，在伤后3~6个月可行颅骨成形术。对于感染伤口，应视感染范围和程度而定，最快也需伤口愈合6个月以上方可考虑修补。

（3）颅骨缺损区有广泛头皮瘢痕时，手术可分期进行。

（4）小儿颅骨缺损不宜于5岁前修补，5岁以后，头颅增长明显减慢，可考虑行颅骨修补。

136 颅脑损伤后功能障碍评分是什么？

表1-11 颅脑损伤后功能障碍评分（DRS）

项　　目	判断标准	评分
睁眼反应	自动睁眼	0
	呼之睁眼	1
	疼痛睁眼	2
	不能睁眼	3

续表

项　　目	判断标准	评分
语言反应	回答切题	0
	语句不清	1
	吐词不清	2
	发言含糊	3
	不能发音	4
运动功能	随意运动	0
	定位动作	1
	回缩反应	2
	屈曲状态	3
	伸直状态	4
	不能活动	5
饮食排便功能	完成	0
	部分完成	1
	少量完成	2
	不能完成	3
生活能力	完全独立	0
	特殊条件下独立	1
	轻度障碍	2
	中度障碍	3
	重度障碍	4
	无生活能力	5
工作能力	正常工作	0
	选择性工作	1
	室内简单工作	2
	丧失工作能力	3

　　DRS 测定时间为受伤后的前 3 天，每日 1 次，以后 3 周，每周 1 次，再以后每 2 周 1 次，至受伤后 16 周。DRS 评分 20 分以下者有望改善和提高生活质量。

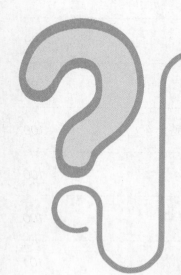

第二部分

脑血管病

137 颅内动脉瘤如何分类？

（1）按照形态分类：分为囊状动脉瘤，梭形动脉瘤，夹层动脉瘤。

（2）按照大小分类：分为小于3mm为微小动脉瘤，4～6mm小动脉瘤，7～10mm中等动脉瘤，10～25mm大动脉瘤，大于25mm巨大动脉瘤。

（3）按照部位分分类：分为前循环动脉瘤和后循环动脉瘤。

1）前循环动脉瘤：包括颈内动脉岩骨段、海绵窦段、眼动脉、后交通动脉、脉络膜前动脉、颈内动脉分叉动脉瘤，前交通动脉瘤，远段大脑前动脉瘤，大脑中动脉水平段、大脑中动脉分叉部、远段大脑中动脉瘤。

2）后循环动脉瘤：包括椎动脉动脉瘤、基底动脉干动脉瘤、大脑后动脉瘤、小脑上动脉瘤、小脑前下动脉瘤、小脑后下动脉瘤、基底动脉顶端动脉瘤。

 138 颅内动脉瘤的病因有哪些？

动脉瘤发展的确切病理生理学仍然存在争议。与颅外血管比较，脑血管的中膜和外膜缺乏弹力纤维，中层肌肉少、外膜薄、内弹力层更加发达。另外，大的脑血管走行在蛛网膜下隙中，起支持作用的结缔组织很少，故这些血管有发展成囊状动脉瘤的趋势。

动脉瘤的病因如下。

（1）先天因素（如动脉血管壁肌层缺陷，指中间层缺损），包括Ⅲ型胶原缺乏、马方综合征、Ehlers-Danlos综合征、Rendu-Osler-Weber综合征等遗传性疾病。

（2）动脉粥样硬化或高血压：是多数囊性动脉瘤的可疑病因，可能与上述的先天因素相互作用。

（3）栓塞性：如心房黏液瘤。

（4）感染性，例如真菌性动脉瘤。

（5）外伤性。

（6）其他因素。

（7）体细胞突变。

 139 自发性蛛网膜下腔出血的原因有哪些？

包括颅内动脉瘤破裂、原发性中脑周围出血、脑血管畸形、高血压动脉硬化、烟雾病、脑动脉夹层、中枢神经系统动脉炎、血液病、颅内肿瘤等。

140 自发性蛛网膜下腔出血的临床分级（Hunt-Hess 分级）是什么？

（1）Ⅰ级：无症状，或轻微头痛及轻度颈项强直。

（2）Ⅱ级：中度至重度头痛，颈项强直，除有脑神经麻痹外，无其他神经功能缺失。

（3）Ⅲ级：嗜睡，意识模糊或轻微的灶性神经功能缺失。

（4）Ⅳ级：木僵，中度至重度偏侧不全麻痹，可能有早期的去脑强直及自主神经功能障碍。

（5）Ⅴ级：深昏迷，去脑强直，濒死状态。

141 蛛网膜下腔出血的 CT 分级（改良 Fisher 分级）是什么？

Fisher 分级不一定与临床症状及动脉瘤的大小相关，但可预测脑血管痉挛的严重程度，见表 2-1。

表 2-1　改良 Fisher 分级系统（CT 上出血量与血管痉挛的关系）

改良 Fisher 分级	CT 显示出血量	症状性血管痉挛（%）
0	未见出血或仅脑室内出血	3
1	仅见基底池出血	14
2	仅见周边脑池或侧裂池出血	38
3	广泛蛛网膜下腔出血伴脑实质内血肿	57
4	基底池和周边脑池、侧裂池较厚积血	57

142 动脉瘤破裂导致的蛛网膜下腔出血的临床表现是什么？

（1）颅内出血：突然的"爆炸样"头痛，伴颈项强直、呕吐、意识障碍、癫痫等。

（2）局灶体征：颈内动脉 – 后交通动脉瘤破裂可以压迫动眼神经引起动眼神经麻痹；前交通动脉瘤破裂可引起一过性双下肢无力；颈内动脉—眼动脉瘤破裂可引起单眼失明或偏盲；后循环动脉瘤破裂可引起Ⅲ、Ⅳ、Ⅵ脑神经麻痹及中脑、脑桥压迫的症状。

（3）脑缺血及脑梗死症状：主要是因为蛛网膜下腔出血导致的脑血管痉挛、脑血流量及脑血容量下降、脑代谢异常、脑动脉硬化、低血容量等引起，表现为意识障碍、单瘫或偏瘫、失语等。

（4）心电改变：可多种形式的心电图异常，又称为"神经源性心功能紊乱"而不是心脏器质性病变，可能与 SAH 后自主神经紊乱有关。

（5）发热、畏光等。

143 哪些疾病可导致动眼神经麻痹？

颅内动脉瘤特别是颈内动脉－后交通动脉瘤、海绵窦段颈内动脉瘤、小脑上动脉瘤压迫动眼神经造成动眼神经麻痹；中脑出血、梗死、造成动眼神经核性损害；糖尿病性动眼神经麻痹；颅内肿瘤包括中脑、中颅窝底、海绵窦内、眶内肿瘤；颅底骨折；各种原因导致的小脑幕切迹疝；炎症；多发硬化；痛性眼肌麻痹等原因。

144 何谓中脑周围非动脉瘤性出血？如何诊断？

中脑周围非动脉瘤性 SAH，建议修改为脑干前非动脉瘤性 SAH，是因为神经影像技术的提高，显示出血真正的解剖位置位于脑干前方，以脑桥前方为中心而不是中脑周围。

以下建议的诊断标准应被看作经验性的（已修正）。

（1）在发病 2 天内行 CT 或 MRI 扫描，符合下表所示的标准。

（2）阴性的高质量的四血管脑血管造影（放射学痉挛常见，不能排除诊断也不强制要求重复血管造影）。注意：约 3% 的基底动脉分叉处动脉瘤破裂病人符合下表的标准，所以应当进行首次动脉造影。

（3）适当的临床表现：无意识丧失、无先兆头痛、SAH 分级 1 级或 2 级（Hunt 和 Hess 分级或 WFNS 分级），以及未使用药物。与这些表现不同的应该怀疑其他病因。

中脑周围非动脉瘤性出血的 CT 或 MRI 诊断标准。

（1）即可出血的集中点位于脑干前方（脚间池或桥前池）。

（2）有可能扩散至环池前部或侧裂的基底部分。

（3）不存在前纵裂的完全充血。

（4）最多侧裂侧方有少量血。

（5）无明显的脑室内出血（可以有少量的血沉积在侧脑室枕角）。

145 颅内动脉瘤破裂的出血方式有哪几种？

（1）最常见的是蛛网膜下腔出血：85% 的颅内动脉瘤破裂表现为单独的蛛网膜下腔出血。

（2）脑内血肿、脑室出血及硬膜下血肿：在颅内动脉瘤破裂出血中占 15%，可以和蛛网膜下腔出血伴发。动脉瘤破裂导致的颅内血肿与动脉瘤的部位及动脉瘤的指向有关，大脑前动脉及大脑中动脉远端动脉瘤出血易引起脑内血肿，前交通动脉瘤及基底动脉顶端动脉瘤出血易导致脑室出血，少见的朝向幕上的颈内动脉 – 后交通动脉瘤破裂可引起硬膜下血肿。

146 何谓脑血管痉挛？

脑血管痉挛最常见于蛛网膜下腔出血（SAH），但也可伴发于其他颅内出血（如 AVM 致脑室内出血，不明原因的 SAH）、颅脑外伤（伴或不伴 SAH）、脑部外科手术、腰椎穿刺、下丘脑损伤、感染以及先兆子痫等。

脑血管痉挛分为临床血管痉挛和放射性血管痉挛（血管造影性血管痉挛）。

（1）临床血管痉挛：有时称为迟发性缺血性神经功能缺失（DIND），也称症状性血管痉挛，是 SAH 后迟发性的缺血性神经功能障碍。临床特征表现为：意识混乱或意识水平下降，伴局灶性神经功能缺损（语言或运动）。该诊断是一种排除性诊断。

（2）放射性血管痉挛：颅内血管造影示动脉变窄，通常合并造影剂充盈减慢。通过前后对比同一血管造影结果才能确诊血管痉挛。在一些情况下，DIND 对应于血管造影所见的血管痉挛区域。SAH 后血管造影性血管痉挛的发生率约为 50%。

（3）脑血管痉挛发生的时间窗：几乎不早于 SAH 后 3 天，峰值在 SAH 后 6～8 天，罕见开始于 SAH17 天。主要风险期：SAH 后 3～14 天。

147 脑血管痉挛的临床表现是什么？

典型的脑血管痉挛表现为 SAH 后 1 周左右出现局灶性神经功能缺损及进行性意识障碍。

148 蛛网膜下腔出血后脑血管痉挛有哪些原因？

脑血管痉挛的原因还不十分清楚，目前的研究表明氧合血红蛋白、炎症反应、缩血管物质增多、离子通道紊乱、内皮素、血管细胞增殖等在脑血管痉挛发病中起重要作用。

149 如何防治蛛网膜下腔出血后脑血管痉挛？

（1）直接应用扩血管药物

1）平滑肌松弛剂：①钙通道阻滞剂（已作为标准疗法）：并不能对抗血管痉挛，但能提供神经保护功能。②内皮素（ET）受体拮抗剂（具有应用前景的实验或研究技术）：ETA 拮抗剂和 ETA/B 拮抗剂。③Ryanodine 受体阻滞剂：丹曲林，抑制钙离子从肌质网释放。

2）交感神经阻滞剂。

3）动脉内罂粟碱。

4）αICAM1 抑制物（细胞间黏附分子的抗体）。

（2）直接机械性动脉扩张：球囊血管成形术。

（3）间接性动脉舒张：高动力疗法。

（4）手术治疗：颈交感神经节切除术（限用或弃用的方法）。

（5）去除可能的血管致痉因子

1）清除血块：不能完全避免血管痉挛。①行动脉瘤手术时去除。②在手术中或手术后通过脑池导管（必须在夹闭术后约48小时内）或鞘内注射向蛛网膜下隙灌注纤溶药物。

2）脑脊液引流：腰椎穿刺，持续脑室引流或术后脑池引流。

（6）中枢神经系统缺血性损伤的预防：钙离子通道阻滞剂。

（7）改善血液流变学来增加缺血区的灌注。

1）包括血浆、白蛋白、全氟化碳、甘露醇。

2）最佳 Hct 建议为 30%~35%。

（8）他汀类药物。

（9）血管痉挛区颅内外血管吻合。

 150 蛛网膜下腔出血后应用钙离子通道阻断剂防治脑血管痉挛的要点是什么？

目前研究表明，钙通道阻断剂只有尼莫地平对防治 SAH 后脑血管痉挛有效，包括尼卡地平等其他的钙通道阻断剂疗效尚需要进一步证实，尼莫地平的应用要做到早期、足量、长程。尼莫地平 60mg 口服/鼻饲，每4小时1次，在 SAH 最初 96 小时内用药（有些为避免血压周期性降低给予 30mg，每2小时1次）。静脉给药效果相同。对于所有 SAH 病人均应口服尼莫地平。

 151 何谓防治脑血管痉挛的 3H 疗法？

3H 疗法目前称为高动力疗法。即高血容量、高血压及血液稀释疗法。诱导高血压可能有导致未夹闭的动脉瘤破裂的风险。一旦动脉瘤经过治疗，在出现明显血管痉挛之前采取治疗措施可以使血管痉挛的发病率最低。高血压目标：调控血压，使收缩压（SBP）增加 15% 直至神经症状改善或 SBP 达到 220mmHg。高血容量的补液标准为将中心静脉压维持在 8cmH$_2$O 以上，血液稀释的目标是血细胞比容 0.3~0.4。

152 蛛网膜下腔出血后脑积水的原因是什么？

脑积水是颅内动脉瘤破裂蛛网膜下腔出血的常见并发症，分为急性（3天内）、亚急性（3天~1个月）、慢性（1个月以上），15%~20% 的蛛网膜下腔出血可发生急性脑积水，蛛网膜下腔出血导致的脑积水总的发病率为 13%。蛛网膜下腔出血后脑积水的原因有：基底池、小脑幕周围脑池、四脑室出口等脑脊液循环通路受阻；红细胞及纤维碎片引起上矢状窦周围的蛛网膜颗粒吸收障碍。

153 如何诊断颅内动脉瘤？

（1）CT 及 CTA 检查：非增强的 CT 扫描对颅内动脉瘤的诊断价值不大，但可以显示破裂动脉瘤引起的 SAH、脑室出血或脑内血肿，有无脑缺血及脑梗死，有无脑积水；大动脉瘤或巨大动脉瘤特别是有瘤内血栓及瘤壁出血的动脉瘤非增强的 CT 可以直接发现，增强扫描可以发现大于 5mm 的动脉瘤；新一代的多排螺旋 CT 脑血管成像具有快速、简单、无创及可靠的优点，应用越来越广泛，检出颅内动脉瘤的敏感性为 95%～100%，特异性为 100%，但是其精确性如测量动脉瘤体及瘤颈的大小要差于 DSA，由于受颅底骨骼的影响，CTA 技术显示颈内动脉虹吸段、颈内动脉床突下的动脉瘤效果不佳。

（2）MRI 及 MRA 检查：对于较大的颅内动脉瘤，MRI 可以显示其瘤腔、瘤壁、瘤内血栓及瘤周脑组织情况，可根据瘤周血肿分解产物判断出血时间，尤其对于瘤腔内血栓的显示优势。颅内动脉瘤 MRI 检查可发现与血管相连的小圆形、梭形、水滴状长 T1 短 T2 信号，在 T2WI 更为明显。MRA 发现的最小动脉瘤在 3～5mm 之间，总检出率为 75%。但是 MRA 难以准确评价动脉瘤瘤颈和载瘤动脉，对小动脉瘤与迂曲血管鉴别困难，精确性远不如 64 排 CTA 及 DSA，其应用受到一定的限制。但对于巨大动脉瘤及夹层动脉瘤，可以清晰显示瘤内的血栓及壁间血栓或血肿，有其独特的应用价值。

（3）脑动脉数字减影造影（DSA）：是颅内动脉瘤诊断的"金标准"，脑血管造影能显示动脉瘤的部位、大小、形态、数目、瘤颈的宽窄、瘤内有无血栓、动脉硬化及脑血管痉挛的范围及严重程度、动脉瘤与载瘤动脉的关系、载瘤动脉的侧支循环情况，特殊部位动脉瘤可以做交叉试验甚至是球囊闭塞试验（BOT）评价是否可以行载瘤动脉闭塞，同时还能了解自股动脉、腹主动脉、主动脉弓、颈/椎动脉及其分支动脉的迂曲程度，评价能否行血管内治疗。

颅内动脉瘤脑血管造影要注意：多角度投照或旋转造影避免遗漏动脉瘤及清晰显示动脉瘤大小、朝向、瘤颈宽窄、与载瘤动脉关系；四血管甚至六血管造影；必要时行压颈试验；首次造影阴性，3～4 周要复查造影避免遗漏因血栓或脑血管痉挛等因素不显影的动脉瘤。

154 颅内动脉瘤为何要行手术治疗？

颅内动脉瘤最大的危害是破裂出血造成病人颅内出血（包括蛛网膜下腔出血、脑室内出血、脑实质内出血、硬膜下出血等）、脑血管痉挛、脑梗死、脑积水等导致病人致残、致死。统计表明，动脉瘤性的 SAH10%～15% 的病人在获得医疗救助之前死亡。10% 的病人在最初几天内死亡。在某系列研究中，30 天的死亡率是 46%，在另外的研究中，超过半数病人在 SAH 后 2 周内死亡。未经手术治疗而存活下来的初次出血病人，再出血是其致残和死亡的主要原因，2 周内的危险发生率为 15%~20%。现代显微神经外科及血管内治疗可以安全有效的治愈颅内动脉瘤，应用显微外科技术开颅夹闭颅内动脉瘤 80% 以上病人恢复正常，一般大小的动脉瘤，死亡率 5% 以下。因此颅内动脉瘤特别是破裂的动脉瘤应积极行外科干预，防止再出血。

155 动脉瘤破裂导致的蛛网膜下腔出血的非手术治疗包括哪些?

（1）一般性治疗

1）卧床休息，床头抬高 15°，减少外界刺激，限制探视，禁止噪声。

2）神志和生命体征监测；SAH 后可发生心律失常。

3）24 小时出入量监测。

4）以下情况可考虑肺动脉（PA）导管的应用：①Hunt-Hess 分级 Ⅲ 级和 Ⅲ 级以上（除外情况好的 3 级病人）。②可能有脑性耗盐（CSW）或抗利尿激素分泌不当（SIADH）病人。③血流动力学不稳定病人。

5）昏迷或呼吸道不通畅的病人（如哮喘）应进行气管内插管或气管切开；同时监测血气分析，必要时给予呼吸机辅助通气。

6）饮食：如果准备早期手术应禁食水；如果不考虑早期手术，对于清醒病人建议清淡饮食，而伴有意识障碍者早期可禁食，后期给予静脉营养或鼻饲饮食。

7）动脉插管：适用病人包括血流动力学不稳定、木僵或昏迷等情况。

8）预防深静脉血栓和肺梗死：可给予弹力袜等。

9）补液。

10）吸氧。

11）血压和容量控制：理想的血压存在争议，必须考虑到病人的基础血压水平，血压高低的控制与减少再出血风险的对应关系尚未建立，但是收缩压降至 160mmHg 以下是合理水平。如果血压不稳定，应该使用拉贝洛尔或尼卡地平，同时进行动脉压监测。避免低血压，因为低血压会加重缺血。

需要连续治疗的病人开始时应使用长效药物（如 ACEI）。对 SAH 前有高血压且血压易控制在正常水平的病人，可使用 β 受体阻滞剂如拉贝洛尔，必要时联用 ACEI。对于不安全（未夹闭）的动脉瘤，轻度扩容和血液稀释以及略微升高血压有助于防止或减少血管痉挛及脑性耗盐。对于夹闭的动脉瘤，可应用积极的扩容和提高血流动力的治疗（"3H"治疗）。

12）体温：推荐采用药物（泰诺）以及物理降温法减少和预防发热。

（2）药物治疗

1）预防性应用抗癫痫药物。

2）镇静：如应用苯巴比妥 30～60mg 口服或苯巴比妥 100mg 肌内注射 q6h，同时亦可帮助降低高血压，并且预防癫痫；或适用丙泊酚。

3）镇痛药：芬太尼等，同样帮助降血压及镇静。

4）通便药物。

5）止吐药：避免使用吩噻嗪，因为它可降低癫痫阈值。

6）H$_2$受体阻滞剂：如雷尼替丁，减少应激性溃疡的风险。

（3）脑血管痉挛的预防和治疗

1）血管痉挛的预防：①输液可通过改善低血容量和贫血来预防或减轻血管痉挛的发生。②早期手术可以通过消除再出血的危险而允许安全使用高动力疗法，同时清除血块使痉挛发生率降低，从而有助于血管痉挛的治疗。

2）血管痉挛的治疗选择：①钙通道阻滞剂：属于扩血管药物，主要是平滑肌松弛剂。钙通道阻滞剂可阻滞钙离子流入从而降低平滑肌和心肌的收缩，但是不影响骨骼肌。所以理论上可缓解引起血管痉挛的异常血管平滑肌收缩。同时，钙通道阻滞剂在神经保护方面比预防血管痉挛方面更有益；副作用包括：系统性低血压，肾衰竭和肺水肿等。②高动力疗法：间接性动脉舒张治疗，同时，血管内血液流变学的改善可增加缺血区的灌注。高动力疗法即"3H"治疗，包括高血容量、高血压和血液稀释，又称"诱发性动脉高压"。在痉挛之后实施该疗法可降低脑血管痉挛的致残率。但对于未夹闭的破裂动脉瘤是危险的。此法在临床应用不多，具体方法包括：A．扩容：目标是维持正常或轻度高血容量；静脉输液主要是晶体液，通常用等张液（如生理盐水）；血细胞比容（Hct）<40% 时补血（全血或成分红细胞）；胶体液（如血浆或 5% 白蛋白）维持 40% Hct，若 Hct >40%，则使用晶体液；20% 甘露醇 0.25gm/kg 每小时静脉滴注可改善微循环的血流变特性，但应避免利尿后的低血容量。B．升压药：逆转缺血症状需使收缩压达到 SBP100～220mmHg，通常对于动脉瘤已夹闭且无潜在缺血性心脏病的病人是安全的。C．心动过缓（迷走神经反射）：治疗用阿托品 1mg 肌内注射，每 3～4 小时 1 次，保持脉搏 80～120 次/分，或通过肺动脉导管安装起搏器提高心率。D．补液性利尿：用白蛋白平衡尿出量。利尿作用可被抗利尿激素所对抗，注意可能引起低钠血症的加重。E．氟氢可的松，2mg/d，或脱氧可的松 20mg/d，分次给药。

156 破裂动脉瘤的手术时机是怎样的？

既往普遍存在所谓"早期手术"（通常在 SAH 后不超过 96 小时，但无严格定义）和"晚期手术"（通常在 SAH 后 10 天以上）的争论。目前的共识是应尽快对破裂动脉瘤进行干预（夹闭或栓塞），以确保动脉瘤安全，避免再出血。

（1）适合选择早期手术的情况如下

1）病人一般情况良好。

2）病人神经状况良好（Hunt 和 Hess 分级 ≤3 级）。

3）大量的蛛网膜下腔积血，夹闭动脉瘤有利于血管痉挛的高动力治疗。

4）若不夹闭动脉瘤，将面临复杂的治疗情况：如血压不稳，频繁和/或顽固性癫痫。

5）伴随 SAH 的大血块有占位效应。

6）早期再出血，特别是多次再出血。

7）急性再出血征兆。

（2）适合选择择期手术（SAH 后 10～14 天）的情况

1）病人一般情况差和/或年龄偏大。

2）病人神经状况差（Hunt 和 Hes 分级≥4 级）：该观点存在争议。

（3）动脉瘤由于巨大或位置因素而夹闭困难，需要手术中脑组织松弛（如基底分叉或基底中段动脉瘤、巨大动脉瘤等）。

（4）CT 可见明显脑水肿。

（5）出现活动性血管痉挛。

157 何谓颅内巨大动脉瘤？

动脉瘤直径超过 2.5cm 称为巨大动脉瘤，占所有颅内动脉瘤的 5% 左右。多发生于海绵窦段、床突旁段颈内动脉及颈内动脉分叉部、大脑中动脉分叉部、基底动脉顶端及前交通动脉。动脉瘤内多有血栓及壁间出血，颅内巨大动脉瘤预后较差。

颅内巨大动脉瘤的常见症状包括：头痛，常与瘤内涡流、脑膜及脑神经受压有关；占位效应，常压迫重要的功能区、脑神经等；破裂引起颅内出血；血栓脱落甚至是动脉受压，分支闭塞等引起脑缺血。

颅内巨大动脉瘤大多数为宽颈动脉瘤，甚至载瘤动脉分支自动脉瘤发出，瘤内常有不同程度血栓，无论是手术还是血管内治疗极为棘手。治疗方法的选择要根据动脉瘤的部位、动脉瘤内血栓化程度、侧支循环代偿等情况个体化治疗。常见的手术治疗方法包括：直接手术夹闭、载瘤动脉近端闭塞、动脉瘤孤立术、动脉瘤孤立远端动脉重建术等。巨大动脉瘤血管内治疗包括动脉瘤载瘤动脉闭塞术、动脉瘤孤立术、支架辅助或球囊瘤颈重塑技术动脉瘤栓塞术等。

158 未破裂动脉瘤如何治疗？

所有颅内未破裂动脉瘤的年破裂概率在 1%～2%，有些特定的动脉瘤破裂的风险增加，包括：

（1）病人因素

1）病史中曾有其他动脉瘤破裂导致 SAH 者。

2）多发动脉瘤。

3）一般状况：①高血压。②吸烟。

4）地理位置：北美洲/欧洲 < 日本 < 芬兰。

5）性别：在一项研究中，与男性相比，女性的破裂风险更大。

（2）动脉瘤特征

1）大小：其破裂的风险主要依赖于动脉瘤直径。ISUIA 估计直径 < 10mm 的动脉瘤每年破裂风险为 0.05%，而其他一些研究显示直径 < 10mm 的动脉瘤年破裂风险大约为 1%。此外，小型未破裂颅内动脉瘤验证研究表明小动脉瘤（< 5mm）的破裂风险并不是可以忽略不计的，其年破裂风险约为 0.5%。

2）位置：后交通动脉瘤和后循环动脉瘤破裂风险增加。

3）形态：存在子囊、瘤颈形态以及动脉瘤大小与载瘤动脉直径比例增加，均与动脉瘤破裂风险增加有关。

（3）动脉瘤破裂征兆如下。

1）进行性脑神经麻痹，如后交通动脉瘤病人第 3 对脑神经麻痹（通常作为紧急治疗指征）。

2）复查血管造影显示动脉瘤体积增大。

3）搏动性动脉瘤体征：影像学断面上可见动脉瘤大小搏动性变化（可见于血管造影，MRA 或 CTA）。

上述这些未破裂动脉瘤建议及早行动脉瘤治疗

159 动脉瘤的开颅手术治疗方法是什么？

目前首选的方法是应用显微外科技术动脉瘤颈夹闭术，目的在于阻断动脉瘤的血液供应，防止再出血，同时保持载瘤动脉通畅；而载瘤动脉有良好侧支循环的情况下可以采取载瘤动脉夹闭或动脉瘤孤立术，对于难以夹闭的动脉瘤可以动脉瘤包裹，但效果难以肯定。

160 何谓动脉瘤的血管内治疗？

动脉瘤的血管内治疗目前栓塞材料主要是电解脱弹簧圈，在 X 线透视下，经微导管将弹簧圈放置在动脉瘤内，利用弹簧圈的机械填塞及弹簧圈促成的血栓闭塞动脉瘤，并保持载瘤动脉通畅而治愈动脉瘤，随着血管内治疗技术的进展及新材料的不断问世，目前血管内技术治疗可以治疗大多数颅内动脉瘤。但是巨大动脉瘤、宽颈动脉瘤、微小动脉瘤仍然是血管内治疗的难点。随着新型弹簧圈的不断问世，颅内支架及球囊辅助瘤颈重塑技术的应用，以前被认为不适合血管内治疗的动脉瘤现在可以过通血管内治疗而治愈。

161 动脉瘤血管内治疗的适应证是什么?

动脉瘤治疗方式的选择取决于病人的年龄和身体情况、动脉瘤和相关血管的解剖、手术医师的能力、介入治疗的选择，而且必须与动脉瘤的自然史相权衡。并且动脉瘤的治疗要为血管痉挛治疗提供方便。

关于动脉瘤血管内治疗的适应证总结如下。

（1）类似开颅手术可处理的窄颈囊状动脉瘤是血管内治疗的最佳适应证。

（2）手术夹闭失败者。

（3）全身情况不允许者（如 Hunt-Hess 分级Ⅳ～Ⅴ级）或病人拒绝开颅手术者。

（4）多次蛛网膜下腔出血，瘤周粘连明显，开颅手术破裂出血风险较大者。

（5）后循环动脉瘤，手术不易达到或风险极大，首选血管内治疗。

（6）宽颈的动脉瘤可采用瘤颈重塑技术或支架辅助技术治疗。

（7）一些特殊类型动脉瘤如夹层动脉瘤及梭形动脉瘤，外科手术难以治疗，可行血管内治疗。

（8）抗凝病人。

目前已有的指南关于如何选择是血管内治疗还是外科手术治疗如下。

（1）LevelC：治疗决策应该是基于多学科的考虑（由经验丰富的脑血管和介入专家制订），并考虑到病人和动脉瘤的特点。

（2）LevelC：大量的脑实质内出血（＞50ml）以及大脑中动脉动脉瘤的病人，更倾向于使用显微手术夹闭方法。

（3）LevelC：年龄大（＞70岁）的病人，WFNS 分级较差（4级/5级）的 SAH 病人以及基底动脉顶端动脉瘤病人，更倾向于使用介入栓塞方法。

（4）LevelB：动脉瘤破裂的病人，如果在技术上行介入栓塞和手术夹闭均可，那么优先使用介入方法。

162 动脉瘤血管内治疗的技术要点有什么?

（1）一般在全麻下进行多应用股动脉入路置动脉鞘。

（2）常规进行 4 血管脑血管造影，评价动脉瘤大小、瘤顶朝向、是否宽颈、是否多发、载瘤动脉侧支循环情况。

（3）置指引导管，肝素化，根据动脉瘤大小、瘤顶朝向选择合适的微导管并头端蒸汽塑形，路径图下在微导丝指引下超选入动脉瘤，术中操作轻柔，当微导管接近动脉瘤时，微导丝不可露出微导管过多，在微导管进入动脉瘤的过程中，进微导管的同时退微导丝，微导管进入动脉瘤时微导丝退至微导管内，避免微导丝损伤动脉瘤壁，微导管前端应置于瘤腔内近 1/3 处，不可直抵动脉瘤壁，以免微弹簧圈刺破动脉瘤。

（4）成篮：第一个弹簧圈的放置至关重要，选择与动脉瘤直径相当的 30 弹簧圈，沿动脉瘤壁盘旋缠绕成"篮筐"状，以利于后续弹簧圈在"篮筐"内盘旋及存留，有时第一个弹簧圈需反复调整，直至成篮满意。

（5）填塞：选用直径逐渐变小的后续弹簧圈填塞动脉瘤，每一枚弹簧圈解脱前造影查看有无弹簧圈突入载瘤动脉及动脉瘤显影情况以决定下一枚弹簧圈型号，收尾阶段弹簧圈尽量选用柔软抗解旋弹簧圈，提高填塞率。

（6）动脉瘤不显影或弹簧圈输送张力过大时结束填塞，撤出微导管，为避免弹簧圈尾端位于微导管内，回撤微导管可能将弹簧圈带出动脉瘤造成载瘤动脉受影响，常规置入微导丝后回撤微导管。

（7）多角度造影查看动脉瘤填塞程度、有无弹簧圈突入载瘤动脉及载瘤动脉及其分支通畅情况，确认无误后结束手术。

163 动脉瘤血管内治疗术中常见并发症及其防治措施有哪些？

动脉瘤血管内治疗是一种微创治疗，但仍有其特有的并发症，主要包括术中出血及栓塞事件，发生率分别为 2%~3% 及 7%~9%。

（1）术中出血：动脉瘤栓塞过程中可发生出血，微导管、导丝的操作可导致动脉穿孔和动脉瘤破裂，弹簧圈的放置也可致动脉瘤破裂。病人预后与破裂的时机及破裂导致颅内出血的程度有关。动脉瘤破裂后危险性极大，常危及生命，应紧急抢救。立即中和肝素，启动凝血系统；如导管位于动脉瘤内，继续用弹簧圈栓塞动脉瘤，动脉瘤闭塞后出血即可停止；若弹簧圈大部分逸出动脉瘤外致蛛网膜下腔，原则上不应将弹簧圈拉回瘤内，以免弹簧圈再次损伤瘤壁，造成破口增大，但若弹簧圈仅有小部分逸出，可考虑小心将其拉回，并盘绕于动脉瘤内，瘤内放置一个弹簧圈即可起到止血的作用，继续放置弹簧圈直至完全填塞；术后立即行 CT 检查，了解出血的程度，是否需开颅手术，若出血较少，腰穿置换脑脊液常可达到满意效果。

（2）栓塞事件：包括导管系统诱发血栓、导管操作时动脉斑块脱落、血管痉挛、弹簧圈突入载瘤动脉、宽颈动脉瘤瘤颈处弹簧圈诱发血栓、放置支架诱发血栓等原因。防范措施包括：术中充分肝素化、轻柔操作、避免过度填塞使弹簧圈突入载瘤动脉、宽颈动脉瘤应用合适的辅助技术、应用支架术前充分抗血小板药物准备等，其他少见原因包括弹簧圈拉丝、解旋或断裂于动脉内可能造成动脉闭塞应取出，如发现载瘤动脉或其分子血栓性闭塞，如动脉瘤致密填塞，可动脉内注入溶栓药物，溶解血栓。

164 宽颈动脉瘤血管内治疗的常用辅助技术有哪些？

宽颈动脉瘤通常指的是体/颈比小于 2 的颅内动脉瘤，此类动脉瘤被认为可能不宜血管内治疗，因为弹簧圈常在动脉瘤内不能稳定停留，可能突入载瘤动脉内，动脉瘤的填塞率较低，栓塞术后复发的机会较高，常常需要辅助技术。

（1）双微导管技术：即同时将 2 条微导管置于动脉瘤内，同时输送 2 枚弹簧圈，使其互相缠绕，增加弹簧圈稳定性，避免突入载瘤动脉。双微导管技术常用于颈/体比介于 1/2 ~ 1 的动脉瘤，此类动脉瘤在栓塞时往往微弹簧圈可以在瘤内成篮，但又担心在后续填塞弹簧圈时会使原有的弹簧圈突入载瘤动脉内而致手术失败。双微导管技术的核心是：利用第一根微导管送入微弹簧圈（通常是有三维形态的微弹簧圈）在动脉瘤内形成稳定停留的框架，不解脱该弹簧圈，利用第二根微导管送入柔软的微弹簧圈填塞动脉瘤腔，最终先后送入的微弹簧圈彼此缠结并在动脉瘤内稳定填塞。一般第一枚先选择有三维形态的微弹簧圈，使其在动脉瘤内尽量良好成篮。

（2）瘤颈重塑技术：动脉瘤颈重塑技术是指采用不可脱球囊导管暂时性地对动脉瘤颈塑形，放置每一枚弹簧圈之前充盈球囊，手术结束时将球囊撤除；采用这种技术可以防止弹簧圈突入载瘤动脉和弹簧圈逃逸；提高动脉瘤的致密填塞率，同时减少复发、提高远期治愈效果。动脉瘤颈重塑技术可用于大多数宽/较宽颈囊性动脉瘤，最好用于动脉瘤颈宽度小于动脉瘤直径的动脉瘤，否则仍然有弹簧圈突入载瘤动脉的可能。用球囊将动脉瘤颈封闭后再放置弹簧圈，术中易导致动脉瘤破裂、术后弹簧圈弹力释放造成移位等；同时由于术中球囊反复充泄，可以造成载瘤动脉内斑块断裂、继发血栓形成甚至是动脉瘤破裂出血等缺点。

（3）支架辅助技术：即在载瘤动脉内放置支架覆盖瘤颈，经支架网孔超选微导管或微导管预置于动脉瘤内，填塞动脉瘤。支架辅助技术可防止弹簧圈突入载瘤动脉或逃逸的并发症；取得好的栓塞效果，使致密填塞的可能性增大，提高远期治愈效果；使部分夹层、梭形动脉瘤的治疗变为可能；比暂时性辅助技术效果更切实；支架血管内皮覆盖后可达到动脉重建的效果，甚至有微小动脉瘤单纯放置支架治愈的报道。支架辅助技术主要的缺点是术中术后支架内可形成血栓，术前术后需抗血小板治疗，术中需充分抗凝，远期还存在支架内再狭窄的问题。

（4）其他：包括多微导管技术、支架内球囊技术（balloon-in-stent）及覆膜支架技术等对一些特殊的宽颈动脉瘤的血管内治疗是有帮助的。目前应用的覆膜支架因柔顺性差只适用于海绵窦段动脉瘤，相信随着柔顺性好的覆膜支架问世，更多的宽颈动脉瘤甚至是窄颈的动脉瘤可通过覆膜支架治愈。

165 后循环动脉瘤如何治疗？

后循环动脉瘤位置深在，周围是重要的脑干、血管及脑神经，显露困难，手术风险高。其治疗方式包括：

（1）直接动脉瘤夹闭为推荐的治疗方法。

（2）血管内弹簧圈栓塞：不如夹闭减轻脑干或脑神经受压症状效果好。

（3）不能夹闭和栓塞的动脉瘤（如梭形、巨大或夹层动脉瘤）可选择：

1）近端（hunterian）VA 结扎，必须远离 PICA 起始处以避免引起严重残疾或死亡。

2）在 PICA 起始处的 VA 远端球囊闭塞。

3）颈中段 VA 球囊闭塞。

166 脑血管畸形如何分类？

经典的脑血管畸形分类分为：动静脉畸形，静脉血管畸形（静脉血管瘤），毛细血管扩张症及海绵状血管瘤，其中以脑动静脉畸形最常见。

此外还包括一些特殊类型的脑血管畸形。

（1）直接血管瘘（directfistula），亦称动静脉瘘。本病是单一或多条扩张动脉直接与一条静脉相连，无畸形血管团产生。

1）Galen 静脉畸形（静脉瘤）。

2）硬膜动静脉畸形。

3）颈内动脉海绵窦瘘。

（2）混合性或未分类的血管瘤：占全部血管造影隐匿性血管畸形（AOVM）的 11%。

167 脑动静脉畸形的病理是怎样的？

动静脉畸形（AVM）是一组异常的血管聚集团，动脉血不经毛细血管床直接汇入引流静脉，在畸形血管团中不含有脑实质。AVM 在大体标本上观察为相互缠绕的一组血管，包括边界清晰的中心（畸形血管团）和引流的"红色静脉"（含有动脉血的静脉）。其组织学特征可表现为动脉异常扩张，某些区域管壁变薄，退变或缺少中膜及弹力板；局部血管壁不规则增厚、内皮增生、中膜肥大、基板分层化、增厚。血管巢可有肥大的中膜，可存在动脉瘤和硬化岛样脑组织；"动脉化"静脉，由于细胞增生，静脉壁变厚。

168 脑动静脉畸形有哪些血流动力学异常？

（1）低动脉流入压。

（2）高静脉流出压。

（3）血液分布异常。

（4）"窃血"（steal）现象。

（5）周围脑组织灌注不足。

（6）正常脑血管自动调节功能受损。

169 脑动静脉畸形的常见部位有哪些?

脑动静脉畸形的常见部位为大脑皮质、皮质至脑室、半球深部、小脑及脑干。

170 Spetzler-Martin 分级是什么?

根据脑 AVM 的部位、大小及引流静脉的深浅将 AVM 分为Ⅰ–Ⅴ级: AVM 位于功能区 1 分,非功能区 0 分; AVM 直径 <3cm 的 1 分; 3~6cm 的 2 分; >6cm 的 3 分, AVM 有深静脉引流的 1 分,无深静脉引流的 0 分。3 项的总分即 AVM 的级别。

目前在 Spetzler-Martin 分级基础上,融合现代的影像技术手段,有了对 AVM 预后更好的新分级。例如最新的 HDVL 分级,在 S-M 分级上,加入出血史、弥散性、深静脉引流以及病灶和纤维束的距离(5mm)等因素,能够对手术预后具有较好的预测作用。

171 脑动静脉畸形的脑血管造影血管构筑有哪些?

(1)终末型供血。
(2)过路型供血。
(3)直接动静脉瘘。
(4)伴动脉瘤。
(5)伴随静脉扩张(瘤)。

172 脑动静脉畸形的临床表现有哪些?

(1)颅内出血:多表现为脑内血肿、蛛网膜下腔出血及硬膜下血肿,多发生于年龄较小的病人,常急性起病,剧烈头痛、呕吐甚至昏迷。

(2)癫痫:可为首发症状,见于大型、流量高的“窃血”AVM 病人,有人认为,自发血栓及反复小量出血造成含铁血黄素沉积也是 AVM 病人癫痫的原因,额、顶、颞叶 AVM 癫痫发病多见,癫痫发作类型以部分发作及全身痉挛发作多见。

(3)头痛:头痛部位可与癫痫部位不符,头痛的原因与脑血管扩张,局部脑组织高灌注有关。

(4)局灶症状:不同部位 AVM 因“窃血”、脑组织萎缩、AVM 反复出血破坏或压迫脑组织等导致 AVM 周围脑组织功能受损引起相应的神经功能缺损。

(5)其他症状:包括颅内杂音多见于浅表高流量的 AVM,婴幼儿高流量 AVM 或伴动静脉瘘回心血量增加导致左心功能不全,高流量 AVM 静脉窦内高压甚至血液逆流导致颅高压。

173 脑动静脉畸形的常见检查手段有哪些?

（1）头颅 CT：非增强 CT 扫描可见到局部的不规则的低密度带、急性或慢性血肿、血栓及钙化、局部脑组织萎缩，增强 CT 可见到似"蚯蚓团样"增强团块，扩张的供血动脉及引流静脉，新一代多排螺旋 CT 血管成像可以清晰显示 AVM 的供血动脉、畸形血管巢及引流静脉，但小 AVM 分辨不佳。

（2）MRI：MRI 成像血管 AVM 血管团表现为"流空效应"即 T1 及 T2 相均为无信号区，还可见到局部脑萎缩、钙化、含铁血黄素及血肿。

（3）脑血管造影：动脉期增粗的一支或数支供应动脉及团块状、网状、筛状的畸形血管团及扩张的引流静脉同时出现，注意供应动脉上有无伴发的动脉瘤，引流静脉有无瘤样扩张。

（4）超声检查：超声检查虽不是常见的检查手段，但对于深部 AVM 术中定位、设计皮质切开部位、判断 AVM 有无残留有帮助。

174 脑动静脉畸形伴发动脉瘤的临床特点有哪些?

脑 AVM 病人并发脑动脉瘤，Suzuki 报道占 AVM 2.7%～5.7%，国内报道为 5.3%。Redekop 等将脑动静脉畸形伴发动脉瘤分为 3 型：Ⅰ型：动脉瘤在 AVM 内部，AVM 团内型；Ⅱ型：血流相关型，又分为两个亚型：Ⅱa：动脉瘤在 AVM 主要供血动脉主干的近端，Ⅱb：动脉瘤在 AVM 供血动脉的远端；Ⅲ型：动脉瘤与 AVM 无关。并规定 DSA 检查时在 AVM 大静脉显影前有动脉瘤显影者为团内型；位于相关动脉、且这些动脉最终向 AVM 供血者为血流相关型；位于不向 AVM 供血血管者为无关型。

脑动静脉畸形合并动脉瘤的病人，其发生颅内出血的风险高于仅有动静脉畸形的病人或仅有动脉瘤的病人，因为在患有动静脉畸形的病人中，促使动脉瘤形成的同样的因素可能会使未破裂的动脉瘤增大和破裂，各型中又以团内型发生率最高。对于脑动静脉畸形伴发动脉瘤一直存在争议。多主张对于同时存在的两种病变，应尽可能一次性处理，并优先处理造成颅内出血的责任病变。

175 哪些脑动静脉畸形容易出血?

（1）反复出血的 AVM。
（2）小型的 AVM。
（3）深部静脉引流的 AVM。
（4）引流静脉少或引流静脉扩张的 AVM。

（5）伴供血动脉动脉瘤。

（6）脑实质深部的 AVM。

（7）脑室旁的 AVM。

176 何谓正常灌注压突破综合征?

是指由于畸形血管长期盗血，邻近的小动脉处于持续扩张状态，脑血管损失了自动调节能力，一旦动静脉畸形被切除，脑血管灌注压升高，脑动脉不能反应性收缩，而造成脑过度灌注，出现弥漫性脑水肿和小动脉破裂出血等。正常灌注压突破（NBBP），Spetzler 于 1977 年首先提出此理论，认为巨大脑 AVM 切除或栓塞之后，血液被重新引入病灶周围正常脑组织，使其灌注压恢复正常，由于病灶周围脑组织的小血管灌注压长期较低，自动调节功能丧失，这些小血管不能收缩以适应灌注压的急剧上升，也不能保护病灶周围脑组织的毛细血管床，结果导致毛细血管床破裂，这是病灶周围脑组织发生水肿和出血的主要原因。

177 脑动静脉畸形的治疗方法有哪些?

（1）手术切除：AVM 全切除术是最合理的治疗办法，可以切除有出血危险的畸形血管团，消除窃血根源，纠正脑血流动力学紊乱，改善脑组织血供，减少癫痫发生。特别是位于浅表的、非功能区的小型 AVM。

（2）血管内治疗：经超选择插管应用微球、线段、微弹簧圈、NBCA 及 ONYX 胶栓塞 AVM，特别是近年用于 AVM 栓塞的非黏性栓塞剂 ONYX 的应用，AVM 血管内治疗发生了质的飞跃，以前被认为辅助手段的血管内治疗应用 ONYX 已经可以使 40% 的 AVM 通过一次或多次血管内治疗达到影像学治愈。

（3）放射治疗：首选 γ 刀治疗，特别适用于中小型 AVM，对于功能区、深部的、术后或栓塞后残留、全身状况差不能耐受手术的 AVM。

（4）联合治疗。

（5）保守治疗：对于大型的高分级 AVM，有学者建议，无论何种治疗都难以得到满意的效果，如无太大的出血风险，应严格随诊。

178 何谓颈动脉海绵窦瘘?

颈动脉海绵窦瘘（CCF）颈内动脉海绵窦段的动脉壁或其分支发生外伤性破裂，颈内动脉与海绵窦之间形成异常交通。绝大多数 CCF 是由颅底骨折碎骨片刺破海绵窦段颈内动脉或其分支，少数可由海绵窦段颈内动脉瘤破裂引起。

179 颈动脉海绵窦瘘的临床表现有哪些?

（1）搏动性突眼：CCF 导致海绵窦的属支眼静脉血液逆流，造成眶内组织静脉回流不畅甚至逆流，造成眼球搏动性突出，常见于患侧，如果动脉血经海绵间窦引起对侧眼静脉回流障碍，可见到双侧搏动性突眼。

（2）颅内杂音：是最常见的症状，常为连续的与脉搏一致的轰鸣样杂音，听诊在眼部、额颞部甚至全颅听到吹风样杂音，压迫颈动脉可减弱或消失。

（3）结膜充血、水肿：眼静脉压力高使眼眶周围的软组织、黏膜、皮肤回流障碍甚至血液逆流，造成球结膜、睑结膜充血水肿甚至出血，眶周皮肤静脉怒张，伴随突眼使充血水肿的结膜外翻，眼睑不能闭合。

（4）眼球运动障碍：海绵窦侧壁的动眼、滑车及外展神经受损，导致眼球运动障碍，三叉神经第一支受损可导致角膜和面部感觉减退。

（5）视力下降甚至失明：原因为眼压高引起眼球血运减少，眼静脉回流障碍引起视网膜充血、视神经萎缩、暴露性角膜炎等，颅底骨折也可直接引起视神经原发损伤。

（6）颅内出血和鼻出血：海绵窦内的动脉血通过蝶顶窦和侧裂静脉流入脑皮质静脉，皮质静脉高压、血栓或破裂可引起颅内出血，以蛛网膜下腔出血和硬膜下血肿为主，鼻出血常常是蝶窦内形成的假性动脉瘤出血，常可致命。

（7）神经功能障碍：颈内动脉"窃血"造成瘘口远端的脑组织缺血及皮质静脉高压可引起神经功能障碍，表现为颅高压、精神障碍、偏瘫等。

180 颈动脉海绵窦瘘的 CT 及 MRI 表现有哪些?

CCF 头部 CT 及 MRI 表现为眼球突出、眼静脉扩张、眶内软组织增厚、海绵窦扩张、脑组织水肿，CT 还可以见到颅底骨折、蝶窦甚至筛窦积血。

181 颈动脉海绵窦瘘的脑血管造影表现有哪些?

脑血管造影是诊断 CCF 最可靠的方法，CCF 的脑血管造影应行标准的 6 项血管造影，即双侧颈内动脉、颈外动脉及双侧的椎动脉，还应该行压迫同侧颈动脉经椎动脉及对侧颈动脉造影，评价前后及左右侧支循环代偿情况。

CCF 典型的血管造影表现为动脉早期颈动脉血液流入扩张的海绵窦，并经眼静脉、岩下窦、岩上窦、蝶顶窦、翼丛及海绵间窦回流入静脉。

血管造影是应注意瘘口的部位、大小、"窃血"情况、静脉引流途径、交叉代偿试验及静脉引流途径等，对于治疗途径及栓塞材料的选择有指导意义。

182　颈动脉海绵窦瘘的治疗方法有哪些?

除致命的鼻出血等紧急情况无血管内治疗条件可采取结扎颈动脉外, CCF 首选血管内治疗。治疗原则是闭塞瘘口, 保持颈内动脉通畅。治疗途径分经动脉及经静脉途径。经动脉途径可采取可脱球囊及弹簧圈栓塞, 经静脉大多采取弹簧圈栓塞。

经动脉途径首选可脱球囊技术。一般采取股动脉穿刺, 放置 5F 指引导管后, 按照瘘口大小将合适的乳胶或硅胶球囊安装于可脱球囊导管, 利用可脱球囊导管的漂浮性能, 透视下经颈内动脉将球囊导入瘘口, 确认球囊位置后, 等渗造影剂充盈球囊, 造影如果瘘口闭塞、颈内动脉保持通畅解脱球囊。对于瘘口过大、过小、海绵窦严重扩张等病例, 可脱球囊技术往往不成功。如果侧支循环代偿良好, 可以考虑连同瘘口及颈内动脉一同闭塞。侧支循环不能代偿, 考虑行静脉途径栓塞; 瘘口过小或海绵窦段颈内动脉瘤破裂引起的 CCF 可经动脉途径应用弹簧圈栓塞。

经静脉途径是经岩下窦 – 海绵窦、颈外静脉 – 眼静脉 – 海绵窦或直接切开穿刺眼静脉, 微导管置于海绵窦内, 应用弹簧圈填塞海绵窦, 闭塞瘘口, 适用于可脱球囊技术失败的病例, 费用昂贵。有学者认为海绵窦填塞可能压迫海绵窦侧壁的脑神经, 影响脑神经损伤的恢复或造成新的脑神经损伤。

183　何谓硬脑膜动静脉瘘?

也称硬脑膜 AVM (DAVM) 或硬膜动静脉瘘。血管畸形位于硬脑膜小叶内, 为动静脉分流。在穿过硬膜之前仅仅由颈动脉或椎动脉的分支供血。因为疾病是获得性的而不是先天的, 故 "瘘" 比 "畸形" 更合适。多发性动静脉瘘占病例的 8%。常见部位如下。

(1) 横窦 (一侧): 最常见 (占 63%), 左侧稍多, 中心几乎都位于横窦和乙状窦相汇处。

(2) 小脑幕/岩部。

(3) 颅前窝/筛骨。

(4) 颅中窝/侧裂。

(5) 海绵窦 (颈动脉海绵窦瘘—CCF)。

(6) 上矢状窦。

184　硬脑膜动静脉瘘的临床表现有哪些?

硬脑膜动静脉窦 (DAVF) 的临床表现与病变的部位、流量、有无静脉窦高压有关。常见的临床表现如下。

(1) 颅内杂音: 与 DAVF 的部位有关, 常为吹风样, 听诊可闻及。

（2）海绵窦区 DAVF：可有突眼、视力减退、膜充血水肿及海绵窦内脑神经麻痹。

（3）颅高压：多为静脉窦、皮质静脉回流障碍、继发脑积水、"静脉湖"形成占位效应引起。

（4）颅内出血：皮质静脉回流障碍、扩张、出血。

185 硬脑膜动静脉瘘如何治疗？

皮质静脉引流的病变一般应予以治疗。无皮质静脉引流的病变应在放射学和临床上进行随访（2% 可能进展为皮质静脉引流）。如果出现血管杂音改变（恶化或消失）应立即再次检查。

（1）干预指征：①出现皮质静脉引流。②神经功能障碍。③出血。④眼眶静脉充血。⑤顽固性症状（头痛，搏动性耳鸣）。

（2）治疗方法：①介入栓塞：大多数该病的首选治疗方式。②虽然介入治疗方法已成为大多数 DAVF 的主要治疗方式，但某些类型的疾病仍将手术作为首选治疗方案。此外，在既往部分栓塞、不完全栓塞或栓塞失败的病例中，手术治疗仍能获得成功。最后，可以通过联合方式，手术可以提供 DAVF 的直接栓塞路径，这是单纯靠介入方法无法达到的。③立体定向放射外科，可在栓塞以后应用。

186 何谓海绵状血管瘤？

海绵状血管瘤是血管畸形的一种。由海绵状或蜂窝状异常血管团组成，血管壁由单层内皮细胞组成，缺少肌层和弹力层，腔内充满血液，多见陈旧血栓和含铁血黄素沉积，可有钙化，血管团间无脑组织，血管团可有数支非常细小的滋养血管。海绵状血管瘤大多位于脑组织内，少部分位于中颅底硬膜外。

海绵状血管瘤的临床表现多为头痛、颅内反复出血、癫痫等。

海绵状血管瘤脑血管造影动脉期常不显影，部分病例静脉期可见病变染色；CT 表现为圆形或椭圆形不均匀等密度或高密度病灶，周围无脑水肿，可钙化，不增强或轻度增强；MRI 表现为 T1 加权像等或短信号，仅加权像为长信号，周围为低信号的含铁血黄素沉积，呈典型的"牛眼征"。

无症状的海绵状血管瘤可随诊，反复出血、癫痫或压迫症状的海绵状血管瘤的治疗办法是手术全切除，手术部位无法达到的可考虑立体定向放疗。

187 何谓大脑大静脉畸形？

大脑大静脉畸形又称为大脑大静脉瘤，多见于婴幼儿及儿童。为一支或多支脑动脉脉络丛分支与大脑大静脉异常交通，引起大脑大静脉动脉瘤样扩张，硬膜 – 大脑大静脉动静脉瘘病理生理与本病相似，大脑大静脉畸形常压迫中脑导水管造成脑积水。

临床表现为颅内压增高、颅内出血、心功能不全、颅内杂音等，较大儿童或青壮年表现为头痛、颅内出血、癫痫、智力减退。

CT 表现为脑积水，三脑室前移，后部圆形明显强化的阴影。

MRI 可见大脑大静脉明显增粗。

本病开颅手术较为困难、风险大，首选血管内治疗。

188 何谓烟雾病？

烟雾病又称"脑底异常血管网症"，是一种慢性进行性闭塞性脑血管病，以双侧颈内动脉末端和大脑前或中动脉近端狭窄或闭塞伴脑底部异常血管网形成为特点。

189 烟雾病的病因有哪些？

烟雾病可分为原发性烟雾病和继发性烟雾病。

（1）原发性烟雾病：最常见病因尚不清楚，但有些研究发现病人的硬脑膜和皮瓣动脉中碱性成纤维细胞生长因子（bFGF）的水平升高。受累血管的内弹力膜可能变薄或者增厚。心脏、肾及其他器官的血管也可能出现类似改变，提示为系统性血管改变的疾病。

（2）继发性烟雾病：有烟雾病的造影结果，并合并如下疾病等，这些疾病可能为其部分病因，包含如下。

1）Graves 病/甲状腺毒症。

2）脑炎性病变史，包括脑膜炎特别是结核性（TB）脑膜炎和钩端螺旋体病。

3）色素性视网膜炎。

4）血管疾病：动脉粥样硬化、纤维肌发育不良、弹性假黄瘤。

5）先天性疾病：唐氏综合征、马方综合征、特纳综合征、1 型神经纤维瘤病、结节性硬化、Apert 综合征。

6）血液病：Fanconi 贫血和镰状细胞贫血（在美国相关性更强）。

7）放射治疗儿童颅底的神经胶质瘤。

8）头部创伤。

9）系统性红斑狼疮（SLE）。

190 烟雾病的临床表现有什么？

本病好发于儿童及青少年，亦可见于成年人，以 10 岁以下和 30～40 岁为两个高发年龄组，分别占 50% 及 20% 左右，女稍多于男。青少年和儿童患者多以短暂性脑缺血发作和缺血性脑卒中为主要表现，出血较少见。成年人多表现为出血。

脑缺血主要表现为运动性神经功能障碍、感觉异常、癫痫发作或急性婴儿偏瘫，其中运动性神经功能障碍最为常见，可见于约 80% 的患者，缺血类型短暂性脑缺血发作常见。

颅内出血包括蛛网膜下腔出血、脑出血或脑室内出血。研究表明，出血是烟雾病患者的重要死亡原因，其预后主要取决于颅内出血部位、出血量、有无再次出血及治疗方法等。

191 烟雾病的影像学检查有哪些表现？

（1）CT：头颅 CT 平扫无特异性，主要为脑出血、脑缺血、脑萎缩的改变。

（2）MR：可以更好地显示脑内继发改变，如梗死、软化、血肿等；而 MRA 对大血管的评价与脑血管造影结果有很好的相关性。并适合定期随访，渐成为首选检查方法。脑实质内异常血管流空影，以 T1WI 观察较好，表现为位于两侧基底节区，呈点状或迂曲条状的流空低信号。而颅底血管异常，则以 T2WI 观察较佳，表现为颅底大血管流空影纤细或消失，代之以细小迂曲的流空血管，或颅底大血管扩张伴分支增多，多见于鞍上池、外侧裂池、前纵裂池及环池。与 T2WI 相比，TOF-MRA 显示脑底迂曲血管受血流速度及血流方向的影响，对于细小的血管可能不能显示而 T2WI 可明确显示，因此当 TOF-MRA 无网状血管团影时不能排除烟雾病的可能。

（3）数字减影血管造影（DSA）：可以直观显示脑底动脉环狭窄或闭塞的病变范围、程度和脑底异常血管网的分布，并可显示全部侧支循环血管及 MRA 无法显示的侧支循环的血流方向和灌注情况。三维数字减影血管造影可以从任意角度观察病变血管的外形轮廓及腔内情况，能更清楚地显示血管狭窄的部位、程度、范围、血管腔内斑块情况以及与周围血管的关系，而且不受邻近血管重叠的影响。三维 DSA 尤其能清楚显示细小动脉参与供血及建立侧支循环的情况，以及是否有继发性动脉瘤。

（4）血管超声：经颅多普勒超声（TCD）能通过颅内血流流速及搏动指数来反映不同阶段烟雾病患者的脑血流状况，这不仅有助于弥补 MRA 的不足，而且能帮助临床医生判断缺血的严重程度及对烟雾病进行分期及鉴别。烟雾病最直观、最典型的 TCD 表现为血流方向不同、流速高低不等、频谱及声频异常杂乱的血流信号，且常是双侧的异常血流表现。又因其无创，患者易接受，较适用于烟雾病患者的筛选与随访复查。

（5）脑血流评价：烟雾病主要是由于颅内供血血管近端狭窄或闭塞伴侧支循环不足而引起的脑局部低灌注状态。准确评价脑血流状况是外科手术成败的关键。对脑血流评价方法主要有 SPECT、PET、CT 及 MR 灌注成像，PET 由于费用昂贵应用很少，目前常用的检查手段为 CT 及 MR 灌注成像。

CT 或 MR 灌注成像是通过测量不同的血流动力学指标：如相对脑血流量、脑血容量、平均达峰时间等来无创性评估脑血流灌注状况。一般认为脑血流量降低或延迟表示脑缺血，而对于慢性缺血主要指标是平均达峰时间，有学者认为单纯平均达峰时间延迟代表脑血管储备能力良好。

192　烟雾病脑血管造影诊断标准是什么？

（1）颈内动脉末端和/或大脑前或中动脉近端狭窄或闭塞。

（2）脑底可见烟雾状异常血管网。

（3）病变为双侧性。如果造影显示单侧异常，则为可疑烟雾病。

193　烟雾病如何分期？

（1）颈动脉末段狭窄，多为双侧。

（2）脑底异常血管网形成。

（3）大脑前部供血主干的进一步狭窄或闭塞，烟雾状血管越来越明显。

（4）Willis 环全部闭塞，烟雾状血管开始减少，经颈外动脉代偿供血增加。

（5）烟雾状血管变得更少，经颈外动脉代偿供血明显增加。

（6）颅内主要动脉完全消失，脑底异常血管网亦消失，这时大脑主要依靠颈外动脉代偿供血。

194　烟雾病的外科治疗目前是怎样的？

目前外科治疗主要为血运重建术。

（1）推荐血运重建术的标准

1）病人表现有脑梗死或脑出血但神经功能状况良好。

2）脑梗死在 CT 上的最大径小于 2cm，且既往的所有血肿已完全清除。

3）血管造影分期为 Ⅱ～Ⅳ 期。

4）手术时间：与最近 1 次发作之间间隔 2 个月及以上。

（2）血运重建手术的选择：对脑缺血血运重建的方法有多种，主要应用于儿童。

1）直接血运重建：在所有的脑血运重建术中，颞浅动脉大脑中动脉旁路移植（STA MCAbypas）是常选择的术式。

2）间接血运重建手术：通常更多用于年龄更小的病人（建议年龄不大于 15 岁），可与 STA MCA 旁路移植联合应用。包括：①大脑表面肌肉贴附（encephalomyosynangiosis，EMS）：将颞肌放在脑表面。②脑硬脑膜血管贴敷术（encephaloduroarteiosynangiosis，EDAS）该技术的延伸还包括硬脑膜切开。③大网膜蒂转移：可用带蒂移植或带血管游离瓣。

3）上述的间接血运重建的方法可改善在 MCA 分布区的血流，并非大脑前动脉循环区。

可以通过以下方法调整：①单在额部钻孔并开放其下的硬脑膜和蛛网膜。②带状 EDAS：帽状腱膜蒂被放至大脑纵裂。

4）星状神经节切除术（颈上交感神经节切除术）及颈动脉周围交感神经。

195 缺血性脑血管病的发病原因有哪些?

（1）颅内外脑动脉狭窄或闭塞：脑动脉狭窄超过原有口径 50% 以上而侧支循环代偿不足，使其供血区域缺血。脑动脉狭窄的常见原因是动脉粥样硬化，其他原因包括肌纤维发育不良、同型半胱氨酸血症、动脉夹层、多发大动脉炎、射线损伤等。

（2）栓塞：脑动脉上游动脉或心脏栓子脱落，造成脑动脉栓塞，脑缺血梗死。常见的栓子来源是颈内动脉起始部动脉粥样硬化斑块，另一个原因是心脏栓子脱落，其他少见的原因包括感染性栓子、脂肪、气栓等。

（3）血流动力学因素：各种原因引起的低血压可引起脑血流量下降、脑缺血，特别是伴脑动脉狭窄的基础上，即使血压轻度下降也可引起脑缺血、梗死，另外脑动脉"窃血"引起血流动力学紊乱也可引起脑缺血。

（4）血液学因素：包括红细胞成分和比容异常引起输氧能力下降，血液黏滞度增加、血小板增多、凝血机制异常、血液浓缩等可促进血栓形成。

196 缺血性脑血管病与颅内外动脉狭窄的关系如何?

颅内外血管狭窄或闭塞可导致局部脑血流速度下降，组织灌流不足，造成梗死。颅内外血管狭窄是缺血性脑卒中的重要因素。应用超声、CTA、MRA 颅内外动脉影像检查显示：我国 6%～19% 的缺血性脑卒中与颅外动脉狭窄相关；30%～37% 的缺血性脑卒中与颅内动脉狭窄相关。

颅内外动脉粥样硬化性狭窄致缺血性脑血管病不仅与动脉严重狭窄致局部脑血流速度下降、组织灌流不足密切相关，而且还与不稳定性斑块脱落产生微栓子密切相关。利用超声技术判断动脉粥样硬化的斑块性质在临床上有重要意义。

不稳定性斑块即"软斑"，指富含脂质及坏死物质的斑块，具有易出血或破碎的倾向，是发生脑梗死的危险因素。动脉粥样硬化的发生发展过程中当斑块形成并突入管腔时，由于其富含脂质、动脉壁应力增大并受高速血流冲击时，斑块可发生破裂，暴露的脂质和胶原可激活血小板，启动凝血反应，形成动脉内血栓或发生出血、溃疡和斑块脱落等。

稳定性斑块以纤维化、钙化为主，又称"硬斑"，斑块破裂、血栓形成或脱落引起脑卒中的危险相对较小，主要可导致局部脑血流速度下降，组织灌流不足，造成梗死。

197 缺血性脑血管病的危险因素有哪些？

（1）高血压：高血压是缺血性脑血管病最重要的独立危险因素。长期高血压病变常常累及血管，其病理改变就是动脉粥样硬化。大约90%以上的高血压患者并发动脉粥样硬化，动脉粥样硬化可以发生在全身各部位的血管。动脉粥样硬化形成后可出现动脉狭窄，甚至发生闭塞。收缩压和舒张压升高均会使脑卒中的发病率增加。同时颅底大动脉也随高血压进展出现一系列改变：早期内皮肿胀，中期平滑肌增生，晚期内膜结构性破坏，出现狭窄。高血压使缺血性脑卒中风险增加3倍，长期规律控制血压使缺血性脑卒中减少50%。

（2）吸烟：吸烟对冠心病的影响已得到普遍承认，且多认为是一项独立的危险因素。西方与日本的研究均支持吸烟是脑卒中的危险因素之一。卷烟烟雾中所含的煤焦油直接导致动脉硬化，吸烟者患缺血性脑卒中的危险比不吸烟者高3～4倍，戒烟可减少患脑卒中的危险。

（3）心脏病：冠心病、心衰、伴或不伴有瓣膜病的房颤都容易导致缺血性脑卒中。新近研究表明，卵圆孔未闭是缺血性脑卒中不可忽视的因素，有报道50%左右的原因不明缺血性脑卒中可能由卵圆孔未闭形成左房血栓脱落导致的脑栓塞。

（4）糖尿病：糖尿病也是缺血性脑卒中重要的独立危险因素，与颅内动脉粥样硬化性病变数目、程度的关系与其引起冠状动脉的病变是一致的。糖尿病的缺血性脑血管病患者容易发生颅内动脉狭窄，而同时合并高血压和糖尿病的患者更易发生颅内动脉狭窄，糖尿病患者患缺血性脑卒中的危险性比非糖尿病患者高3～5倍。

（5）血脂异常：已经公认血脂异常特别是胆固醇增高是缺血性脑卒中重要的危险因素，最新发表的随机对照试验表明应用阿托伐他汀钙强化降脂治疗使缺血性脑卒中发生率降低近20%。

（6）饮酒：过量饮酒使脑卒中发生的相对危险度增高2.5倍，其中出血性脑卒中比缺血性脑卒中更明显。

198 缺血性脑血管病是怎样分类的？

缺血性脑血管病分为短暂性脑缺血发作（TIA）、可逆性缺血性神经功能缺失（RIND）、进展性脑卒中、完全性脑卒中、腔隙性脑梗死。

199 短暂性脑缺血发作的临床特点是什么？

TIA的临床特点是短暂的局灶性神经功能缺失，24小时内症状完全消失，病人不遗留任何阳性神经系统症状。

200 短暂性脑缺血发作的临床表现是怎样的?

颈内动脉系统 TIA：病变对侧肢体突然出现发作性感觉减退、对侧肢体单瘫或偏瘫、面舌瘫及单眼失明，如为优势半球常伴有语言障碍。

椎 - 基底动脉系统 TIA：发作性双眼黑蒙或同向偏盲、跌倒发作、眩晕、复视、共济失调、构音障碍和吞咽困难，每次发作的症状可不恒定。

201 可逆性神经功能障碍临床表现有什么?

发病类似脑卒中，出现的神经功能障碍较轻，24 小时以后逐渐恢复，一般在 1~3 周内完全恢复，脑内可遗有小面积梗死灶。

202 进展性脑卒中临床表现有什么?

脑卒中症状逐渐进展，在几小时、几天、几周甚至几个月内呈阶梯样或逐渐恶化，常于 6 小时至数日内达高峰，CT 可见梗死灶。

203 完全性脑卒中临床表现有什么?

突然出现中度以上程度的局部神经功能障碍，于数小时内达高峰，症状可能时轻时重，总的趋势稳定，其症状及体征包括偏瘫、失语、偏盲及感觉障碍，大面积梗死、颅内压增高可有意识障碍，症状随闭塞动脉不同而变化。

204 短暂性脑缺血发作的自然史是怎样的?

TIA 是指历时短暂并经常反复发作的脑局部供血障碍，导致供血区局限性神经功能缺失症状。每次发作持续数分钟至 1 小时，不超过 24 小时即完全恢复，但常有发作。未经治疗的 TIA 约有 1/3 以上会发展为脑梗死，发作频数高者发病率更高。首次出现 TIA 后发生脑卒中的时间分别如下：1 个月内占 21%，1 年内达 33%，2 年内达 50%。总之，未经治疗的 TIA 病人在以后 5 年内脑卒中的发病率可达 35%~75%，在 TIA 之后的第一年内发生脑卒中的危险性最高。

205 短暂性脑缺血发作的发病机制有哪些?

根据发病机制现一般将 TIA 分为三种类型：血流动力学型、微栓塞型和梗死型。

（1）血流动力学型：TIA 是在动脉严重狭窄基础上血压波动导致的远端一过性供血不足引起的，血压低时发生 TIA，血压高时症状缓解，这种类型的 TIA 占很大一部分。

（2）微栓塞型：是由于心源性（常见于心房颤动患者）或大动脉源性粥样硬化斑块破裂后栓子脱落阻塞远端血管引起的，一部分患者直接发生脑梗死，而另一部分患者在栓子阻塞远端血管后迅速自溶，临床表现为 TIA。

（3）梗死型 TIA：即临床表现为 TIA，影像学上有脑梗死的证据。

206 短暂性脑缺血发作与动脉狭窄的关系是什么？

TIA 是常见的缺血性脑血管病，也是一种可以控制的脑血管病。脑动脉狭窄是 TIA 的病因之一。国内文献报道，颈内动脉系统 TIA 病人 20% 存在颅外段颈内动脉狭窄，50%～70% 病例存在颈内动脉颅内段及大脑中动脉狭窄。

从病理生理学角度考虑，较大脑动脉明显狭窄导致低血流量性 TIA 系真正 TIA，临床具有发作频繁、发作持续时间短（数分钟）、发作呈刻板性的特点。

207 缺血性脑血管病的药物治疗有哪些？

（1）抗血小板药物：大量的研究表明，在心脑血管疾病防治中抗血小板药物具有重要的作用，新近发表的《规范应用阿司匹林治疗缺血性脑血管病的专家共识》建议，无论是急性缺血性脑卒中、非心源性缺血性脑卒中或一过性脑缺血发作、心源性缺血性脑卒中和 TIA 都应该应用阿司匹林，剂量 100～300mg/d，如阿司匹林过敏，应用氯吡格雷 75mg/d。

（2）抗凝药物：抗凝药物包括肝素及华法林，不具溶栓作用，但能够防止血栓的进展及栓子的再次形成。对于 TIA 病人，抗凝治疗能防止血栓形成、延伸，提供形成侧支循环的时间；对于心房颤动的病人，抗凝治疗能够降低缺血性脑卒中风险约 2 倍；但对于急性缺血脑卒中病人，虽然早期抗凝的严重出血风险远较溶栓低，但与抗血小板治疗或安慰剂对比，急性期抗凝治疗明显增高，包括颅内出血在内的严重出血风险，而无充分证据显示抗凝治疗可以有效防止缺血性脑卒中早期复发或减少临床恶化。

（3）溶栓药物：脑血管闭塞后，不可避免要发生神经元缺血、坏死。尽早应用溶栓药物恢复血供才是挽救脑组织、改善病人预后的关键。基础及临床试验表明，脑血管闭塞后 3～6 小时内恢复血供，脑组织还可能挽救，超过这个时间段，即使恢复血流也难以挽救脑组织，还可能引起再灌注损伤，导致脑出血和脑水肿。常用的溶栓药物为尿激酶（UK），静脉应用，100 万～150 万单位；组织型纤溶酶原激活物（t-PA），静脉应用，0.9mg/kg，最大剂量 90mg。

（4）他汀类药物：流行病学资料显示，总胆固醇水平升高使患者脑卒中风险增加 2 倍，严重威胁人类的健康。他汀类药物是一种临床上广泛使用的降低胆固醇的调脂药物，虽然与心脏病形成对比，高胆固醇血症还不能确定为初发或复发性脑卒中的危险因素。但临床试验资料显示，在冠状动脉粥样硬化性心脏病患者中应用他汀类药物可能会降低脑卒中风险。他汀类药物具有延缓动脉粥样硬化进程、增加动脉粥样硬化斑块的稳定性、上调脑组织内皮型NOS的表达和活化、抗炎、抗血栓等作用，不仅具有强有力的降脂效果，还有其独特的降脂外作用，能够在很大程度上减少脑血管事件发生的风险。新近的研究表明，阿托伐他汀可降低伴血脂轻度升高近期发生过脑卒中、短暂性脑缺血发作，而无冠状动脉粥样硬化性心脏病病史的患者再发生脑卒中风险，且越来越多的证据显示他汀类药物有不依赖于其调脂作用的血管和神经保护效应，无论患者血清胆固醇水平是否升高，他汀类药物都能明显降低缺血性脑卒中的发病率。

（5）急性脑梗死消除脑水肿治疗：急性脑梗死一旦出现颅内压增高征象应积极干预，以药物治疗为主常用的药物有甘露醇、甘油制剂、呋塞米、白蛋白等。

（6）其他药物治疗：包括血液稀释疗法、脑血管扩张剂及神经保护治疗。

208 脑动脉侧支循环的途径及意义有哪些？

（1）脑动脉侧支循环主要有三种途径

1）通过 Willis 环即一侧颈内动脉通过前交通动脉向对侧颈内动脉及其分支供血，椎基底动脉通过后交通动脉向颈内动脉供血，为最常见最重要的侧支循环，前交通动脉、后交通动脉两者构成了初级侧支，在缺血时会较早地发挥作，并起主要的代偿作用。

2）颅外动脉 – 颅内动脉交通支：常见的为颈外动脉 – 上颌动脉 – 脑膜中动脉 – 眼动脉 – 颈内动脉交通。

3）软脑膜侧支：即大脑前动脉、大脑中动脉及大脑后动脉在皮质形成丰富的侧支吻合。

（2）意义：上述三种侧支循环在缺血性脑卒中的发生、梗死的范围、治疗的时机、治疗的方法均具重要的意义。

颈动脉狭窄/闭塞的影响可能因侧支循环建立而改善，血液到达脑组织的潜在的代偿途径如下。

1）经 Willis 环：①由对侧颈内动脉经前交通动脉代偿。②由同侧后交通动脉向前代偿。

2）自双侧颈外动脉经眼动脉逆行血流：①面动脉→角动脉→鼻背动脉→睑内侧动脉。②上颌动脉：脑膜中动脉→泪腺动脉。翼动脉（经翼管的动脉）。③面横动脉→眼睑外侧动脉。④颞浅动脉→眶上动脉。

3）上颌动脉近侧→鼓室前动脉→颈内动脉颈鼓室分支。

4）皮质动脉 – 皮质动脉吻合。

5）硬脑膜软脑膜吻合。

（3）基底动脉闭塞，侧支循环途径

1）后交通动脉。

2）小脑上动脉小脑后下动脉吻合。

（4）近段椎动脉狭窄，侧支循环途径

1）颈外动脉→枕动脉→椎动脉肌支→椎动脉。

2）甲状颈干→颈升动脉→直接连接或脊神经动脉→椎动脉。

3）对侧椎动脉或颈升动脉→脊神经动脉分支或脊髓前动脉吻合。

209 缺血性脑血管病的辅助检查有哪些？

（1）血生化、血常规、出凝血功能、同型半胱氨酸等实验室检查。

（2）所有患者的神经学病史和神经学检查。

（3）常规进行术前 CT 和 MRI 检查，以除外新近梗死和合并存在的颅内肿瘤或 AVM。

（4）部分患者进行了 MRA 或 CTA 和 MR 或 CT 灌注与弥散成像。

（5）常规进行经颅多普勒（TCD）检查，以了解颅内动脉的血流动力学。

（6）常规进行主动脉弓＋全脑血管造影，以了解颅内脑动脉的狭窄情况、合并存在的颅外脑动脉病变、侧支循环等。

210 急性脑梗死的影像学检查有哪些？

（1）CT 表现：超急性期脑梗死平扫可能出现三种提示动脉阻塞或脑梗死的征象：脑动脉高密度；局部脑肿胀；脑实质密度降低。但部分 6 小时内的超急性脑梗死非增强 CT 可无任何异常。

脑动脉高密度是指一段脑动脉的密度高于同一支动脉的另一段或对侧的同名动脉，常见于大脑中动脉阻塞，超早期大脑中动脉供血区梗死 35%～50% 出现大脑中动脉高密度征。

局部脑肿胀表现为局限性的脑沟消失，基底池缩窄，脑室受压和中线结构移位。但局部脑肿胀征象判断有一定的难度，需阅片医生了解发病情况及有丰富的阅片经验。

脑实质密度降低征象：局部脑组织灰质和白质密度均降低。

超急性期脑梗死很少做增强扫描，增强扫描梗死灶都不增强，增强扫描见梗死区强化的动脉减少或消失。

急性期通常指发病后 6～72 小时的脑梗死，CT 表现一般不易误判。急性期脑梗死同样表现为脑动脉高密度、局部脑肿胀、脑实质密度降低。只是脑组织局部肿胀及脑实质密度降低更加明显，较易辨别。

CT 判断为脑梗死后可行 CT 血管成像检查，可以见到梗死区脑动脉闭塞或狭窄。

（2）MRI 检查：由于成像方式不同，MRI 检查较 CT 检查更易显示超急性期及急性期脑梗死的直接征象。MRI 可显示梗死后 2～4 小时的征象。

超急性期及急性期脑梗死的 MRI 表现为：梗死区 T2WI、FLAIR 成像为高信号，T1WI

显示为低信号区，同时还可显示梗死区脑动脉流空现象消失及轻度的占位征象。超急性期脑梗死行常规 MRI 检查同时还可进行 MRA 检查、弥散成像（DWI）及灌注成像（PWI）。MRA 常可显示梗死区动脉闭塞或动脉狭窄，目前常用时间飞跃法（TOF-MRA）动脉成像，显示为血流中断、血管边缘模糊不规则、血管较细或信号强度低于对侧。DWI 是目前脑梗死超急性期较特异的快速影像检查方法，可最早显示发病后 45～90 分钟的脑梗死征象，表现为梗死区高信号区。目前一般认为 DWI 成像高信号区代表梗死核心区，如果短时间内得不到血运再灌注，梗死面积会扩大。PWI 成像为血流动力学的影像指标，可评价梗死区的血流情况，一般用三种指标显示：相对脑血容量（rCBV）、相对脑血流量（rCBF）和平均通过时间（MTT），脑梗死 PWI 成像显示的是血流量减少的区域而不是梗死区域，一般认为 PWI/DWI 不匹配区域为缺血半暗带，即再灌注后可恢复的脑组织，可以作为是否溶栓的参考。

（3）脑血管造影：超急性期及急性期脑梗死除非考虑动脉溶栓治疗及排除其他脑血管病，一般不做脑血管造影。脑血管造影典型表现为血管阻塞、中断，其他还包括动脉缓慢充盈、排空延迟、动脉通过侧支循环逆行充盈、梗死区无血管等。

211 颅内外动脉狭窄的影像学检查手段有哪些？

（1）脑动脉造影：动脉内血管造影是"金标准"。它不能作为筛选检查，因其具有侵入性、费用高且有危险性。此外，与二维多普勒和 MRA 不同，它并不提供斑块厚度的信息。

（2）B 超：B 超的图像可显示动脉横切面，图谱分析显示血液流速等信息。对"线样征"血流显示差。不能在下颌角以上扫描。低的频率穿透更深，但是信号会损失（经颅多普勒）。敏感度 88%，特异度 76%。超声还可以鉴别斑块的稳定情况。

（3）MRA：一些颈内动脉狭窄者无须行血管造影，特别是有症状病人，可见有局限性的信号丢失的"血流消失"伴远端信号的重现。对于颅外颈动脉疾病检查的敏感度为 91%，特异度为 88%。

（4）CTA：具有电离辐射（X 线），且需要静脉注射碘造影剂，因此对造影剂过敏及肾功能障碍的病人无法行此检查。其检查结果优于 MRA 和多普勒超声。CTA 只需数秒钟就可获得从主动脉弓到颈内/颈外血管及周围软组织的高分辨率的图像。一项 META 分析指出，CTA 对 70%～99% 程度的狭窄敏感度为 85%，特异度为 93%。CTA 还可用于发现不稳定斑块。

212 缺血性脑血管病的外科治疗目的是什么？

外科治疗缺血性脑血管病的目的是发生大面积脑梗死、脑水肿、脑组织坏死、颅内压增高时的应用外科方法降低颅压，挽救生命；消除或改善因脑动脉狭窄导致脑组织灌注不足引起的脑缺血，主要包括颈动脉内膜切除术（CEA）、颅内 - 颅外动脉搭桥术及其他间接脑血管重建术。

213 颈动脉狭窄的自然史是怎样的？

颈动脉狭窄（＞50%）发病率在超过 65 岁的男性和女性中为 5%~10%，1% 的人狭窄大于 80%。自然病史研究发现，无症状性颈动脉狭窄（50%~99%）的 2~3 年时脑卒中年发病率为 1.0%~3.4%。一项队列研究结果发现相似的发病累积率，同侧脑卒中 10 年和 15 年的发病率分别为 9.3%（或每年 0.9%），16.6%（或每年 1.1%）。分析无症状性颈动脉狭窄中脑卒中风险增加的病人亚组研究提示：有明显血流动力学异常的颅外颈动脉狭窄的病人同侧无预兆的脑卒中年发生率为 1%~2%，还有研究发现严重狭窄或进展型狭窄的病人脑卒中发生率更高。无症状性颈动脉狭窄提示同时伴发缺血性心脏疾病。REACH 研究显示，经年龄、性别调整后的 1 年内 TIA、非致死性脑卒中、致死性脑卒中及心血管病致死的发病率，无症状颈动脉狭窄的病人比无颈动脉狭窄的病人更高。

214 大脑中动脉狭窄的临床特点及自然史是怎样的？

（1）高危病人，发生脑卒中的危险为每年 8%。

（2）年轻病人，累积脑卒中发生率高。

（3）与 ICA 狭窄相比有种族、性别、年龄差异。

（4）大脑中动脉狭窄与 ICA 狭窄相比 TIAs 较少（分别为 20% 及 64%）最常见的表现是迅速的完全性神经缺损，大脑中动脉狭窄、闭塞，MCA 闭塞与 ICA 闭塞相比，几乎完全表现为脑卒中（分别为 100% 及 60%），但心脏源栓子引起的死亡率 MCA 狭窄、闭塞低于 ICA 狭窄、闭塞。

215 颈动脉内膜切除术的手术适应证是什么？

（1）短暂缺血性发作（TIA）：①多发 TIAs，相关颈动脉狭窄。②单次 TIA，相关颈动脉狭窄≥70%。③颈动脉软性粥样硬化斑或有溃疡形成。④抗血小板治疗无效。⑤术者以往对此类病人手术的严重并发症（脑卒中和死亡）＜6%。

（2）轻度、中度脑卒中：相关颈动脉狭窄。

（3）无症状颈动脉狭窄：①狭窄≥70%。②软性粥样硬化斑或有溃疡形成。③术者以往对此类病人手术的严重并发症＜3%。

216 何谓颅内－颅外动脉吻合术？

颅内－颅外动脉吻合术是一种针对闭塞性脑血管病的直接血管重建手术，目前的证据显示：虽然"颅内－颅外动脉吻合术在减少缺血性脑卒中危险方面不比最好的内科治疗更优越"，但对一些病例，特别是内科治疗无效及脑血流动力学障碍引起的脑缺血病人，仍有其特殊价值。

颅内－颅外动脉吻合术最常见的术式是颞浅动脉－大脑中动脉吻合术。颅内－颅外动脉吻合术存在的问题是疗效不确切及可能带来的风险，包括在血管自我调节功能差的部分患者中，血管重建可使脑缺血区发生出血和水肿而加重临床症状。因此，应采用更加客观的脑血流定量评价方法进行准确的术前评估，选择合适的脑缺血患者积极稳妥地进行颅内－颅外动脉吻合术。

217 大面积大脑半球梗死的手术减压治疗是怎样的？

大面积大脑半球梗死又称为恶性大脑中动脉区梗死，指颈内动脉主干、大脑中动脉主干或皮质支的完全性脑卒中，患者表现为病灶对侧完全性偏瘫、偏身感觉障碍及向病灶对侧的凝视麻痹，可有头痛和意识障碍，并呈进行性加重，梗死面积超过大脑中动脉供血区域50% 以上，常发病后 2～4 天演变成小脑幕切迹疝。尽管经过积极的内科治疗，大面积大脑半球梗死占脑梗死 10%～20%，死亡率却高达 80%，主要死于大面积脑梗死、脑水肿、脑疝。手术减压可以将死亡率降低到 32%～37%。

手术时机和适应证包括：经积极的内科治疗无效而处于脑疝早期；CT 显示大面积脑梗死，中线移位 5～10mm；年龄 70 岁以下，无全身系统严重疾病不能耐受手术者。

手术方法主要是大骨瓣减压，非优势半球可以切除部分梗死脑组织减压，优势半球要慎重，必要时切除额极及颞极。

218 小脑梗死的手术治疗目的及方法是怎样的？

小脑梗死特别是大面积梗死后，因后颅窝容积小，代偿程度有限，可迅速发生脑干受压和梗阻性脑积水，致残率、死亡率极高。

外科手术的疗效已得到认可，外科手术的主要目的是减轻或消除脑积水，降低颅内压，解除脑干受压，但是伴有原发脑干梗死的病例手术效果差，有人认为伴原发脑干梗死为手术禁忌证。单纯脑室外引流或脑脊液分流只能减轻脑积水，不能清除梗死灶及解除脑干受压，还可能诱发小脑幕切迹上疝，长期置管可引起颅内感染，只适用于部分病例。

大多数病例需同时进行脑室外引流和枕下减压术，手术要点是充分的枕下减压及切除部分梗死的小脑组织及小脑扁桃体。

小脑梗死疗效好，50% 以上病人可独立生活，伴有原发脑干梗死是小脑梗死病人手术预后不良的主要因素。

219　何谓急性脑梗死经动脉接触性溶栓?

经动脉接触性溶栓是指在 X 线透视下,将微导管超选择置于闭塞动脉血栓处,自微导管注入溶栓药物,直接溶解血栓,短时间内再通血管,使缺血脑组织获得再灌注,挽救"缺血半暗带"脑组织。与静脉溶栓相比能够确认闭塞血管,可减少溶栓药物用量,由于局部药物浓度高,溶栓效果确切,再通率高于静脉溶栓,能够监测再通情况,但受到设备及是否具有血管内治疗技术条件的限制。

(1) 适应证:前循环脑梗死发病 6 小时内,后循环脑梗死发病。

12 小时内;脑血管造影显示与神经功能缺损症状一致的颅内动脉闭塞者;经药物治疗后,收缩压可控制在 <180mmHg,舒张压可控制在 <110mmHg;头 CT 无大面积梗死灶,除外颅内出血及其他全身出血性疾病。

(2) 溶栓药物及用量

1) 尿激酶:尿激酶是存在于人体组织内的蛋白水解酶,能直接激活纤溶酶原,使其成为纤溶酶,过敏反应较轻。血浆半衰期约为 15 分钟,动脉内局部溶栓的用量一般为 25 万 ~ 75 万 U,极限量为 200 万 U。

2) 组织型纤溶酶原激活剂 (tPA):tPA 是由血管内皮和其他组织合成、分泌的蛋白酶,可在纤维蛋白存在的条件下激活纤溶酶原、溶解已形成的血栓,且无抗原性。目前临床一般用 rt-PA,它的半衰期为 2 ~ 6min。总量在 10 ~ 80mg,以 10 ~ 40mg/h 的速度输注,极量不超过 80mg。

(3) 手术方法:经股动脉穿刺,放置动脉鞘,脑血造影确认闭塞动脉后,将微导管超选择置于血栓近端或血栓内,注入溶栓药物,一般每小时注入 25 万 U 尿激酶,行造影评价血栓溶解情况,如动脉再通,结束溶栓。

220　脑动脉再通及灌注如何分级?

TIMI 分级为 1985 年发表的心肌梗死溶栓 (TIMI) 试验建立的冠脉血流与灌注造影分级系统,在脑梗死脑动脉血流与灌注评价中广泛应用,见表 2-2 和表 2-3。

表 2-2　心肌梗死溶栓 (TIMI) 冠脉血流与灌注分级

TIMI 分级	灌注情况	造影特征
0 级	无灌注	梗死相关动脉完全闭塞,无造影剂通过
1 级	微量灌注	少量造影剂穿过血栓或狭窄,不能使远端血管床充分显影
2 级	部分灌注	造影剂通过血栓或狭窄,远端动脉显影,但造影剂流速减慢或排空延迟

续表

TIMI 分级	灌注情况	造影特征
3 级	完全灌注	造影剂迅速充盈远端血管床,前向血流到达血栓或狭窄近端及远端速度相当,造影剂排空正常

表 2-3　脑梗死溶栓（TICI）脑动脉血流与灌注分级

TICI 分级	灌注情况	造影特征
0 级	无灌注	无前向血流
1 级	微量灌注	造影剂通过动脉闭塞处,不能使远端脑动脉血管床充分显影
2 级	部分灌注	造影剂通过动脉闭塞处充盈远端血管床,闭塞动脉远端显影速度慢于近端速度,和/或受累血管床造影剂排空慢于非受累血管床或对侧相同脑动脉血管床
2a		部分灌注,<2/3 闭塞动脉灌注区域
2b		完全灌注,但显影延迟
3 级	完全灌注	闭塞动脉远端前向血流与近端流速相当,受累血管床造影剂排空与非受累血管床或对侧相同脑动脉造影剂排空相当

221　缺血性脑血管病的血管内治疗方法有哪些?

缺血性脑血管病的血管内治疗包括急性脑梗死的经动脉接触性溶栓、狭窄动脉球囊成形术、支架成形术。

222　颈动脉支架动脉成形术的适应证是什么?

（1）症状性颈动脉狭窄,狭窄率 >70%。

（2）无症状性颈动脉狭窄,狭窄率 >90%。

（3）一侧颈动脉闭塞,另一侧颈动脉狭窄率 >50%。

（4）无症状颈动脉狭窄,狭窄率 70%~90%,CAS 有益。

（5）症状性颈动脉狭窄 50%~70%,可考虑治疗,但尚未证明有益。

223　哪些病例不适用于颈动脉支架动脉成形术?

（1）有严重的神经功能障碍,如偏瘫、失语及昏迷。

（2）严重的出血倾向。

（3）严重的全身器质性疾病，如心、肝、肾脏等功能障碍。

（4）3周内严重的脑卒中。

224　何谓外科高危颈动脉狭窄？

（1）对侧颈动脉狭窄或闭塞、合并锁骨下动脉或椎动脉闭塞或狭窄、合并颅内动脉串联狭窄。

（2）颈动脉分叉过高，狭窄的部位接近颅底或位于颈动脉起始段时，开放性手术相当困难。

（3）对侧舌下神经麻痹、放射性颈动脉狭窄、CEA后再狭窄。

（4）合并严重的全身性疾病（如高血压、冠心病、糖尿病、肾功能不全等）。

225　颈动脉支架动脉成形术应选择何种支架？

血管内支架按照其释放方式分为自膨式支架和球囊扩张支架。前者由记忆合金激光雕刻或编织而成，收在输送鞘管内，到达病变处回撤外鞘管支架即膨胀释放，可耐压，缺点是定位不精确；后者多为医用不锈钢激光雕刻而成，安装在球囊扩张导管上，到达病变处，充盈球囊使支架释放，支架受到外力后，不能恢复原来的形状，故不能应用于体表易受外力的动脉狭窄处，但是球囊扩张支架定位精确。

颈动脉支架动脉成形术应选择自膨式支架如 Precise 支架、Wallstent 支架和 Protege 支架。

自膨式支架分为激光雕刻支架及编织支架，前者具有贴壁性好，释放后无短缩的优点，但不适合两端动脉口径相差太大或狭窄段过度迂曲成角，有过度迂曲成角病变应用激光雕刻支架折断的报道；编织支架适合两端动脉口径相差太大的狭窄病变，可视性好，但贴壁性差，释放后短缩。

226　何谓颈动脉支架动脉成形术脑保护装置？

CAS 术中各个操作过程中均可导致栓子脱落，造成颅内动脉闭塞，脑缺血，脑梗死，栓塞事件是 CAS 常见的并发症，发生率为 8%~10%。通过对 CAS 术中应用超声进行微栓子信号监测，发现每一操作步骤均可能导致微栓子的产生。预扩张、支架置入和后扩张是栓子最易脱落的 3 个阶段，其中以支架置入时侦测到的微栓子数量最多。为了防止栓子进入颅内动脉，已有多种脑保护装置应用与 CAS 术中。脑保护装置分为两类：保护伞或滤器及阻断球囊。

保护伞或滤器是目前国内外应用最多的脑保护装置。使用时将保护伞输送至狭窄的 ICA

远端后打开，以阻挡较大的斑块碎屑进入颅内，治疗结束后将其回收。其优点有：滤网展开后能保持血流，操作中可进行造影，更为直观。缺点为：不能过滤小于滤网孔径的栓子；体积较大，不易通过狭窄程度高或迂曲严重的血管，通过狭窄处可能造成栓子脱落；栓子较多时会堵塞滤网造成血流障碍；脑保护滤网不能与 ICA 内壁完全贴合，因而可能漏掉一些栓子；回收时特别是滤网中碎屑较多时易造成栓子外溢可能导致血管痉挛和内膜损伤。

目前国内常用的保护伞有：Angioguard（Cordis 公司）：输送系统/释放鞘外廓 4.6F（新一代 Angioguard XP 释放鞘 3.2～4.0F），激光打孔滤网可滤过 100μm 以上栓子；Filter Wire EX（Boston Scientific 公司）：释放鞘直径 2.9F，聚氨基甲酸酯滤网可滤过 80μm 以上栓子；Spider（EV3 公司）：释放鞘直径 2.9F，输送系统可自选微导丝，肝素涂层合金滤网可滤过 36μm 以上栓子。

阻断球囊分为近端阻断，同时阻断病变近端及颈外动脉。球囊到位后充盈以达到防止斑块碎屑进入颅内的目的，术中可通过冲洗、抽吸来清除斑块碎片。其优点是体积小且柔顺性好，能够较完全地保护远端 ICA。缺点包括：需阻断血流，部分患者无法耐受；导致 ICA 痉挛和内膜损伤；反复抽吸血液等操作过于烦琐。

脑保护装置的应用使 CAS 栓塞事件降低至 2%～3%，但脑保护装置仍不完善，使手术更为复杂，易引起动脉痉挛，易造成动脉内膜损伤，不能完全滤掉所有的栓子，甚至有学者认为 1/3 的栓塞在保护伞打开之前就已经发生了，有学者认为对于狭窄处无溃疡的病变，可以不用脑保护装置。

227 颈动脉支架动脉成形术技术要点有哪些？

（1）抗血小板药物：阿司匹林 300mg/d，氯吡格雷 75mg/d，共 3～7 天。

（2）股动脉穿刺，置动脉鞘。

（3）全身肝素化。

（4）主动脉弓上动脉及脑动脉造影，评价颈动脉狭窄程度、长度、有无溃疡、有无多发动脉狭窄或串联狭窄、颅内动脉灌注情况及侧支循环代偿情况等。

（5）常规应用交换导丝技术放置指引导管或长鞘，交换导丝头端应置于颈外动脉，减少或避免对狭窄处斑块的影响，尽量避免颈内动脉硬化斑块脱落。

（6）放置保护伞：选取和狭窄远端动脉直径相当口径或稍大的保护伞，如果重度狭窄，估计保护伞越过狭窄段困难可应用 2mm 球囊低压缓慢扩张狭窄处，保护伞越过狭窄处，在颈内动脉岩段打开保护伞，放置保护伞时易造成动脉痉挛，多为机械刺激导致，操作应轻柔，必要时动脉注入罂粟碱或尼莫地平。

（7）预扩张：是否预扩张，各家意见不一，反对者认为预扩张使手术操作复杂，增加栓子脱落危险，而且可能造成动脉夹层，赞成者认为，充分地预扩张，保证支架充分打开，避免残余狭窄后扩张时支架对内膜切割，斑块碎屑脱落。笔者认为，要视具体情况而定，狭窄段动脉硬化斑块局限、光滑、规则的病例，球囊扩张时斑块碎片脱落的可能较少，宜用预扩张；反之，溃疡型斑块、不规则狭窄的病例、扩张时斑块碎片脱落的可能较大，慎用预扩张。

（8）放置支架：选取与狭窄近端动脉口径相当或略大于动脉口径（0.5~1mm）的支架，支架长度覆盖狭窄段血管，两端至少超过病变边缘1cm，对于狭窄两端动脉口径相差太大的病例，最好选取编织支架，国内已经有直径渐变激光雕刻支架上市，很好解决这一问题。支架冲洗后，沿保护伞固有导丝置入，小心跨过狭窄，对位，要求完全覆盖狭窄，两端各超过病变至少1cm，位于颈动脉分叉部的狭窄，支架的1/3位于狭窄的远端，2/3位于狭窄近端，以免支架释放时意外前跳使支架对位不良。造影支架位置满意后，小心回撤输送系统，释放过多的张力，再次造影，回撤外鞘，释放支架。

（9）造影评价支架有无残余狭窄、前向血流、颅内动脉灌注改善情况，有无颅内动脉栓塞，如残余狭窄大于50%，需后扩张。

（10）回撤支架输送系统后，反复冲洗，然后回收保护伞，结束手术。

（11）术后肝素自然中和，给予低分子肝素，继续口服抗血小板药物。

228 双侧颈动脉狭窄、串联狭窄合并后循环动脉狭窄的处理原则是什么？

（1）双侧颈动脉狭窄并不少见，多分期治疗，即先处理有症状或症状重的颈动脉狭窄，4~6周后再处理另一侧，避免同时双侧CAS脑血流量突然大量增加，引起过度灌注综合征，导致严重后果。

（2）颈动脉串联狭窄指颈动脉或其颅内分支存在2处以上狭窄。一般遵循先近后远的原则。

（3）并发后循环动脉狭窄的颈动脉狭窄应优先处理后循环动脉狭窄，再处理颈动脉狭窄，防止CAS时可能发生血压下降，造成后循环严重缺血。

229 颈动脉支架动脉成形术是否安全？

CAS是一种微创手术，大规模CAS病例统计显示，其技术成功率为98.8%，围手术期脑卒中与死亡并发症为5.06%（其中死亡率为1.08%）。再狭窄发生率6个月为2.85%，1年为6.0%。在手术成功率、并发症等方面CAS与外科CEA相比并无明显差异，但CAS操作相对简单，创伤小，治疗效果受术者的影响相对较小，适应证广泛，不论是CAS还是CEA术后的再狭窄仍可再次进行CAS治疗。

230 颈动脉支架动脉成形术并发症有什么？

（1）心率过缓，血压下降：为球囊或支架压迫颈动脉窦压力感受器所致，如心率低于

50 次／分，需给予阿托品 0.5mg，严重者甚至心脏骤停需安装临时起搏器。

（2）栓塞事件：是颈动脉支架成形术常见的并发症，脑保护装置的使用将术中栓塞发生率明显减少，但没有完全消失，栓塞事件可发生在操作的各个阶段，有学者认为 1/3 的栓塞事件发生在脑保护装置放置之前，在 CAS 的每个环节中都有可能产生栓子，特别是在介入器械通过狭窄段病变并扩张成形的过程中，围手术期严格抗血小板聚集治疗；尽量应用脑保护装置；路径下轻柔操作；尽量避免不必要的球囊预扩张和后扩张可减少栓塞事件的发生。

（3）支架对位不良，意外提前释放：应熟悉各种支架的性能，小心操作多可避免，如支架对位不良，不能完全覆盖病变可放置第二枚支架。

（4）过度灌注综合征：这是 CAS 严重的并发症，为颅内低灌注区域的动脉长期处于最大限度的代偿性扩张状态，血运重建后血管床不能在短时内适应增高的灌注压，从而发生脑组织肿胀、出血。高龄、长期高血压、高度狭窄等是过度灌注综合征的危险因素。术前合适的降压，术中、术后严格的控制血压是防止过度灌注综合征的关键，如发生过度灌注综合征，应控制性降压、中和肝素、脱水等治疗，如血肿量大，应行手术治疗，挽救生命。

（5）动脉痉挛：术中导管、导丝特别是脑保护装置对颈动脉壁的刺激可诱发血管痉挛，一般不致引起严重的脑血流障碍，机械刺激停止，可自行缓解，若痉挛严重影响进一步介入治疗或伴有烦躁、头痛等脑缺血症状，可经指引导管予以罂粟或尼莫地平并暂缓各种刺激性操作。

（6）穿刺部位血肿、假性动脉瘤等局部并发症。

231 颈动脉支架动脉成形术后再狭窄原因及治疗有哪些？

再狭窄的原因包括：血管的弹性回缩；血管的重塑形；内膜过度增生。颈动脉狭窄放置支架后，减少了血管的弹性回缩和重塑形，降低了血管再狭窄发生的可能性。但支架作为一种异源性物质，可刺激血管内膜引起反应性增生，使血管再狭窄。Wholey 等统计其发生率显示，CAS 术后 6 个月再狭窄发生率为 2.58%，1 年为 6%，其中一部分为影像学狭窄，无临床症状，对此可观察而不予进一步治疗。对于需要处理的再狭窄患者（多为 50% 以上），可行球囊扩张动脉成形或重新放置支架（"三明治"技术）。

232 颅内动脉狭窄的血管内治疗是怎样的？

和冠状动脉狭窄介入治疗相比，颅内动脉的血管内治疗尚不成熟，颅内动脉的血管内治疗包括颅内动脉球囊成形术及支架成形术，使狭窄的动脉扩张到正常或接近正常的口径，改善狭窄动脉远端的血运，防止缺血性脑卒中的发生。颅内动脉球囊成形术可能发生即刻弹性回缩（狭窄段扩张不满意）、内膜撕裂（急性闭塞），动脉夹层，穿支动脉闭塞等，目前认为支架成形术在颅内脑动脉的血管内治疗中更具价值。但当无内支架成形术的适应证时，如血管明显扭曲、内支架无法通过，或靶血管直径＜2mm，可以采用PTA治疗顽固症状性颅内脑动脉狭窄。

233 颅内动脉狭窄的血管内治疗的手术指征是什么？

（1）血管狭窄＞50%。
（2）相关脑组织缺血。
（3）侧支循环不良。
（4）狭窄血管结构适合血管成型（狭窄段长度＜10mm，成角不明显）。
（5）无神经介入的禁忌证。

234 哪些颅内动脉狭窄不适合血管内治疗？

大多数禁忌证是相对的，必须与不介入风险进行权衡。这些禁忌证如下。
（1）出血性梗死或ICH。
（2）CT显示低密度或占位效应与大脑中动脉超过1/3区域的进展梗死一致。
（3）最近大手术史。
（4）妊娠。
（5）考虑支架植入时，禁忌抗凝剂和/或溶栓剂。

235 动脉支架辅助动脉成形术的技术要领有哪些？

（1）入路：多采用股动脉入路，椎动脉病变可采用桡动脉入路，颈内动脉病变不能采用桡动脉入路。

（2）指引导管：6F指引导管常用，如动脉严重迂曲可应用双指引导管技术增加支撑力，应常规采用交换导丝技术放置指引导管，指引导管应尽量接近狭窄处，提高支撑力。

（3）如动脉迂曲不重，支架可直接在微导丝指引下到达狭窄处，如动脉迂曲，估计支架到位困难，可应用微导管、微导丝技术将300cm微导丝跨过狭窄，然后沿300cm微导丝输送支架。

（4）支架型号的选择，直径与狭窄近端动脉直径相当，长度较狭窄两端各大1～2mm。

（5）所有操作应在路径图下进行，支架到位后造影证实支架位置满意后可扩张球囊释放支架，扩张压力48个大气压，扩张尽量缓慢，笔者的经验是每缓慢打一个大气压，等待15～30秒，释放支架后不要急于回撤球囊，反复造影，狭窄处扩张满意后再回撤球囊，微导丝留置于原处，再造影见支架位置、扩张程度满意，支架两端动脉无夹层再撤回导丝，最后再造影仔细查看支架位置、扩张程度、支架两端动脉有无夹层、远端动脉充盈情况，有无血管痉挛，远端动脉有无穿孔引起造影剂外溢，确定无误后结束手术。

236 支架到位困难的解决措施有哪些？

（1）尽量选用柔软的支架，足够覆盖病变情况下支架尽量短。

（2）提高指引导管支撑力，指引导管尽量接近病变，可应用双指引导管，即将6F指引导管至于8F指引导管内，或在指引导管内伴行放置0.035英寸（0.89mm）超硬导丝提高支撑力。

（3）更换支撑力强的微导丝。

（4）应用"伴侣导丝"（buddy wire）将迂曲的动脉拉直有助于支架顺利到位，笔者习惯应用支撑力强的0.014英寸（0.36mm）导丝作为"伴侣导丝"，支架到位后回撤"伴侣导丝"，然后释放支架。

（5）如果存在血管痉挛，动脉内应用尼莫地平或罂粟碱缓解血管痉挛。

237 脑动脉支架辅助动脉成形术的常见并发症有什么？

（1）狭窄动脉破裂：是最严重的并发症，造影剂少量外泄，中和肝素，充盈球囊封堵漏口有望止血，如造影剂严重外溢，估计涌口较大，迅速应用弹簧圈闭塞动脉可止血，常造成病人重残或死亡，另外术中微导丝也可造成动脉穿孔，可应用纤维蛋白胶或其他新型血管内液体栓塞剂或弹簧圈闭塞动脉。

（2）颈动脉窦反应：脑血管支架置入过程中出现心脏停搏≥3秒和/或血压过低（收缩压≤90mmHg）称为颈动脉窦反应；报道其发生率为11.1%~8.9%。可能原因为球囊扩张或支架置入后对颈动脉窦压力感受器刺激引起，颈动脉窦反应的主要诱发因素是分叉部狭窄。

（3）穿支动脉闭塞。

（4）高灌注综合征：①同侧或对侧大脑中动脉血流速度异常升高，大脑中动脉平均血流速度比术前增加100%以上。②头痛。③局限性癫痫发作、局限性神经功能缺损、脑出血和/或脑水肿。可能原因为血管狭窄被突然释放后血流量增高所致，尤其易发生在对侧颈内动脉均有严重狭窄或闭塞的患者，当低灌注区脑血流量突然增加超过其代谢需要产生的一系列症状和体征。

（5）动脉急性闭塞：常为动脉夹层、急性血栓形成、严重的血管痉挛造成。

（6）穿刺部位出血：术后当天或第2天内出现穿刺部位血肿或皮下淤血、青紫等皮下损伤。报道的发生率为4.3%~10.2%。发生原因可能为穿刺方法不当、术后未正确压迫及包扎，剧烈活动发生假性动脉瘤有关，另外还与术者熟练程度有关。

（7）支架脱载：球囊扩张支架在输送过程中，因为近端动脉迂曲，指引导管或微导丝支撑力差等原因造成支架自扩张球囊脱落。

（8）支架移位或位置不良：多由于支架型号选择不当或对位不准确而释放。

（9）其他部位再狭窄及脑缺血：报道的发生率为 0.7%～3.8%。其发生原因可能为局部扩张后的平滑肌细胞与内皮细胞增生所致，而平滑肌细胞的异常增生更为重要。当狭窄处被球囊扩张时，斑块的撕裂可能并发斑块下的平滑肌损伤，其损伤越重，可能增生的程度越高。

238 颈/脑动脉支架术术前术后用药有哪些？

（1）抗血小板治疗：这是防止术中、术后支架内血栓、再狭窄的重要措施。常用药物及方案：阿司匹林 300mg/d，联合氯吡格雷 75mg/d，服用 3～7 天；术后阿司匹林 300mg/d，联合氯吡格雷 75mg/d，氯吡格雷服用 3～6 个月，阿司匹林 6 个月后改为 100mg/d，终生服用。

（2）抗凝治疗：对于术前 TIA 频繁发作的病人，存在动脉急性闭塞的可能，笔者病例中 2 例大脑中动脉狭窄等待支架手术病人发生了急性动脉闭塞，TIA 频繁发作的病人，动脉狭窄严重，血液动力失代偿，可应用肝素抗凝治疗，静脉滴注 100～150mg/24h，维持 APTT 延长 1.5～2.5 倍，也可以应用低分子肝素，0.4～0.6ml 皮下注射，每日 2 次，支架术后一般应用低分子肝素 3～7 天。

（3）控制血压：颅内外动脉支架术前特别是颈动脉支架术前适当的控制血压是预防术后高灌注综合征的关键，但由于动脉狭窄因素，虽然高血压但脑组织灌注仍严重不足，如果血压降至过低，易引起脑梗死，一般降低基础血压 10% 为宜，支架术后应严格控制血压。

（4）其他药物：包括控制糖尿病药物、改善微循环药物、调脂药物等，如合并高同型半胱氨酸血症，需应用叶酸及维生素 B_{12}。

239 高血压脑出血的发病机制是什么？

（1）长期高血压可促使深穿支动脉血管壁结构变化，发生微小动脉瘤，微小动脉瘤或小阻力动脉脂质透明样变性是脑出血的原因。

（2）血压急性升高也可引起脑出血。

（3）脑动脉壁薄弱，基层和外膜结缔组织较少，缺乏弹力层。

240 高血压脑出血的好发部位有哪些？

70% 的高血压脑出血发生在基底节区，脑叶、脑干和小脑各占 10%。

241　脑叶出血的常见原因有哪些?

常由动静脉畸形、烟雾病、血管淀粉样变性和肿瘤脑卒中等所致。

242　高血压脑出血的临床特点有哪些?

见表 2-4。

表 2-4　高血压脑出血和临床特点

部位	昏迷	瞳孔	眼球运动	运动、感觉障碍	偏盲	癫痫发作
壳核	较常见	正常	向病灶侧偏斜	轻偏瘫	常见	不常见
丘脑	常见	小,光反射迟钝	向下偏斜	偏身感觉障碍	可短暂出现	不常见
脑叶	少见	正常	正常或向病灶侧偏斜	轻偏瘫或偏身感觉障碍	常见	常见
脑桥	早期出现	针尖样	水平侧视麻痹	四肢瘫	无	无
小脑	延迟出现	小,光反射存在	晚期受损	共济失调步态	无	无

243　CT 上如何计算脑出血的血肿量?

血肿量的计算公式:脑血肿体积 = (CT 显示血肿最大层面的长径 × 宽径 × 层厚 × 层面数) $\times \frac{\pi}{6}$。测量血肿以 CT 上标尺为准,均以 cm 为单位。

244　MRI 上的脑出血信号变化有什么特点?

(1) 超急性期 (0~2h):血肿为 T1 长信号、T2 长信号,与脑梗死不易区别。

(2) 急性期 (2~72h):为 T1 等信号、T2 短信号。

(3) 亚急性期 (3d~3w):T1、T2 均呈高信号。

(4) 慢性期 (>3w):呈 T1 长信号、T2 长信号。

245　高血压脑出血急性期如何控制血压?

存在争议。可导致再出血,尤其是第 1 个小时内。但在一些情况下高血压也有利于维持有效灌注。如果了解患病之前的血压情况，将平均动脉压降到发病前水平；如果不了解，则降低约20%。注意：一项对8个ICH病人的研究显示，脑血流自动调节尚存，但血压调控的下限值升高。然而，当药物治疗使MAP降至发病前平均动脉压（MAP）（平均值为入院时MAP的80%）以下时会导致CBF下降。

246 壳核、基底节区脑出血的外科治疗指征是什么？

（1）血肿较小（<30ml），意识清楚的病人可选择内科保守治疗。

（2）血肿量在30ml以上或血肿占位效应较大，中线移位较明显，内科保守治疗进行性加重者，应行外科治疗。

247 小脑出血的手术指征是什么？

（1）GCS≥14分且血肿直径<4cm：保守治疗。

（2）GCS≤13分和血肿直径≥4cm：手术清除。

（3）脑干生理反射消失和四肢弛缓性瘫痪：没有强化治疗的指证。

（4）脑积水病人：凝血性疾病时，使用脑室外引流。注意：切忌过度引流导致小脑上疝。

248 高血压脑出血的外科治疗方法有哪些？

（1）显微镜下脑内血肿清除术：能在显微镜下清除血肿并止血，还可行骨瓣减压、血肿腔引流，做到充分减压为特点。该方法清除基底节血肿效果可靠、再出血概率少，具有微创、神经功能恢复好等优点。

（2）立体定向血肿碎吸术：又称为微创钻孔血肿腔置管引流术，是将引流管植入血肿腔，通过抽吸、纤溶药物辅助血肿液化等降低颅内压，减少血肿对脑组织压迫以及血肿分解产物的神经毒性作用，避免周边的缺血半暗带发展成为坏死区，提高患者临床预后。可在床旁局麻下操作，具有省时、快捷，操作简单，对硬件要求不高等优势，是目前治疗高血压脑出血的常用的方法之一。

（3）内镜高血压脑内血肿清除：创伤较骨瓣开颅小，内镜手术的优势就是操作的可视化，视野大，图像清晰，创伤小。

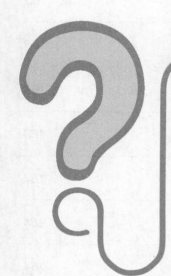

第三部分

胶质瘤

一、大脑胶质瘤概述

249　脑胶质瘤简述

脑胶质瘤是指起源于脑神经胶质细胞的肿瘤，是最常见的原发性中枢神经系统肿瘤，世界卫生组织（WHO）中枢神经系统肿瘤分类将脑胶质瘤分为 Ⅰ～Ⅳ级，Ⅰ级、Ⅱ级为低级别脑胶质瘤，Ⅲ级、Ⅳ级为高级别脑胶质瘤。

我国脑胶质瘤年发病率为 5～8/10 万，5 年病死率在全身肿瘤中仅次于胰腺癌和肺癌。根据美国脑肿瘤注册中心（CBTRUS）统计，在原发性恶性中枢神经系统肿瘤中，胶质母细胞瘤（glioblastoma，GBM，WHOⅣ级）的发病率最高，占 46.6%，约为 3.20/10 万；其次是弥漫性星形细胞瘤，发病率为 0.51/10 万。GBM 的发病率随着年龄的增长而增加，最高发的年龄为 75～84 岁，新诊断的中位年龄是 64 岁。世界卫生组织 1998 年公布按肿瘤致死率排序，恶性胶质瘤是 34 岁以下肿瘤患者的第 2 位死亡原因，是 35～54 岁患者的第 3 位死亡原因。2012 年中国肿瘤登记报告指出中国脑及中枢神经系统恶性肿瘤死亡率为 3.87/10 万，位列十大高病死率肿瘤之第 9 位。

250　脑胶质瘤病因

脑胶质瘤发病机制尚不明了，目前确定的两个危险因素是：暴露于高剂量电离辐射和与罕见综合征相关的高外显率基因遗传突变。此外，亚硝酸盐食品、病毒或细菌感染等致癌因素也可能参与脑胶质瘤的发生。近年来，高级别胶质瘤发病机制研究的热点包括：等位基因的杂合性缺失及基因的遗传性变异研究，DNA 错配修复，细胞信号通路紊乱（如 EGFR、PDGF、RAS、PI3K/Akt/PTEN、P53/RB1 等）和肿瘤干细胞研究等。

251　脑胶质瘤临床表现及影像诊断手段

脑胶质瘤临床表现主要包括颅内压增高、神经功能及认知功能障碍和癫痫发作三大类。

目前，临床诊断主要依靠计算机断层扫描（CT）及磁共振成像（MRI）检查等影像学诊断，磁共振弥散加权成像（DWI）、磁共振弥散张量成像（DTI）、磁共振灌注成像（PWI）、磁共振波谱成像（MRS）、功能磁共振成像（fMRI）、正电子发射计算机断层显像（PET）等对脑胶质瘤的鉴别诊断及治疗效果评价有重要意义。

252　脑胶质瘤病理诊断

脑胶质瘤确诊需要通过肿瘤切除或活检获取标本，进行组织和分子病理学检查，确定病理分级和分子亚型。目前主要的分子病理标志物包括：异柠檬酸脱氢酶（IDH）突变、染色体 1p/19q 联合缺失状态（co-deletion）、O6-甲基鸟嘌呤-DNA 甲基转移酶（MGMT）启动子区甲基化、α-地中海贫血伴智力低下综合征 X 连锁基因（ATRX）突变、端粒酶反转录酶（TERT）启动子突变、人组蛋白 H3.3（H3F3A）K27M 突变、BRAF 基因突变、PTPRZ1-MET 基因融合、室管膜瘤 RELA 基因融合等。这些分子标志物对脑胶质瘤的个体化治疗及临床预后判断具有重要意义。

253 脑胶质瘤治疗方式

脑胶质瘤治疗以手术切除为主，结合放疗、化疗、免疫治疗、靶向治疗、电场治疗等综合治疗方法。手术可以缓解临床症状，延长生存期，并获得足够肿瘤标本用以明确病理学诊断和进行分子遗传学检测。手术治疗原则是最大范围安全切除肿瘤，而常规神经导航、功能神经导航、术中神经电生理监测和术中 MRI 实时影像等新技术有助于实现最大范围安全切除肿瘤。放疗可杀灭或抑制肿瘤细胞，延长患者生存期，常规分割外照射是脑胶质瘤放疗的标准治疗。胶质母细胞瘤（GBM）术后放疗联合替莫唑胺（TMZ）同步辅助化疗，已成为成年人新诊断 GBM 的标准治疗方案。

254 脑胶质瘤 MDT 概念

在国外，多学科综合治疗协作组（multidisciplinary team，MDT）已成为肿瘤治疗的标准。胶质瘤 MDT 是根据不同胶质瘤患者的疾病状况和各方面的实际情况，由多个相关学科专业人员共同讨论作出诊断并制定治疗方案，再由各学科医生按照治疗方案给予相应的治疗，以期取得最佳疗效的一种诊疗模式。MDT 模式综合不同学科的意见制定诊治计划，并定期进行疗效评估，再根据评估结果调整诊疗方案，旨在为胶质瘤患者提供个体化、综合性的诊疗服务，以提高治疗效果。

单一分科治疗体系具有一定的局限性，无法为胶质瘤患者提供全面而及时的诊疗。而胶质瘤 MDT 可以根据患者的临床症状、发病和就诊时间，结合患者的基础健康状况、肿瘤进展情况、病理类型及分子遗传学特征等，个体化地应用多学科、多种有效治疗手段，以适当的经济费用取得最佳的治疗效果，尽可能地改善患者的生存质量和延长生存时间。

255 目前国外脑胶质瘤相关规范标准和指南共识

（1）美国国立综合癌症网络中枢神经系统癌症临床实践指南（NCCN）（https：//www.nccn.org/，2020 年）。

（2）欧洲神经肿瘤协会胶质瘤指南（EANO）（https：//www.eano.eu/，2015 年和 2017 年）。

（3）欧洲肿瘤内科学会高级别神经胶质瘤临床实践指南（ESMO）（Ann Oncol，2014 年）。

（4）英国国家卫生与临床优化研究所脑及中枢神经系统肿瘤指南（NICE）（https：//www.nice.org.uk/，2018 年）。

（5）韩国神经肿瘤学学会脑胶质瘤指南（KSNO）（https：//btrt.org/，2019 年和 2020 年）。

256　目前国内脑胶质瘤相关规范标准和指南共识

（1）中国脑胶质瘤分子诊疗指南（中华神经外科杂志，2014 年）。

（2）中国中枢神经系统胶质瘤诊断与治疗指南（2015）（中华医学杂志，2016 年）。

（3）成年人幕上低级别胶质瘤的手术治疗指南（中华神经外科杂志，2016 年）。

（4）唤醒状态下切除脑功能区胶质瘤手术技术指南（2018 版）（中国微侵袭神经外科杂志，2018 年）。

（5）胶质瘤放疗中国专家共识（2017）（中华放射肿瘤学杂志，2018 年）。

（6）中国中枢神经系统胶质瘤免疫和靶向治疗专家共识（中华医学杂志，2018 年）。

（7）胶质瘤多学科诊治（MDT）中国专家共识（中华神经外科杂志，2018 年）。

（8）脑干胶质瘤综合诊疗中国专家共识（中华医学杂志，2018 年）。

（9）脑胶质瘤诊疗规范（2018 年版）（中华神经外科杂志，2019 年）。

（10）CGCG clinical practice guidelines for the management of adult diffuse gliomas（Cancer letter，2016 年）。

（11）Clinical practice guidelines for the diagnosis and treatment of adult diffuse glioma-related epilepsy（Cancer Medicine，2019 年）。

257　世界卫生组织中枢神经系统（CNS）肿瘤分类简述

1979 年世界卫生组织（WHO）首次发布了《中枢神经系统肿瘤组织学分型》，历经 1993 年、2000 年和 2006 年多次修订，于 2007 年颁布了第四版 WHO 中枢神经系统肿瘤分类"蓝皮书"。该版"蓝皮书"主要依据光镜下组织学特点对肿瘤进行分类和分级，所提供的组织病理学和临床诊断标准至今仍被世界各国认可并使用。但是，随着个体化医疗的发展，分子病理诊断已越来越多地应用于临床。分子标志物对肿瘤分类、预后判断和进展预测都有重要意义，中国脑胶质瘤协作组（Chinese Glioma Cooperative Group，CGCG）已将分子病理诊断纳入 CNS 肿瘤诊疗指南，并提供了诊断流程。国际神经病理协会于 2014 年邀请了来自 10 个国家的 28 名资深神经病理学家在荷兰哈勒姆举办了关于 CNS 肿瘤分类和分级会议，会议达成共识，认为新版 CNS 肿瘤分类应在组织学基础上增加分子病理诊断，并提供了具体诊断标准。在此基础上，2016 年 WHO 会议对第四版"蓝皮书"进行了更新（作为第 4 版的修订版），首次在组织学基础上加入了分子学特征，从而构建了分子时代 CNS 肿瘤诊断的新理念。

258 2016 年中枢神经系统肿瘤 WHO 分类命名原则

2016 版分类标准采取造血/淋巴病理学界的惯例，将分子信息结合到诊断当中。CNS 肿瘤完整的诊断应包括组织病理学名称和基因特征，在逗号后以遗传特性作为形容词，如弥漫性星形细胞瘤，IDH 突变型；髓母细胞瘤，WNT 激活型。一个以上遗传决定因子的实体的名称中要包括多个必要分子特征，如少突胶质细胞瘤，IDH 突变并 1p/19q 缺失。没有基因突变的肿瘤使用"野生型"，如胶质母细胞瘤，IDH 野生型。但多数情况下，正式的野生型诊断不常用，缺乏具有诊断意义的突变的肿瘤被归入 NOS（not otherwise specified）。无论是否存在特定遗传变异，若存在特定的分子学特征，则可用"阳性"表示，如室管膜瘤，RELA 融合阳性。对于缺乏分子诊断检测的机构平台，可用 NOS 描述某些肿瘤类型。多数情况下，NOS 说明还未对肿瘤进行足够的相关基因测试；虽少数情况已测试，但尚未能查到诊断性基因改变。NOS 并不特别定义为某种类型肿瘤，表示一组不能被分类成任何更窄定义组的病变。NOS 代表了那些缺乏足够病理学、基因学和临床特征的肿瘤类型，有待将来改进其他研究后，才能够进行具体分类。用语格式中，斜体表示特定基因符号（如 ATRX），但不用于基因家族（如 IDH，H3）；野生型使用时无连字符；某些特定名称使用破折号（如 RELA 融合阳性）。使用罗马字母如Ⅰ、Ⅱ、Ⅲ和Ⅳ表示 WHO 等级。

259 2016 年 WHO 中枢神经系统肿瘤分类对胶质瘤的分类和分级

表 3-1　2016 年 WHO 胶质瘤分类和分级

肿瘤分类	WHO 分级	ICD-O 编码
弥漫性星形细胞和少突胶质细胞肿瘤		
弥漫性星形细胞瘤，IDH 突变型	Ⅱ	9400/3
肥胖细胞型星形细胞瘤，IDH 突变型		9411/3
弥漫性星形细胞瘤，IDH 野生型	Ⅱ	9400/3
弥漫性星形细胞瘤，NOS	Ⅱ	9400/3
间变性星形细胞瘤，IDH 突变型	Ⅲ	9401/3
间变性星形细胞瘤，IDH 野生型	Ⅲ	9401/3
间变性星形细胞瘤，NOS	Ⅲ	9401/3
胶质母细胞瘤，IDH 野生型	Ⅳ	9440/3

续表

肿瘤分类	WHO 分级	ICD-O 编码
弥漫性星形细胞和少突胶质细胞肿瘤		
巨细胞型胶质母细胞瘤		9441/3
胶质肉瘤		9442/3
上皮样胶质母细胞瘤		9440/3
胶质母细胞瘤，IDH 突变型	IV	9445/3
胶质母细胞瘤，NOS	IV	9440/3
弥漫性中线胶质瘤，H3 K27M 突变型	IV	9385/3
少突胶质细胞瘤，IDH 突变和 1p/19q 联合缺失型	II	9450/3
少突胶质细胞瘤，NOS	II	9450/3
间变性少突胶质细胞瘤，IDH 突变和 1p/19q 联合缺失型	III	9451/3
间变性少突胶质细胞瘤，NOS	III	9451/3
少突星形细胞瘤，NOS	II	9382/3
间变性少突星形细胞瘤，NOS	III	9382/3
其他星形细胞肿瘤		
毛细胞型星形细胞瘤	I	9421/1
毛黏液样型星形细胞瘤		9425/3
室管膜下巨细胞型星形细胞瘤	I	9384/1
多形性黄色星形细胞瘤	II	9424/3
间变性多形性黄色星形细胞瘤	III	9424/3
室管膜肿瘤		
室管膜下瘤	I	9383/1
黏液乳头型室管膜瘤	I	9394/1
室管膜瘤	II	9391/3
乳头型室管膜瘤		9393/3
透明细胞型室管膜瘤		9391/3
伸长细胞型室管膜瘤		9391/3
室管膜瘤，RELA 融合基因阳性	II / III	9396/3
间变性室管膜瘤	III	9392/3

续表

肿瘤分类	WHO 分级	ICD-O 编码
其他脑胶质瘤		
第三脑室脊索样型脑胶质瘤	Ⅱ	9444/1
血管中心型脑胶质瘤	Ⅰ	9431/1
星形母细胞瘤		9430/3

260 弥漫性胶质瘤与局限性胶质瘤如何分类?

（1）弥漫性胶质瘤：星形细胞瘤（WHO Ⅱ级、WHO Ⅲ级）、少突胶质细胞瘤（WHO Ⅱ级、WHO Ⅲ级）、少突星形胶质细胞瘤（WHO Ⅱ级、WHO Ⅲ级）、胶质母细胞瘤（WHO Ⅳ级）和儿童弥散性胶质瘤。

（2）限局性胶质瘤：毛细胞型星形细胞瘤、多形性黄色瘤型星形细胞瘤、室管膜下巨细胞型星形细胞瘤等。

261 IDH 突变简述

（1）背景：异柠檬酸脱氢酶（isocitrate dehydrogenase，IDH）是三羧酸循环中的一种关键性限速酶，催化异柠檬酸（isocitrate）氧化脱羧生成 α-酮戊二酸（α-KG）及 CO_2，为细胞新陈代谢提供能量和生物合成的前体物质。IDH 基因家族有三种异构酶（IDH1、IDH2 和 IDH3）。IDH1 催化反应生成的产物包括 α-KG 和还原型辅酶Ⅱ（NADPH），NADPH 作为体内还原性氢的供体，一方面参与了细胞抵御氧化应激反应；另一方面还参与了不饱和脂肪酸的氧化过程。α-酮戊二酸可能与胶质瘤的发生有关。IDH1 和 IDH2 的突变在原发性 GBM 中发生率很低（5.0%），但是在继发性 GBM（84.6%）和 WHO Ⅱ级、Ⅲ级胶质瘤（星形细胞瘤（83.3%）、少突胶质细胞瘤（80.4%）、少突星形细胞瘤（100%）、间变性星形细胞瘤（69.2%）、间变性少突胶质细胞瘤（86.1%）中发生率很高。IDH1/IDH2 突变发生在胶质瘤形成的早期，随后根据星形细胞或少突胶质细胞的谱系分化不同可以分别伴随 TP53 基因突变或 1p/19q 杂合性缺失。在继发性 GBM 和低级别弥漫性胶质瘤中，IDH1/IDH2 基因突变与 TP53 突变、染色体 1p19q 杂合性缺失以及 O6-甲基鸟嘌呤-DNA-甲基转移酶（MGMT）启动子区甲基化状态呈正相关；在原发性 GBM 中，IDH1 基因的突变与 10 号染色体缺失和 EGFR 扩增呈负相关。IDH1/IDH2 突变独立于常规预后指标包括染色体 1p/19q 状态及 MGMT 基因启动子甲基化，与较长的无进展生存期有关。IDH1/IDH2 基因的突变通常发生在年轻成年人和青少年弥漫性胶质瘤患者中。超过 90% 的 IDH 基因突变为 IDH1 突变

（以 R132 类型最为常见），其余的为 IDH2 突变。含有 IDH 基因突变的高级别胶质瘤有显著较好的预后。IDH1/IDH2 突变的间变性星形细胞瘤和 GBM 的生存期分别为 65 与 20 个月，而 IDH1/IDH2 野生型的间变性星形细胞瘤和 GBM 的生存期仅为 31 与 15 个月。

（2）实验室检测方法：在基因水平，可采用焦磷酸测序；在蛋白质水平，可采用免疫组织化学法。推荐使用焦磷酸测序。

（3）建议：在各级别胶质瘤中，相对于 IDH 野生型，IDH 突变型的患者预后较好。IDH 突变状态可辅助诊断胶质瘤。

262　MGMT 启动子甲基化简述

（1）背景：O6-甲基鸟嘌呤-DNA-甲基转移酶（O6-methylguanine-DNA methyltransferase，MGMT）定位于 10q26，编码一种修复 O6-甲基鸟嘌呤的酶。其启动子包括富含 97 个 CG 二核苷酸（CpG 位点）的 CpG 岛。在正常组织中，CpG 位点一般都处在非甲基化状态。CpG 位点甲基化会导致染色质结构改变，从而阻止转录因子结合、导致基因的沉默。MGMT 主要分布于细胞质，DNA 损伤后才转移到细胞核。在细胞核中，MGMT 可以使烷化剂作用下形成的 O6 位甲基化鸟嘌呤去甲基化，有效地修复 DNA 损伤，同时自身不可逆失活为烷基化 MGMT。MGMT 一个分子只能修复一个烷基加合物，因此，MGMT 被称为"自杀"酶。细胞的修复能力取决于 MGMT 在细胞内的含量和合成速率，而 MGMT 基因启动子甲基化可以导致基因沉默和抑制蛋白合成，阻碍 DNA 的修复。MGMT 启动子甲基化在少突胶质细胞瘤中发生率为 60%~80%，在混合性少突星形细胞瘤发生率为 60%~70%，在 GBM 发生率为 20%~45%，在间变性星形细胞瘤中发生率为 40%~50%，在毛细胞型星形细胞瘤发生率为 20%~30%。在继发性 GBM 和低级别弥漫性胶质瘤中，MGMT 启动子甲基化状态与 IDH 基因突变和 1p/19q 缺失的状态呈正相关。具有 MGMT 启动子甲基化的胶质瘤患者对化疗、放疗敏感，生存期较长。

（2）实验室检测方法：焦磷酸测序或甲基化特异性 PCR 是评估 MGMT 启动子甲基化状态的最佳选择。用免疫组织化学检测 MGMT 蛋白表达从而推测 MGMT 启动子区甲基化状态并不可靠。推荐焦磷酸测序的方法。

（3）建议：MGMT 启动子甲基化提示 GBM 患者预后较好。对于年龄 >70 岁的老年患者，如果有 MGMT 启动子甲基化，放疗联合辅助化疗或单纯化疗可以延长生存期，改善生活质量；无 MGMT 启动子甲基化的老年患者不建议辅助化疗。

263　染色体 1p/19q 缺失简述

（1）背景：染色体 1p/19q 联合性缺失（codeletion）是指 1 号染色体短臂和 19 号染色体长臂同时缺失，最早发现于少突胶质细胞瘤样本中。1p/19q 联合性缺失在少突胶质细胞瘤中的发生率为 80%~90%，在间变性少突胶质细胞瘤中发生率为 50%~70%，在弥漫性星形细胞瘤中发生率为 15%，而在胶质母细胞瘤中发生率仅为 5.0%。具有 1p/19q 联合性缺失的少突胶质细胞瘤患者通常伴随着 IDH 基因的突变、MGMT 启动子甲基化和 G-CpG 岛甲基化表型（G-CIMP），但是与 TP53 突变相互独立发生。目前认为 1p/19q 联合性缺失是少突胶质细胞瘤的分子特征，是其诊断性分子标志物。通常对疑似少突胶质细胞瘤或混合性少突星形细胞瘤均应进行 1p/19q 联合性缺失的检测，从而协助组织学的诊断，1p/19q 缺失可以帮助区分混合性少突星形细胞瘤更倾向于少突还是星形，这对于治疗选择有一定的意义。存在 1p/19q 联合性缺失的少突胶质细胞瘤生长速度较慢，并对化疗敏感。目前的治疗指南对少突胶质细胞瘤均推荐检测 1p/19q 联合性缺失的状态，用替莫唑胺或单纯放疗治疗 1p/19q 联合性缺失的少突胶质细胞瘤的患者均会延长无进展生存期。

（2）实验室检测方法：实验室检测 1p/19q 状态的方法包括荧光原位杂交、基于杂合性缺失分析的聚合酶链式反应（PCR）和阵列比较基因组杂交（CGH）。推荐采用荧光原位杂交技术。

（3）建议：对于有 1p/19q 联合缺失的少突或间变性少突胶质细胞瘤患者，推荐化疗或联合放化疗。

264 EGFR 扩增和 EGFRvⅢ重排简述

（1）背景：表皮生长因子受体（epidermal growth factor receptor，EGFR）基因定位于染色体 7p12，编码一种跨膜酪氨酸激酶受体（EGFR/Erb/Her1）。EGFR 编码蛋白有 3 个功能结构域：分别是细胞外段的氨基酸结合区、跨膜区和细胞内段的酪氨酸激酶区。EGFR 与 EGF、TGF-α 或 AR（amphiregulin，双调蛋白）的结合后使酪氨酸激酶磷酸化，进一步激活胞内下游信号通路（促分裂原活化蛋白激酶（MAPK）和磷脂酰肌醇 3 激酶（PI3K），从而促进细胞增殖、迁移。EGFR 扩增在许多癌症中的发生并不普遍，而在脑胶质瘤中确有很高的发生率，并常常伴随编码蛋白的过表达。间变性星形细胞瘤中 EGFR 扩增的发生率为 17%，GBM 中的发生率为 50%~60%，TCGA 的经典型与 Phillips 增殖型和间质型的发生率高达 94%。在临床上，60 岁的 GBM 患者伴随 EGFR 扩增提示预后不良。存在 EGFR 扩增的肿瘤可以伴发其他 EGFR 基因的改变，最常见的是外显子 2~7 框内缺失形成的 EGFRvⅢ重排，EGFRvⅢ重排在 GBM 患者的发生率为 20%~30%。EGFR 的扩增会导致 EGFRvⅢ成为截断体蛋白，从而不能绑定配体的短胞外区。由于降解能力受损和激酶活性增加，EGFRvⅢ重排能够激活下游信号转导通路。EGFRvⅢ重排是否与预后相关还存在着争议，但是长期来看，有 EGFRvⅢ重排的患者预后有差的趋势。至今 EGFR 的靶向治疗对治疗 GBM 还没有明显的疗效，然而 EGFRvⅢ重排给我们提供了一个靶向治疗的平台，多个二期临床试验已经发现针对于 EGFRvⅢ重排的疫苗能够改善患者的预后。现在，三期临床试验（ClinicalTrials. gov，No. NCT01480479）正在进行。对于 EGFRvⅢ重排阳性的 GBM 患者，可通过监测外周血

EGFRvIII 重排来观察治疗反应并能监测是否复发。未来针对 EGFRvIII 重排的疫苗有望改善 EGFRvIII 重排阳性患者的预后。

（2）实验室检测方法：EGFR 扩增：荧光原位杂交；EGFRvIII 重排：实时定量 PCR，免疫组织化学，多重探针依赖式扩增技术。推荐使用荧光原位杂交检测 EGFR 重排。

（3）建议：有 EGFR 扩增的大于 60 岁的 GBM 患者预后差。

265 PTEN 基因突变简述

（1）背景：磷酸酯酶与张力蛋白同源物（phosphatase and tensin homolog，PTEN），定位于染色体 10q23.3，是蛋白质酪氨酸磷酸酶（protein tyrosine phosphatases，PTP）基因家族成员，其蛋白产物为含有一酪蛋白磷酸酶的功能区和约 175 个氨基酸左右的与骨架蛋白 tenasin、auxilin 同源的区域。PTEN 是重要的抑癌基因，于 1997 年首次被报道，是迄今发现的第一个具有双特异磷酸酶活性的抑癌基因，也是继 TP53 基因后另一个较为广泛地与肿瘤发生关系密切的基因。PTEN 蛋白是磷酸酶，它使蛋白质去磷酸化而发挥作用。PTEN 参与信号通路的转导，在细胞生长、分裂的速度过快或者分裂不受控制时，能够调控细胞分裂周期，使细胞停止分裂并诱导凋亡，这些功能可以阻止细胞的异常增殖进而限制肿瘤的形成。PTEN 还可以辅助抑制细胞转移、细胞与周围基质的黏附和血管发生等功能。此外，它在维持细胞遗传信息的稳定性上也可能具有重要作用。PTEN 基因是众多肿瘤预后的评价指标，研究其作用机制对肿瘤的诊断及其基因治疗具有重要意义。PTEN 参与了 RTK/PI3K 通路，86% 的 GBM 患者会有包括 PTEN 基因缺失和突变的 RTK/PI3K 通路基因的改变。在原发性 GBM 中 PTEN 的点突变率为 26%~34%。间变性星形细胞瘤（18%）突变率明显少于 GBM。有 PTEN 突变的间变性星形细胞瘤患者预后较差。

（2）实验室检测方法：对外显子区域进行 PCR，Sanger 测序检测 PTEN 突变。

（3）建议：建议对 WHO Ⅲ级和 WHO Ⅳ级的胶质瘤样本检测 PTEN 的突变。有 PTEN 突变的间变性星形细胞瘤患者预后较差。

266 P53 基因突变简述

（1）背景：TP53 为抑癌基因，定位于染色体 17p13.1，编码蛋白称为 P53 蛋白或 P53 肿瘤蛋白。P53 蛋白能调节细胞周期和避免细胞癌变发生。超过 50% 的人类肿瘤涉及 TP53 基因突变的发生。TP53 基因突变在低级别星形细胞瘤中发生率为 50%~60%，在少突胶质细胞瘤中 TP53 基因突变发生率很低，混合性少突星形细胞瘤发生率为 40%，继发性 GBM 发生率为 70%，原发性 GBM 发生率为 25%~37%。在低级别星形细胞瘤和继发性 GBM 中，TP53 基因突变多在胶质瘤形成早期发生，而在原发性 GBM 中，TP53 基因突变多在胶质瘤形成后期发生，主要是由于基因组的不稳定性增加导致。在弥漫性胶质瘤患者中 TP53 突变是生存率降低的原因。对于低级别胶质瘤而言，TP53 突变提示预后较差，但是对 GBM 而言并没有预测价值。

（2）实验室检测方法：对外显子区域进行 PCR，Sanger 测序检测 TP53 突变。

（3）建议：TP53 突变在低级别星形细胞瘤和继发 GBM 中发生率高。有 TP53 突变的低级别胶质瘤预后较差。

267 BRAF 融合和点突变简述

（1）背景：BRAF 基因位于 7q34，长约 190kb。BRAF 基因编码一种丝/苏氨酸特异性激酶（serine/theronine specific kinase）。BRAF 基因是 RAF 家族的成员之一，RAF 家族还包括 ARAF 和 RAF1（CRAF）基因，是 RAS/RAF/MEK/ERK/MAPK 通路重要的转导因子，参与调控细胞内多种生物学事件，如细胞生长、分化和凋亡等。BRAF 蛋白由 783 个氨基酸组成，功能上从 N 端到 C 端依次为 RAS 结合区、富半胱氨酸区（Cys）、甘氨酸环（Gloop）和激活区。在绝大多数组织和细胞类型中，BRAF 是 MEK/ERK 最为关键的激活因子。它主要有 CR1、CR2 和 CR3 三个保守区。其中 CR1 区含 RBD 区（Ras-binding domain，RAS 蛋白结合区）和富半胱氨酸区（Cys）；CR3 区为激酶结构域，含甘氨酸环（Gloop），为 ATP 结合位点和激活区，该区 T598 和 S601 两个位点的磷酸化对 BRAF 蛋白的激活至关重要。BRAF 蛋白的主要磷酸化位点为 S364、S428、T439、T598 和 S601。BRAF 蛋白的完全活化需要 T598 和 S601 两个位点的磷酸化，这两个位点氨基酸的置换将导致激酶持续性激活。此外，该两个位点的磷酸化对于 ERK 的 BRAF 诱导性激活以及 NIH3T3 的转化亦很重要。BRAF 基因的串联重复导致了基因的融合，如 KIAA1549-BRAF 和 FAM131B-BRAF（少见）。KIAA1549-BRAF 融合在毛细胞型星形细胞瘤中高发（50%~70%），而在其他级别胶质瘤或其他肿瘤中极为少见。KIAA1549-BRAF 融合是一个重要的诊断标志物，由于毛细胞型细胞瘤也存在微血管的增生，在组织学上难以与 GBM 区分，如果检测有 KIAA1549-BRAF 融合则高度提示为毛细胞型星形细胞瘤。在各个级别的胶质瘤中，均检测到了 BRAF 发生在 Val600Glu 位点的错义突变。通过针对该种突变的特异性抗体的免疫组织化学检测发现，多形性黄色瘤型星形细胞瘤中约有 60%~70% 发生该突变，是突变最多的一种星形细胞瘤。在毛细胞型星形细胞瘤中发生率为 10%，其他胶质瘤中少见。针对 Val600Glu 突变的药物，如威罗菲尼（vemurafenib），为存在 BRAF 突变的胶质瘤的治疗提供了新的治疗方式。

（2）实验室检测方法：KIAA1549-BRAF 基因融合：荧光原位杂交，实时定量 PCR；BRAFVal600Glu 突变：免疫组织化学，焦磷酸测序。

（3）建议：KIAA1549-BRAF 融合基因和 BRAF Val600Glu 突变与毛细胞型星形细胞瘤密切相关，具有很强的诊断价值；是靶向治疗的标志物。

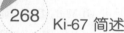

268 Ki-67 简述

（1）背景：Ki-67 是一种增殖细胞相关的核抗原，其功能与有丝分裂密切相关，在细胞增殖中是不可缺少的。Ki-67 作为标记细胞增殖状态的抗原，其染色阳性说明癌细胞增殖活跃。Ki-67 蛋白存在于所有的有活性的细胞周期中（G1、S、G2 和 M），而不存在于静止期（G0）。Ki-67 已经作为判定增殖细胞数比例的指标。然而至今为止，并没有确定的阈值作为评定肿瘤级别的指标。Ki-67 表达水平均能较客观地反映脑肿瘤的增殖速度和恶性程度，但WHO 指南至今仍旧根据有丝分裂的活性来区别 Ⅱ 级和 Ⅲ 级的肿瘤。现在多使用免疫组织化学技术检测 Ki-67 蛋白，这在病理诊断中已获得普遍认可。在许多肿瘤中，Ki-67 阳性标记指数对于区别良恶性、确定分级都有参考价值。总体说来，Ki-67 阳性标记指数越高，则恶性程度（分级）越高，预后越差。在不同肿瘤中，其良恶性之间、不同级别之间，阳性标记指数总有一些重叠交叉，而且不同研究者所得的结果还常有相当大的差别，很难一概而论。一般主张选择肿瘤细胞丰富、阳性细胞（定位于细胞核）较多的热点区域，选择至少10 个高倍视野，计算这些视野内肿瘤细胞中阳性细胞的平均值（%），作为 Ki-67 阳性标记指数。在胶质瘤中，高级别胶质瘤的 Ki-67 代表的阳性标记指数明显高于低级别胶质瘤。早期及近期研究揭示 Ki-67 和磷酸化组蛋白 H3 在弥漫性脑胶质瘤中有预后价值，尤其是低级别弥漫性胶质瘤。在间变性少突胶质细胞瘤中，Ki-67 是一个重要的单因素分析预后指标，而不是多因素分析预后指标。

（2）实验室检测方法：免疫组织化学。

（3）建议：对于低级别弥漫性胶质瘤是一个预测预后的可靠指标。

269 miR-181d 简述

（1）背景：微小 RNA（miRNAs）是在真核生物中发现的一类内源性的具有调控功能的非编码 RNA，有 20~25 个核苷酸。成熟的 miRNAs 可以降解靶 mRNA 或者阻遏靶 mRNA 的翻译。miRNA 参与了各种各样的调节途径，包括发育、病毒防御、造血过程、器官形成、细胞增殖和凋亡、脂肪代谢等等。miRNA 可以担任抑癌基因或癌基因，与肿瘤的恶性进展有着密切的联系。中国胶质瘤基因组图谱计划（chinese glioma genome atlas，CGGA）与美国波士顿贝斯医疗中心合作研究发现：与正常脑组织相比，胶质瘤中的 miR-181d 表达明显下调，尤其是在 GBM 中，这个结果在 TCGA 和独立样本中也得到了证实，miR-181d 连同其他4 个 miRNA 一同可以预测 GBM 患者的预后。miR-181d 能够抑制胶质瘤的增殖、促进细胞周期停滞并促进凋亡。已证明 miR-181d 有多个靶基因，与肿瘤相关的靶点包括 KRAS、BCL-2和 MGMT。miR-181d 能够负调控 MGMT mRNA 的翻译，从而使其表达下调，同时在肿瘤样本中 miR-181d 与 MGMT 的表达呈负相关。高表达的患者组的中位生存期明显比低表达的组群长；表达上调的 miR-181d 能够增加 GBM 对替莫唑胺的敏感性，部分的原因是 miR-181d 下调 MGMT 的作用。MGMT 有修复 DNA 损伤的功能，而替莫唑胺能够促进 GBM 的 DNA 损伤，miR-181d 通过下调 MGMT 达到了提高 GBM 对替莫唑胺敏感性的作用。miR-181d 对于替莫唑胺治疗效果是一个预测因子。同时，miR-181d 的其他靶基因的作用也参与其抗肿瘤作用机制中。在 GBM 中，miR-181d 高表达提示预后较好。

（2）实验室检测方法：原位杂交。

（3）建议：miR-181d 对于 GBM 是一个预测预后的可靠指标。临床检测 miR-181d 的表达水平能提示 GBM 患者对 TMZ 化疗的敏感性。

270 端粒酶反转录酶（TERT）启动子区突变简述

（1）背景：人端粒酶是一种核糖核蛋白复合物，由人端粒酶反转录酶（TERT）、人端粒酶 RNA 组分（TR）及人端粒酶相关蛋白（TEP1 等）组成。端粒酶利用其自身 hTR 所携带的 RNA 为模板，在 hTERT 的反转录催化下，合成端粒重复序列并连接到染色体末端，延长或稳定了随着细胞分裂而进行性缩短的端粒，在细胞永生化及恶性肿瘤的发生和发展中起到了重要的作用。TERT 启动子突变共有两种互斥突变类型：C228T 和 C250T。这两位点的突变都可以与 ETS 转录因子家族或 TCF 转录因子特异性的结合，使 TERT 启动区域的转录活性增加，进而活化 TERT，使 TERT 的表达上调。大量研究发现在胶质瘤中存在 TERT 基因启动子区的特征性突变，C228T 和 C250T，总体频率约 55%，主要集中于原发性胶质母细胞瘤（55%～83%）和少突胶质细胞瘤（74%～78%）中。发生突变的肿瘤中 TERT 的表达量是野生型样本的 6.1 倍。TERT 启动子突变与 1p/19q 杂合性缺失重合性极高（98%）。国外 1087 例胶质瘤研究报道显示，在 II 级和 III 级胶质瘤中，TERT 启动子区和 IDH 同时突变的患者总生存期最长，同时 TERT 启动子区、IDH 和 1p19q 这 3 种分子学指标阴性组的患者总体生存期比 TERT 启动子区和 IDH 双重突变组或三重阳性组均明显短，另外单独 TERT 启动子突变的患者预后最差。多项研究提示 TERT 启动子突变对患者预后的影响与 IDH 突变状态有关，在 IDH 突变的低级别及 III 级胶质瘤中，TERT 启动子突变患者的总生存时间和无进展生存期较长，而在 IDH 野生型的低级别及 III 级胶质瘤中，TERT 启动子突变患者的总生存时间和无进展生存期较短。

（2）实验室检测方法：Sanger 测序检测。

（3）建议：TERT 启动子区突变对于胶质瘤辅助分型和预后判断具有重要的临床意义，建议结合 IDH1/2 突变等其他分子遗传学事件。

271 ATRX 突变简述

（1）背景：ATRX（X-1inked alpha thalassemia mental retardation syndrome）基因是位于

X 染色体的地中海贫血/精神发育迟滞综合征的致病基因，其编码特异性蛋白为 ATRX 蛋白。ATRX 蛋白为染色质重塑蛋白，与死亡结构域相关蛋白（death domain associated protein, DAXX）形成复合体后，可与组蛋白 H3.3 相互作用并聚集于染色质和端粒。ATRX 基因突变引起 ATRX 蛋白的表达缺失，将导致端粒的不稳定，细胞出现无限分裂。ATRX 基因突变/表达缺失常见于星形细胞瘤，在 II 级胶质瘤中的发生率为 33%，在 III 级胶质瘤中的发生率为 46%，在继发性胶质母细胞瘤中的发生率为 80%，在原发性胶质母细胞瘤中的发生率为 7%，而在少突胶质细胞瘤中几乎未发现 ATRX 基因突变/表达缺失。在弥漫性胶质瘤中，ATRX 基因失活与 IDH1 和 TP53 基因突变显著相关。研究报道，ATRX 基因突变的成年人弥漫性胶质瘤患者几乎都存在 IDH1 基因突变（99%），ATRX 和 IDH1 基因突变患者的 TP53 基因突变发生率为 94%。

（2）实验室检测方法：免疫组化，Sanger 测序检测。

（3）建议：胶质瘤中 ATRX 突变和 IDH 突变明显正相关，几乎和 1p/19q 共缺失互相排斥。

272　H3K27 突变简述

（1）背景：组蛋白（histone）常有多种变体，共分为 5 种亚基，分别为 H1、H2A、H2B、H3 和 H4。主要参与基因表达的精细化调节，具有调节方式多种、不同变体具有不同的作用，其中最常见为翻译后修饰，如组蛋白甲基化和乙酰化。H3.3 有两个编码基因分别为 H3F3A（主要编码具有复制独立特点的组蛋白 H3 变体 H3.3）和 H3F3B，其中 H3K27M 突变主要发生在 H3F3A 上 H3K27M。H3K27M 突变破坏了组蛋白 H3 甲基化修饰位点，从而改变组蛋白甲基化状态。最新研究发现，组蛋白 H3.3 特定位点的突变 H3K27M 导致氨基酸的改变与中线结构胶质瘤发生密切相关，且具有明显弥漫性生长的特点，恶性程度高。儿童中线结构胶质瘤中，H3K27M 突变与患者的预后具有显著的相关性。H3 野生型的儿童丘脑胶质瘤诊断年龄为 8.24 ± 3.93 岁，总生存期为 11.10 ± 8.69 年，而 H3K27M 突变的儿童丘脑胶质瘤诊断的年龄为 10.35 ± 3.23 岁，总生存期为 1.81 ± 3.25 年。不论是高级别还是低级别胶质瘤，具有 H3K27M 突变的胶质瘤患者具有更差的生存期。

（2）实验室检测方法：免疫组化，Sanger 测序检测。

（3）建议：H3K27M 突变在儿童胶质瘤尤其是中线结构胶质瘤的诊断中可作为一个重要的分子诊断学标志物。

273　胶质瘤分子分型简述

胶质瘤分子基因表达研究的进一步开展，将为胶质瘤分类与新型分子治疗靶点的寻找提供更多的依据。Phillips 等一项 107 例胶质瘤（WHO III 和 IV 级）的研究中，用 35 个基因将胶质瘤分为 3 个亚型：前神经元型，增殖型和间质型。前神经元型表达神经发生相关的基因，具有完整的 PTEN、正常的 EGFR 和 Notch 信号通路，常发生在 40 岁左右的人群中，有较好的预后。增殖型与间质型肿瘤分别表达细胞增殖和血管生成/间质相关的基因，如 10 号染色体缺失，7 号染色体的扩增，PTEN 基因的缺失，正常或扩增的 EGFR 基因和 Akt 的活化。常发生在年龄稍大的人群中（>50 岁），有不良的预后。Verhaak 等在分析了癌症基因图谱计划（the cancer genome atlas，TCGA）中 202 例 GBM 的表达谱后，利用了 840 个基因，将 GBM 分为四个亚型：前神经元型，神经元型，经典型和间质型。前神经元型的发生率较低，有少突胶质细胞的特性，主要发生在继发性 GBM 年轻患者中，其主要特点是 IDH 突变、TP53 基因突变和 1p/19q 杂合性缺失、PDGFR-A 改变、10 号染色体缺失，7 号染色体扩增。神经亚型表现为表达神经元相关基因，包含有星形细胞和少突细胞，其主要特点是 EGFR 扩增（5/19，26%），它的表达模式和正常脑组织样本是最相似的。经典亚型表达了神经前体和干细胞的标志物，具有星形细胞的特性，其特点是 7 号染色体扩增和 10 号染色体的缺失（93%），EGFR 扩增（95%），TP53 缺失，激活的 Notch 和 shh（Sonic hedgehog signaling）信号通路，PTEN 缺失（5/22，23%）和 EGFRvIII 重排（5/22，23%）。间质亚型具有培养的星形细胞瘤的特点，包括 PTEN 缺失（12/38，32%），NF1 基因突变（14/38，37%），坏死和炎性反应的增加。中国脑胶质瘤基因组图谱计划（chinese glioma genome atlas，CGGA）共利用了 225 例脑胶质瘤的样本进行了分子亚分型，将脑胶质瘤分为了 3 个亚型（G1、G2 和 G3）。G1 亚型包含了极度高发的 IDH 突变，主要见于年轻的患者，有良好的预后。而相对于 G1 亚型，G3 亚型预后较差，主要见于年老的患者，包含了非常低的 IDH 突变率。G2 亚型的以上临床特点介于 G1 和 G3 亚型之间，但是 1p/19q 的缺失在 G2 亚型中比 G1 和 G3 的发生率要高。上述分型使用 TCGA 和 Rembrandt 的数据库验证得到了相似的结果。

274 弥漫性星形细胞瘤，IDH 突变型简述

（1）定义：IDH1 或 IDH2 基因突变为特征，可伴有 TP53 及 ATRX 基因突变。细胞分化程度较高，生长缓慢。可发生于中枢神经系统任何部位，额叶多见；肿瘤具有恶变潜能，可进展成 IDH 突变型间变性星形细胞瘤，甚或 IDH 突变型 GBM。

（2）流行病学：据估计，每年发病率为（0.55~0.77）/10 万。男女比例为 1.3：1。中位发病年龄在 35 岁左右。

（3）大体：肿瘤边界不清，位于灰质或白质内，可见大小不等的囊腔、颗粒样区域及软硬度不同的区域。

（4）镜下：肿瘤由分化好的纤维型星形细胞组成，细胞密度中等，核不典型，核分裂象少或缺如。间质疏松，常伴微囊形成，不伴有血管内皮细胞增生。Ki-67 增殖指数常小于 4%。

（5）免疫组织化学：胶质纤维酸性蛋白（GFAP）、波形蛋白（Vimentin）、Ki-67/MIB-1、

P53 蛋白、IDH1 R132H 和 ATRX。

（6）分子病理学：IDH1 codon 132、IDH2 codon 172 基因突变。

预后：中位生存期为 10.9 年。

275 肥胖细胞型星形细胞瘤，IDH 突变型简述

（1）定义：是弥漫性星形细胞瘤，IDH 突变型的一个亚型，以含有大量肥胖型星形细胞为特点，且肥胖型星形细胞含量大于 20%。

（2）流行病学：占所有弥漫性星形细胞瘤的 10%。男女比例为 2:1。中位发病年龄在 42 岁左右。

（3）大体：与其他低级别弥漫性脑胶质瘤无区别。

（4）镜下：肿瘤细胞呈多角形，胞质丰富、嗜酸性、毛玻璃样，核常偏位，染色质簇状，偶见核仁。血管周围淋巴细胞套常见。

276 弥漫性星形细胞瘤，IDH 野生型简述

定义：具备弥漫性星形细胞瘤的形态学特征，但无 IDH 基因突变的一类肿瘤。这类肿瘤较少见，被认为是一种暂定的亚型。

277 间变性星形细胞瘤，IDH 突变型简述

（1）定义：具备间变性特征的星形细胞瘤，增生活跃，伴 IDH1 或 IDH2 基因突变。这类肿瘤可进展为 IDH 突变型 GBM。

（2）流行病学：据估计，每年发病率为 0.37/10 万。男女比例为 1.39:1。中位发病年龄在 36 岁左右。

（3）大体：肿瘤边界常较清，部分呈颗粒状，不透明，较软，囊变少见。

（4）镜下：可见区域性或弥漫性细胞密度增高，肿瘤细胞核有一定异形性，可见病理性核分裂象，可有不同程度的血管内皮细胞增生，但无坏死。

（5）免疫组织化学：GFAP、p53 蛋白、Ki-67/MIB-1、IDH1 R132H、ATRX。

（6）分子病理学：IDH1 codon 132、IDH2 codon 172 基因突变。

（7）预后：中位生存期为 3～5 年。

278 间变性星形细胞瘤，IDH 野生型简述

定义：具备间变性星形细胞瘤的形态学特征，但无 IDH 基因突变的一类肿瘤。较少见，

约占所有间变性星形细胞瘤的 20%。这类肿瘤恶性程度高于 IDH 突变型的间变性星形细胞瘤，与 IDH 野生型的 GBM 相似。

279 胶质母细胞瘤，IDH 野生型简述

（1）定义：是恶性程度最高的星形细胞肿瘤，由分化差的肿瘤性星形细胞组成，无 IDH 基因突变，占所有 GBM 的 90%。主要见于成年人，男性多发。这类肿瘤一旦发生即为原发性 GBM，多位于幕上，可累及周围及远处脑组织。

（2）流行病学：据估计，每年发病率为 3.19/10 万。男女比例为 1.6∶1。中位发病年龄在 64 岁左右。

（3）大体：肿瘤界限不清，切面颜色不一，呈灰色或灰白色，坏死区呈黄色，伴出血时呈现红色或棕色。坏死物液化后可形成含混浊液体的大囊腔。

（4）镜下：由分化差的肿瘤性星形细胞组成，细胞密度高，核异型性明显，核分裂象多见，并见大量病理性核分裂象。明显的微血管增生，经常可出现"肾小球样"血管内皮细胞增生和/或坏死，肿瘤细胞围绕坏死灶呈"假栅栏状"排列是诊断的基本要点。

（5）免疫组织化学：GFAP、S-100、OLIG2、EMA、Nestin、WT-1、p53 蛋白、Ki-67/MIB-1、IDH R132H、VEGF、MMP-9、EGFR、EGFR vIII。

（6）分子病理学：IDH1 codon 132、IDH2 codon 172 基因突变、MGMT 启动子区甲基化、EGFR vIII 重排、TERT 启动子区突变（C228T 和 C250T）。

（7）预后：生存期 15~18 个月，5 年后患者的存活率低于 5%。

280 巨细胞型 GBM 简述

（1）定义：是 IDH 野生型 GBM 的一个亚型，罕见。肿瘤主要由含怪异形核的细胞及多核巨细胞组成，偶可见丰富的网状纤维。AURKB 表达及 TP53 突变常见，EGFR 基因扩增少见。此亚型患者预后优于其他类型 GBM。

（2）免疫组织化学：GFAP、P53 蛋白、S-100、Vimentin、β-tubulin III、EGFR、IDH R132H、AURKB。

281 胶质肉瘤简述

（1）定义：是 IDH 野生型 GBM 的一个亚型，具有胶质和间叶组织双向分化的特点。此亚型常与 GBM 有关，也可由室管膜瘤和少突胶质细胞瘤转化而来。主要见于成年人，可原发或继发，预后较差。

（2）大体：因含大量结缔组织，肿瘤质地较硬、界限清楚。

（3）镜下：肿瘤含两种成分：胶质成分和肉瘤成分。

（4）免疫组织化学：GFAP、IDH R132H、p53 蛋白及其他胶质肿瘤和间叶肿瘤标志物。

（5）特殊染色：网织纤维染色。

282 上皮样 GBM 简述

（1）定义：是 IDH 野生型 GBM 的一个亚型，好发于小儿及青年人，常见于大脑和间脑，预后差。

（2）镜下：含有密集排列的上皮样细胞，部分横纹肌样细胞，核分裂象活跃，微血管增生以及坏死。

（3）免疫组织化学：GFAP、S-100、EMA、OLIG2、KI-67/MIB-1、Syn、NFP、VE1、SMARCB1、SMARCA4、IDH R132H。

（4）分子病理学：BRAF V600E、IDH1 codon 132、IDH2 codon 172 基因突变。与其他 GBM 相比，BRAF V600E 突变率较高。

283 胶质母细胞瘤，IDH 突变型简述

（1）定义：伴有 IDH1 或 IDH2 基因突变的一类 GBM，由弥散性星形细胞瘤或间变性星形细胞瘤发展而来，故称继发性 GBM。好发额叶。

（2）流行病学：继发性 GBM 占所有 GBM 的 10%。继发性 GBM 患者（平均 45 岁）明显比原发性 GBM（平均：62 岁）年轻。男女性别比例为 1.63∶1。

（3）镜下：组织学特征与 IDH 野生型 GBM 相似，但坏死范围更小。

（4）免疫组织化学：GFAP、IDH R132H、ATRX、p53 蛋白、EGFR。

（5）分子病理学：IDH1 codon 132、IDH2 codon 172 基因突变。检测 7 号染色体/10 号染色体相关基因（EGFR、MET 和 PTEN 等）及融合基因（PTPRZ1-MET）有助于患者预后的评估及靶向药物的选择（2 级证据）。

（6）预后：平均生存时间为 27.1 个月。

284 弥漫性中线胶质瘤，H3K27M 突变型简述

（1）定义：发生于中线的高级别星形细胞肿瘤，伴有 H3F3A 或 HIST1H3B/C 基因 K27M 突变。主要发生于儿童，也可见于成年人。最常见的发病部位包括脑干、丘脑和脊髓。预后差，2 年生存率小于 10%。此类胶质瘤为 WHO Ⅳ 级。

（2）流行病学：无精确数据报道。预估发病年龄中位数为 5~11 岁，脑桥肿瘤的平均发病年龄（约 7 岁）早于丘脑肿瘤（约 11 岁）。性别无明显差异。

（3）镜下：肿瘤由大小一致的小细胞或大的多形性细胞组成，多数细胞呈星形细胞形态，少数呈少突胶质细胞形态。约 10% 病例缺乏核分裂象、微血管增生和坏死，组织学相当于 WHO Ⅱ 级。其余均为高级别，其中 25% 病例可见核分裂象，75% 病例既可见核分裂象，也可见坏死和微血管增生。

（4）免疫组织化学：GFAP、NCAM1、S-100、OLIG2、MAP2、P53 蛋白、ATRX、H3K27M。

（5）分子病理学：H3F3A、HIST1H3B、HIST1H3C 基因突变。

（6）预后：H3K27M 突变型比非突变型的预后更差。

285 少突胶质细胞瘤，IDH 突变和 1p/19q 联合缺失型简述

（1）定义：一种弥漫浸润、生长缓慢的脑胶质瘤，伴 IDH 基因突变和 1p/19q 联合缺失。主要发生于成年人，多数位于大脑半球，尤其是额叶。

（2）流行病学：据估计，每年发病率为 0.26/10 万。男女性别比例为 1.3∶1。发病年龄集中于 35~44 岁。

（3）大体：肿瘤界限清楚，呈灰粉色，质软。钙化、囊变、瘤内出血常见。

（4）镜下：肿瘤细胞呈中等密度，大小较一致，核圆，核周空晕。其他特征包括微钙化、黏液/囊性变和致密分枝状毛细血管网。Ki-67 增殖指数 <5%。

（5）免疫组织化学：IDH R132H、p53 蛋白、ATRX、OLIG2、CIC、FUBP1、MAP2、S-100、LEU7、NOGO-A、Ki-67/MIB-1。

（6）分子病理学：IDH1 codon 132、IDH2 codon 172 基因突变、1p/19q 原位杂交、TERT 启动子区突变（C228T 和 C250T），MGMT 甲基化状态。

（7）预后：其中位生存期为 11.6 年，10 年生存率为 51%。

286 间变性少突胶质细胞瘤，IDH 突变和 1p/19q 联合缺失型简述

（1）定义：具有间变性少突胶质细胞瘤的组织学特征，伴 IDH 基因突变和 1p/19q 联合缺失。

（2）流行病学：暂无统计数据。

（3）大体：与少突胶质细胞瘤相似，并见坏死区。

（4）镜下：肿瘤细胞具备少突胶质细胞的特征，并见间变性特征，包括细胞密度高、细胞异型性明显、核分裂象增多、微血管增生及坏死。

（5）免疫组织化学：IDH R132H、p53 蛋白、ATRX、OLIG2、CIC、FUBP1、MAP2、S-100、LEU7、NeuN、NOGO-A、Ki-67/MIB-1。

（6）分子病理学：IDH1 codon 132、IDH2 codon 172 基因突变、1p/19q 原位杂交、MGMT 甲基化状态、TERT 启动子区突变（C228T 和 C250T）。

（7）预后：中位生存期为 3.5 年。

287　少突星形细胞瘤简述

由少突胶质细胞瘤和星形细胞瘤两种成分组成，且分子表型不明确的一类肿瘤。WHO分类不推荐此类诊断，依据 IDH 基因突变和 1p/19q 联合缺失状态，大多数少突星形细胞瘤可以归入星形细胞瘤或少突胶质细胞瘤的范畴。依据组织学特点和增殖活性，又可分为少突星形细胞瘤和间变性少突星形细胞瘤。

288　毛细胞型星形细胞瘤简述

（1）定义：一种界限清楚，生长缓慢的星形细胞瘤，多见于儿童和年轻人，常呈囊性，具有双相组织学特点：即含 Rosenthal 纤维的密集双极细胞区，以及含微囊和嗜酸性颗粒小体/透明滴的疏松多极细胞区。蛛网膜下腔浸润是常见的特点。

（2）流行病学：占所有神经胶质瘤的 5.4%，最常见于 20 岁以前人群。无明显的性别倾向。

（3）免疫组织化学：GFAP、S-100、OLIG2、Syn、IDH R132H、NFP、pMAPK、VE1。

（4）分子病理学：BRAF V600E 基因突变、KIAA1549-BRAF 融合基因。

（5）预后：仅手术干预治疗后 5 年和 10 年的总生存率大于 95%。肿瘤甚至罕见的有自发消退。

289　毛黏液样型星形细胞瘤简述

（1）定义：是一种毛细胞样肿瘤，与毛细胞型星形细胞瘤密切相关，具有明显的黏液样基质和以血管为中心的形态单一的双极性肿瘤细胞，通常没有 Rosenthal 纤维和嗜伊红颗粒小体。好发下丘脑/交叉区是最常见的发病部位。

（2）流行病学：无数据统计。

（3）免疫组织化学：GFAP、S-100、Vimentin、Syn、NFP、CD34、VE1、Ki-67/MIB-1。

（4）分子病理学：KIAA1549-BRAF 融合基因。

（5）预后：与毛细胞型星形细胞瘤相比，毛细胞黏液样型星形细胞瘤的局部复发和脑脊液播散的侵袭性更强。

290　室管膜下巨细胞型星形细胞瘤简述

（1）定义：一种良性、生长缓慢的肿瘤，典型部位是侧脑室壁，由大的节细胞样星形细胞构成，与结节性硬化复征密切相关。

（2）镜下：肿瘤界限清楚，成簇状生长和血管周围假栅栏状排列是常见的特点。肿瘤细胞表现出广泛的星形细胞表型，可以是胞质丰富呈玻璃样的多角细胞，也可以是位于纤维基质中稍小的长形细胞。

（3）免疫组织化学：GFAP、S-100、β-tubulin、NeuN、SOX2、CD34、Ki-67／MIB-1。

（4）分子病理学：TSC1、TSC2 基因突变。

291 多形性黄色星形细胞瘤和间变性多形性黄色星形细胞瘤简述

（1）定义：一种预后相对较好的星形细胞肿瘤，常发生于儿童和年轻人，好发于大脑半球的浅表部位，常侵及脑膜。典型的组织学特征包括表达 GFAP 的多形性细胞和脂质化细胞，这些细胞常被网状纤维和嗜酸性颗粒小体包绕。根据核分裂象可将肿瘤分为多形性黄色星形细胞瘤（WHO Ⅱ级，<5/10HPF）和间变性多形性黄色星形细胞瘤（WHO Ⅲ级，≥5/10HPF）。其中，间变性肿瘤可伴坏死。

（2）流行病学：每年发病率为 0.3/10 万。中位发病年龄为 22 岁。

免疫组织化学：GFAP、S-100、β-tubulin、MAP2、CD34、VE1、CDKN2A、Ki-67／MIB-1。

（3）特殊染色：网织纤维染色。

（4）分子病理学：BRAF V600E 基因突变。

（5）治疗原则：以完整的手术切除是其主要治疗方式，术后应给予相应的放疗、化疗等综合治疗，以延长生存时间。

292 室管膜下瘤简述

（1）定义：一种生长缓慢的良性肿瘤，位于脑室壁，簇状脑胶质瘤细胞包埋在丰富的纤维基质中，常伴微囊形成。

（2）免疫组织化学：GFAP、NCAM1、NSE、EMA、MDM2、Ki-67／MIB-1。

293 黏液乳头型室管膜瘤简述

（1）定义：一种生长缓慢的脑胶质瘤，几乎毫无例外的发生于脊髓圆锥、马尾和终丝。组织学以肿瘤细胞围绕血管黏液样间质轴心排列，呈乳头状结构为特点。

（2）免疫组织化学：GFAP、S-100、Vimentin、NCAM1、AE1／AE3、CD99、Ki-67／MIB-1。

294 室管膜瘤简述

（1）定义：一种生长缓慢的肿瘤，发生于儿童和年轻人，起源于脑室壁或脊髓导水管，由肿瘤性室管膜细胞构成。肿瘤界限清楚，细胞密度适中，核形态单一，呈圆形或卵圆形，染色质呈胡椒盐状，核分裂象罕见。血管周围假菊形团和室管膜周围菊形团是室管膜瘤的关键特征。根据形态特征可分为 3 个亚型：乳头型室管膜瘤、透明细胞型室管膜瘤和伸长细胞型室管膜瘤。

（2）流行病学：室管膜瘤占所有神经上皮肿瘤的 6.8%。在 3 岁以下的儿童中，多达 30% 的中枢神经系统肿瘤是室管膜瘤。在脊髓中，室管膜瘤是最常见的神经上皮性肿瘤，占成年人脊髓胶质瘤的 50%~60%，但在儿童中少见。

（3）免疫组织化学：GFAP、S-100、EMA、L1CAM、OLIG2、Ki-67/MIB-1。

（4）预后：儿童室管膜瘤的年龄和切除范围比成年人差。1 岁以下儿童的 5 年总生存率为 42.4%。随着年龄的增长，5 年总体生存率提高，1~4 岁的生存率为 55.3%，5~9 岁的生存率为 74.7%，10~14 岁的生存率为 76.2%。

（5）治疗原则：以手术完整切除肿瘤为主要治疗手段，其放疗中度敏感，术后放疗有助于预后。

295 室管膜瘤，RELA 融合基因阳性简述

（1）定义：一类 RELA 融合基因阳性的幕上室管膜瘤，预后较其他类型室管膜瘤差。

（2）免疫组织化学：GFAP、EMA、L1CAM、Ki-67/MIB-1。

（3）分子病理学：C11orf95-RELA 融合基因。

296 间变性室管膜瘤简述

定义：一种具有室管膜分化的恶性脑胶质瘤，尤其在儿童患者，生长速度快，预后很差。组织学特点为核分裂象增多，伴微血管增生及坏死。

297 第三脑室脊索样型脑胶质瘤简述

（1）定义：一种罕见的、生长缓慢、非侵袭性、位于成年人第三脑室的脑胶质瘤。

（2）镜下：在黏液性基质中可见簇状和条索状排列的上皮样 GFAP 阳性的肿瘤细胞，特征性的伴淋巴浆细胞浸润。

（3）免疫组织化学：GFAP、TTF-1、EMA、Vimentin、CD34、Ki-67/MIB-1。

298 血管中心型脑胶质瘤简述

（1）定义：常见症状是癫痫发作，是一种生长缓慢的脑胶质瘤，儿童和青年人多见。组织学特点为血管中心性生长，单形性双极瘤细胞和室管膜分化。

（2）免疫组织化学：GFAP、S-100、Vimentin、EMA、Ki-67/MIB-1。

（3）分子病理学：MYB-QKI 融合基因。

299 星形母细胞瘤简述

（1）定义：一种罕见，好发于儿童、青少年和青年人，由 GFAP 阳性细胞伴宽的有时尖端渐细的突起，放射状围绕在呈现硬化的血管周围，而形成的胶质细胞肿瘤。

（2）免疫组织化学：GFAP、S-100、Vimentin、EMA、CAM5.2、AE1/AE3、Ki-67/MIB-1。

300 脑干胶质瘤简述

脑干胶质瘤（brainstem glioma，BSG）是一组起源于中脑、脑桥和延髓的胶质瘤总称。20 世纪 80 年代之前 BSG 曾被认为是一组均质性疾病，由于当时脑干仍然是手术禁区，无法进行手术，导致对 BSG 的病理学特性缺乏足够的认识，加之肿瘤本身对放疗和化疗不敏感，所以 BSG 的整体预后极差。近 30 年来，随着神经影像技术、分子生物学、肿瘤基因组学的不断发展，人们逐渐认识到 BSG 是一组具有高度异质性的疾病。首先，BSG 作为一个整体，与大脑半球胶质瘤具有不同的分子遗传学特性；其次，在 BSG 中，不同年龄组和不同部位的肿瘤具有不同的发病机制、生长特点以及预后。

目前，国内缺乏的大规模、系统性流行病学调查。王忠诚院士曾统计 1980～2001 年首都医科大学附属北京天坛医院手术治疗的 311 例 BSG 患者，占同期手术治疗脑干占位性病变的 50.8%，占同期颅内胶质瘤的 3.6%。儿童 BSG 的发病率为每年 0.60/10 万人。BSG 的发病高峰年龄呈双峰分布，儿童为 5～10 岁，成年人为 30～50 岁；BSG 约占儿童脑肿瘤的 10%～20%，占成年人脑肿瘤的 2%～4%。男女两性发病率比较差异无统计学意义。

临床表现主要包括脑神经功能障碍、长束征和共济失调。脑神经功能障碍是脑神经纤维或核团损伤所导致，可以反映肿瘤的部位和累及范围，具有定位诊断价值。长束征是指脑干内长的纵行纤维束受累所表现出的临床征象，主要包括皮质脊髓束损伤导致的对侧肢体痉挛性瘫痪、肌张力增高、腱反射亢进、病理征阳性；脊髓丘脑束损伤导致的对侧肢体粗略触压觉和痛温觉异常；内侧丘系损伤导致的对侧肢体意识性本体感觉和精细触觉异常。共济失调主要为小脑脚损伤所致，内侧丘系损伤可以导致感觉性共济失调。肿瘤阻塞脑脊液循环通路后可以形成幕上脑积水，出现头痛、呕吐、视神经盘水肿和/或视神经萎缩等。

BSG 的治疗以综合治疗为主，包括手术、放疗、化疗、基因靶向治疗以及免疫治疗等新疗法。放疗是弥散内生型脑桥胶质瘤的标准治疗方案，但是只能短暂的改善症状，无法延长其总生存期。各种化疗方案均未能显著改善弥散内生型脑桥胶质瘤的预后。手术可以显著改善外生型及局灶型低级别肿瘤的预后。

301 丘脑胶质瘤简述

丘脑胶质瘤是一类少见的颅内肿瘤，发病率低，文献报道各异，占全部颅内肿瘤的 1%~5%。目前认为，丘脑胶质瘤的发病年龄主要有两个高峰时期，第 1 个为儿童期，第 2 个为成年人期的 50~60 岁，男女发病率无明显差异。临床上以单侧丘脑胶质瘤多见，双侧少见。

丘脑胶质瘤的生长方式主要有以下几种模式：①肿瘤局限于丘脑，破坏重要结构（内囊、神经核团）。②肿瘤向上、向外、向后达邻近脑叶或脑回皮质下白质。③肿瘤向脑室方向生长压迫室间孔或第三脑室。因此，丘脑胶质瘤的临床症状取决于神经核团、纤维束的受影响程度及脑脊液循环的阻塞效应。临床上常见表现主要包括颅内压增高、运动障碍、感觉缺失、不自主运动、癫痫等。国内徐立权等将丘脑肿瘤病人的临床表现归纳为 6 型：颅内压增高型、运动障碍型、感觉障碍型、视觉异常型、癫痫型、下丘脑症状型。

丘脑胶质瘤位置深在且毗邻重要神经功能结构，手术风险高，术后神经功能障碍发生率高，预后不理想，其临床治疗方案国内外尚未形成统一规范或意见。1932 年，Cushing 首次报道 1 例年轻女性丘脑肿瘤患者实行手术切除治疗，手术顺利，患者术后存活 13 年。但随后丘脑肿瘤外科手术治疗的病死率始终居高不下，高达 40%~69%。20 世纪 80 年代后期，活检（立体定向活检或开颅活检）明确病理并联合放疗成为本病种的主流方案。近十几年来随着显微外科技术的进步，手术致死率已逐渐降低至 5% 以内。目前较为公认的手术原则为在最大程度保存正常神经功能的前提下、最大范围手术切除肿瘤病灶，保证脑脊液循环通畅，缓解颅内高压，为放疗和化疗创造条件。

综上所述，丘脑胶质瘤是一组具有高度异质性的肿瘤群体，具有复杂的发病机制、病理类型、生长特点，治疗方式也不相同，预后差异较大。随着显微神经外科、神经影像、神经导航等技术的快速发展，丘脑胶质瘤的手术安全性和切除程度已取得了长足进步，但是丘脑区域仍是中枢神经系统中手术高风险部位。由于丘脑胶质瘤发病率低、高度异质，丘脑胶质瘤具体治疗方案上仍缺乏统一规范的认识，尚需开展多中心、大样本、前瞻性的研究以提供更有临床价值的信息。

302 胶质瘤的免疫治疗策略简述

（1）被动免疫策略

1）抗体的靶向治疗：主要是利用高度特异性的抗体作为载体，将细胞毒性物质靶向性地携至肿瘤局部，从而比较特异地杀伤肿瘤。制备的单抗多针对肿瘤相关抗原（TAA），目前在脑胶质瘤中应用较多的抗体包括：Tenasein 抗体、EGFR 单抗（西妥昔单抗、尼妥珠单抗）、抗 EGFRvⅢ抗体、贝伐单抗等。

2）过继免疫疗法：用对肿瘤有免疫力的抗肿瘤活性细胞输给患者，或取患者自身的免疫细胞在体外活化、增殖后再输回患者体内，使其在患者体内发挥抗肿瘤作用。目前，应用的免疫效应细胞有自然杀伤细胞（NK 细胞）、淋巴因子激活的杀伤细胞（LAK 细胞）、自然杀伤 T 细胞（NKT 细胞）、细胞毒性 T 淋巴细胞（CTL 细胞）以及肿瘤浸润淋巴细胞（TIL 细胞）、嵌合抗原受体 T 细胞（CAR-T 细胞）等。

（2）主动免疫策略：主动免疫策略是指将疫苗或类毒素接种于人体，使机体产生获得性免疫力，以防治肿瘤的一种措施。现阶段较热门的为树突状细胞（DC）为核心的 DC 疫苗。对于 DC 的致敏物质，现在有多种的设计，如酸洗脱的肿瘤细胞表面肽片段、肿瘤裂解液、肿瘤干细胞抗原、复合抗原、肿瘤细胞总 RNA 以及增强免疫原性的自噬体抗原策略等。

（3）针对肿瘤微环境中免疫抑制因素的免疫治疗策略：正常情况下，为了避免免疫系统的过度激活产生自身免疫性疾病，免疫系统存在免疫检查点，如 CTLA4 等。免疫检查点是一类免疫抑制性的分子，可以调节免疫反应的强度和广度，从而避免正常组织的损伤和破坏。在肿瘤的发生、发展过程中，免疫检查点成为免疫耐受的主要原因之一。国内学者发现免疫检查点 B7-H1 和 B7-H4 在胶质瘤免疫逃逸中的重要作用，发现胶质瘤干细胞和巨噬细胞之间可以通过 B7-H4 形成对话，介导胶质瘤恶性表型。免疫检查点疗法就是通过抑制共刺激信号等一系列途径以调节 T 细胞活性来提高抗肿瘤免疫反应的一种治疗方法。阻断肿瘤产生的与免疫检查点类似的分子，对机体抗肿瘤免疫反应的抑制，能使免疫系统有效的活化，攻击肿瘤、抑制肿瘤生长。

303 胶质瘤的免疫治疗策略简述

靶向治疗是在分子水平上，应用针对明确的生物标志物设计的药物，瞄准和杀伤肿瘤细胞。这种治疗方式是识别是否存在某种疾病特定的控制肿瘤生长的基因、基因谱或蛋白，以此确定针对特异性靶点的一种治疗方法。在胶质瘤综合治疗过程中，分子靶向治疗是临床研究的热点。这些分子靶向通路主要涉及肿瘤细胞的生长、抗凋亡、促侵袭等重要的生物行为。通过研究证实分子通路中与肿瘤进展有关的核心基因，进而设计对应的靶向抑制分子药物，是实现抗肿瘤的有效方法。目前，被应用的分子通路主要包括：P13K/AKT/mTOR，RAS/MAPK，Notch，Rb 和脱乙酰化等。用的分子靶向药物有酪氨酸激酶抑制剂、细胞表面受体抑制剂、组蛋白脱乙酰酶抑制剂和血管内皮生长因子（VEGF）抑制剂（贝伐单抗）等。

304 胶质瘤的电场治疗简述

肿瘤治疗电场（tumor treating fields，TTF）是一种通过抑制肿瘤细胞有丝分裂发挥抗肿瘤作用的治疗方法，用于脑胶质瘤的电场治疗系统是一种便携式设备，通过贴敷于头皮的电极片产生中频低场强肿瘤治疗电场。目前研究显示电场治疗安全且有效，推荐用于新发 GBM（1 级证据）和复发高级别脑胶质瘤的治疗（2 级证据）。

二、胶质瘤的手术治疗

305　胶质瘤手术理念是什么？

胶质瘤呈侵袭性生长，既往研究也证实在胶质瘤周边脑组织内均可发现肿瘤细胞的存在，因此对于胶质瘤治疗来说，手术的目的不在于实现体内完全无瘤状态。对于胶质瘤手术来说，指南推荐进行最大范围的安全切除。安全切除要求我们能够在切除肿瘤的同时尽最大程度地保护患者的神经功能，这也是目前术中辅助技术的应用背景。

306　胶质瘤手术目的是什么？

胶质瘤手术的基本目的在于以下几点：①解除占位征象，缓解颅内高压。通过切除瘤体以及肿瘤周边的水肿组织，最大范围的切除受累脑组织以降低颅内压，给后续治疗赢得时间和空间。②解除或缓解因脑胶质瘤引发的相关症状，如继发性癫痫等。因为肿瘤组织对周边正常皮质的持续刺激，容易诱发癫痫、失语、运动障碍等相关症状。通过手术切除，可以缓解这部分症状，改善生活质量。③获得病理组织和分子病理，明确诊断。通过手术切除或活检，可以取得一手的病理标本，进行组织病理及分子病理诊断，才能让后续治疗有的放矢，精准打击。④降低肿瘤负荷，为后续综合治疗提供条件。无论对于新发，还是复发胶质瘤，手术切除程度对于不同级别胶质瘤患者 PFS、OS 的改善均已得到证实，在颅内残余肿瘤越少的情况下进行放疗和化疗等综合治疗，效果越好。

307　胶质瘤手术方式有哪些方式，如何选择？

胶质瘤手术主要包括肿瘤切除术和病灶活检术两种手术方式。对于明确的颅内占位、存在明确颅内高压症状、合并有肿瘤相关的癫痫或功能障碍症状、患者自愿接受手术的情况，排除手术禁忌后应考虑进行肿瘤切除手术。而对于累及双侧半球、累及重要功能区域如脑干、丘脑、白质深部的病变，无法做到满意的全切除的患者，或者诊断不明确，需要进行鉴别病变性质，排除脱髓鞘病变、脑炎等相关疾病的，可以考虑进行活检手术。

308　成年人胶质瘤的 MRI 影像学有哪些特征？

见表 3-2。

表 3-2　成年人胶质瘤的 MRI 影像学特征

组织学类型	T1WI	T2WI	水肿	增强影像	特　征
M 形胶质瘤	低信号	高信号	轻度	不增强	发生于皮质白质交界
少枝胶质瘤	低信号	高信号	轻度	有时增强	发生于皮质白质交界
间变性星形胶质瘤	低信号	较广泛的高信号	严重	不均一性增强	
多形性胶质母细胞瘤	低信号	较广泛的高信号	严重	不均一，环状，多房性	发生于深部白质

309　神经影像判断胶质瘤侵袭性有什么价值？

胶质瘤的增强 CT 扫描（contrast-enhanced CT scans）显示病变区域信号增高，周围区域呈高或等密度。尸体解剖与系列立体定向活检研究证实幕上胶质瘤高信号区域为肿瘤的实体部分。环绕高密度增强区域是瘤周水肿（peri tumoral edema）与瘤细胞混合区域。根据信号增高区的信号高低不能判断胶质瘤的恶性程度，但至少能说明信号越强，瘤区血管密度越高。通过尸检与增强 CT 对比扫描发现，根据 CT 影像确定的肿瘤区域比胶质瘤实际区域小 2cm，而且 CT 并不能很好地判断残存胶质瘤。

判断胶质瘤的边界及术后复发 MRI 优于 CT。MRI 可以很好地判断胶质瘤的术后残存，准确率达 77% 以上。术后 72 小时内增强（最好是 24 小时内）扫描可不受术后伪影影响，所以在条件许可时可以应用此技术来判断胶质瘤术后残存多少，作为将来患者复查时的基准片以判断肿瘤是术后复发还是放射性脑坏死。如果术后复查 MRI 显示有增强区域则提示此增强区域可能是将来术后复发的高发区域。Ⅱ级及Ⅳ级星形胶质瘤在大脑半球内呈侵袭性生长，肿瘤主体区域为不均一的影像增强区域，但是即使增强 MRI 也不能够很好地提示胶质瘤的侵袭区域。我们知道在胶质瘤的 MRI 影像实际包含两部分：①肿瘤实质部分即肿瘤主体部分。②肿瘤侵袭边缘部分。肿瘤实质部分是血-脑屏障破坏部分，在 MRI 上表现为增强影像，这部分组织是瘤组织，没有正常的神经组织，一般没有功能，可以切除。肿瘤侵袭边缘部分是肿瘤向周围正常神经组织侵袭的部分，这部分组织在 T2 像上可以表现为异常，在手术处理上不必盲目扩大手术切除范围，以切除肿瘤实质部分为主，特殊情况下可以做脑叶切除。

Earnest 对一组未经治疗的胶质瘤包括Ⅲ级或Ⅳ级胶质瘤通过立体定向活检与增强 CT、MRI 的影像对比研究，发现 MRI 优于 CT，但在 MRI T2 加权像上表现正常的脑组织部分活检仍可发现瘤细胞。相反 Johnson 认为通过 MRI 的 T2 加权像可较好地判断胶质瘤在脑白质区域的侵袭边界。这里就提出了一个问题即 T2 加权像反映的是一个什么影像？目前的研究认为 T2 加权像反映的是一个水肿带、脱髓鞘的神经纤维及其他降解组织，而不是真正的细胞组织，也不是不典型增生的瘤细胞。但目前限于还没有其他手段更好地判断瘤组织边界，所以临床上还是以 T2 加权像作为一种较可靠的指标来反映瘤组织边界。

310　神经影像判断胶质瘤术后放射性坏死有什么价值？

目前放射治疗包括立体定向放射外科是胶质瘤常规的一种治疗手段，但放射治疗对正常脑组织造成的放射性坏死（radionecrosis）在临床上也很常见。Forsyth 等研究了 51 例术后进行常规放疗的不同级别胶质瘤，通过术后定期检查，发现 59% 的病人出现肿瘤复发，6% 的病人出现放射性脑坏死，33% 坏死组织中有复发瘤组织。Masciopinto 对 10 例放射治疗后高度怀疑为复发的胶质瘤进行活检，发现 70% 为术后肿瘤复发，30% 为放射性脑坏死。综上所述现有常规的影像学检查不能很好地区别放射性脑坏死与肿瘤复发。坏死区域的 CT 与 MRI 影像与胶质瘤术后复发的影像非常近似很难区别。坏死区域也可表现为占位征象、脑组织局部结构的破坏，临床上缓慢发展（可以十几个月无变化）；增强区域多居于白质，远离原发病灶，可以表现为环状增强灶。同复发胶质瘤一样，放射坏死灶在 CT 上表现为增强影像，在 MRI T2 加权像上表现为明显增强信号。在临床上如果确定了放射性坏死诊断，医生不能掉以轻心，应该定期复查，密切观察放射性坏死病灶的影像学变化。

311　如何判断手术切除程度及术后残留？

胶质瘤手术切除程度判断依赖于磁共振检查，因此术后必须重视及时的磁共振复查，要求在术后 24～48 小时内进行。如果磁共振检查晚于 48 小时，术区周边止血材料的强化及周边脑组织因手术骚扰产生的水肿将影响对于切除程度的判读。临床医生应重视对术后首次复查磁共振的判读，这既是手术切除程度的判断基础，也是后续治疗疗效的判断基础。应尽量协调影像科在规定时间内完成检查。

复查磁共振序列应包含 T1、T2、FLAIR、T1 增强等常规序列，有条件者可考虑增加 DWI、PWI、MRS、DTI 等功能序列，进一步明确手术切除程度以及对于周边正常结构的影响。对于高级别肿瘤，应根据 MRI 强化有无残留确认肿瘤有无残留。而对于低级别肿瘤，应结合 T2 和 FLAIR 进行评判。有条件者可进行磁共振的容积定量分析，计算残留肿瘤体积。

根据肿瘤残留体积，来判断肿瘤切除的程度，一般分为 4 个等级：全切除、次全切除、部分切除、活检。但是对于切除肿瘤体积多少判断等级，目前具体标准不一。多选择 90%～100% 为全切除，70%～89% 为次全切除，70% 以下为部分切除，活检穿刺为活检。

312　胶质瘤广泛切除时考虑因素有什么？

由于大脑胶质瘤大多侵袭性生长，手术不可能完全切除，虽然胶质母细胞瘤切除 50%

与切除 70% 的预后无差别，但是切除 50% 与切除 95% 预后则有差别，因此应当尽可能地广泛切除。对于广泛切除困难的病例也要在可能的情况下获得病理学诊断，为胶质瘤综合治疗提供病理诊断依据。

幕上胶质瘤不能手术或限制性手术的情况如下。

（1）肿瘤位于运动或语言等功能区，或者位于大脑深部，手术风险大，不宜盲目追求全切。

（2）全身状态不能耐受手术时，尤其对于合并有全身性疾病的高龄患者，必须尽早与相应科室及麻醉科进行沟通。

313 胶质瘤术前评估应如何进行？

结合患者的病史、体格检查、神经影像，我们可以初步综合判断患者的临床诊断，评估手术风险。医生应该高度重视患者的每一项症状与体征及每一项术前检查，这些临床资料对评估手术风险与判断预后非常重要。临床上胶质瘤首发症状癫痫多见，这也是胶质瘤病人就诊的原因。癫痫症状一方面是与肿瘤的占位有关，另一方面与肿瘤的瘤周水肿有关。在治疗上常规给予抗癫痫与类固醇类药物症状多能缓解。即使单独应用类固醇类或抗水肿药物，癫痫症状也常能自发缓解，对这类患者是否在术前常规应用抗癫痫药物还存在争议，因为术前常规应用抗癫痫药可出现许多并发症如过敏反应、某些抗癫痫药物影响患者的意识等。

肿瘤位置也是决定采用何种治疗的重要因素之一，如活检、近全切、全切等。邻近感觉中枢、语言中枢、视觉传导通路、重要动脉与静脉的肿瘤手术风险高，术前需充分考虑。术前也要评估肿瘤大小、侵袭程度。术者应向患者说明手术的目的，近期与远期并发症。在设计胶质瘤手术计划时要明确胶质瘤是一种侵袭性发展的疾病，不能像其他颅内良性肿瘤那样追求全切。Daumas-Duport 通过对肿瘤周围组织系列活检研究把胶质瘤分为 3 型：①Ⅰ型：肿瘤是实体性肿瘤，不连续地侵袭周围组织，这类肿瘤不常见，在临床上主要是指纤维型星形胶质瘤。②n 型：肿瘤是实体性肿瘤，不同程度地广泛侵袭周围组织，临床上常见的有星形胶质瘤、间变性星形胶质瘤与胶质母细胞瘤。③m 型：肿瘤为非实体性肿瘤，仅由侵袭性肿瘤细胞组成，临床上最常见的为少突胶质瘤。对于Ⅰ型肿瘤手术全切风险较低，而后两者手术风险相对较高，因为后两者需要切除的组织较多。对于 n、m 型肿瘤试图进行肿瘤全切十分危险，易产生严重的术后并发症。

314 胶质瘤手术计划有哪些注意事项？

（1）术前准备

1）患者症状/体征与肿瘤的关系。

2）与患者及家属讨论病情，治疗的手段，结果。

3）选择手术时机。

（2）麻醉准备。

（3）术中准备

1）神经影像研究。

2）肿瘤的颅内位置。

3）备血。

4）皮质激素类药物。

5）抗癫痫药物。

6）抗菌药物。

7）静脉插管（如中心静脉压、血氧饱和度监测等）。

8）尿路插管。

9）建立静脉通路。

10）麻醉，电生理与神经生理监测。

11）准备手术器械与辅助手术器械。

12）手术部位的准备。

13）计划切开皮瓣、骨瓣、硬膜切开/翻向位置。

14）病人体位、头架固定与保护压迫位置。

15）铺手术单。

16）术者的自我保护（避免被患者的血液污染）。

17）手术间准备。

（4）手术切除准备

1）选择手术入路。

2）切除技术。

3）避免并发症。

（5）术后治疗

1）早期注意：①患者的基本生命体征。②手术部位有无血肿形成。③脑水肿情况。④有无异常神经系统症状与体征。

2）中－晚期注意：①脑积水情况。②感染。③静脉炎/血栓、肺栓塞。④伤口愈合情况。

3）患者及家属对此次手术结果的接受程度，进一步治疗的意见和想法。

315　低级别胶质瘤手术中的特殊性？

与高级别胶质瘤相比，低级别胶质瘤存在血供不那么丰富、边界不清晰、常累及功能结构等生长特点，手术有其特殊性。典型的低级别胶质瘤在显微镜下多呈灰白/白色，质地从稀软到坚韧不等，血供多不丰富，边界不清楚，与周边正常的白质、灰质很多时候难以鉴别。因此术中辅助技术的应用对于低级别胶质瘤手术更为重要，有助于降低手术并发症发生率、提高手术全切率。在累及功能区的低级别胶质瘤手术中，应综合应用功能神经导航、神经电生理监测、术中超声/MRI、术中唤醒等技术明确肿瘤切除边界，减少并发症。而对于非功能区的低级别胶质瘤，应进行扩大切除。

低级别胶质瘤其发生发展的特性决定于其早期多累及某一个脑回，因此在手术切除过程中，对于皮质部分的肿瘤在保护功能的情况下应扩大切除到整个脑回，做到脑回切除，而不是仅仅切除该脑回内肿瘤部分就结束。对于白质部分的肿瘤，累及功能区域的肿瘤应在皮质下电刺激和纤维束导航的监测下，进行逐步切除至功能边界，未累及功能区域的肿瘤也应该进行扩大切除。

316 高级别胶质瘤手术中的注意事项有哪些？

高级别胶质瘤的特点决定其生长迅速、血供丰富、周边水肿带较显著。因此在手术中应注意以下几点并加以利用。典型的高级别胶质瘤瘤体在显微镜下多呈鱼肉样，灰红色为主，边界欠清，血供丰富，质地大多稀软，内部可见坏死形成的囊变等形态，与呈亮白色的正常白质和浅灰色的正常灰质易于鉴别。由于高级别胶质瘤血供丰富，因此在术中需要严格控制出血。手术早期应根据肿瘤部位，从主要血供来源方向离断供血血管，比如侧裂或者纵裂方向的供血血管。如拟行扩大切除，可将准备切除脑叶的末梢供血血管优先离断，以减少肿瘤血供，如额极动脉等。如肿瘤部位较深，则行皮质造瘘后优先于主要供血方向进行离断。在主要血供离断后，方可进行瘤内分块切除，以避免难以控制的肿瘤出血。

317 累及脑室壁胶质瘤手术注意事项？

由于胶质瘤存在脑室内转移的风险，因此在累及脑室壁的高级别胶质瘤手术中，应高度注意医源性的脑室转移风险。在脑室开放的第一时间，应使用棉片、明胶海绵等在脑室内进行封堵，这样既可以避免出血进入脑室造成脑室刺激反应或梗阻性脑积水，也可以避免肿瘤细胞脱落进入脑室造成脑室系统内转移。在手术结束后，在创面彻底止血后应取出脑室内填塞的棉片或明胶海绵，并用温生理盐水反复冲洗脑室系统，进行脑脊液置换。较小的脑室壁破口可以考虑用明胶海绵卷封堵，以进一步减少脑室转移可能性。

318 胶质瘤术前如何交待病情？

一旦确定了手术方案首先必须向本人或家属说明以下项目以征得同意。

（1）术前诊断依据影像，最终诊断以病理诊断为主。

（2）必须手术的理由：确定诊断；抢救生命；缓解症状；至少是为了延长生存期而希望尽可能多地切除；单独使用放疗或化疗效果较差等。

（3）如不治疗则预测其经过和预后。

（4）手术以外治疗方法的种类以及这些方法对预后的影响。

（5）做什么样的手术：麻醉有关事项，皮肤切口，开颅，脑切除范围，预定切除的程度，主刀及助手是谁，预测所需时间等。

（6）术中，术后的危险性：麻醉风险、开颅及切除肿瘤伴随的出血、由于脑切除产生新的神经症状风险、术后出血、术后脑水肿、感染、肝脏、肾脏、心脏等出现合并症的风险等。

（7）预测术后经过和治疗方案：进入监护室，患者痛苦程度和时间，术后放射治疗和化学治疗的可能性及开始时间，如果是胶质母细胞瘤则平均的生存期等。

经过以上说明并得到同意后在手术协议书上签字，必须签上患者姓名，家属姓名，日期（不要遗漏）等以备不时之需。另外应该向患者及家属说明并签署输血同意书及填写病理申请单。

319　脑胶质瘤手术的目的是什么？

脑胶质瘤手术的目的包括：①获得精确的病理诊断。②切除肿瘤组织，消除占位效应，矫正移位的脑组织，降低颅内压。③减轻患者的神经系统的症状与体征。④"全切"或"近全切除"占绝对多数的瘤细胞为放疗与化疗等联合治疗创造条件。

320　手术切除胶质瘤在临床及理论上的意义是什么？

见表3-3。

表3-3　手术切除胶质瘤在临床及理论上的意义

组织学类型	T1WI	T2WI	水肿	增强影像	特征
M 形胶质瘤	低信号	高信号	轻度	不增强	发生于皮质白质交界
少枝胶质瘤	低信号	高信号	轻度	有时增强	发生于皮质白质交界
间变性星形胶质瘤	低信号	较广泛的高信号	严重	不均一性增强	
多形性胶质母细胞瘤	低信号	较广泛的高信号	严重	不均一，环状，多房性	发生于深部白质

321　胶质母细胞瘤扩大切除的益处有哪些？

胶质母细胞瘤 T1 增强像全切可以延长患者的无进展生存期和总体生存期。近几年，国内外学者在 T1 增强像全切基础上引入 Flair 像作为胶质母细胞瘤的手术切除范围。目前已有国内外多项研究证实胶质母细胞瘤患者在 T1 增强像全切基础上进一步切除部分 Flair 像可以有效延长胶质母细胞瘤患者生存期。

322 决定胶质瘤手术综合考虑的因素有哪些?

见表 3-4。

表 3-4 决定手术综合考虑的因素

肿瘤因素	病人因素
占位程度	神经系统症状与体征 (KPS 评分)
位置 (深/浅, 有症状/无症状)	年龄
大小	手术风险 (现有医疗条件、出血、感染)
供血与引流静脉	麻醉风险 (心、肺及其他器官情况)
肿瘤的性质 (实性或囊性)	是否为二次手术 (第一次手术情况, 包括术式与病理)
数量	病人和家属对选择手术治疗的态度

一个手术能够成功需要做到以下 4 点: ①诊断正确。②详细的术前计划。③娴熟的手术技术。④围手术期的治疗。

323 胶质瘤的手术并发症是什么?

手术并发症就是正常情况下一个手术不应该出现的临床结果。对于手术并发症, 医生与患者本人及其家属的理解可能不一样。某一具体手术结果有一正常范围, 而不属于这一范围的任何手术结果应该视为并发症。如额部术后发生的轻度偏身麻痹, 神经外科医生不希望出现这一并发症, 而患者与患者家属可能会对此不在意。又比如优势半球功能区肿瘤术后出现偏身运动与感觉障碍、失语, 出现这一结果是正常的手术结果, 还是手术并发症? 医生与患者及其家属对这一结果的理解可能不一样。虽然我们有上述争论, 但是患者及家属最关心的问题有两个: ①延长生命。②提高生存质量。神经外科医生要尽量详尽地做好解释工作, 并且尽早向患者家属交代诊断以及可能的手术结果等。

324 胶质瘤手术并发症出现的原因有哪些?

胶质瘤手术并发症出现的主要原因有 3 个: ①临床上对患者症状与体征了解不充分, 没有发现手术前就已存在的症状与体征。②手术术式选择不正确。③手术技术不过关, 如术中过分牵拉脑组织、过分强调肿瘤全切、术中解剖不清楚、当术中出现异常情况时处理方式不正确等。

325 胶质瘤开颅手术并发症有哪些?

见表 3-5。

表 3-5 胶质瘤开颅手术并发症

神经系统并发症	局部并发症	系统并发症
运动或感觉障碍	癫痫	深部静脉血栓
部分/完全失语	脑积水	深部静脉血栓肺栓塞
视野缺损	气颅	肺炎
	伤口感染	尿路感染
	脑膜炎	菌血症
	脑脓肿	心肌梗死
	脑脊液漏	消化道出血
		电解质紊乱

326 脑胶质瘤复发、假性进展及放射性坏死鉴别方法?

表 3-6 脑胶质瘤复发、假性进展及放射性坏死的鉴别

项目	肿瘤复发	假性进展	放射性坏死
临床症状	稳定或改善	稳定或改善	稳定或改善
发生时间	任何时间	多见于放/化疗后 3 个月内,少数病人可见于 10 个月内	治疗后数月至数年
临床症状	恶化	不变或恶化	不变或恶化
MRI 增强扫描	多病变和胼胝体受侵通常是复发	大片长 T1 和 T2 信号,内有不规则的强化,占位效应明显	MRI 增强扫描可见强化,晚期表现为高信号
PWI	通常高灌注	通常低灌注	通常低灌注
MRS	Cho/NAA,Cho/Cr 较高	Cho/NAA,Cho/Cr 较低	Cho/NAA,Cho/Cr 较低
DWI	弥散受限	比肿瘤信号低	比肿瘤信号低

续表

项目	肿瘤复发	假性进展	放射性坏死
葡萄糖 PET	通常高代谢	高代谢或低代谢	低代谢
氨基酸 PET 和[18]F-FDG PET	高代谢	低代谢	低代谢
好发因素	几乎全部复发	RT + TMZ	RT
与放疗关系	可在放射治疗野范围外	多在放射治疗野范围内	多在放射治疗野范围内
发生率	几乎全部	总 20%~30%，在同步放化疗中常见，特别是 MGMT 启动子区甲基化者发生率更高	与剂量有关，在 2%~18%

327 胶质瘤术后如何管理？

（1）体位：卧位，为了促进头部静脉回流并稍微降低颅内压，将上半身抬高 15°~30°。

（2）监测指标：监测心电图、血压、呼吸、血氧饱和度等。

（3）手术结束后就应静脉或肌注给予抗癫痫药：例如，苯妥英钠 250mg 溶于 20ml 生理盐水中用 5 分钟（50mg/min）缓慢静脉滴注。由于麻醉苏醒时容易诱发癫痫，术后癫痫也多在此期发生（48 小时内 8.6%），所以术后应尽早给予抗癫痫药。静脉用苯妥英钠可产生血管痛，如漏出至组织内则会引起坏死，如给药速度太快可引起心律不齐甚至有可能造成心脏停搏，如与其他输液成分相混合则可能会产生强烈混浊而堵塞静脉通路等。也可给苯巴比妥，但只有肌内注射剂型，为了快速饱和则必须给予 10mg/kg。

（4）静脉维持输液：每日大约以 1500ml 为基础给予抗生素和渗透压性利尿剂及肾上腺皮质激素。每日水分需要量，假定体重 60kg，确保尿量 30ml/（kg·d），则尿量 1800ml（30ml×60）+ 不感蒸发 900ml（15ml×60）- 代谢水 300ml（5ml×60）= 2400ml。或者以 1200ml/（m²·d）为指标，如以体重 60kg，身高 160cm，体表面积约 1.7m²，则大约需要液体总量为 2000ml/d。必须注意不要加重脑水肿而保持稍微"脱水"的状态，将输液总量控制在仅仅能够补充水分必需量的水平。

（5）降颅压：20% 甘露醇 250ml，每 8 小时 1 次，抗生素每 12 小时 1 次，基础输液量按照 1200~1600ml 计算。监测尿量，生命体征，血常规，血糖，电解质等。

（6）激素：地塞米松 10mg，每天 2 次静脉滴注。

（7）药物：给予抑制胃酸分泌的药物。

（8）预防合并症：早期发现。必须注意出现术后出血、肺炎、脑膜炎、创口感染、肺栓塞、肝功能障碍、肾功能障碍、高血糖、电解质紊乱等并发症。

（9）如留置引流，根据引流液量和颜色，一般在手术第 2 天或第 3 天拔除，为了预防术后发生感染，一般不主张留置硬膜下或硬膜外引流管。

（10）手术当天最好进行头部 CT 检查，确认瘤腔没有出血，头部无异物残留。胸部 X 线等检查，确定中心静脉插管没有引起气胸的发生。为了评价残余肿瘤尽可能在后 24 ~ 48 小时内进行加强 MRI 检查。

（11）术后第 7 ~ 10 天拆线。

328 立体定向活检术的适应证是什么？

立体定向活检术的适应证组织定向活检有一定的适应证，在临床具体应用中既要考虑患者病情又要考虑肿瘤的大小、位置、是否位于功能区等，组织定向活检的最佳适应证是（相对于开颅手术）肿瘤位置深在、较小或位于皮质功能区，因为这两种情况开颅术后致残率高。与直接手术切除肿瘤的目的不同，组织定向活检主要偏重于诊断。其他适于活检技术的适应证如广泛弥散性疾病，横跨胼胝体的双额病灶，孤立的多发病灶。对于年龄大并伴有多系统疾病的患者采用活检技术，作出定性诊断以便于采取其他治疗手段如放疗与化疗，能够降低患者的致残率与死亡率。与之相对应年轻，肿瘤小，位于功能区无明显的临床症状与体征或位置深在的患者应用组织活检技术做出定性诊断以便采取其他治疗手段，如放疗与化疗同样可降低患者的致残率。

329 胶质瘤术前如何管理？

后颅窝肿瘤可以诱发脑疝，直接压迫脑干，引起呼吸、心搏骤停等症状。此部位的脑疝可以分为小脑扁桃体疝和小脑幕上行性疝两种。前者是小脑扁桃体挤入枕骨大孔，压迫延髓引起呼吸障碍。后者是小脑组织被挤入幕切迹以上，压迫中脑引起意识障碍。应该在控制便秘和呕吐的同时，经常观察意识水平和生命体征。由于肿瘤靠近呼吸中枢，且常常伴随后组脑神经障碍，容易引起吞咽障碍，呼吸功能障碍，肺合并症等。对于吞咽障碍和频繁呕吐的患者，必须注意及时吸痰，并根据情况进行鼻饲营养，防止误吸性肺炎或窒息，随时检查胸片，并进行血气分析。

330 胶质瘤术前如何处理？

术前有颅内压升高的患者应口服给予渗透压性利尿剂（异山梨醇等），类固醇制剂或给予高张溶液（20% 甘露醇/浓甘油等制剂）直至术前。住院期间患者发生进行性梗阻性脑积水，如出现了脑疝症状应立即给予 20% 的甘露醇，同时进行脑室穿刺后再切除肿瘤。

331 胶质瘤术前所需哪些必要检查，其意义是什么？

术前首先进行神经学检查，然后进行血液检查及 CT、MRI/MRA 等影像学检查。后颅窝肿瘤的临床症状主要有颅内压增高症状，小脑症状，第四脑室梗阻障碍，后组脑神经症状等。由于经常伴有颅内压增高症状，首先应进行眼底检查确认有无视神经盘水肿。部分血管网状细胞瘤患者的血液检查可出现红细胞增多现象。腰椎穿刺脑脊液检查可能诱发脑疝故一般不做，对于需要进行脑脊液细胞学检查的在保证不出现脑疝危险的情况下可以进行腰穿检查。这种情况必须谨慎，缓慢放出脑脊液，可进行检查即可。必须注意的是阅片时应首先确认有无梗阻性脑积水或小脑扁桃体下疝。CT 扫描要注意后颅窝骨质容易产生伪影。单纯 CT 检查应注意第四脑室的位置和形态，不应遗漏肿瘤。临床上根据神经影像学诊断，初步判断是否为肿瘤，可能的病理诊断，发生部位及供血血管。发病年龄和组织学诊断不同，可能采取的治疗方案也不相同。另外有无脑脊液播散在确定治疗方案上也不同，有的病例必须进行脊髓的增强检查。通过 MRI 诊断病变的确切部位，可以决定手术的入路及开颅范围，可以在术前明确供血血管及其走行以减少出血，使手术能够更加安全地进行。

332 如何判断手术切除程度及术后残留？

胶质瘤手术切除程度判断依赖于磁共振检查，因此术后必须重视及时的磁共振复查，要求在术后 24～48h 内进行。如果磁共振检查晚于 48h，术区周边止血材料的强化及周边脑组织因手术骚扰产生的水肿将影响对于切除程度的判读。临床医生应重视对术后首次复查磁共振的判读，这既是手术切除程度的判断基础，也是后续治疗疗效的判断基础。应尽量协调影像科在规定时间内完成检查。

复查磁共振序列应包含 T1、T2、FLAIR、T1 增强等常规序列，有条件者可考虑增加 DWI、PWI、MRS、DTI 等功能序列，进一步明确手术切除程度以及对于周边正常结构的影响。对于高级别肿瘤，应根据 MRI 强化有无残留确认肿瘤有无残留。而对于低级别肿瘤，应结合 T2 和 FLAIR 进行评判。有条件者可进行磁共振的容积定量分析，计算残留肿瘤体积。

根据肿瘤残留体积，来判断肿瘤切除的程度，一般分为四个等级：全切除、次全切除、部分切除、活检。但是对于切除肿瘤体积多少判断等级，目前具体标准不一。多选择 90%～100% 为全切除，70%～89% 为次全切除，70% 以下为部分切除。

333 CT 如何应用？

肿瘤的组织学诊断应根据以下方面考虑：部位和密度、有无增强、囊、壁结节、钙化。

如果小脑半球内存在囊性、圆形较大占位、并且有低密度区，则应考虑为星形胶质瘤或血管网状细胞瘤。在神经影像上二者均伴有壁结节，增强 CT 可清晰地显示瘤结节位于囊外或囊内。高龄患者还应考虑是否为转移性肿瘤。小脑星形细胞瘤的 CT 表现除了壁结节增强以外还有囊壁不完全性增强、结节位于囊内。第四脑室内最常见的肿瘤是髓母细胞瘤和室管膜瘤，二者在神经影像上可均伴有小囊，但大多数情况下这两类肿瘤是实质性肿瘤，一般室管膜瘤钙化的发生率较髓母细胞瘤高。增强 CT 二者区别不大无助于鉴别。对于弥漫性、侵袭性发生的脑干胶质瘤 CT 表现为低或等密度，界限不清的病变，以脑桥为中心的脑干增粗（hypertmphia pontis）为神经影像学上的特点。虽然最终确定肿瘤性质必须要进行组织学活检，但应该首先从影像学所见推断组织学恶性程度。脑干胶质瘤有半数以上出现环状或不规则形状增强，如果在神经影像上脑干胶质瘤表现为等密度则这类病例偏良性，肿瘤级别较低。

334 MRI/MRA 如何应用？

与 CT 相比 MRI 较能够更精确地显示病变的部位，通过矢状断面还可以了解肿瘤上扩展情况，通过脊髓检查能够明确有无脑脊液播散。当怀疑脑脊液播散时需要进行脊髓加强 MRI 检查。小脑囊性星形细胞瘤的 T1 像为低信号，壁结节或实质性肿瘤呈略低到等信号，T2 像均呈高信号。给予 Gd-DTPA 后肿瘤实质部位可增强。血管网状细胞瘤分伴有壁结节的囊性和实质性两种。T1、T2、Gd-DTPAMRI 所见与小脑星形细胞瘤几乎相同。血管网状细胞瘤与小脑星形细胞瘤不同点在于血管网状细胞瘤是血管性肿瘤，在肿瘤周围脑组织内有海绵状或点状的异常血管流空影。第四脑室内肿瘤如髓母细胞瘤和室管膜瘤，虽各自有一些特征但无特异性所见。一般表现为 T1 为低信号，T2 为高信号。也有显示内部出血，坏死或囊性变的情况。但仅凭肿瘤信号高低、增强效果、有无钙化或囊变几乎不能鉴别，唯一不同的是肿瘤的发生部位和进展方向。髓母细胞瘤往往是从小脑蚓部发生而室管膜瘤一般是由脑室底发生。而且室管膜瘤常常向侧方的桥小脑角或下方的脊椎管内生长。根据 MRI 所见不能对脑干肿瘤作出组织学诊断，但在矢状断面上可以明确肿瘤向上、向下膨胀性发展的情况。脑干胶质瘤可以表现为以脑桥为中心的脑干增粗，第四脑室被压变形的影像，肿瘤在 T1 为低信号，T2 为高信号，Gd-DTPA 加强可见斑点状，环状或者不规则性增强。脑干海绵状血管瘤由于反复出血，不同时期含有不同的红细胞破坏产物，T1 及 T2 像均可以是从高信号到低信号，呈现洋葱皮样多种信号混合的影像特征。T2 像由于含铁血黄素沉积，表现为环状的低信号环绕。

由于 MRI 可以从矢、冠、轴 3 个位置显示肿瘤的解剖学位置，所以从 MRI 获取的不仅仅是初步的组织病理学诊断，还包括手术入路在内的所必需的神经影像学资料。阅片时应该注意以下事项：①肿瘤向上方、下方及侧方的发展；与小脑半球面的关系；与小脑天幕缘，枕骨面，椎骨面哪个距离更近。对于第四脑室的病变瘤蒂位于脑室顶、底（脑桥、延髓）、侧壁。另外对于向侧方侵袭性生长的病变，术前 MFU 阅片应了解与周围重要结构的毗邻关系，否则容易在术中遗留死角残余肿瘤。②浸润部位及其程度与肿瘤的切除部位有关特别是存在于第四脑室底和小脑角的病变事先明确正常结构被浸润的程度。在脑干病变应把握脑桥延髓界限与第四脑室髓纹的关系。③供血血管及与肿瘤的位置关系。应注意经常为供瘤血管的小脑后下动脉的走行（PICA）。如果能够正确地把握病变的浸润范围和供瘤血管的走行则可以决定适当的入路和开颅范围。

335 DSA 如何应用？

脑血管造影因其是有创检查，可以发生某些严重并发症，因此如不考虑为脑血管疾病或血管网状细胞瘤可以不做 DSA 检查。脑血管造影可以显示肿瘤浓染像的形状、供血血管及手术时一些重要的桥静脉等。呈现强烈浓染像的是血管网状细胞瘤，其次是髓母细胞瘤、室管膜瘤。在血管造影静脉期可以显示枕静脉窦，小脑下蚓部静脉等。

336 胶质瘤术中管理有哪些？

（1）麻醉与监护。
（2）手术体位与入路。
（3）术中活检及应用化疗药物冲洗术区。

337 胶质瘤术中应如何实施麻醉与监护？

后颅窝手术可能干扰脑干或脑神经，出现心率降低，血压急剧变化，这时麻醉师与术者必须做出判断，必要时停止手术以免继续操作继续干扰脑干或脑神经，增加脑干功能损害程度。术中血压高多是刺激三叉神经，脑室周围的灰质区域，网状结构或孤束核所致。心搏变缓和期前收缩，一般是由于刺激迷走神经或三叉神经引起。另外，术中对脑桥或延髓过分牵拉可引起低血压。心律的室性，室上性期前收缩多是由于脑干组织受刺激引起。由于术中对脑干发生牵拉，手术结束后拔管时可引起呼吸停止或气道反射减弱，这种情况下可先不拔管，送到 ICU 直至危险消除后再拔管。在坐位手术时必须监测空气栓塞，应有胸壁超声多普勒，终末呼气二氧化碳浓度监测，肺动脉（pulmonary artery，PA）导管，心脏彩超等。拔管要在患者各项生理指标保证平稳的情况下进行。术中通过电生理检测，可以在脑干功能损害变为不可逆之前提前报警而预先获知。目前在临床应用的成熟技术有听觉诱发电位（ABR）和体感诱发电位（SEP）。ABR 术中监测技术用于后颅窝手术，一个目的是为了反映耳蜗神经的功能保存听力。另一个目的是在听觉通路到延髓上部靠近头侧的任何部位的手术时全面监测脑干功能。但是应该注意 ABR 不能监测听觉通路以外的脑干功能障碍，例如在 Wallenberg 综合征或 locked-in 综合征时 ABR 可能显示正常波形。

脊髓外周感觉初级纤维 – 后索 – 内侧丘系 – 丘脑 – 大脑皮质构成年人体躯体感觉传导通路。后颅窝手术时应用 SEP 进行电生理监测躯体感觉传导通路即外周神经或脑神经受到外界刺激，在上述传导通路某一位点记录的单位变化，N20 为冲动到达皮质的电活动，分析其潜伏期、波幅和波形的变化可有效评估感觉传导通路的损伤情况，潜伏期延长超过 10% 和/或波幅降低 50% 是现在公认的标准。当延髓受损破坏或压迫上行纤维后上行冲动数减少，传导速度降低表现为 SEP 波幅减低、波形消失及潜伏期延长。术中对延髓及神经的牵拉、压迫及过度的电凝止血等可引起 SEP 的异常改变。在第四脑室底手术时应先在手术显微镜下根据第四脑室髓纹，初步判定面神经丘的解剖学位置，进而可以判断位于面神经丘正下方的外展神经核和面神经膝。但是在术中有时很难确认，另外也有由于脑干内存在的肿瘤性病变使常规的解剖位置发生变化不能准确判断第四脑室底的解剖结构，对于这种病例近年来可以应用直接电刺激技术，术中判断第四脑室底的面神经丘和外展神经核、舌下神经核，从而避免脑干术后发生神经缺失症状。

338　胶质瘤术中应如何选择手术体位与入路？

一般采取俯卧位或侧卧位，尽管采用坐位，具有出血不进入术野而且易于理解解剖学结构等优点，但由于可能产生空气栓塞等严重的合并症，除非特殊病例一般不采用坐位。必须进行坐位手术时为了预防术中发生空气栓塞，可以升高静脉压，取心脏与术野大致相同高度的体位。俯卧位时术者位于患者的身体侧方，从后方进行手术，这样能够从正面观察小脑的半球面，容易掌握方向，而且不需要切开小脑蚓部，通过小脑延髓裂（cerebel-lomedullary fissure）可以进入第四脑室。这时必须注意站立位置的左右，因为显微镜视线是直线的，在小脑延髓裂隙内视线容易越过中线看到对侧。

手术入路一般采用枕下后正中开颅，但根据具体病例也可改变头位或开颅范围，可以不切开小脑蚓部，可经小脑延髓裂进入脑干上部，为了术中更大范围接近第四脑室底部，在摆体位时在保证不使气管内插管和颈内静脉受到压迫的情况时可尽量屈下颌以利于手术。但是必须注意过度屈曲下颌可能引发术后喉头水肿。

339　脑胶质瘤治疗效果评估 RANO 标准

表 3-7　脑胶质瘤治疗效果评估 RANO 标准

	完全缓解（CR）	部分缓解（PR）	疾病稳定（SD）	疾病进展（PD）
T1 增强	无	缩小≥50%	变化为 – 50% 至 + 25%	增加≥25%

续表

	完全缓解（CR）	部分缓解（PR）	疾病稳定（SD）	疾病进展（PD）
T2/FLAIR	稳定或减小	稳定或减小	稳定或减小	增加
新发病变	无	无	无	有
激素使用	无	稳定或减少	稳定或减少	不适用*
临床症状	稳定或改善	稳定或改善	稳定或改善	恶化
需要满足条件	以上全部	以上全部	以上全部	任意一项

注：*在出现持续的临床症状恶化时，即为疾病进展，但不能单纯地将激素用量增加作为疾病进展的依据。

340 复发胶质瘤手术时机如何把握？

目前对于复发胶质瘤的手术治疗获益仍缺乏高级别循证医学证据，但有证据表明，复发肿瘤手术可以相对延长患者生存期，但同时伴随着局部并发症的增多，因此对于复发胶质瘤的手术治疗应综合考量患者年龄、KPS 评分、肿瘤组织学类型、分子病理类型、治疗反应、复发类型、治疗意愿等因素确定。对于年龄较轻、KPS 评分较高、分子病理分型提示预后较好、治疗反应较好、局灶复发的患者，应积极推荐手术切除，以降低肿瘤负荷，缓解症状，延长生命。对于弥漫性复发的患者，应根据具体复发情况，选择占位效应明显的复发病灶进行切除，以缓解临床症状、延长生命、获取新的病理标本为目的，不强求手术实现全切。切记对于复发胶质瘤，手术不是唯一选择，更多应选择化疗、放疗、靶向治疗等综合治疗。

对于手术时机选择的问题，应在确认复发后早期进行，以避免因病灶的迅速扩散或者进展而丧失手术时机。一般建议用药观察 1~2 个月，如效果不佳应尽早进行手术安排。对于可能出现的假性进展，建议通过术前综合检查尽量实现鉴别诊断，目前认为 18F-FET PET 可能有助于鉴别假性进展和肿瘤复发。但不应该为了鉴别诊断而延误治疗时机。即使是假性进展，出现明确的占位效应并诱发临床症状，也可以考虑进行手术治疗。

341 脑干胶质瘤应如何治疗？

脑干胶质瘤往往呈弥漫性生长，外科手术很难全切，因此脑干胶质瘤一般先选放疗。低级别胶质瘤对放射治疗敏感，放射区域一般是在肿瘤所在位置，照射剂量 50~60Gy。如果脑脊液细胞学或影像学诊断无明确播散则不必进行全脑–全脊髓预防性照射。对于 3 岁以下患者由于放射治疗影响脑的发育一般不行放射治疗，而行化学治疗。如治疗中出现了阻塞性脑积水则行第三脑室造瘘或脑室–腹腔分流术。

342 髓母细胞瘤如何分类?

见表 3-8。

表 3-8 髓母细胞瘤 Chang 分类

肿瘤级别	转移级别
1. 肿瘤直径 <3cm,肿瘤包绕一个后颅窝神经或血管等结构	0. 无肿瘤播散的证据
2. 肿瘤直径 <3cm,包含两个或更多的后颅窝结构	1. 腰椎穿刺脑脊液细胞学阳性
3a. 肿瘤直径 >3cm,包含两个或更多的后颅窝结构	2. 颅内肿瘤播散
3b. 肿瘤浸润到第四脑室底	3. 髓内肿瘤播散
4. 肿瘤从第四脑室扩展,向上进入第三脑室,或向侧方侵入 CPA 池或伴有严重的脑积水	4. 全系统播散

343 髓母细胞瘤的初次治疗方法是什么?

在手术切除后放、化疗应遵循以下原则:①化疗在放疗之前进行,放疗后依然需要维持化疗。②未满 2 岁的小儿尽可能持续化疗,超过 3 岁时开始放疗。③放疗前化疗过程中如有肿瘤增大的情况(尤其是预后不良群),同时应迅速进行放疗。放疗前后行 PE 或 ICE 化疗方案参照表 3-9。

表 3-9 放疗前后 PE 或 ICE 化疗方案参照表

预后良好群(Chang 分期 T₁-T3n 而且是 M₀)	预后不良群(Chang 分期 T3ᵦ ~ T₄或是 M₁ ~ M4)
1. 照射前化学疗法 PE 疗法或 ICE 疗法每 4 周一疗程进行两个循环	1. 照射前化学疗法 ICE 疗法每 4 周一疗程进行 H 个循环
2. 放射线疗法 全脑全脊髓照射 24Gy + 后颅窝追加 30Gy	2. 放射线疗法 全脑全脊髓照射 24Gy + 后颅窝追加 30Gy
3. 照射后化学疗法 PE 疗法或 ICE 疗法每 3 ~ 4 个月 1 次进行 3 个循环	3. 照射后化学疗法 ICE 疗法每 3 ~ 4 个月 1 次进行两个循环

注:PE 为 [顺铂(CDDP)20mg/(m^2·d)+ 依托泊苷(VP-16)100mg/(m^2·d)]×5d;ICE 为 [异环磷酰胺(IFOS)900mg/(m^2·d)+ 顺铂(CDDP)20mg/(m^2·d)+ 依托泊苷(VP-16)60mg/(m^2·d)]×5 d。

344 何谓 MR 灌注成像?

常规的 MRI 技术,如 T2 加权成像或增强 T1 加权成像,均不能完整提供有关肿瘤血管

生长和血 – 脑屏障功能的可靠信息。灌注成像（perfusion weighted imaging，PWI）能反映组织毛细血管水平的血流动力学状态，通过获得局部脑血容量（regional cerebral blood volume，rCBV）、局部脑血流量（regional cere-bral blood flow，rCBF）、平均通过时间（mean transit time，MTT）等参数，可以活体、快速、无创地评价局部微环境内的血流动力学变化。1988年 Villringer 等首先报道了 MR 灌注成像在脑部的应用，以后随着平面回波成像（echo planar imaging，EPI）技术的发展和硬件设备的改进，PWI 开始广泛应用于临床研究，在脑胶质瘤的应用也日趋成熟。根据使用对比剂的不同，灌注成像的方法包括对比剂团注示踪法（dynamic first-pass bolus tracking of susceptibility contrast a-gent magnetic resonance imaging，DSC-MRI）和动脉血流自旋标记法（arterial spin labeling，ASL）。

345 MR 灌注成像作用有哪些？

（1）术前胶质瘤分级。

（2）为活检提供靶点。

（3）鉴别肿瘤复发和放射性坏死。

（4）评价疗效。

346 何谓磁共振波谱成像技术？

磁共振波谱成像（magnetic resonance spectroscopy，MRS）技术是利用 MR 成像设备获得人体活组织内某些生物化学物质磁共振的波谱信息并推测其含量变化的新技术，它是目前唯一一种能够无创探测活体组织生物化学和代谢特点的方法。MR 波谱分析与 MR 成像技术有较大区别，它是以化合物或单质的频率分布曲线来表达的检查技术而不是以图像对比显示病变的方法。对临床医生来讲最大的不同是 MRI 中得到的是一幅幅解剖图像而从 MRS 中所获得的则是化学信息，后者是以化合物化学移位的频率数值来表示。所谓化学移位（chemical shift）即外加磁场对所测原子核周围的电子以及相邻原子中得电子会产生影响，引起原子核位置的微小变化，使原来具有固定空间的共振原子核所产生的频率发生少许变化，在 MHS 的波谱中将会出现不同的共振峰，根据共振峰的不同可以区别不同的化合物。

MRS 数据采集主要包括单体素法（single voxel spectroscopy）和多体素法（multivoxel spectroscopy）。单体素法只能提供一个感兴趣区（region of interest，ROI）的 MRS 信息，而多体素法可以同是提供多个感兴趣区的 MRS 信息，同时反映多个部位代谢物的空间分布和某一代谢物在层面内的分布图即磁共振波谱成像术（magnetic resonance spectroscopy imaging，MRSI）。

347　磁共振波谱成像技术有哪些应用?

（1）术前肿瘤分级。

（2）指导活检。

（3）鉴别放射性坏死和肿瘤复发。

（4）监测治疗反应。

348　何谓血氧水平依赖性功能磁共振成像?

脑内邻近或累及功能区的幕上脑胶质瘤手术治疗目的正从最大程度手术全切肿瘤的策略转变为在最大程度保护重要脑功能区的前提下，尽可能地切除肿瘤，最终提高患者生活质量。由于个体间的差异和病变所致的脑功能区的移位或代偿，利用常规影像学上的解剖学标志如"手结"来定位中央前回已不适宜。BOLD 功能磁共振成像技术的发展和应用为术前活体、无创和个体化的显示脑功能区与病变的位置关系，优化手术方案提供了可视化工具。

脑功能磁共振的成像基础是血氧水平依赖技术。其基本原理是当脑功能区受到诸如视觉、听觉、运动或感觉等刺激时，局部神经元活动增强，其邻近血管床的血流量和血容量增加，导致该区域局部氧合血红蛋白含量增加，而增加的氧合血红蛋白的量实际上多于神经元代谢所需要的氧合血红蛋白（这种不匹配的具体机制目前还不明确），因此在神经元活动区毛细血管床和静脉血中氧合血红蛋白的含量多于非活动区，即活动区毛细血管床和静脉血中的脱氧血红蛋白的含量少于非活动区，而脱氧血红蛋白有缩短 T2 的作用。因此，在 T2WI 或 T2WI 上，神经元活动区的信号强度要高于非活动区，尽管这些信号强度的差别非常小，但是现代的 MR 设备足以准确地检测到这些细小的差别，从而显示感兴趣区的脑部功能情况。1990 年 Ogawa 等首先报道了这种 T2 血氧效应，这种利用内源性血红蛋白作为对比剂通过血氧饱和度的对比变化而成像的方法称为血氧水平依赖功能磁共振成像（BOLD-fMHI）。

与 PET、脑磁图等其他脑功能区定位的影像学技术相比 BOLD-fMRI 技术具有易于普及、检查费用低、操作简单、空间分辨率高和个体化功能成像等优势。但是 BOLD-fMRI 技术也存在一定的局限性，如要求病人良好配合，检查过程要求病人头位必须保持不动，开颅后有金属植入物等其他顺磁性物质容易产生伪影，BOLD 功能激活区尤其语言功能可能受到病人情绪、理解等主观因素影响而泛化等。

349　血氧水平依赖性功能磁共振成像有什么应用?

（1）术前显示肿瘤与脑重要功能区的关系。

（2）为术中直接皮质电刺激提供靶点，做到有的放矢。

350　磁共振弥散加权成像有什么应用？

（1）术前肿瘤分级。

（2）指导活检。

（3）鉴别放射性坏死和肿瘤复发。

（4）监测治疗反应。

351　扩散张量纤维束示踪成像在神经外科中有哪些作用？

基于 DTI 发展的脑白质纤维束示踪技术是目前唯一能活体、无创和个体化地提供入脑白质纤维结构和走形特点的影像学技术，主要是利用局部张量数值的信息进行纤维束跟踪。其基本原理是最初由一条纤维上的某点开始进行纤维追踪，计算出该点的最大本征向量，沿该向量方向追踪一段距离后再以轨迹上新的一点作为开始点，重复进行这两个步骤，此过程经多次重复后在纤维方向上即产生一系列不连续的点，将这些点连接起来即可显示被追踪纤维。

脑内肿瘤或其他占位性病变使重要的白质纤维结构移位或破坏。与损伤皮质功能区一样，破坏脑内重要的白质纤维束很可能导致严重的神经功能障碍，因此了解这些脑内白质纤维束的结构完整性和与病变的确切位置关系对于神经外科医生制订手术方案和判断预后非常重要。

352　扩散张量成像与术前 BOLD-fMRI 结合在神经外科中有哪些应用？

毋庸置疑，对脑皮质功能区和皮质下重要白质纤维束的同时保护才有可能实现真正意义上的保护脑功能完整性。术前采用 fMRI 可以确定皮质功能区与病变的位置关系，但对皮质下白质纤维束区域不敏感。DTI 则可评价重要的功能区和其对应的白质纤维束（例如，皮质脊髓束和视放射）与脑内病变位置的关系。术前将两者有机结合，显示脑内病变与所涉及脑功能皮质区和皮质下重要白质纤维束的解剖位置关系，优化手术方案，术中结合神经导航或术中直接皮质电刺激提高肿瘤的最大化的切除，保存皮质功能区和皮质下重要白质纤维束，从而降低神经功能术后障碍。

353　术中唤醒技术有哪些要求？

在唤醒状态下应用术中电刺激技术进行脑功能监测，是在保护脑功能的前提下尽可能最大范围切除脑功能区病灶的有效方法。术中通过直接电刺激的方法判断大脑功能区的边界，对全身麻醉术中唤醒技术要求很高，要求在开、关颅过程中镇痛到位，以此使患者能够更好地耐受手术，要求麻醉与清醒过程平稳过渡，以便患者在术中能够保持足够的清醒以配合术中皮质电刺激时的神经功能测试，要求术中有效控制气道，不发生呼吸抑制，同时保证患者舒适而无误吸、无肢体及躯干乱动。目前的麻醉方法主要有静脉全身麻醉或清醒镇静术，复合手术切口局部麻醉或区域神经阻滞麻醉。近年由于对药代动力学和药效学原理的重新认越来越多的新型麻醉药如速效和超短效的静脉麻醉药、长效安全的局麻药等应用；以及新的静脉麻醉给药方法和技术的诞生使麻醉发生了划时代的变化。唤醒麻醉方法也日渐成熟，最终满足在安全的前提下最大范围切除脑功能区病灶的要求。

354　术中唤醒麻醉适应证有哪些？

（1）脑功能区肿瘤。

（2）功能区顽固性癫痫。

（3）脑深部核团和传导束定位及功能判断。

（4）难治性中枢性疼痛的手术治疗。

355　术中唤醒麻醉禁忌证有哪些？

（1）绝对禁忌证

1）术前严重颅内高压，已有脑疝。

2）术前有意识、认知障碍。

3）术前沟通交流障碍，有严重失语（命名性、运动性、传导性），造成术前医患之间沟通障碍，难以完成术中功能监测。

4）术前未严格禁食禁饮，可能造成术中胃内容物反流误吸。

5）合并严重呼吸系统疾病和长期大量吸烟。

6）需要俯卧位的枕下后颅凹入路手术。

7）无经验的外科医师和麻醉医师。

（2）相对禁忌证

1）对手术极度焦虑恐惧，手术期间不合作者。

2）长期服用镇静药、镇痛药已成瘾者。

3）病理性肥胖，$BMI > 35kg/m^2$，合并有肥胖性低通气量综合征者。

4）合并有阻塞性睡眠呼吸暂停综合征者。

5）肿瘤与硬膜粘连明显，手术操作可引起硬膜疼痛刺激明显的。

6）不能耐受长时间固定体位如合并脊柱炎、关节炎的患者。

7）有全身或重要器官感染者。

8）重要脏器功能严重受损如严重肝肾功能不全者。

356 唤醒手术需要神经外科医护人员进行哪些术前评估和准备？

唤醒手术的术前评估主要包括影像评估、神经功能评估及术前宣教。

（1）影像学评估推荐使用 MRI 的 T1、T2、T2-FLAIR、T1 增强确定肿瘤范围、水肿范围及恶性程度，尤其应关注肿瘤与可能功能区的方向、距离，即肿瘤实体与功能区皮质、纤维束的三维结构关系，条件许可时应使用术前计划系统进行三维重建。BOLD 和静息态功能磁共振（Rs-fMRI）可有助于术前定位功能区皮质，但是当肿瘤临近功能区时，可能会影响其定位精确度。DTI 序列有助于标定纤维束，应根据肿瘤部位标定周边重要神经纤维束，包括皮质脊髓束、皮质脑干束、脊髓丘脑束、弓状束、下额枕束、扣带下束、额顶语言环路、视放射等。

（2）神经功能评估主要采用量表，应常规进行 Karnofsky 功能状态评分（KPS）及爱丁堡利手检查，语言功能评估可采用西部失语症检查中文版、ABC 失语症检查等。

（3）术前宣教可以帮助患者进行充分的心理准备建设。除了常规的术前宣教内容之外，医护人员要详细告知唤醒手术的具体操作过程，唤醒手术的重要性及必要性，向患者介绍手术中镇痛、镇静、气道维持器械的使用缓解患者对于手术的紧张心理，何时需要患者做何种程度的配合，术中可能出现的憋尿、口干、寒战等不适反应，出现不适反应如何告知医护人员，并应将术中进行的任务对患者详细介绍，进行演练。这样可以打消患者的紧张心理，在术中能够很好地配合完成任务。对于普通话不好的患者，医生应熟悉患者的发音，避免在术中做出误判。

357 术中唤醒麻醉前访视与麻醉前准备有哪些？

（1）麻醉前访视：①精神状态准备。②呼吸道的准备。③胃肠道准备。④膀胱的准备。⑤治疗药物的检查。

（2）麻醉前用药：①苯二氮䓬类药。②抗胆碱能药。③抗呕吐药。④抗癫痫药。⑤α-受体激动药。

358 术中唤醒麻醉前准备与手术体位应如何？

唤醒麻醉患者体位的摆放直接关系到手术能否顺利进行，应做到正确摆放手术体位，防止发生各种并发症或后遗症。对手术拟采用的特殊体位，麻醉医师应尽力配合，但要求患者舒适，不影响呼吸、循环等功能，不引起神经、血管、关节等过分牵拉和压迫为前提。选择恰当的体位应充分考虑到以下几个方面：①最大限度地利用脑结构重力下垂，以增加入路时的显露，从而减少对脑组织的牵拉。②充分考虑到体位对颅内压、脑血流和呼吸的影响。③避免过度扭转颈部导致静脉回流和通气障碍，同时避免颈部关节及神经损伤。④要照顾到术者操作的舒适性，也要考虑患者体位的安全舒适性，因此须与手术医师和手术室护士共同将患者摆放在最适宜的体位。头部应高于心脏平面，这样可降低双侧颈静脉压和颅内压。唤醒麻醉手术最适宜体位为侧卧位，便于呼吸管理和术中监测。手术体位摆好后应保证铺放手术单后患者眼前视野开阔，减轻患者焦虑心情。

侧卧位时需避免患者坠床和臂丛神经损伤。患者呈 90 度侧卧位，背部和前胸放置靠垫，髂部及同侧手约束。躯干下放置柔软靠垫，勿使对侧手臂受压和过分伸展，以防臂丛神经受压。双下肢自然屈曲，两膝间放置软垫并适当固定。术中根据术者的需要适当采取头高位，并可向对侧倾斜 10～15 度，便于手术野显露和患者的呼吸管理。安置托盘前缘与眉弓平齐。

但对于岛叶胶质瘤，我们在实践中体会到采取仰卧头偏位 30～45 度。更加有利于手术操作。患者双肩超过床背板，头部转向对侧 30～45 度，约束四肢，头部头架固定。头架固定后头部需过度偏转者，将入路侧肩部垫高以支持体位，防止颈部肌肉过度牵拉而损伤臂丛神经，同时缓解头架的压力。头部安置托盘，托盘前缘与眉弓平齐。

359 头部神经支配与分布是怎样的?

头部伤害性知觉传入纤维主要源于三叉神经，也有发自面神经、舌咽神经和迷走神经，颈神经也参与其中。与唤醒麻醉技术有关的头部感觉神经包括枕大神经（greater occipital nerve）、枕小神经（lesser occipital nerve）、耳颞神经（auriculotemporal nerve）、眶上神经（supraorbital nerve）、滑车上神经（supratrochlearal nerve）和额支。

（1）枕大神经：由 C2 脊神经后支的主支和 C3 脊神经后支的小分支组成。该神经在项上线水平、胸锁乳突肌及斜方肌之间穿出深筋膜，分布到枕部皮肤。

（2）枕小神经：由 C2 和 C3 脊神经的前支组成，是颈丛的分支。该神经由胸锁乳突肌后缘中点上升，分布到耳后枕部皮肤。

（3）耳颞神经：是下颌神经的一个分支，在外耳道和颞颌关节之间穿过腮腺，然后伴随颞浅动脉绕过颧弓上升。

（4）眶上神经、滑车上神经和额支：是三叉神经第一支眼支的分支。眼支从海绵窦外侧壁，经眶上裂分出眶上神经、额支、滑车上神经，分布于头顶前部、前额皮肤。

（5）硬膜神经：支配来自于三叉神经，以颞部分布最为密集，术中硬膜表面贴敷麻醉在颞部尤为重要。

360 头皮神经阻滞方法是怎样的?

欲获得满意的头皮神经阻滞应具备 3 个条件：①局部麻醉药必须达到足够的浓度。②必须有充分的作用时间。③有较低的毒性和较大的安全使用剂量。常用的局部麻醉药有利多卡因、布比卡因和左旋布比卡因以及罗哌卡因。

（1）枕大神经和枕小神经：枕大神经穿刺点取在枕骨外粗隆与乳突连线中点，针头垂直皮面快速进针直达颅骨，每点注射局麻药 3～5ml。枕小神经穿刺点取在乳突尖水平，乳突尖与枕大神经进针点连线的中点，针头垂直皮面快速进针直达颅骨，每点注射局麻药 3～5ml。

（2）耳颞神经：患者取仰卧位，头转向健侧。穿刺点取耳屏前、颧弓起始部近上缘处。操作者用一手指指腹清楚触及颞浅动脉搏动，并按压之，另一手持注射器，针尖沿按压指指甲垂直皮肤快速进针至皮下，回抽无血，注射局麻药 2～3ml，可阻滞耳颞神经使外耳道及颞区皮肤痛觉减退或消失耳颞神经与颞浅动脉关系密切，行耳颞神经阻滞时要注意保护血管防止出血。耳屏前颞浅动脉搏动处既是穿刺定位的标志，又可通过手指的按压加以保护。

（3）眶上神经：患者取仰卧位，头稍后仰。穿刺点取位于眼眶上缘中点或稍内侧的眶上切迹（或孔），该切迹可从表皮触到。操作者用一手按住眶缘保护眼球，另一手持注射器，针尖沿眶上缘下快速进针至皮下，进针方向朝向顶端，回抽无血，注射局麻药 2～3ml。

361 临床上在局麻药溶液中加用肾上腺素的目的是什么？

临床上在局麻药溶液中加用肾上腺素以期达到如下的目的：①减慢局麻药的吸收速率。②降低血内局麻药浓度。③完善对神经深层的阻滞。④延长局麻或阻滞的时效。⑤减少全身性的不良反应。血管收缩药对长效脂溶性局麻药影响甚微或因高度组织结合力以及有较强的血管舒张作用从而抵消了血管收缩药的作用。肾上腺素在局麻药溶液的浓度比率以 1∶200000 为宜，相当于每毫升局麻药溶液含肾上腺素 5μg。若增加肾上腺素的比率为 1∶80000 不仅不会增加其效果，甚至可出现拟交感样反应如恐惧、心动过速、出汗等症状。

362 唤醒麻醉人工气道建立有哪几种？

（1）伸颈抬颏手法。
（2）口咽和鼻咽通气道。
（3）带套囊的口咽通气道（cuffed oropharyngeal airway，CO-PA）和鼻咽通气道。
（4）喉罩通气道。
（5）经鼻气管内插管。

363 什么是清醒镇静麻醉？

清醒镇静麻醉方法是神经外科唤醒麻醉时常用的麻醉技术之一，在切口局部浸润麻醉和/或头部神经阻滞的基础上应用镇静/镇痛药物不仅可以减轻患者的恐惧、焦虑及术中疼痛，还能消除对伤害性刺激的记忆，从而提高患者的舒适和接受程度。清醒镇静是让患者安静，不焦虑，注意力下降，遗忘，虽行动迟缓但仍具有语言交流和合作能力，可遵嘱配合手术作出反应，即利用药物对患者中枢神经系统产生抑制，提高患者的耐受性和依从性，使手术操作得以顺利进行。

清醒镇静基本目标是保障患者的安全；保证术中神经功能监测；尽量减轻患者的生理不适；切口局部浸润麻醉和/或头部神经阻滞的基础上尽可能的起到镇痛效果；适当的遗忘作用；尽早恢复生理状态。

364　清醒镇静麻醉常用药物有哪些，其特点是什么？

常用药物有氟哌利多、咪达唑仑、丙泊酚、芬太尼。氟哌利多为弱安定类药，作用特点是产生精神运动性改变，表现为对外界漠不关心，懒于活动，但意识仍存在，能对答问话并良好配合。对镇静药和镇痛药均协同增强；对心肌无抑制，引起心率稍增快，而血压稳定；有抗呕吐作用；对咽喉、气管反射有很强的抑制作用。

α_2 受体激动药兴奋脊髓和脊髓上 α_2 肾上腺素能受体也能产生镇痛作用。研究显示 α_2 激动剂能产生强效镇痛作用，而且其效应可以通过同时应用阿片类药所增强。而且 α_2 激动药也能减轻阿片类药所产生的不愉快的生理和心理学作用，不影响术中认知功能测定。右旋美托嘧啶与可乐定相比，由于其高的激动 α_2 受体活性，在产生良好镇静作用的同时而没有明显的 α_1 受体激动作用所产生的心血管抑制。右旋美托嘧啶半衰期较短（2 小时）可单独应用，也可与阿片类或苯二氮䓬类药物合用。对 <24 小时的短时间的镇静有较好效果。

365　什么是全凭静脉唤醒麻醉？

靶控输注法（target controlled infusion，TCI）是指在输注静脉麻醉药时，由计算机控制给药输注速率的变化，应用药代动力学和药效动力学原理通过调节目标或靶位（血浆或效应部位）的药物浓度来控制或维持麻醉在适当的深度，以满足临床要求的一种静脉给药方法。

TCI 技术具有麻醉深度容易控制、使用方便的优点。手术中可根据临床所需和患者对药物的反应及时调整靶位浓度以适应不同麻醉深度的需要。麻醉过程可减少因血药浓度的过度改变而引起的循环和呼吸的波动。麻醉唤醒期停药后可以预测患者清醒的时间。

在选用靶位时应充分考虑到药物的起效时间。唤醒麻醉诱导阶段，以效应室药物浓度为靶浓度时输注的速度可能很快，血浆药物浓度峰值很高，如果该药对循环功能的影响较大可引起明显的副作用。因此，以血浆浓度为靶浓度为好。在选用复合用药时注意药物之间的相互作用，以最小的药量达到最佳效果，同时避免或减少药物的副作用。以丙泊酚和雷米芬太尼实现全凭静脉麻醉是目前唤醒麻醉的主要应用方法之一。

366 术中唤醒时语言区监测如何进行?

在手术麻醉前应与患者再次确认其对于问题显示屏幕的辨识度,调整屏幕至合适部位便于患者辨认及监测。在唤醒患者打开硬膜后进行皮质电刺激。使用双极间隔 5mm 的双极刺激器,推荐刺激频率 60Hz,波宽 1ms,连续刺激模式。刺激电流由 1mA 起,按 1mA 幅度逐步增加刺激强度至诱发阳性反应或脑电图出现后放电反应。语言区及皮质下刺激一般最大电流不超过 15mA。循环刺激各靶区至少 3 次,语言认知任务每次 3~4s。注意诱发出癫痫的部位不能用同样大小电流进行连续刺激,不能 2 次连续刺激同一部位。唤醒过程中应有专职人员与患者保持沟通,并负责观察记录患者情况。同一部位 3 次刺激中出现 2 次及以上的阳性反应,可定义为阳性区域,确认后进行标记。如出现癫痫发作应使用冰盐水冲洗,仍不能控制可考虑使用抗癫痫药物。

语言区检测任务主要为数数及图片命名任务。①计数任务:唤醒后要求患者 1~10 重复数数,同时给予电刺激,出现数数中断且停止刺激后迅速恢复的区域,可认为是运动性语言中枢或与面部肌肉相关的运动区域。②命名任务:使用一组常见的黑白常见物品图片,通过屏幕展示给患者,每张图片时间 4s,要求患者说:这是……(物体名称)。患者出现异常反应均可考虑该区域为语言相关区域。皮质下刺激需要定位保护弓状束、上纵束、下枕额束、额斜束和下纵束等。

阳性区域标记后,避让相应区域选择合适的手术入路进行病灶切除,并注意保护正常的动脉、重要回流静脉等结构,以避免应血流问题导致功能丧失。由非功能区部位的肿瘤逐步向功能区边缘肿瘤切除,保留 5mm 以上间隔区域以避免损伤功能皮质及皮质下纤维束。

367 观察者的警觉/镇静评分是什么?

见表 3-10。

表 3-10 观察者的警觉/镇静评分

评分	反应能力	语言能力	面部表情	眼部表情
5	对正常语调的呼名迅速回答	正常	正常	目光有神,无上睑下垂
4	对正常语调的呼名反应冷淡	讲话速度轻度减慢或吐字不很清晰	轻度松弛	目光呆滞,轻度上睑下垂 <1/2
3	仅对大声和/或重复呼名有反应	讲话速度明减慢或吐字含糊不清	明显松弛下颌松弛	目光呆滞,上睑下垂≥1/2

评分	反应能力	语言能力	面部表情	眼部表情
2	仅对轻度推摇肩膀和/或头部有反应	语不成句，仅能讲清个别字词		
1	对轻度的推摇肩膀和/或头部无反应			

 368 苏醒期躁动的原因是什么?

（1）镇痛不全：麻醉唤醒期躁动的原因很多，但最常见的原因是镇痛不全，疼痛严重，患者无法忍受，导致患者躁动。

（2）定向力恢复不良：麻醉中镇静过度和/或全身麻醉药用量过多，术中唤醒时意识恢复慢，致使患者处在一种浅麻醉或镇静状态下，定向力不能在短时间内恢复正常，患者不能控制自己的行为尤其在有恶性刺激的时候（如疼痛）导致患者烦躁不安。

（3）催醒不当：目前临床使用的催醒药并不是所有全麻药的特异性拮抗药，不能完全拮抗麻醉作用，只能在很有限的范围内加速麻醉苏醒而已。使用前提是麻醉相对较浅的时候，不应在深麻醉时使用，而且用量不宜过大。迅速苏醒的麻醉是对整个麻醉用药过程恰当控制的结果而不是术后强行催醒。不恰当应用纳洛酮拮抗阿片类药物、应用氟马西尼拮抗苯二氮䓬类药、应用阿托品和新斯的明拮抗肌松药的结果或者无效或者躁动。使用拮抗剂的原则是按使用指征应用，分次滴定给予最低的有效剂量即可。

（4）药物因素：纳洛酮、氟吗西尼本身虽无药理作用，但应用其拮抗阿片类药和苯二氮䓬类药造成疼痛刺激加强，患者烦躁不安；多沙普仑提高了中枢的兴奋性，且该药本身就可增加躁动的发生率；阿托品可以穿过血-脑屏障引起中毒，也可以引起精神症状。氟吗西尼正常的使用是每次 0.2mg，每隔 1 分钟追加 0.2mg，最多 1mg；在 0.2~0.4mg 起效，多数 0.4~0.6mg 可拮抗镇静剂的药效，若是一次注入 1mg 足量，发生烦躁的概率就会增加。

（5）缺氧和二氧化碳蓄积：肌松药作用恢复不良导致的全身乏力感甚至呼吸困难，以及其他原因导致的呼吸困难（并不见得存在缺氧）；肌松拮抗药的作用时间若短于肌松药本身，再次发生呼吸肌抑制而发生 CO_2 潴留也会引起患者烦躁；拔管后上呼吸道不够通畅，可能有一定程度的缺氧和 CO_2 蓄积，都是麻醉苏醒期烦躁不安的促发因素。

（6）尿潴留与尿管刺激：在没有完全清醒的患者尿潴留与尿管刺激往往导致患者躁动不安，采取镇痛、镇静仍可能无效。导尿或拔除尿管可缓解。

（7）其他因素如麻醉初期术中知晓、不恰当的束缚制动、血流动力学异常、特殊药物的神经精神作用等。

369 苏醒期躁动应如何预防及处理？

（1）术前做好解释工作，消除焦虑和恐惧。术前与患者好好交流，取得信任。

（2）消除不良刺激，包括唤醒期镇痛完善，避免尿潴留、患者留置导尿等。由于疼痛引起的躁动给予芬太尼 0.05mg 或曲马多 100mg 效果较好。

（3）术中维持平稳，避免术中知晓，避免缺氧，二氧化碳潴留等。

（4）避免使用拮抗剂尤其是麻醉镇痛药拮抗剂、佳苏仑。麻醉唤醒时可以待患者呼吸完全恢复后先应用氟马西尼拮抗咪达唑仑使患者意识恢复，尽量不要用佳苏仑、纳洛酮之类的拮抗剂以免使患者镇痛不全引起躁动。

（5）不恰当的制动也是术后躁动的原因，适当安抚患者，放松强制制动有效。

370 术中高血压与心动过速的原因是什么？

（1）唤醒期间麻醉变浅、患者意识恢复、疼痛、使交感神经兴奋性增强，血中儿茶酚胺大量释放。血液中儿茶酚胺含量的增加与血压升高呈正相关，唤醒期充分镇痛或保持适宜麻醉镇静水平均可减少这种不良反应。

（2）二氧化碳蓄积和缺氧时 $PaCO_2$ 升高，通过主动脉、颈动脉体的化学感受器可反射性地兴奋延髓心血管中枢使心率加快、心肌收缩增强，因而血压升高，但周围血管扩张。呼吸道不通畅、镇痛药和全麻药抑制呼吸中枢、辅助或控制呼吸操作不当等均可使二氧化碳蓄积。轻度缺氧时可兴奋化学感受器而使血压升高，但严重缺氧则抑制循环。

（3）颅内占位性病变患者当颅内压升高时也可出现高血压。

（4）口腔及气管内吸引、喉罩或气管导管拔除的强烈刺激等也可诱发，其发生与吸引管刺激鼻、咽喉及气管感受器而引起的神经反射有密切关系。

371 高血压与心动过速应如何预防与治疗？

（1）保持麻醉唤醒期适宜的镇静水平，避免患者焦虑紧张。

（2）保持适宜的镇痛水平，避免麻醉唤醒期疼痛刺激。

（3）保持呼吸道通畅，避免镇痛药和全麻药抑制呼吸，必要时采用有效的辅助或控制呼吸。

（4）对于麻醉唤醒过程中发生的高血压与心动过速，在加强监测和针对原因处理的同时，给予艾司洛尔、尼卡地平、乌拉地尔（亚宁定）、地尔硫䓬、硝酸甘油、硝普钠均能有效地控制血流动力学改变。

372 术中癫痫发作应如何预防和治疗？

（1）颅内肿瘤患者常伴有精神和性格上的异常。术前恐慌、焦虑、激动、失眠或劳累均为癫痫发作的诱因。麻醉前必须稳定患者情绪，做好解释工作，术前数日应使患者有充分的休息和睡眠。

（2）抗癫痫药物应服药至术前1天晚上，必要时加用镇静药。麻醉前应全面了解治疗癫痫所用的药物及用药效果，特别注意是否能有效控制大发作。

（3）为了防止围麻醉期癫痫大发作，麻醉前用药的镇静药剂量宜适当加大。对于心率较慢或呼吸道分泌物较多者，可以用抗胆碱能药物以利术中、术后保持气道通畅，预防反射性低血压或心律失常，减少恶心、呕吐、呼吸道分泌物等不良反应。

（4）对术中癫痫，尤其是惊厥性持续状态应分秒必争地进行抢救，尽快终止临床发作，否则易造成不可逆性脑损伤。

373 术中恶心和呕吐的原因有哪些？

（1）唤醒麻醉中引起恶心、呕吐的因素与年龄、性别、焦虑情绪等有关。

（2）与使用喉罩或带套囊口咽通气道通气可能引起胃腔扩张有关。

（3）与术中使用已知具有催吐作用的药物如阿片类药物有关。

374 术中恶心和呕吐应如何预防与治疗？

（1）减少各种术前、术中引起呕吐的因素，从而减少恶心和呕吐的发生率。向患者解释治疗计划并回答所有的疑问，这对解除增加恶心呕吐的焦虑心情有帮助。术前8小时禁食水，分泌物过多的患者应给予阿托品、东莨菪碱或戊羟利定（长托宁）。

（2）避免使用喉罩或带套囊口咽通气道通气，因其可能引起胃腔扩张，增加胃内压力。麻醉中采取头侧位使分泌物或反流物便于吸除，同时声门处于最高位避免误吸。有误吸危险的患者应先下胃管抽吸并充分准备吸引器及吸痰管。

（3）对高危患者，手术前推荐预防性使用抗呕吐药。最常用的药物有氟哌利多（氟哌啶）和5-HT$_3$拮抗剂：格拉司琼、托烷司琼（5mg）和恩丹西酮（4mg）。

（4）术中一旦出现呕吐应充分保护呼吸道避免误吸发生。静脉注射小量丙泊酚可有效控制呕吐发生。

375 术中颅内压增高原因是什么?

（1）颅内血液容量增加，常见原因为通气不足导致二氧化碳蓄积，脑血管扩张所致。

（2）颅内占位病变水肿，因颅内容积增加、病灶周围脑水肿、脑脊液循环障碍而引起，也是颅内压增高的最常见原因。

（3）脑容积增加，常见于脑水肿，可分为血管源性、细胞毒性、渗透压性和间质性脑水肿。

376 颅内压增高防治原则是什么?

（1）对于颅内占位及病灶周围明显水肿，颅内顺应性降低的病例，术前应积极治疗脑水肿。

（2）麻醉中保持呼吸道通畅、通气充分、避免二氧化碳蓄积。

（3）减少脑脊液：麻醉前行腰部蛛网膜下腔穿刺，术中打开颅骨骨瓣后放脑脊液。但应注意放脑脊液不宜过快、过多。

（4）缩小脑体积：针对脑水肿主要采用高渗性利尿药和肾上腺皮质激素等。甘露醇为强力脱水利尿药，其缩小脑容积和降低颅内压的效果迅速且持久，1 次剂量为 $0.5 \sim 3.0 g/kg$，常用 $1 \sim 2g/kg$。输入甘露醇 $10 \sim 15min$ 开始降压，$30 \sim 45min$ 达高峰。清醒患者输注甘露醇较快可出现暂时性头痛、视物模糊、眩晕及寒战，多数患者有暂时血压增高和血容量增加，除较重的心脏病外，一般不致引起循环负担过重。应注意不适当的强力脱水可促使颅内出血或引起迟发性血肿。另外，糖皮质激素具有稳定膜结构的作用，从而降低脑血管通透性、恢复血管屏障功能、增加损伤区血流量，使脑水肿得到改善。常用地塞米松 10mg，术前静脉滴注。

（5）减少颅内血容量：通过改善通气可使脑血管收缩来减少血容量，对通气不足导致的脑肿胀效果最好。

（6）头高位（$15 \sim 30$ 度）：以利于颅内静脉回流。

377 术中低温的原因有哪些?

（1）神经外科唤醒麻醉中发生低温与寒战通常由于手术室环境温度低、大量输入未加温血或液体、手术创面用大量低温液体冲洗时引起。

（2）患者年龄、性别、原有疾病、麻醉方法也与体温下降有一定关系。

（3）长时间的手术与麻醉可导致寒战发生率增加。

378 术中低温应如何预防和治疗?

（1）对低温的预防比对并发症的处理更为重要，应根据体温监测及时采取保温和其他相应措施。

（2）维持正常体温可使用热温毯。电热毯或充气的热温毯可以减少体热丢失，有效地维持体温，减少寒战。

（3）适宜的室温、加温过的静脉液体。应提高手术间温度，室温小于 21°C，所有患者都出现低体温；维持室温在 24°C 以上将大大降低低体温的发生率，因此手术室室温以 24～26°C 为宜。静脉输液和输血应加温。研究表明每输入 1L 室温下液体可使体温降低 0.25°C，如果将液体通过温水内的管系再输入体内则不会有这种作用。

（4）密闭回路、回路中的"人工鼻"及湿化器均可有效维持患者体温。麻醉中主动给吸入气加热不但有利于维持体温，而且失血和输液量少、麻醉后恢复室停留时间短。

（5）当患者出现寒战时应增加氧供。许多药物都有治疗寒战的效果，其中哌替啶（25～30mg 静脉注射）、曲马多（50mg 静脉注射）在终止寒战和降低氧耗中都非常有效。

379 术后心理障碍的原因是什么?

术后心理障碍（PTSD）的危险因素包括精神障碍的家族史与既往史，性格内向及有神经质倾向，创伤性事件前后有其他负性生活事件，家境不好，躯体健康状态欠佳以及由个体人格特征，教育程度，智力水平，信念和生活态度等形成个体易患性的影响等。导致对精神性创伤经历的反应强度的因素包括控制力、预见性和觉察威胁的程度。

380 术后心理障碍应如何预防与治疗?

术后心理障碍（FTSD）是一类复杂的精神障碍，因为其慢性、症状多样和高复发率使得其治疗面对许多挑战。如果麻醉医生怀疑患者有 PTSD 就需要对其进行治疗，并应安排有治疗 PTSD 经验的精神科医生进行随访。PTSD 的治疗应包括急性期治疗和长期治疗两方面，针对不同分型的 PTSD 可采取不同的治疗方法。目前尚无确切的常规治疗方法。

术后心理障碍（PTSD）治疗方法包括行为疗法、心理康复治疗、药物治疗等。在药物选择上需考虑作用于 5-羟色胺和去甲肾上腺素的抗抑郁药、非典型抗精神病药以及作用于 GABA 通路的苯二氮䓬类药物。在 PTSD 非药物（心理）治疗上目前认为认知行为治疗、情绪调节和人际技巧训练，以及修复创伤记忆等是有效的，特别是对 PTSD 患者的社会功能和情绪功能康复。以下方法对预防和减少术后心理障碍的发生可能有所帮助。

（1）加强术前与患者的充分沟通，麻醉前告知患者术中唤醒阶段的详细经历，建立患者与手术医师、麻醉医师之间的信任关系，增强患者对手术成功的信心。

（2）手术过程中建立舒适安静的手术室环境对稳定患者情绪具有重要意义。医护人员的交谈、护理操作、监测设备的干扰、持续声光、陌生环境、长期卧床等均可构成不良刺激，引起焦虑和烦躁。

（3）术中唤醒阶段不是完全清醒，而应给予适当浓度的镇静药，减轻患者的焦虑情绪。考虑使用有遗忘作用的药物。

（4）采用有效的镇痛方法避免唤醒期间手术切口或伤口的疼痛刺激。

（5）加强术中麻醉药物和 BIS/AEP 监测。

总之良好的麻醉管理，平稳的麻醉过程，严密的监测以及麻醉者的经验和有效的处理是降低麻醉唤醒期并发症的重要措施。

381 何谓利手判定表?

表 3-11　利手判定表

项目	内容
1	写字
2	拿筷子
3	剪刀
4	切菜
5	刷牙
6	提物
7	穿针
8	洗脸
9	划火柴
10	炒菜
11	持钉锤
12	扫地

注：如果 12 个项目全部或前 7 项都习惯用右手或左手，而后 5 项中任何 1 ~ 5 项用另一手，成为右利或左利；如果前 7 项中有 1 ~ 6 项用另一只手则称为混合利。

382　White 和 Ramsay 评分系统是什么?

White 和 Ramsay 评分方法最初用来定量评定 ICU 患者的药物镇静水平和测定患者的反应性及睡眠程度,但这种评分很难定量焦虑程度和过度镇静。

White 评分标准:1 分:清醒、警觉;2 分:清醒但瞌睡;3 分:嗜睡易唤醒;4 分:入睡、物理刺激可唤醒;5 分:入睡不能唤醒;6 分:无反应,深睡或麻醉状态。

Ramsay 评分标准:1 分:清醒、焦虑和激动不安;2 分:清醒、平静合作、定向力好;3 分:嗜睡、对指令有反应;4 分:嗜睡、轻叩眉间反应活跃;5 分:入睡、轻叩眉间反应迟钝;6 级:深睡眠或意识消失,处于麻醉状态。

383　SAS 评分是什么?

SAS 评分(sedation-agitation scale,SAS)标准:7 分:危险烦躁,拔气管导管,试图拔留置针,在床上摇滚;6 分:非常烦躁,不能镇静,尽管频繁的劝说效果不佳,需身体的限制;5 分:焦虑或轻度烦躁,试图用声音刺激或温和的摇动来引起人们的注意,但逐渐消失,能执行简单的指令;4 分:安静和合作,易于唤醒,听话;3 分:镇静,难于唤醒,呼唤或轻推能醒但很快入睡,执行简单的命令;2 分:相当镇静,身体刺激能醒但不能交流或听指令,可自主移动;1 分:不能唤醒,有害刺激能轻或无反应,不能交流或执行指令。

384　脑电图是什么?

脑电图(EEG)是监测镇静深度最常用的神经电生理技术,对脑功能的连续无创监测可以反映镇静深度。脑电波形显示出脑细胞群自发而有节律的电活动,一般用波幅、频率和位相等特征来描述。

385　双频指数是什么?

双频指数(bispectral index,BIS)等可用来反映镇静深度,BIS 是唯一通过美国 FDA 的麻醉深度监测指标,可用来测定药物的镇静和催眠作用,BIS 值越小镇静程度越大,两者的相关性良好。局麻患者用咪达唑仑镇静,根据清醒/镇静(OAA/S)评分标准定时对患者镇静水平进行评定,随镇静程度的加深,BIS 呈进行性下降,两者相关性良好。研究丙泊酚对 BIS 的影响时发现丙泊酚麻醉时 BIS 值较血浆丙泊酚浓度能更准确地预测患者对切皮刺激的体动反应。BIS 与 OAA/S 镇静水平相关程度较丙泊酚血药浓度好（r = 0.883 ~ 0.778）;而用咪达唑仑、异氟烷镇静的患者，应用 BIS 判断镇静深度同样有效。BIS 与吸入麻醉药之间存在线形相关，BIS 对吸入麻醉深度的判断及避免麻醉过浅产生术中知晓的判断较 MAP 和 HR 更有意义、更科学。但用 BIS 监测阿片类镇痛药的镇静深度效果较差。

386 运动功能分级评定是什么？

见表 3-12。

表 3-12　运动功能分级

0 级	无功能障碍
1 级	轻度障碍（患者几乎能够正常应用肢体，能行走，但是上肢有细微运动障碍）
2 级	中度障碍（在检查者的帮助下可以运动）
3 级	严重障碍（有自发运动但不能抵抗引力）

387 Karnofsky 评分（KPS）是什么？

见表 3-13。

表 3-13　KPS 评分

分　　级	评分	评分标准
非依赖级（能进行正常生活和工作，不需特殊照顾）	100%	正常，无症状和体征
	90%	能进行正常活动，有轻微症状和体征
	80%	勉强可进行正常活动，有一些症状和体征
半依赖级（能进行正常活动和工作，不需特殊照顾）	70%	生活可自理，但不能维持正常生活和工作
	60%	有时需人扶助，但大多数时间可自理
	50%	常需人照料
依赖级（生活不能自理，需住院积极治疗，疾病进展较快）	40%	生活不能自理，需特殊照顾
	30%	生活严重不能自理
	20%	病重，需住院积极治疗
	10%	病危，邻近死亡
	0	死亡

388 唤醒麻醉清醒程度分级是什么？

见表 3-14。

表 3-14 唤醒麻醉清醒程度分级

分级	反应能力	语言能力	肢体活动	BIS（%）	可监测种类
I	对正常语调的呼名迅速应答	能准确回答问题	按指令活动上肢或下肢	85～100	语言、运动中枢
II	对正常语调的呼名反应迟钝，电刺激后可见肌肉抽动	语速轻度减慢或吐字不很清晰	按指令缓慢活动上肢或下肢	75～85	运动中枢。切除过程可实时监测运动
III	仅对大声呼名或轻拍有反应，电刺激后可见肌肉抽动	语速明显缓慢或吐字不清，答非所问	—	65～75	运动中枢。切除过程不能实时监测运动
IV	对轻拍无反应，嗜睡	—	—	<65	—
V	谵妄，意识障碍	—	—	—	—

389 功能区胶质瘤切口和骨瓣应如何设计？

功能区胶质瘤切口和骨窗的大小应保证能提供足够大的空间供定位功能组织之所需。手术主张采用大骨瓣开颅主要基于以下因素：①胶质瘤复发率相当高，小皮瓣与小骨瓣不利于二次复发手术选择切口，我们反对单纯为了追求小切口不考虑胶质瘤疾病的特殊性。②由于功能区移位与功能区可能发生代偿，骨瓣要足够显露邻近脑组织。③由于语言中枢的个体变异，为了确保能够切除非语言功能区同时降低术后发生语言障碍的风险，刺激定位必须提示语言功能区和非语言功能区。开颅范围应当包括计划切除区和可能的语言区。④癫痫灶特别是潜在癫痫灶常常远离病灶区，所以足够显露脑组织有助于术中确定癫痫灶，术中消灭癫痫灶技术的应用可以为胶质瘤综合治疗提供可靠保证。

优势半球侧裂周围区肿瘤，为了监测语言，骨瓣不仅显露肿瘤，而且要足够显露邻近脑组织，除了监测定位运动区外，还要定位位于颞叶、顶叶、额叶的语言区。切口多为"M"切口，第一切口为标准额颞瓣，从颧弓到中线，再向前到发迹。第二个切口起自第一切口中间，向后、向下延伸，止于耳后数厘米。对于顶叶或额叶后部肿瘤，设计切口既要暴露运动皮质下部，也要考虑到占位效应使中央区皮质移位，一般采用较大额颞顶切口。

390 功能区胶质瘤手术合适体位是哪种?

患者给予轻度镇静后在手术床上自我调整到最舒适体位,为了便于呼吸道管理一般采用侧卧位,局麻下 Mayfield 头架固定。铺放手术无菌单时要考虑给予患者最大的视角(图 3-1),避免幽闭感,有利于术中语言监测、呼吸道管理及术者和麻醉医师交流。在手术过程中术者和麻醉师连续同患者谈话解释每一步骤,特别是产生的声音(刮骨膜、开颅钻、线锯或咬骨钳)。

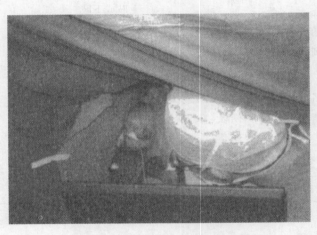

图 3-1　术中铺无菌巾时应给予患者最大的视角

391 术中癫痫灶定位技术是什么?

功能区胶质瘤尤其是低级别胶质瘤生长缓慢,常常伴有癫痫,癫痫发生率 50%～90%,高级别胶质瘤的癫痫发生率约 20%。Berge 证实癫痫活动通常起源于邻近肿瘤的非肿瘤脑组织,因此单纯切除病变而不处理周围的癫痫灶不能减轻或预防术后癫痫。Hirsch 报道如果肿瘤切除术中不进行皮质脑电监测,19% 的患者在服用药物的情况下仍有癫痫发作。另外24% 的患者虽然可以缓解癫痫,但是仍然需要服用抗癫痫药物。这些研究表明缓慢生长肿瘤伴发的癫痫并不都是起源于肿瘤自身,毗邻或远离肿瘤的脑组织可以是癫痫灶,因此对于伴有癫痫的患者皮质脑电监测应当作为术中定位技术的一个主要部分指导切除肿瘤和控制癫痫。一次性手术处理癫痫灶有助于改善患者术后的生活质量,降低抗癫痫药的用量,为胶质瘤的综合治疗提供有利条件。由于癫痫的发生特别是潜在癫痫灶常常远离病灶区,所以足够显露脑组织有助于术中确定癫痫灶。如果癫痫灶零星单发,快速静脉注射美索比妥钠(brevital,1mg/kg)增强癫痫活性有助于切除隐匿癫痫灶,我们在部分以癫痫起病的低级别胶质瘤术中应用此项技术,多手段、多技术提高术中发现隐匿癫痫灶,增加术中切除隐匿癫痫灶的可能，降低术后发生癫痫的可能情况。

392　何谓体感诱发电位？

在过去十年间感觉和运动诱发电位广泛用于术中确定感觉运动区。术中 SSEPs 将刺激电极固定在患者病灶对侧面部、上肢正中神经和胫神经的上方，应用恒定单脉冲电流刺激，用皮质盘状电极作为记录电极，将得到的信号放大，滤波及计算机处理后显示波形在中央前回为 P20-N30，在中央后回为 P30-N20。波形分化最好、位相出现倒逆转的两电极间为中央沟所在位置。该技术优点是操作简便、快速、可用于全麻患者术中确定中央前、后回。然而它的可靠性并不理想：6%～9% 病例定位中央沟不准确，这也可以解释为什么切除邻近锥体束的皮质下病变时诱发电位定位会伴有明确的术后功能障碍（20%）。如果浸润生长肿瘤压迫或部分破坏感觉运动区术中则难以精确定位。SSEPs 只是定位中央沟而不能准确定位运动感觉功能区的具体分布。另外 SSEPs 不能定位皮质下纤维束、语言、记忆或其他高级功能，这些都限制了其在临床上的应用价值。

393　术中实时皮质和皮质下功能定位技术是什么？

目前术前功能神经影像仍然有很多局限性，术中直接电刺激技术（intraoperative direct electrical stimulations）在切除的每一位置和每一时刻能够实时监测皮质和皮质下功能区是一种准确、可靠、安全的技术，已成为定位皮质和皮质下功能结构的金标准。首都医科大学附属北京天坛医院胶质瘤治疗中心在国内率先应用术中直接皮质电刺激技术判断功能区切除功能区肿瘤。皮质电刺激设备及刺激参数：双极皮质刺激器（inomed GmbH，产自德国），双极宽度 5mm，输出波为双相方波脉冲，频率 60Hz，单相波宽 1ms，输出电流范围 2～16mA。一般没必要应用超出 16mA 的电流诱发感觉或运动反应。

在功能区胶质瘤手术中应用直接皮质刺激能够最有效的弥补不同定位技术的优点和局限性。对 T 清醒患者可以研究患者的感觉功能（通过患者描述感觉异常）和认知功能如语言（如自发言语、物体命名、理解等）、计算、记忆、阅读或书写。

然而该技术有许多局限性如只能进行局部功能定位，不能定位全脑；电流过大有可能诱发癫痫；费时，语言监测患者术中进行语言任务的数目受限等。

394　运动、感觉皮质和皮质下通路功能定位是什么？

首先通过诱发面和手的反应确定中央区下部皮质。刺激运动皮质的电流强度根据患者的麻醉条件变化，清醒患者用较低电流。电流以 1～2mA 递增直到诱导出躯体运动。应用多通道肌电图记录除了视觉观察躯体运动，还可允许用较低刺激水平诱发出运动活性。由于紧邻大脑镰的下肢运动皮质位于术野之外可以应用条形电极顺着大脑镰插入诱发下肢运动，在大脑镰和下肢运动区之间缺少桥静脉，这种操作比较安全。Penfield 应用皮质电刺激研究入大脑皮质的运动和感觉代表区发现能引出运动的刺激点，80% 位于中央前回，20% 位于中央后回（图 3-2）。但引出颈部、眼睑、眼球、前额运动的刺激点只位于中央前回。另外产生感觉的刺激点 75% 位于中央前回，25% 位于中央后回（图 3-3）。产生身体不同部位感觉的刺激点在中央前、后回的比例不等。这提示我们术中一定要耐心细致监测暴露的整个皮质，当刺激出现阳性反应的时候一定要结合具体解剖标志判断中央前、后回。

当切除位于或毗邻放射冠、内囊、岛叶、辅助运动区和丘脑深部胶质瘤时定位皮质下运动和感觉下行纤维束相当重要。刺激参数和定位运动皮质相同。

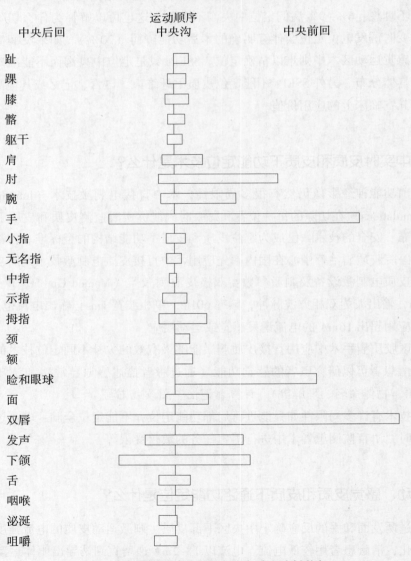

图 3-2　皮质电刺激引发人大脑皮质运动刺激点

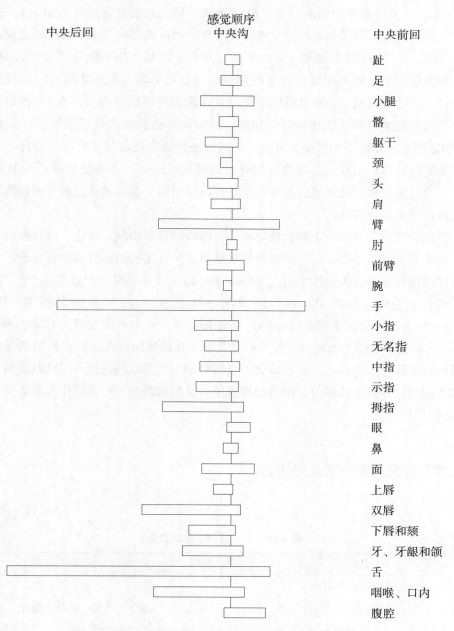

感觉顺序

中央后回　　　　　　中央沟　　　　　　中央前回

趾
足
小腿
髂
躯干
颈
头
肩
臂
肘
前臂
腕
手
小指
无名指
中指
示指
拇指
眼
鼻
面
上唇
双唇
下唇和颏
牙、牙龈和颌
舌
咽喉、口内
腹腔

图3-3　皮质电刺激引发人大脑皮质感觉刺激点

395　语言皮质和皮质下通路功能定位是什么?

语言对刺激的反应是抑制作用为主，很可能是去极化阻滞使局部细胞群暂时失活。术中定位语言功能区按以下顺序进行：①首先进行感觉运动区定位，刺激电流以 2mA 起步，每次增加 1~2mA，直到周围肌肉有反应或感觉异常，最大刺激电流强度为 16mA。标记阳性反应位置，记录诱发出面部和手的感觉或运动反应时的电流强度。②语言皮质定位：电流强度以 2mA 开始，以 1mA 逐渐递增。每次刺激时间为 6s，最大电刺激电流强度为 16mA。如果术中电刺激情况下患者出现语言异常则判断此处皮质为语言相关功能区，用数字标签标记，继续检查下一个区域。术中暴露的整个皮质区都需要测试（至少 2 次）。标记出所有的语言区，作为切除的浅部功能边界开始切除。肿瘤切除边界距离最近的语言区一般不小于 1cm。③切除肿瘤和皮质下刺激交替进行。刺激方法和语言判定与皮质电刺激技术相同。当出现语言障碍时应停止切除，由此确定切除的深部功能边界。④肿瘤切除后行 B 超判定是否残留，如有残留根据与功能区的关系决定是否继续切除。在切除肿瘤后可再次测试患者的语言功能以预测术后语言功能。

为了准确解释皮质和皮质下刺激诱导的语言障碍如言语中断、口吃、语音障碍、语义错误和命名不能等，术中必须有语言治疗师或受到语言专科培训的麻醉师进行评价。典型的言语和语言障碍描述如下：失语性中断（aphasic arrest）：能正确说出"这是一个"，但是不能命名；失语性紊乱（aphasic disturb）能说出"这是一个"，但是命名错误。构音障碍（dysarthric utterance）为言语错乱（speech disturbance）。完全不能发音为言语中断（speech arrest）。言语紊乱和言语中断是由于发音器官受到干扰或抑制。在言语中断的情况下我们刺激皮质同时要求患者左右伸舌，这种情况下患者常常不能完成该动作。因此刺激诱发失语性抑制和紊乱的部位作为语言部位，刺激诱发言语紊乱和言语抑制的部位作为言语部位统称为语言相关区。

396 术中监测主要功能区是什么？

见表 3-15。

表 3-15　术中监测主要功能区

功能区	监测部位
优势半球语言和言语	
皮质	额下回后部、颞叶、岛叶
皮质下	弓形束
运动通路	
皮质	中央区皮质
皮质下	放射冠、内囊、大脑脚
辅助运动区	运动皮质和下行运动通路
岛叶	
优势半球	语言和皮质下运动通路

续表

功能区	监测部位
非优势半球	皮质下运动通路
感觉通路	
皮质	初级感觉皮质
皮质下	丘脑皮质束视放射

397 术中刺激有哪些注意事项?

见表 3-16。

表 3-16　术中电刺激核对表

刺激参数

双相方波脉冲

频率 60Hz

电流 1 ~ 16mA

电流强度以 1mA 开始递增

刺激持续时间 6s

刺激方法

双极电极平行于脑沟置于皮质表面

刺激暴露的整个皮质区每隔 5mm（由于双极宽 5mm）

每一位置至少刺激 2 次以上（测试语言）

同一位置不要连续刺激 2 次

2 次刺激之间一定要在没有刺激的情况下进行测试（测试语言）

测试语言时在呈递图片之前就开始刺激

皮质下定位时刺激强度以 2mA 递增

保持皮质刺激表面相对干燥

癫痫时应用冰盐水，但不要紧接着再刺激

刺激需要条件

采用唤醒麻醉（丙泊酚 + 镇痛）

定位期间至少需要 2 个观察者监测对侧肢体活动（上、下肢包括或不包括面部）

定位语言功能时需要语言治疗师和/或神经心理师

术中采用刺激方案根据术前病变位置、神经心理医生评价和神经功能影像决定

398 术中诱发癫痫应如何处理?

术中皮质电刺激可以诱发癫痫,发生率为 5%~20%,但大多数是局灶性,通常在 1~2s 内自行停止并且不扩散。如果发生癫痫最好办法是用林格液(4℃)快速冲洗受刺激的脑表面,常常在几秒内中止起源于受刺激皮质的癫痫,有助于避免静脉应用抗癫痫药物。机制可能是低温可以降低脑代谢和电流扩散。如果癫痫持续时间长应当静脉给予短效巴比妥盐或 lorazepam(0.5~1.0mg)中止癫痫,必要时可加深麻醉,同时由于皮质暴露范围大要预防脑膨出。

399 辅助运动区胶质瘤有哪些特点?

辅助运动区为低级别胶质瘤的好发部位,最常见的症状是癫痫。其发病特点为发作突然、无先兆、时间短,发作频繁,主要在睡眠中发作,发作时意识清醒,抗癫痫药物难以控制。术后最典型的临床表现为 SMA(supplementary motor area)综合征,发生率为 83%~100%。特点是对侧肢体偏瘫,优势半球伴有语言障碍但认知能力正常。术后出现的 SMA 综合征可分为 3 个阶段:①术后立即出现对侧肢体偏瘫,优势半球常伴有言语障碍。②术后数天内神经系统症状逐渐改善,但对侧肢体自发运动和自发言语减少,完全缓解仍需 4~6 周的时间。③术后长期随访可发现部分患者遗留患侧手部轮替运动障碍。在我们胶质瘤治疗中心观察到完全切除辅助运动区胶质瘤,产生的 SMA 综合征可在术后数周内恢复。因此累及该区肿瘤可以广泛切除到运动皮质前方的软膜边缘,不用过多考虑持久的语言、运动或感觉障碍。

400 辅助运动区胶质瘤术中应注意哪些?

手术在唤醒麻醉下进行,多采用额顶瓣开颅,要暴露出中央前回。但术中很难完全显露中央前回(主要是下肢区域),由于大脑浅静脉、上吻合静脉变异,矢状窦顶部静脉陷窝异常增大及突入上矢状窦蛛网膜颗粒的异常发达,限制剪开接近纵裂处的硬膜,因此也限制了术中直接电刺激判断中央前回下肢支配区域。术中打开硬膜后首先 B 超定位肿瘤的解剖边界,然后应用皮质电刺激确定中央前回后,开始自前向后(从非功能到功能区)切除肿瘤。在切除至肿瘤的后界及外侧界部分时应特别小心,主要是以下 2 个原因:中央前沟和锥体束在中线呈 60 度夹角,运动区可能达到肿瘤后界;在深约 2.5cm 处锥体束扇形聚合成束,因此损伤后产生对侧偏瘫而不是单瘫(图 3-4)。切除邻近中央前回大约 0.5cm 时应用直接电刺激监测皮质下方的锥体束纤维,如果遇到功能纤维束则作为切除的深部功能边界,停止切除(图 3-5)。文献报道肿瘤切除后界与运动区的距离 >0.5cm,功能恢复好,距离 <0.5cm 则出现严重的偏瘫,但有不同程度的恢复。

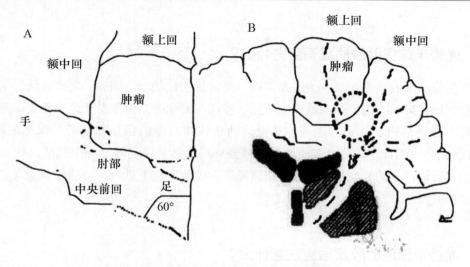

图 3-4 切除肿瘤后外侧界可能损伤锥体束

A. 上面观肿瘤和皮质关系。B. 冠状位显示肿瘤和皮质关系。虚线圆表示肿瘤切除过程中损伤的锥体束。

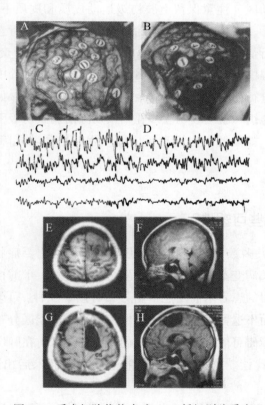

图 3-5 手术切除优势半球 SMA 低级别胶质瘤

A. 肿瘤切除前术中照片。A～C 为肿瘤边界，D 为致痫灶。1 为中央前回手区；2 为中央前回面区；3，4，5 中央后回面部感觉区。B. 肿瘤切除后术中照片。1 为中央前回手区；2 为中央前回面区；6，7 分别为中央前回皮质下锥体束髋部、下肢区；3，4，5 中央后回面部感觉区。C. 切除前皮质脑电监测结果，箭头表示棘波。D. 切除后皮质脑电监测显示棘波消失。E、F、G、H. 肿瘤切除前后 MRI，T 代表肿瘤，cs 代表中央沟。

401 优势半球岛叶胶质瘤有哪些特点?

　　岛叶为低级别胶质瘤的另一个好发部位,最常见的症状也是癫痫,发作症状包括:躯体感觉症状,语言障碍、内脏运动或内脏感觉、嗅或味幻觉等。由于岛叶位于侧裂深部毗邻重要的血管和神经结构(如司管语言、感觉运动和认知功能的额顶和颞盖,深部的基底节、内囊和丘脑等),因此切除岛叶胶质瘤对于神经外科医师来说仍然是一个挑战。优势半球岛叶胶质瘤术后最严重的并发症是偏瘫和语言障碍,唤醒麻醉下进行运动感觉和语言定位有利于避免这些并发症。

402 优势半球岛叶胶质瘤应注意什么?

　　由于非优势半球面部运动区切除后可以恢复,因此对于累及到非优势半球岛叶后上部的肿瘤,切除面部初级运动区(注意保留上肢初级运动皮质和皮质下纤维)可以更好地暴露中央盖部下受累及的岛叶。当接近内囊时切除与刺激反复交替进行直到诱导出运动反应。此外直接皮质电刺激与进行简单指令(抬上臂,手伸曲,活动脚)交替进行,优势半球肿瘤患者在整个肿瘤切除过程中可持续谈话或命名,当刺激或切除过程中出现语言障碍时即停止切除。整个过程中反复进行超声定位决定剩余肿瘤量和准确位置。如果残留病变没有侵犯直接皮质电刺激确定的功能组织就继续切除。在结束切除前刺激初级手和面部运动区检查锥体通路的解剖功能完整性,如果诱发出运动反应即使术后出现功能障碍也可以肯定能够完全恢复。

403 大脑功能有哪些可塑性?

　　(1)术前可塑性:大多数低级别胶质瘤患者以癫痫为主要症状而没有神经功能障碍。最可能的解释是缓慢增长病变渐进性诱导大脑网络功能重塑,术前神经功能影像支持这种主张。理论上没有功能障碍的患者术前功能重新分布有以下 3 种:①功能区仍旧位于肿瘤内,在这种情况下全切肿瘤而不遗留后遗症的可能性很小。②功能区分布在肿瘤周围可能近全切肿瘤,术后出现的短暂障碍可能在数周和数月内恢复。③术前在肿瘤同一半球远隔区或者对侧半球的某些区域存在代偿。这种情况下可能全切肿瘤而术后出现的功能障碍最轻微和短暂。

　　(2)术中可塑性:切除过程中也可出现急性功能重组可能是由于手术本身引起。切除病变能够使局部区域出现超兴奋性。例如额叶低级别胶质瘤的患者在切除肿瘤前直接皮质电刺激仅仅在一些皮质区诱发运动活动,然而切除后在一些最初不活跃区诱发出了明确的运动反应,在已遭破坏的中央前回区内急性显露出更多的能够诱发出运动的位点。在切除顶叶低级别胶质瘤过程中，中央后回内也可急性显露出更多的感觉区。

（3）术后可塑性：①功能区胶质瘤患者术后功能完全恢复后，神经功能影像可以研究手术诱发的功能重塑。例如切除辅助运动区 LGG 后，fMRI 证实病变对侧 SMA 和运动前区显著激活。这些结果支持辅助运动区术后功能恢复，部分依赖对侧半球同源区的激活。②一些患者由于第一次手术根据直接电刺激确定的功能边界不能全切位于中央前回内的病变。几年后由于肿瘤增长在二次手术中应用直接皮质电刺激，和第一次手术结果相比功能区出现在新的部位。这样可以全切胶质瘤而不产生后遗症。通过第一次手术切除或胶质瘤持续生长诱发的长期可塑性，可用于全切最初不可能全切的功能区肿瘤如初级感觉和语言功能区。可能机制是手术动员潜在的功能网络进而产生代偿。

（4）大脑可塑性在功能区胶质瘤手术中的应用：①术前、术中、术后大脑的可塑性有助于神经外科医生尽可能切除功能区胶质瘤，同时不产生后遗症。②大多数岛叶胶质瘤的术前 fMRI 和健康对照组一样显示优势半球岛叶前部激活，术中直接皮质电刺激也已经证实这种现象。刺激岛叶可以出现明显的语言障碍，特别是发音障碍。这些观察和脑卒中患者的结果一致，表明岛叶对于复杂言语计划有重要要作用。根据这些结果似乎不可能全切位于左优势半球岛叶的 LGG。然而最近资料证实，能够全切左优势半球岛叶的 LGG 而没有术后失语。fMRI 和直接电刺激证实额、颞盖部和左壳核可以进行功能代偿。切除位于左额下回盖部和三角部（Broca 区）LGG 也可能不出现失语。出现功能障碍可能由于语言区病变周围主要是运动前区腹侧（对发音重要作用）、额下回眶部、岛叶进行功能代偿。以上结果提示可塑性对于神经外科医师的重要性，这些结果应当融合到功能区胶质瘤的手术指征和动态手术计划即手术切除程度和次数应当适应个体患者的功能代偿潜力。

404　Yasargil 边缘系统和旁边缘系统肿瘤分类是什么？

见表 3-17。

表 3-17　Yasargil 边缘系统和旁边缘系统肿瘤分类

分型	部位
1 型	颞叶中间底部肿瘤
2 型	扣带回肿瘤
3 型	
3a	纯岛叶肿瘤
3b	累及岛叶周围结构
4 型	边缘相关区如穹隆、乳头体、隔区
5 型	累及整个边缘系统

405 Zentner 岛叶胶质瘤分型是什么?

见表 3-18。

表 3-18　Zentner 岛叶胶质瘤分型

分型	部位
3 型	
3a	纯岛叶肿瘤
3b	岛叶和其他盖部
5 型	
5a	岛叶 + 盖部 + 1 个或 2 个旁边缘结构
5b	岛叶 + 盖部 + 旁边缘结构 + 部分边缘系统

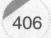

406 Özyurt 岛叶胶质瘤分型是什么?

见表 3-19。

表 3-19　Ozyurt 岛叶胶质瘤分型

分型	部位
1 型	局限于岛叶
2 型	累及岛叶和其他盖部 (额叶、颞叶、顶叶)
3 型	累及岛叶、盖部和旁边缘结构 (颞极、额面部)
3a	累及 1 个旁边缘结构
3b	累及 2 个旁边缘结构
4 型	另外累及边缘结构
4a	累及 1 个旁边缘结构 (3a + 边缘结构受累)
4b	累及 2 个旁边缘结构 (3b + 边缘结构受累)

407 岛叶胶质瘤应如何选择体位和暴露?

患者仰卧位,肩部抬高。头部旋转 30 ~ 45 度。有些学者采用侧卧位,认为该体位可以进入肿瘤后部,尤其是唤醒麻醉时便于呼吸道管理。但是我们体会到仰卧头偏 45 度有助于分离侧裂,更易到达肿瘤后部及显露上环岛沟。

由于肿瘤深埋在岛盖中，目前手术多采取翼点或改良翼点入路经外侧裂暴露肿瘤，尤其是当肿瘤位于左侧半球时。行一额颞弧形切口，在翼点后方 3~4cm 颅骨钻孔，常规用铣刀开颅，取下游离骨瓣，蝶骨嵴尽量磨除，接近前床突。打开硬膜，显示侧裂动脉和静脉解剖，应用术中超声确定肿瘤边界，决定侧裂开放范围。以后的操作均在手术显微镜下进行。

408 岛叶胶质瘤手术切除技术是怎样的?

手术切除岛叶胶质瘤分为 5 个阶段：①分离侧裂。②显露 MCA 和它的分支。③分离前、上、下环岛沟底部。④通过切断短岛穿支血供阻断肿瘤血供。⑤切除肿瘤。

三、胶质瘤的放射治疗

409 脑胶质瘤术后放射治疗的适应证?

脑胶质瘤术后放疗的适应证为高级别胶质瘤（WHO Ⅲ~Ⅳ级）和高风险低级别胶质瘤（WHO Ⅱ级）。WHO Ⅲ~Ⅳ级的高级别胶质瘤患者无论手术切除程度如何均需要接受术后辅助放射治疗。术后辅助放射治疗可杀灭或抑制残余肿瘤细胞，延长患者生存期，已经成为高级别胶质瘤不可或缺的标准疗法（1 级证据）。

对于 WHO Ⅱ级的低级别胶质瘤患者术后放射治疗的应用价值仍存在一定争议，主要在于对术后放疗时机和远期放射性神经毒性风险。根据患者预后风险分层结果来制订辅助治疗方案是目前指南推荐的治疗策略。EORTC 推荐对于具备以下 3 个以上复发高危因素的患者给予辅助放射治疗（年龄≥40 岁、肿瘤未全切除、肿瘤体积大、术前神经功能缺损、IDH 野生型）。NCCN 指南推荐中，对于肿瘤未全切或者年龄≥40 岁的低级别胶质瘤患者建议术后辅助放射治疗。对于年龄 <40 岁且肿瘤全切除的患者，可以选择密切观察，肿瘤进展后再进行放射治疗。

410 手术为何有利于放疗计划的制订?

手术有利于放疗计划的制定：①明确组织病理性质与分子病理指标的变化有利于放射治疗治疗计划的制定。②肿瘤细胞减容，手术切除对放射治疗不敏感的瘤细胞、减少肿瘤的体积、减轻肿瘤的占位效应，缓解颅高压等临床症状，以利放疗的顺利进行。③肿瘤体积缩小的同时可能也会缩小照射体积，增强放射治疗效应，减少损伤，一般而言肿瘤中心血供差、乏氧细胞多，肿瘤对放射线抗拒，尽管全切除肿瘤是增加放疗效应最简单、直接的方法。④对于功能区胶质瘤，手术难以全切时可以置入放射性粒子内照射，术后还可以辅以外照射，也是胶质瘤放疗方式之一。

411 放疗前应做哪些准备?

（1）积极改善患者的一般状况。

（2）完善放疗前检查。

（3）根据现有的临床资料确定治疗方案。

412 如何选择胶质瘤的放疗时机?

新诊断 WHO Ⅱ级胶质瘤术后放疗时机：低风险患者需要密切观察，每 3~6 个月复查 MRI（Ⅰ级证据）；高风险患者原则上术后放疗应尽早开始，建议术后 4~8 周（Ⅰ级证据）。放疗时间推荐术后患者一般情况允许的条件下尽早开始，建议为术后 4~8 周。对于高复发风险低级别胶质瘤患者放疗应尽早施行，术后 4~8 周为大多数中心推荐的治疗时间。

高级别胶质瘤患者术后应尽早开始放射治疗，有助于延长生存时间（Ⅰ级证据）。

413 高级别胶质瘤的有效放射剂量如何选择?

目前推荐采用常规分割的 X 线外照射，总剂量通常为 54~60Gy。研究显示，局部放疗与全脑放疗的疗效相当，而放射性神经毒副作用明显降低。推荐放射治疗照射总剂量为 54~60Gy，1.8~2.0Gy 每次，分割为 30~33 次。Walker 等对 420 例患者数据进行了剂量 - 效应分析，总剂量从 50Gy 提高到 60Gy 时，治疗组患者的中位生存期也随之从 28 周延长至 42 周。Bleehen 等分析了 443 例患者，同样显示，总剂量 60Gy 与 45Gy 相比，生存期有明显的优势（12 个月比 9 个月，$P = 0.007$）（Ⅰ级证据）。

414 低级别胶质瘤治疗中放疗的意义?

放疗是 WHO Ⅱ级和 WHO Ⅲ级胶质瘤的常规治疗手段。虽然有观点认为放疗会带来后续的并发症，但不进行放疗则常导致差于标准水平的治疗结果。欧洲癌症研究和治疗组织（European Organisation for Research and Treatment of Cancer）（EORTC 22033 - 26033）的结果表明替莫唑胺单药辅助治疗在治疗 WHO Ⅱ级胶质瘤并未获得较单独放疗更好的结果，前者 PFS 39 个月，后者为 PFS 46 个月。而"高风险"患者（年龄超过 40 岁或次全切）接受辅助同步放化疗则可获得中位 PFS 10.4 年（RTOG 9802）。

415 低级别胶质瘤的放射剂量如何选择?

强烈推荐低级别胶质瘤放疗的总剂量为 45~54Gy，分次剂量一般推荐为 1.8~2.0Gy。

两个前瞻性 RCT 针对 WHO Ⅱ 级胶质瘤最佳放疗剂量进行了研究，并发现从 45Gy 增加至 59.4Gy 或从 50.4Gy 增加至 64.8Gy 并未得到更好的治疗结果。因此，推荐的剂量为从 45 ~ 54Gy，以 1.8 ~ 2.0Gy 分割。两项研究则分别用了 50Gy（CODEL）和 54Gy（NRGBN00539），以 1.8Gy 分割。目标靶区为包含术后瘤腔、剩余 T2/FLAIR 信号及周围 1cm 区域。WHO Ⅲ 级胶质瘤的放疗剂量无前瞻性研究，常用计量为 59.4Gy，1.8Gy 分割，覆盖周围 1 ~ 2cm 区域。有的研究为单靶区（CATNON），而有的研究则采用低/高计量靶区（CODEL）。

416 放疗靶区如何确定？

高级别胶质瘤以局部治疗为主，全脑放疗并没有比局部放疗有更好的治疗效果，反而带来更多的治疗副损伤。综合多项研究推荐术后 GBM 放疗靶区的设定如下：GTV 为术后可见病灶和 T2/FLAIR 异常信号区，GTV 向外扩展 1 ~ 2cm 得到 CTV，CTV 的勾画应是放射治疗医师根据解剖结构进行修正后产生 CTVs，在此基础上外扩 0.3 ~ 0.5cm 即 PTVs。推荐 GTV 的剂量 60Gy，CTVs 的剂量 40 ~ 50Gy。

大多数低级别胶质瘤的 MRI 不强化，因此确定其大体肿瘤靶区（GTV）主要是根据 T2/FLAIR 上的异常信号区域，术后低级别胶质瘤患者在放疗前应行 MRI 复查以确定肿瘤是否残留，并以此作为确定 GTV 的依据，同时强调参考术前 MRI 以排除由手术创伤所致的异常信号干扰。绝大多数研究都是以 GTV 外扩 1 ~ 2cm 边缘作为低级别胶质瘤的临床靶区（CTV）。

417 放疗的副损伤有哪些？

低级别胶质瘤患者放疗后有生存获益，随之而来的是远期神经毒性反应，主要表现为认知能力减退和脑组织局灶性坏死。近年来，Douw L 等通过长达 12 年的随访和追踪调查，发现接受过放疗的患者注意力逐渐下降，而那些没有接受过放疗的患者，其认知功能则保持稳定（Ⅱ级证据）。因此，在制订治疗计划时，还应充分考虑这种由放疗引起的远期风险。

418 如何才能减少或避免放射性损伤？

（放疗后 6 周内发生），通常是短暂而且可逆；亚急性放射性脑损伤（放疗后 6 周至 6 个月发生），通常可在数周内自愈；晚期放射性脑损伤（放疗后数月至数年），往往是进行性且不可逆的，包括白质脑病、放射性坏死和其他各种病变（多为血管性病变）。避免放射性损伤主要预防为主，采用适合的照射技术，适当的靶区体积，合理的处方剂量以及分割方式。

419 脑胶质瘤术后放射治疗技术有哪些?

放疗的治疗技术主要有:①三维适形放射治疗(3D-CRT)。②调强放射治疗(IMRT)。③分次立体定向放射治疗(FSRT)。④立体定向放射外科(SRS)。

420 脑胶质瘤治疗中如何应用 FSRT 或 SRS?

立体定向放射外科(SRS)/分次立体定向放射治疗(FSRT)在胶质瘤治疗上仍有诸多疑问,NCCN、EORTC、RTOG 等所有组织均不推荐 SRS/FSRT 作为胶质瘤的首选放疗方案,仅考虑选择性的用于胶质瘤常规外照射后的局部补量或复发胶质瘤的治疗,选择合适的患者非常关键。

421 术后放射治疗对高级别胶质瘤生存的影响?

手术是高级别胶质瘤的基础治疗,为辅助放疗创造条件。由于高级别脑胶质瘤浸润生长的生物学特性,实现病理上完全切除肿瘤常较困难。胶质瘤术后放疗是不可或缺的重要治疗手段之一,高级别胶质瘤术后放疗可以取得显著的生存获益(1 级证据)。高级别胶质瘤(WHO Ⅲ ~ Ⅳ级)恶性程度高,生长速度快,胶质母细胞瘤患者单纯手术治疗生存期仅仅为 4 个月左右,术后辅助放疗则可以显著改善患者预后,延长生存期,目前几乎全世界所有指南均建议对于术后诊断为高级别胶质瘤的患者辅助放化疗(stupp 方案)。

422 何谓体外放射治疗?

这是目前胶质瘤的主要放疗方式,通常在术后 2 ~ 4 周,待伤口愈合后开始。^{60}Co 治疗机在大多数医院被现代化的直线加速器所取代。常用的直线加速器和伽马刀均为低 LET 射线,和高 LET 射线相比有明显的缺陷。后者有优越的生物学性能,相对生物效应(RBE)高,氧增强比(OER)低,对细胞增殖周期中各期细胞和 G_0 期细胞的放射敏感性差异小,且较少有细胞的非致死性损伤的修复。有些高 LET 射线如质子尚有物理学上 Bragg 峰,能更好地保护肿瘤深度前后的正常组织。1938 ~ 1943 年 Stone 开始用快中子治疗多种晚期恶性肿瘤,我国北京也于 1991 年开始了快中子治疗,但对于脑胶质瘤疗效不好。1990 年质子加速器开始在 Lorna Linda 大学医院应用于包括颅内肿瘤,如垂体瘤、听神经瘤、脊索瘤等多种肿瘤的治疗,但并没有治疗颅内胶质瘤的大宗病例报道。另外如硼中子俘获疗法治疗胶质瘤已在国外开展数年,前量值得期待。总之高 LET 射线的优越性显而易见,但机器十分昂贵,短期不可能普及应用,但应该是今后胶质瘤放射治疗发展的一个方向。

423 术后放射治疗过程中，高级别胶质瘤靶区勾画是否包括水肿带？

建议临床实践工作中根据患者实际情况个体化选择勾画原则，如果肿瘤旁水肿带体积巨大，建议采用 EORTC 靶区勾画方案，如果肿瘤旁水肿体积较小，包含水肿带也可以作为一种治疗选择。

424 何谓组织间近距离照射？

间质内放疗是将多个具有一定规格、活度的封闭型放射源用施源器通过微创方式直接施放到人体组织内部，对组织进行高剂量照射，达到治疗肿瘤的目的。各种能埋入人体组织的放射性核素出现为人们实现组织内近距离照射奠定了基础。早期的尝试性治疗主要针对前列腺癌患者，随着间质内放疗所取得的疗效以及各种新型核素、图像分析系统、治疗系统的陆续完善，使得其在 20 世纪 80 年代前后得到飞速发展，并逐渐应用于头颈部癌、颅内肿瘤等其他部位恶性肿瘤。

425 间质内放疗的优点包括哪些？

明显提高靶区剂量，减少放射损伤，降低并发症；由于是低剂量率的持续性照射，能够对不同分裂周期的肿瘤细胞不间断照射，有较高的放射生物学效应提高病灶放射敏感性；由于放射性粒子在组织内的穿射距离仅有 1.7cm，通过调整粒子源的间距和活度，能够很好地控制靶区外的剂量分布，有效保护周围正常组织；三维计划设计能完成肿瘤与周围组织关系的形态重建，准确设计植入粒子的位置、数量及路径，实现个体化优化设计的要求；粒子经钛合金封装后与组织相容性好，不会产生放射性泄漏及治疗路径的污染；防护安全半衰期短，术者操作过程不会受到离子照射；设备费用低，操作简单，创伤小。

426 何谓立体定向放射治疗？

立体定向治疗（Stereotactic radiotherapy，SRT）是在立体定向放射外科（stereotactic radiosurgery，SRS）技术基础上发展起来的三维立体放疗方式。目前 SRT 又分为两类。第一类 SRT 是使用小野三维集束分次大剂量照射。此类 SRT 均使用多弧非共面旋转聚焦技术，附加的三维准直器一般为圆形，治疗 ≤4cm 的病变，如常用的 X-刀。第二类是利用立体定向技术进行常规分次的放射治疗。特指三维适形放射治疗 3DCRT 和更高级别的 IMRT，除分次剂量的大小以外，以上二类无本质区别。

427 三维立体定向分次照射治疗的优势是什么？

（1）分次放射治疗可以增加肿瘤细胞的敏感性。

（2）分次放射治疗可使恶性肿瘤的细胞同步化，可使肿瘤细胞发生自身增敏，提高疗效。

（3）在任何一种放射治疗方案制订时要遵循，有较长的治疗时间，既减少正常脑组织早期放射反应，同时又要缩短放射治疗时间间隔，以利瘤细胞再氧合和细胞同步化的发生，降低正常组织的迟发放射反应。与常规分次放射治疗的区别是：三维立体定向分次放射治疗由于其物理分布的优越性，可在病变周围正常组织每次受量不超过正常分割照射基础上提高肿瘤的分次量，这就使得在肿瘤周围正常组织合并症不增加的基础上在短的总治疗时间内给予肿瘤高剂量成为可能。

428 恶性胶质瘤应如何放疗？

包括间变星形细胞瘤、胶质母细胞瘤、间变少枝胶质细胞瘤等，均为中高度恶性胶质瘤，对放射线抗拒，远处转移相对多见。目前推荐的治疗方案为：手术＋放疗＋化疗，局部放射治疗范围 PTV 应包括 MRT2 像上水肿带外放 3～4cm，照射 50Gy 后可考虑缩野补充至 60～64Gy。若术后肿瘤明显残余可考虑 X-刀或 3DCRT 补量，如患者难以长期生存可以采用姑息性放疗 3Gy×10f 或 Z. SGy×ZOL，一般认为采用常规分割，大分割或超分割治疗的效果并无显著差异，但存在很多争议。全脑照射一度曾经作为恶性胶质瘤的治疗常规，近来多数研究表明在没有肿瘤种植转移的确凿证据下全脑放疗无必要。

429 室管膜肿瘤应如何放疗？

WHO Ⅱ、WHO Ⅲ级的室管膜瘤术后需要辅助放疗。通常采用局部放射治疗或全脑全脊髓照射。而对治疗后短期内复发或年幼不宜行放疗的患者，可选择化疗作为辅助治疗，但是疗效不肯定。许多回顾性研究显示辅助放疗能够显著提高肿瘤控制率和生存率，5 年生存率为 33%～88%。对于间变性室管膜瘤，术后辅助放疗成为标准治疗。间变性室管膜瘤（WHO Ⅲ级）的放疗范围：可选择局部照射或者全脑全脊髓照射（CSI）。局部靶区的限定，研究显示在切除范围外扩大 1～2cm 是安全有效的。

室管膜下室管膜瘤和黏液乳头型室管膜瘤按 WHO 分级为 Ⅰ 级，生长缓慢，前者多见于脑室系统，后者多见于马尾，手术全切是根治的标准方法，无需放疗，有残余的局部照射量为 50Gy。

PNET 和髓母细胞瘤应如何放疗？

PNET（原始神经外胚层肿瘤）是 1973 年由 Hart 和 Earle 首次描述并定义，它是一种分化很差，恶性程度很高的胚胎性小细胞肿瘤，起源于原始的、多分化潜能的髓母细胞，亦即胚胎上位于小脑外颗粒层的成神经管细胞。可分为 8 个亚型，在肿瘤分类上有争议。传统上认为肿瘤位于小脑时归入髓母细胞瘤，位于幕上时归入 PNET。PIVET 预后更差，肿瘤全切与否是影响预后的关键因素之一，术后采用 CSI 以及原发部位的补量照射，是标准的治疗方案，全蛛网膜下腔照射量 30～40Gy。依患儿年龄、一般状况不同采用 1.6～1.8Gy 的单次量，后颅凹补量至≥50Gy。

 立体定向放射治疗治疗中应注意哪几点？

（1）放疗前应做全脊髓 MR 检查，据报道髓母细胞瘤于诊断时脊髓的播散率为 10%～15%，如发生脊髓种植则局部放疗剂量应追加至 45～50Gy。

（2）全脑照射时应包括前颅凹底的筛板，防止漏照，笔者见过 3 例筛板处单独复发的病例。

（3）后颅凹照射时应包括幕下的全部，全脊髓照射野，应包括完整的椎体。

（4）对于年幼儿童，<3 岁不宜常规行 CSI 应先行化疗，如必需 CS1 胸段脊髓可不予照射以利幼儿心脏和肺的发育，骶尾部的铲形野亦是不必要的。

（5）对于年幼体弱患者脊髓照射可采用电子线以减轻近期和远期的放疗反应，但存在剂量不精确，和相邻术野衔接的剂量均匀性不够的问题。

（6）对于因其他原因导致未完成放疗计划或放疗前已有种植播散患者建议放疗后化疗。

 中枢神经细胞瘤应如何放疗？

中枢神经细胞瘤是一种神经元起源的少见肿瘤，其分化水平居于大脑神经母细胞瘤和神经节细胞瘤或神经节胶质瘤之间，常被误诊为少枝胶质细胞瘤或室管膜瘤，该病多发于年轻人，儿童和老人少见，对放疗敏感预后良好，可长期生存。笔者 2000 年 12 月至 2005 年 12 月共收治经手术病理证实的中枢神经细胞瘤共 26 例，年龄最大者 37 岁，其中 1 例患儿 3.5 岁，余均大于 10 岁。除 1 例肿瘤位于三角区外其余肿瘤均位于透明隔，骑跨中线，肿瘤体积常常较大，常伴脑积水。采用 6nw-x，常规分割外照射，模拟机或 CT-Sim 定位，放疗中可按低级别胶质瘤对待，PTV 为 CTV 外放 1.0～1.5cm 即可，DT50～56 Gy/25～32f。1 例患者部分切除放疗后 1 年因脑积水再次手术和 V-P 分流，余未见复发。未见肿瘤向其他部位转移。

433 中枢神经系统放射性损伤可分为哪几期?

中枢神经系统放射性损伤可分为 3 期:①急性期:发生于照后即刻到 1 个月内,常规分次照射中少见。尽管在病理上还无法解释这种损伤的机制,但临床主要表现为头痛、恶心、呕吐,这种急性损伤似乎与分次照射的剂量、照射体积关系不密切。出现上述症状时可用激素予以缓解。②早迟发期:指照射后 1~6 个月的损伤,病理改变以脱髓鞘为主,临床表现主要为厌食、少动、嗜睡以及脊髓照射后的 Lhermitte 综合征。处于此期患者给予适当的激素治疗,一般在 1~2 个月内临床症状可以完全消失。③晚迟发期:出现于照射后 6 个月,呈进行性,常不可逆。病理改变以脱髓鞘、血管闭塞、血栓形成为主,最终形成放射性坏死,可为局限性,也可为弥漫性,但多限于白质。放射性脑坏死是晚迟发期最严重的并发症,即使使用大量激素等对症治疗,也难以完全治愈。

434 哪些因素影响脑组织对正常放射剂量的耐受?

(1)单次放射剂量,放射治疗持续的时间,照射总剂量,以及每次放射间隔时间。总剂量越高,总治疗时间越长,正常脑组织对放射耐受越差,每次照射间隔时间越短,越易损伤。

(2)照射体积,照射体积越大越易损伤。

(3)与下述因素有明显相关性:并用化疗药物,特别是 MTX;是否有高血压与糖尿病;年龄也是相关因素,儿童对放射剂量耐受差。

四、胶质瘤的化学治疗

435 胶质瘤化疗的基本原则是什么

(1)术后尽早开始化疗,并可与放疗同步进行化疗,以取得较好的肿瘤控制结果。

(2)在化疗前,应在保留脑功能的前提下,尽量切除肿瘤,以减轻肿瘤负荷。

(3)充分化疗,采用最大耐受化疗剂量并以尽可能短的间歇期以获得最佳的治疗效果。

(4)联合化疗。

(5)合理的化疗疗程,并注意保护患者的免疫力。

(6)根据病理学诊断和分子标志物检查结果,选择化疗药物。

(7)某些抗肿瘤药物(如 BCNU、顺铂)可能会导致抗癫痫药物的血清浓度降低,而诱发癫痫发作。因此要注意化疗药物与抗癫痫药物的相互影响。

(8)由于抗癫痫药物诱导肝酶活性增强,降低了某些经 P450 肝酶途径代谢的抗肿瘤药物的血清浓度（如伊立替康、洛莫司汀、长春新碱、他莫昔芬、紫杉醇、依托泊苷），因此，在应用这类抗癫痫药物时，应酌情调整化疗药物的剂量。

436 联合化疗的原则是什么？

联合化疗中一般包括两类以上作用机制不同的药物，而且是常常应用 CCNSC（周期非特异性药物）和 CCSC（周期特异性药物）。尽可能选择毒性不相重复的药物以提高组织耐受性，根据药物作用不同细胞增殖周期的特点及肿瘤的倍增时间设计各种药物的应用顺序、剂量强度、周期时间、周期次数以及其他治疗手段的适时参与，合理治疗。联合用药，采用序贯疗法，有效的周期非特异性药物可使 G_0 期细胞进入增殖期，为周期特异性药物创造发挥作用的条件，周期特异性药物在杀死处于药物敏感时相肿瘤细胞的同时能够延缓肿瘤细胞分裂周期进程，阻滞细胞进入下一个时相，导致细胞暂时性蓄积，此种阻滞一旦解除细胞同步进入细胞周期的下一个时相，此时如给予对这一时相有杀伤作用的药物就能明显增效。药物数量目前一般主张 2~3 种药物最好，太多不一定能提高疗效。

437 常用胶质瘤化学治疗药物有哪些？

（1）烷［烃］化剂：包括卡莫司汀（carmustine）、甲基苄肼（procarbazine，PCZ）、卡铂（carboplatin，CBP）以及顺铂（cisplatin）。杀伤细胞敏感时相：G/S、S、M；最不敏感时相：G_2、S 末。对细胞周期阻滞敏感时相：S、G_2；不敏感时相：G_1。

（2）抗新陈代谢类药物：包括氨甲蝶呤（methotrexate，MTX）、6-硫鸟嘌呤（6-thioguanine，6-TC）以及巯嘌呤（6-mercaptopuine，6-MP）。杀伤细胞敏感时相：S；最不敏感时相：G_1、G_2。对细胞周期阻滞敏感时相：S；不敏感时相：G_2。

（3）拓扑酶抑制剂：包括依托泊苷（etoposide）、替尼泊苷（teniposide）、伊立替康（irinotecan）。杀伤细胞敏感时相：G_1/S；最不敏感时相：G_1、G_2。对细胞周期阻滞敏感时相：G_1、G_2 后半期、S。

（4）植物类药物：包括长春新碱、长春花碱：杀伤细胞敏感时相：M、S；对细胞周期阻滞敏感时相：G_1。

（5）替莫唑胺（temozolomide，TMZ）：目前胶质瘤化疗单药口服疗效最好的药物，在归类上属于烷［烃］化剂，这个药已经国产化，属于国家二类新药，国内商品名为蒂清胶囊。大宗病例统计报告可以延长胶质母细胞瘤存活期 10 周，可以应用 $75mg/m^2$ 配合胶质瘤放射治疗，不增加放射治疗所产生的毒性作用。

438 胶质瘤的化疗对延长患者生存期的影响？

2002 年的荟萃分析发现：联合治疗的患者比单纯放疗患者的中位生存时间延长 2 个月，

同时 2 年生存率也提高了 5%（Ⅰ级证据）。2005 年由 Stupp 等组织的一项大规模 RCT 结果发现，TMZ 联合放疗较单纯放疗可延长胶质母细胞瘤（GBM）患者的中位生存时间 2.5 个月，同时 2 年生存率提高了 16%，5 年生存率由 2% 提高至 9.8%（Ⅰ级证据）。

439 亚硝基脲类药物有哪些、作用机制是什么？

亚硝基脲类药物是临床上最常用的抗胶质瘤的烷[烃]化剂药物，可以使 DNA 的多个位点发生烷化，烷化主要发生在鸟嘌呤上，也可发生在腺嘌呤和胞核嘧啶，以及通过异氰酸盐作用于甲氨酰氨基酸家族。烷化作用对 DNA 产生的铰链作用，发生单一或多处断带，消耗谷胱甘肽（GST），GST 具有多种生理功能，能通过催化毒性物质与 GSH 相结合或通过非酶结合方式将体内物质排出体外，其过度表达不仅可以催化电性烷化剂与 GST 结合使其更具有急性而加强外排，还可以直接与亲电物质结合消除自由基或过氧化物，保护肿瘤细胞，产生耐药，CTX、CLB、BCNU、CCNU、DDP 等通过该系统失活产生耐药。亚硝基脲类药物包括：BCNU、CCNU 与 ACNU，CCNU 口服给药，BCNU 静脉给药，ACNU 既可以口服给药又可以静脉给药。BCNU 与 CCNU 是脂溶性的，ACNU 是水溶性的。药物副作用包括：骨髓抑制、肺纤维化、恶心与呕吐等。亚硝基脲类药物可以超大剂量给药，同时做自体骨髓移植。ACNU 与 BCNU 也常用作动脉内给药。BCNU 最常用做放射治疗后的整体疗法的一部分，也可于放射治疗期间给药，增加药物的敏感性。亚硝基脲类药物常用做治疗恶性级别较高的胶质瘤，如多发胶质母细胞瘤、间变性胶质瘤、髓母细胞瘤及原发性神经外胚叶肿瘤（PNETs）、原发中枢神经系统淋巴瘤以及各种低级别的胶质瘤。

440 低级别胶质瘤是否需要化疗？

以往胶质瘤的化疗一直存在着争议，随着对化疗新药的不断研发、肿瘤分子遗传学研究的深入和随机对照临床试验（RCT）的开展，化疗在低级别胶质瘤患者中的作用逐渐得到重视和肯定，主要用于高危新诊断患者的辅助化疗和复发患者的挽救化疗。新发低级别胶质瘤患者的辅助治疗，应根据是否存在高危因素实施个体化的治疗方案。高危患者术后辅助治疗推荐：放疗联合 PCV 方案化疗（Ⅰ级证据），或放疗联合替莫唑胺化疗（Ⅱ级证据），或放疗联合替莫唑胺同步和辅助化疗。但对 1p/19q 联合缺失的患者可以选择单纯化疗。复发患者的挽救化疗根据患者的情况实施个体化的化疗，包括：替莫唑胺、亚硝脲类、PCV 方案、铂类为基础的方案。

441 儿童胶质瘤的化疗？

由于放疗对 3 岁以下的婴幼儿可能影响其认知、生长和内分泌功能，甚至可导致胶质瘤的恶性发展。因此，化疗的作用显得尤为重要。对于儿童低级别胶质瘤，首先应争取在安全前提下最大限度的手术切除。手术全切者不推荐其他辅助治疗，出现复发时行放化疗。如果肿瘤未能全切，则需要考虑放疗或化疗。对于儿童高级别胶质瘤，也应争取在安全前提下最大限度的手术切除，无论切除程度如何术后均推荐行放化疗。>3 岁可直接行放化疗，<3 岁者建议先行化疗，3 岁后再行放疗。目前，小儿高级别胶质瘤尚无标准的化疗方案，而且效果还不理想。TMZ 在成年人高级别胶质瘤与复发胶质瘤中有良好疗效，但在儿童中的总体疗效不佳，且疗效不一致，可能与生物遗传学上的差异有关。儿童胶质瘤患者中 MGMT 启动子甲基化也与预后相关。

442　TMZ 在 GBM 患者放疗中的应用价值?

新一代烷化剂替莫唑胺（TMZ）透过血 - 脑屏障较好，脑脊液的药物浓度是血浆浓度的 30%，在治疗高级别胶质瘤中的疗效肯定。TMZ 同步放化疗加辅助化疗联合治疗已经成为新诊断 GBM 的标准治疗（Ⅰ级证据）。应用 TMZ（stupp 方案）能显著延长 GBM 患者的生存期，其长期随访的结果显示 OS 将近 16 个月，5 年 OS 9.8%，显著高于非替莫唑胺方案。伴有 MGMT 启动子甲基化的 GBM 患者从替莫唑胺联合治疗中获益最为显著，2 年 OS 接近 40%，明显高于非甲基化患者。对于 GBM 患者（年龄≤70 岁），KPS≥60 分的患者，若存在 MGMT 启动子区甲基化，推荐进行常规放疗加同步和辅助 TMZ 化疗（1 级证据）。对于 KPS<60 分的患者，推荐在短程放疗的基础上，加或不加同步和辅助 TMZ 化疗（2 级证据）；存在 MGMT 启动子区甲基化的患者，也可单独采用 TMZ 化疗（2 级证据）。

443　甲溴化物类药物有哪些、作用机制是什么?

甲基苄肼（procarbazine，PCZ）和达卡巴嗪（dacarbazine）是甲溴化物类药物，属于烷[烃]化剂药物，烷化作用对 DNA 产生的铰链作用发生单一带，从而产生细胞毒性，是水溶性类制剂，口服药物，治疗时每天口服 1 次，连续 2～3 周。这种药物可以单独应用，但很少给予单独用药，主要是与其他药物联合应用，最常联合应用的药物是：CCNU、PCZ 与长春新碱（vincristine）（PCV 联合用药）。甲溴化物类药物可以治疗各个级别的胶质瘤，如多发胶质母细胞瘤、间变性胶质瘤、髓母细胞瘤及原发神经外胚叶肿瘤（PNETs）、原发中枢神经系统淋巴瘤及各种低级别的胶质瘤。这个药物的副作用同亚硝基脲类药物。

444　铂类化合物类药物有哪些、作用机制是什么?

常用的是卡铂（carboplatin）和顺铂（cisplatin），通过对 DNA 产生整合作用形成 DNA 内在的铰链，产生细胞毒性作用。铂类化合物血 - 脑屏障透过率高，在颅内恶性肿瘤中透过率增高，在治疗胶质瘤时 cisplatin 最常与 BCNU 联合用药。这种药物可以产生肾毒性、听力丧失、过敏反应及末梢神经发生病理变化，极少发生骨髓抑制作用。这类药物适用于多发胶质母细胞瘤、间变性胶质瘤、髓母细胞瘤及 PNETs、室管膜瘤和生殖细胞瘤。

445 长春碱类药物有哪些？作用机制是什么？

长春碱类药物主要包括长春碱（vinblastine）、长春花碱（vinca alkaloids）和长春新碱（vincristine）等，作用于细胞内微管蛋白。长春新碱的药理作用是抑制微管的聚集进而抑制微丝，主要作用于 G_1 期非增生细胞，但是在细胞分裂 S 期肿瘤细胞对药物治疗最敏感。长春新碱广泛用于全身的抗肿瘤作用，很少用于神经系统的肿瘤，主要是担心其对神经系统的副作用，特别是对末梢神经的病理作用，早期表现是周围感觉减退，继之是肌无力。更严重的并发症是肠麻痹性肠梗阻、尿潴留，还可以引起脉管炎。长春新碱静脉途径给药，这个药物较少单独应用，常与 CCNU 或 procar-bination 联合应用，联合应用治疗恶性胶质母细胞瘤、间变性胶质瘤、髓母细胞瘤及 PNETs、室管膜瘤和低级别的胶质瘤。

446 DNA 拓扑异构酶抑制剂（Epipodophyllotoxins）类药物药理作用是什么？

Epipodophyllotoxins 类药物药理作用是：阻止细胞停止在前有丝分裂期，肿瘤细胞停止在 G_2 期或 S 期。单链 DNA 发生断裂、细胞死亡。药物的主要副作用是骨髓抑制，消化道症状，恶心与呕吐。这类药物很少单独应用，常与其他药物如 cis-phainum，carboplatin，ifosfamide 及 vincristine 联合应用。这类药物多用于新生儿脑瘤、恶性脑肿瘤、髓母细胞瘤及 PNETs、室管膜瘤和低级别的胶质瘤。

447 紫杉烷类药物有哪些？

紫杉烷类（taxanes）药物包括紫杉醇（paclhaxel）与紫杉萜（docetaxd）两种药物，主要是影响微管的聚集。紫杉烷（taxanes）类药物是静脉途径给药。副作用有：骨髓抑制、秃头症、神经毒性及心律失常和高血压。可以单独应用，用于提高放射线治疗的敏感性。

448 拓扑异构酶抑制剂有哪些、作用机制是什么？

拓扑异构酶（topoisomerase）抑制剂：拓扑异构酶是调控细胞内 DNA 复制的一种酶，拓扑异构酶受到抑制，可以使 DNA 链发生断裂，Etoposide 可以抑制拓扑异构酶 E；camptothecins 可以抑制拓扑异构酶 I，其他可以抑制拓扑异构酶 I 的药物包括：topotecan、9AC（9-amino-camptothecin）、CPT-11（Irinotecan）。在这些药物中，camptothecins 的细胞毒性最大，topotecan

与 CPT-11 毒性小，但对胶质瘤的作用大。CPT-11 的副作用是腹泻与骨髓抑制。Topotecan 可以作为放射治疗的敏感增强剂。二者广泛用于神经系统肿瘤的治疗。

449　常用胶质瘤化疗药物毒性有哪些?

见表 3-20。

表 3-20　常用胶质瘤化疗药物毒性

药物毒性	立即毒性			近期毒性		其他远期器官/系统
	恶心	呕吐	其他	骨髓抑制	其他	
BCNU	+	+	皮肤红斑	+ +	黏膜炎 口炎	肺/肝/肾
CCNU	+ +	+ +	局部刺激	+ + +		肺/肝/肾
6-巯基嘌呤	+			+ + +	肝损伤	肝/肾
甲氨蝶呤	+	+		+ +	黏膜炎	肝/肾/周围神经; 骨髓抑制
环磷酰胺	+ +	+		+ +	膀胱炎	肾/中枢神经/心
顺铂	+ +	+ +		+ +	肾/耳 周围神经	肾
甲基苄肼	+	+	皮疹	+ +		肝/肺/性腺 神经系统
长春新碱	+		局部刺激		周围神经/脱发	
长春花碱	+	+	局部刺激		周围神经	神经系统
替莫唑胺	+ +	+				神经系统 骨髓抑制

450　化疗药物一般毒性及处理是怎样的?

（1）局部组织坏死：经血管给药注意不要外渗，如发生外渗应立即应用 1/6mol/L 硫代硫酸钠溶液或生理盐水局部注射进行稀释，并用冰袋冷敷，以后可用氢化可的松油膏外敷，切勿热敷以免组织损伤。

（2）栓塞性静脉炎：静脉给药时注意给药浓度，尽量稀释后注入或由输液管内充入以减少对血管壁的刺激。另外要注意经常变换给药的血管，有计划地由远端小静脉开始。

451 化疗药物特异性器官毒性有哪些?

（1）造血系统毒性。

（2）消化系统毒性。

（3）肝胆系统毒性。

（4）泌尿系统毒性。

（5）心血管系统毒性。

（6）神经系统毒性。

452 造血系统毒性应怎么处理?

化疗药物对骨髓系统的抑制比较普遍，粒细胞的数值减少至 $3 \times 10^9/L$ 称为粒细胞减少症，降为 $1.5 \times 10^9/L$ 容易发生感染，降为 $0.5 \times 10^9/L$ 则危险性极大。

（1）严格掌握用药的适应证，对 KPS 评分低的患者，近期做过化疗与放射治疗的病人应慎用或减少剂量。

（2）白细胞低于 $3 \times 10^9/L$ 时，血小板计数低于 $75 \times 10^9/L$ 应考虑停药或调整剂量。①BCNU、CCNU、CTX：当白细胞计数高于 $4.0 \times 10^9/L$，血小板计数高于 $120 \times 10^9/L$ 时给予推荐量的 100%；当白细胞计数为 $(2.5 \sim 3.9) \times 10^9/L$，血小板计数 $(75 \sim 119) \times 10^9/L$ 时给予推荐量的 50%；当白细胞计数 $<2.5 \times 10^9/L$，血小板计数 $<75 \times 10^9/L$ 时停药。②DDP、VCR：当白细胞计数 $>3.5 \times 10^9/L$，血小板计数 $\geqslant 100 \times 10^9/L$ 时给予推荐量的 100%；当白细胞计数为 $(2.0 \sim 3.4) \times 10^9/L$，血小板计数为 $(60 \sim 99) \times 10^9/L$ 时，给予推荐量的 50%；当白细胞计数 $<2.0 \times 10^9/L$，血小板计数 $<60 \times 10^9/L$ 时停药。

（3）白细胞与血小板计数减少的处理：定期检查全血象，预防感染，给予抗生素，给予止血药，必要时给予血小板成分血，给粒细胞集落刺激因子（G-CSF）升高粒细胞，给予白介素-11（IL-11），使血小板增加。

453 消化系统毒性有哪些?

化疗药物可以引起不同程度的消化道反应，表现为食欲减退，恶心、呕吐、腹痛、腹泻甚至血性腹泻。

454 消化系统毒性怎么处理?

发生胃肠道反应的患者要给予止呕药、提高病人的食欲，少吃多餐、给予高蛋白、富含维生素、易消化的食物、改善营养状况，检测血浆蛋白水平，必要时给予肠道内或肠道外营养。有便秘的患者给缓泻剂，控制化疗药物的剂量或停用引起便秘的化疗药物。发生腹泻的患者要给低纤维、高蛋白食物、补充足够液体和电解质，给予止泻药。出现口腔炎的病人要做好口腔处理，口唇涂油膏，保持口腔清洁。

455　肝胆系统毒性及处理是怎样的?

化疗药物肝损害主要有两个方面：一是中毒性肝炎或胆汁淤积，二是肝纤维化。进行化疗期间要监测肝脏功能检查，对已存在的严重肝功能要禁用化疗，对化疗过程中出现轻度谷丙转氨酶升高者应给予护肝药，中毒药物性黄疸要停止使用化疗药物，积极进行护肝排毒治疗。

456　泌尿系统毒性及处理是怎样的?

化疗药物对泌尿系统毒性主要表现为：肾小球硬化、肾小管萎缩和间质纤维化，严重的可导致肾衰竭，引起出血性膀胱炎。治疗过程中监测肾功变化，用药过程中多饮水、给予足够的液体量，使尿量保持在 2000ml/24h 以上。

457　心血管系统毒性及处理是怎样的?

化疗药物对心血管系统毒性主要表现为：特异性心电图变化，T 波平坦，S-T 段压低、室性期前收缩和室上性心律失常，心包炎、心肌功能障碍、充血性心力衰竭等，还可以发生静脉血栓、肺栓塞、心肌梗死和脑卒中。在治疗前、中要进行心电图检查，根据情况及时减少用量或改用其他药物，并提倡联合用药，降低单一用药的剂量。

458　神经系统毒性及处理是怎样的?

化疗药物神经系统的毒性表现为：四肢刺痛感，继而肢体感觉丧失和无力，腱反射减弱，足背屈、外翻无力，偶有腕伸展不灵活，重者可发生坏死性肌病，可以引起自主神经系统受累表现，肠功能紊乱、出现便秘、尿失禁。鞘内注射大剂量 MTX 可引起神经系统不良反应，可发生脑膜炎临床表现、脑脊液白细胞增高、还可以引起急性横贯性脊髓炎、可发生神经错乱、嗜睡和痴呆。注意药物累加作用，及时停药，避免严重反应多可自行恢复。对症处理，无特殊治疗。

459 脑组织形态学与生理学对化学药物治疗的影响有哪些?

（1） 血 – 脑屏障。

（2） 药物传输系统。

（3） 细胞动力学。

（4） 其他影响因素包括：病理分型、临床状态，手术前后的状态、病人的年龄等，KSF评分是一个重要指标。

460 复发胶质瘤的化疗方案?

复发胶质瘤患者一线替莫唑胺辅助化疗失败后目前尚没有标准的二线治疗方案。可推荐的治疗方案：①亚硝脲类化疗药：亚硝脲类化疗药是烷化剂，包括卡莫司汀（BCNU）、洛莫司汀（CCNU）、尼莫司汀（ACNU）和福莫司汀，具有高脂溶性和较好的血 – 脑屏障通透性等特点。CCNU 联合贝伐珠单抗相比于单药能够明显提高患者 9 个月的总生存期。②替莫唑胺剂量密度方案：剂量密度方案旨在积累清除 MGMT 从而减少替莫唑胺的治疗抵抗。主要的治疗方案包括 $40 \sim 50 \text{mg/m}^2$ 每天持续口服；$75 \sim 100 \text{mg/m}^2$ 每天连续服用 21 天，休息 7 天；7 天方案（$100 \sim 150 \text{mg/m}^2$ 每天，连续服用 7 天，休息 7 天，14 天为一疗程），部分研究显示治疗有效。③抗血管生成治疗及其联合治疗方案。④鬼臼碱类：代表药物为替尼泊苷（VM-26）和依托泊苷（VP-16），它们是拓扑异构酶Ⅱ抑制剂。单独使用或与其他包括铂类药物联合使用在部分研究中观察到一定的治疗效果。

461 胶质瘤化学治疗的未来方向是什么?

（1） 开发胶质瘤有效治疗药物。

（2） 动脉内给药与提高血 – 脑屏障的通透性。

（3） 超大剂量给予化学治疗与骨髓救治。

（4） 预测化学治疗的敏感性与药物抵抗性。

（5） 提高整体治疗的疗效。

（6） 低级别胶质瘤的化学治疗。

462 临床上提高血 – 脑屏障通透性的方法有哪些?

临床上提高血 – 脑屏障通透性的方法有 3 种：①静脉内滴注甘露醇。②瘤腔内灌注药物或瘤腔 – 间质内植入缓释剂，长时间内维持瘤腔内药物的有效浓度。③静脉内滴注血管舒缓激肽类似物 RPM-7。以上三种方法均可以提高血 – 脑屏障通透性。实践表明这些方法对治疗结果的改善还有待深入的研究，但这些方法提高了瘤细胞接触药物的浓度。

463 如何提高胶质瘤整体治疗的疗效？

现在临床上胶质瘤的整体治疗包括手术切除、放射治疗、化学治疗及生物免疫治疗。手术的作用仅仅是切除大部分的肿瘤组织，降低瘤组织在颅内的占位效应。在其他系统肿瘤中应用的手术前进行化学治疗的方法不适用于颅内胶质瘤的治疗，因为颅内胶质瘤的鉴别诊断仅仅通过神经影像学还很难做出精确的判断，盲目化疗带有一定的危险性。其次这种手术前进行的化学治疗可能会使颅内压进一步升高，有诱发脑疝的危险。胶质瘤的综合治疗是根据不同的治疗方法促进杀死肿瘤细胞。例如 Mori 联合应用综合治疗的方法，手术切除 + 放射治疗 + ACNU +5-FU + PSK（Physacchonide），手术切除绝大多数不同分裂期的肿瘤细胞，使肿瘤细胞尽量处于同一分裂期，放射治疗于手术后立即给予，给予总放射剂量 60Gy，总共 6 周，第 1 个 3 周，30Gy 全脑放射治疗，中间休息 1 周，第 2 个 3 周，30Gy 局部放射治疗。第 1 个 3 周的放射治疗计划是期望可以杀死增殖期的瘤细胞，中间间隔 1 周，是使 G_0 期细胞发生增殖，继之连续 3 周局部放射治疗杀死这些细胞。放射治疗期间给予 ACNU 1mg/kg 四次，目的是利用其细胞毒性作用，可以协同增加放射治疗对 S 期瘤细胞的杀伤作用。5-FU 于放射治疗前 3 ~ 6 小时给予，进一步杀死手术残余瘤细胞，使瘤细胞的分裂进入同步期，同时其又能增加放射治疗与 ACNU 的细胞毒性协同作用。每天常规给予 PSK，PSK 是从真菌抽提出来的免疫增强剂，可以增强患者的免疫力。这种整体疗法可以明显提高胶质瘤分级为 3 级的患者存活期，对胶质瘤分级为 4 级的患者存活期无明显治疗作用。

五、胶质瘤临床治疗中的一般问题

464 脑胶质瘤进行基因检测的意义是什么？

2016 版世界卫生组织（WHO）中枢神经系统肿瘤分类在胶质瘤诊断中已将 IDH 突变、1p/19q 共缺失、H3 突变等分子标志物写入，取代了单一的组织病理学分类，将胶质瘤带入分子诊断与精准医学时代。借助分子病理检测，可以指导区分不同的分子亚型，对胶质瘤的预后预测和临床治疗方案制定有帮助。如 IDH1 突变型 GBM 的预后较 IDH1 野生型 GBM 的预后好，而通过 FISH 检测法检测 1p/19q 共缺失可作为少突胶质瘤的诊断依据及预后预测指标。MGMT 启动子是否甲基化是替莫唑胺化疗敏感性的预测指标。

465 胶质瘤分子病理检测的基本内容是什么？

胶质瘤分子检测的基本内容主要包含 6 个项目：①IDH1/2 是否突变。② MGMT 启动子是否甲基化。③1p/19q 是否杂合性缺失。④TERT 基因是否出现突变。⑤BRAF 基因是否出现突变。⑥其他分子检测指标（EGFR 扩增、Ki-67、TP53 基因）。

466 常用胶质瘤分子标志物的临床意义是什么？

（1）IDH1/2 突变：存在 IDH1/2 突变的患者预后较好，无突变的患者可以建议进一步检测 MGMT 启动子甲基化来预测预后。

（2）MGMT 启动子甲基化：MGMT 启动子甲基化的患者（可能伴有 IDH 突变）放化疗有好的疗效。有 MGMT 启动子甲基化的 GBM（可能没有 IDH 突变）对烷化剂敏感。对老年患者有预测价值，无 MGMT 启动子甲基化的老年患者不建议辅助化疗。

（3）1p/19q 共缺失：1p/19q 共缺失被认为是少突胶质瘤的分子特征，是其诊断性分子标志物，伴有 1p/19q 共缺失的少突或间变性少突胶质细胞瘤的患者，推荐 TMZ 单纯化疗或 PCV 联合放化疗。

（4）TERT 基因突变：TERT 基因突变的患者预后较差。

（5）BRAF 突变：其临床应用价值主要在于 KIAA1549-BRAF 基因融合在毛细胞星形细胞瘤内高发（50%～70%），而在其他级别胶质瘤中极为少见。

467 胶质瘤病理检测常用的免疫组化染色指标及其临床意义是什么？

（1）GFAP：胶质纤维酸性蛋白。在胶质瘤中，GFAP 表达随恶性级别的增长而降低。

（2）ATRX：α-地中海贫血综合征 X 染色体连锁基因。常在星形细胞瘤与继发性胶质母细胞瘤中表达。

（3）IDH1：异柠檬酸脱氢酶。IDH-1 基因突变与低级别胶质瘤和继发性胶质母细胞瘤密切相关，并有较好的临床预后。

（4）H3K27M：组蛋白 H3 中第 27 位赖氨酸突变为蛋氨酸。该位点突变会使 H3K27M3 失甲基化，其常在弥漫中线分布的儿童胶质瘤中表达，预后极差，平均生存时间不足 1 年。

（5）Ki - 67 增殖指数：Ki - 67 抗原为细胞增殖的核抗原，用于判断肿瘤细胞增殖活性。胶质瘤一般 >5%，目前无证据提示 Ki - 67 与胶质瘤预后相关。

468 第三脑室脊索样胶质瘤的 MRI 特点是什么？

第三脑室脊索样胶质瘤是一类非常罕见的胶质瘤。它起源于第三脑室前方的终板，向第三脑室内膨胀性生长。磁共振特点是：见于成年人，边界清楚，位于第三脑室前部；T1WI 上为低信号，T2WI 上呈明显高信号；增强后明显强化；肿块累及视交叉及下丘脑，但不浸润周围脑实质。常需要和实质性颅咽管瘤、生殖细胞瘤等鉴别。

469　毛细胞型星形细胞瘤的 MRI 特点是什么？

毛细胞型星形细胞瘤（pilocytic astrocytoma，PA）是一类少见的好发于儿童及青少年的星形细胞肿瘤，占星形细胞肿瘤的 5%～10%。PA 好发于小脑、脑干及下丘脑视神经通路，病变边界清楚且常有囊变，根据影像学表现分为 4 类：完全囊变型、囊实性型、实性肿块型和附壁结节型。完全囊变型可呈单囊或多囊性变，囊壁完整，囊内呈液性类脑脊液信号，增强扫描多明显强化，偶有不强化。囊实性为最常见的类型，实质性肿瘤内可见钙化及出血，增强后明显强化，囊性部分不强化。实性肿块型则多呈混杂的长 T1、长 T2 信号，增强扫描不均匀强化。附壁结节型实际是大囊小病变的一种类型，结节病灶呈现稍长 T1 稍低信号和稍长 T2 稍高信号，增强扫描结节明显强化。DWI 与 PWI 在肿瘤实性部分也同其他低级别胶质瘤相仿。

470　脑转移瘤与胶质瘤的影像学鉴别要点是什么？

脑转移瘤与低级别胶质瘤相对容易鉴别，低级别胶质瘤在 MRI 增强扫描上呈现不强化或者轻度强化，而脑转移瘤多呈现明显的均匀的结节状强化或环形强化。而颅内单发转移瘤与高级别胶质瘤的鉴别属于影像学难点，并且部分肿瘤原发灶症状隐匿，远端转移出现早（如非小细胞肺癌），患者多以脑内占位为首发症状就诊，临床上很容易误诊。在病灶位置上，脑转移瘤多位于皮质下，而高级别胶质瘤多位于深部白质，并且高级别胶质瘤强化多不均匀，此为可与转移瘤相鉴别处。另外，转移瘤的瘤周水肿为其特征性表现，可在与高级别胶质瘤鉴别时提供鉴别点。转移瘤水肿范围/肿瘤大小的比值相对高级别胶质瘤水肿范围/肿瘤大小的比值明显大，并且水肿在 CT 上密度更低，T2WI 上信号更高。在 MRS 上，高级别胶质瘤的瘤周水肿区由于存在肿瘤细胞的浸润，因此也呈现"肿瘤样"改变，而转移瘤的瘤周水肿的 MRS 特点则更接近于正常白质。在 PWI 上，转移瘤的水肿带呈现低灌注并且距病灶越远灌注越高，而高级别胶质瘤的水肿带则表现为高灌注且距病灶越远灌注越低，这种差异性表现可能与两种肿瘤的发生发展以及引起水肿的机制的不同有关。

471　脑脓肿与胶质瘤的影像学鉴别要点是什么？

脑脓肿患者多存在感染病史，部分患者血液及脑脊液化验结果可异常，由局部炎症蔓延而形成的脑脓肿可见局部病灶以及颅骨的破坏，这些均为可与脑胶质瘤相鉴别之处。而对于单发的颅骨完整的脑脓肿与胶质瘤的影像学鉴别要点：脑脓肿在 CT 上呈现边界清楚或不清楚的低密度病灶，并且 CT 增强扫描上可见典型的环形强化，脓肿内壁光滑，而胶质瘤尤其是高级别胶质瘤在 CT 上呈现混杂密度表现，增强扫描不强化或花环样强化，囊壁不光滑。

在 MRI 上，脓肿壁在 T1WI 上呈高信号而在 T2WI 呈低信号，脓液则相反，增强后脓肿壁显著强化并且囊壁厚度均匀，光滑而有张力，而高级别胶质瘤的强化多不均匀，囊壁欠光滑，并且多有明显强化的瘤结节。最重要的是，脑脓肿在 DWI 上呈现明显的高信号弥散受限表现，而胶质瘤的囊变多在 DWI 上呈现低信号，此为脑脓肿特征性的影像学表现，可与胶质瘤较好的鉴别。

472 如何诊断复发脑胶质瘤？

近乎全部的高级别脑胶质瘤会出现复发，大部分低级别胶质瘤也可出现复发。诊断复发胶质瘤需从以下 3 个方面进行综合评估。

（1）临床症状的反复及恶化：主要包括神经功能损害、癫痫发作及颅内压增高。

（2）影像表现：增强 MRI 联合 PET-CT 及功能 MRI 等检查对胶质瘤复发的诊断价值较高，并推荐采用 RANO 标准评价。通常增强扫描提示病灶多发或侵及室管膜、胼胝体时多为复发肿瘤。若仅为原位病灶的增大，则需结合其他检查。目前功能 MRI 检查中应用较为广泛的为 PWI、MRS 及 DWI。绝大多数复发肿瘤呈现高灌注的 PWI；当 MRS 中的为 Cho/NAA 比值大于 1.8 时，诊断胶质瘤复发敏感性较高；多数复发肿瘤的 DWI 弥散受限，目前对于 DWI 的临床研究较多，但结果不一，应慎重考虑。

（3）病理：组织病理学仍然是目前诊断的金标准。但对于组织病变取材的精确性手术操作尚存一定难度，这也在一定程度上增加了病理假阴性的概率，因此对于病理阴性的患者仍要结合影像动态变化及临床症状综合评判。

473 复发胶质瘤是否选择进行手术治疗？

绝大多数复发胶质瘤级别及恶性程度均较初发肿瘤高，治疗更加困难，预后差，是否手术仍有较大争议。当复发肿瘤有明显占位效应，临床表现出现神经功能缺失，频发癫痫及颅内压增高表现时应及时进行手术切除肿瘤组织，解除占位效应，降低肿瘤负荷。同时手术可明确复发胶质瘤的病理级别及分子表型，对术后放化疗及其他辅助治疗有极大的指导意义。但对于基础状态差，无法耐受开颅手术者，可行立体定向活检术，行病理学检查，指导后续治疗。

474 复发胶质瘤再次手术是否需要再次进行分子病理检测？

复发胶质瘤可以是原肿瘤的再发，但多数复发后的胶质瘤恶性程度增加，侵袭力更强，其组织学分化的恶性特征也更加明显，其病理级别显著高于初发肿瘤，成为加速患者死亡的主要危险因素。同时复发胶质瘤再次手术后应再次进行化疗或放疗联合化疗，而不同性质，不同级别的胶质瘤，其放化疗方案大有不同，且不同分子亚型的治疗药物亦大相径庭，因此明确复发胶质瘤的病理分级和分子亚型对指导术后放疗、化疗、靶向治疗、免疫治疗及其他辅助治疗有极其重要的意义。

475 复发低级别脑胶质瘤有哪些化疗方案?

（1）放疗加辅助 PCV 治疗。

（2）放疗加替莫唑胺（TMZ）辅助治疗。

（3）同步放化疗加 TMZ 辅助治疗。

（4）对于以往未使用过 TMZ 的患者还可使用 TMZ。

（5）洛莫司汀或卡莫司汀单药治疗。

（6）PCV 联合方案治疗。

（7）以卡铂或者顺铂为基础的化疗方案。

476 复发胶质母细胞瘤的可选化疗方案有哪些?

（1）贝伐单抗。

（2）贝伐单抗加化疗（伊立替康，卡莫司汀/洛莫司汀，替莫唑胺，卡铂）。

（3）替莫唑胺。

（4）洛莫司汀或卡莫司汀单药治疗。

（5）PCV 联合方案治疗。

（6）环磷酰胺。

（7）以卡铂或顺铂为基础的化疗方案。

477 胶质瘤复发与放射性脑损害如何鉴别?

高级别胶质瘤术后会进行同步放化疗，而放疗后脑组织出现水肿，坏死等改变，容易与复发肿瘤混淆。首先从临床表现上进行鉴别，部分放射性脑病患者不会出现原有临床症状的复发或加重，也少有新发占位表现，但多数放射性脑病由于水肿占位效应会产生和肿瘤复发类似的症状表现，此时应该从影像学上进行鉴别。目前普遍认为磁共振是首选检查，通常放射性坏死出现于放射野内，若病灶出现于放射野之外，则认为是复发。增强扫描提示病灶多发或侵及室管膜、胼胝体时多为复发肿瘤。若仅为原位病灶的增大，则需结合多模态 MRI 检查，绝大多数复发肿瘤呈现高灌注的 PWI，MRS 中最具价值的为 Cho/NAA，当其比值大于 1.8 时，诊断胶质瘤复发敏感性较高。PWI 中复发肿瘤的 rCBV 较放射性脑病明显增加，有助于鉴别，但患者在使用贝伐单抗后，会影响 rCBV、rCBF 的改变。PET-CT 高代谢也是区别复发肿瘤和放射性脑损害的有效措施。除 MRI 外，CT 灌注成像中复发肿瘤的脑血容量

（CBV）、脑血流量（CBF）和表面通透性（PS）较放射性坏死明显增高。

当临床表现及影像学无显著差异时可以采用穿刺病理检查，明确组织病理，此为鉴别的金标准。但当患者基础状况差，无法进行活检手术时可以试行脱水，高压氧等内科治疗，观察 2～3 个月，若病变明显消退，则为放射性脑病，若病变无明显缩小，甚至逐渐增大，则为肿瘤复发。

478　脑胶质瘤相关癫痫的高危因素有哪些？

（1）低级别胶质瘤患者相比高级别胶质瘤患者的癫痫发病率更高。
（2）含少突胶质细胞成分的胶质瘤以及含 IDH1 突变的胶质瘤患者。
（3）年龄小于 38 岁。
（4）影像学提示胶质瘤位于额颞叶。
（5）影像学提示胶质瘤累及皮质。

479　脑胶质瘤相关癫痫患者在抗癫痫药物选择上有哪些注意事项？

脑胶质瘤患者出现过一次确切癫痫发作后，应及早开始应用抗癫痫药物（antiepileptic drugs，AEDs）治疗，AEDs 应规范持续服用。需要化疗的脑胶质瘤患者应避免使用有肝药酶诱导作用的 AEDs。目前单药治疗推荐的药物主要为左乙拉西坦和丙戊酸钠，当单药治疗效果不佳时，建议两者联合应用，可以取得更好的癫痫控制效果。

480　如何在围手术期预防性使用抗癫痫药物？

术前已有胶质瘤相关癫痫（glioma-related epilepsy，GRE）的患者建议常规预防性应用抗癫痫药物。而对于术前无 GRE 的患者，建议仅在存在术后癫痫发作高危因素的亚组中预防性用药。高危因素包括：额颞叶胶质瘤、术中放置缓释化疗药物、累及皮质胶质瘤或手术中皮质损害严重、含少突胶质细胞成分的胶质瘤类型、复发或恶性胶质瘤、手术时间长（＞4h）或预期术后明显脑水肿/脑缺血等。

481　脑胶质瘤患者术后早期出现癫痫发作应如何处理？

术后早期癫痫发作的处理与常规癫痫发作的处理相似，但在癫痫发作终止后应早期进行 CT 或 MRI 检查，排除术后颅内出血、缺血等；对于没有预防性应用抗癫痫药物的患者，在首次发作后开始药物治疗，原有预防性药物应用者可继续用药，后期反复癫痫发作需根据情况进行调整剂量或加用其他抗癫痫药物。

482　什么是 TTFields 电场治疗？

TTFields 电场治疗是 Tumor Treating Fields（TTF）的中文意译，是一种无创的通过低强度中频交变电场抑制肿瘤细胞有丝分裂发挥抗肿瘤作用的治疗方法，通过贴敷于头皮的电极片产生治疗肿瘤的电场。

483　TTFields 电场治疗的适应证及禁忌证是什么？

（1）适应证：适用于幕上经组织学确诊的成年人（≥ 18 周岁）新诊断和复发的胶质母细胞瘤患者。

（2）禁忌证：①体内存在有源植入式医疗设备、脑部颅骨缺损或子弹碎片。②对导电水凝胶过敏。③怀孕、可能怀孕或正在备孕的患者。

484　TTFields 电场治疗的主要不良反应及其处理原则是什么？

单独使用 TTFields 电场治疗时最常见的副作用是头皮反应，主要为皮肤过敏、发红、发痒、皮疹、水疱、轻微灼伤、接触性皮炎等，严重者有糜烂、感染和溃疡。其他副作用包括发热感、精神萎靡、肌肉抽搐、头痛和疼痛不适。

出现头皮副反应的处理原则依次是：①轻微的头皮反应在局部应用糖皮质激素（如氯倍他索、倍他米松等）和/或短时间休息后均可缓解。②严重的头皮反应可以局部使用抗生素软膏或经细菌培养后使用敏感抗生素控制。③可以采用调整电极贴片位置或局部剪除敷料的方法使局部头皮休息并有利于局部用药治疗。所有的皮肤不良反应都是可逆的。

485　影响 TTFields 电场治疗疗效的因素有哪些？

影响因素主要有强度、时间和频率。

（1）治疗 GBM 的 Optune 设备输出的是低强度中频电场，这一强度既能保证颅内任一位置的场强达到或超过治疗阈值，又能保证头皮和组织能够耐受机器所产生的热量。另外，TTFields 电场治疗所产生的作用力与微管平行时的拉力最大，而肿瘤细胞的排列是随机分散在各个方向，所以 TTFields 电场治疗对肿瘤细胞的作用强度均不相同。

（2）TTFields 电场治疗主要作用于有丝分裂的中后期，而 GBM 细胞不可能同时进入有丝分裂期，所以要等待时机发挥作用；同理，只有每天尽可能多地使用（高依从性）并且总使用时间尽可能地延长才有可能破坏所有 GBM 细胞的有丝分裂，从而达到治疗 GBM 的目的。

（3）TTFields 电场治疗的频率与肿瘤细胞的大小成反比，用于治疗 GBM 的 Optune 设备输出的电场频率被主要设定在 200kHz，这一频率只对 GBM 细胞起作用，而 GBM 细胞是公认的异质性最强的肿瘤细胞，体积各不相同，所以频率与体积相匹配才能起到最大的抑制有丝分裂作用。

486 老年胶质瘤患者的发病率及疾病特点有哪些不同？

就整体人群，胶质母细胞瘤的发病率会随着年龄的增长而增加，大于 65 岁的患者发病率为年轻人群的 2.63 倍，因此老年人已经成为患胶质母细胞瘤最多的人群。随着年龄增长，胶质母细胞瘤的预后也更差，有各种证据证实年龄是胶质母细胞瘤的独立危险因素。老年胶质母细胞瘤的主要临床表现为痴呆、记忆丧失和人格改变等，而这些非典型改变往往延误了患者病情的判断。老年患者的癫痫发病率较低，部分原因是老年胶质瘤患者大部分为胶质母细胞瘤，而癫痫更多见于 WHO Ⅱ 级到 WHO Ⅲ 级的胶质瘤。老年人的器官退变、生理适应力减弱，机体的免疫功能下降会削弱治疗的效果。

487 老年胶质母细胞瘤患者的治疗方案如何选择？

（1）对于一般情况良好，没有合并症，KPS > 80 分的老年胶质母细胞瘤患者，可以考虑行肿瘤大体全切除（GTR）+ 同步放化疗 + 辅助化疗（stupp 方案）。

（2）患者一般状况稍差，或者有较多合并症，可以选择单纯活检，然后放疗或化疗，建议检测 MGMT 启动子甲基化，如果有甲基化则选择 TMZ 化疗，如果没有甲基化则选择放疗，而放疗方案可以选择短程低分割方案，具有同等疗效，减少患者来回奔波，提高患者的生活质量和依从性。

（3）患者一般状况较差，KPS < 60，则推荐进行短程放疗。

488 老年胶质瘤患者如何进行治疗前评估？

考虑到老年患者的基础情况较复杂，对特定治疗的耐受欠佳，因此在确定是否可行手术治疗时，应有针对性地进行评估，以确保更好地对老年患者进行个体化治疗。就老年胶质瘤患者而言，推荐中国老年胶质瘤患者术前评估专家共识，治疗前从合并症情况、认知评估、虚弱状态、生活质量、营养状态、内科相关的情况评估（如心血管、呼吸、泌尿、内分泌等）、社会家庭因素、多重用药评估、陪伴照顾者等几个方面进行评估。

489 儿童胶质瘤的常见类型、发病率及预后是怎样的？

儿童胶质瘤目前约占儿童中枢神经系统肿瘤的一半，其中低级别胶质瘤占儿童中枢神经系统肿瘤的 30% 以上，通过适当治疗，5 年无进展生存率可以达到 60%～85%。根据 2016 年 WHO 中枢神经系统肿瘤病理类型分类，包括最常见的毛细胞型星形细胞瘤、多形性黄色细胞型星形细胞瘤、弥漫性星形细胞瘤、节细胞胶质瘤、胚胎细胞发育不良型神经上皮肿瘤、血管中心型胶质瘤、少突胶质细胞，以及很少见的并发于结节硬化综合征的室管膜下巨细胞星形细胞瘤等。高级别胶质瘤占儿童中枢神经系统肿瘤的 8%～12%，5 年生存率小于 20%，在婴儿期少见，随着年龄增加发病率增加。常见病理类型为间变性星形细胞瘤及多形性胶质母细胞瘤；手术无法完全切除，术后往往对于放疗及化疗不敏感，预后较差。

　　脑干胶质瘤是儿童胶质瘤的一个独特类型，占儿童中枢神经系统肿瘤的 10%～20%，大约 80% 的儿童脑干胶质瘤发生在脑桥内，表现为弥漫性脑桥内胶质瘤（diffuse intrinsic pontine gliomas，DIPG），病理多伴有 H3K27M 突变，2 年生存率低于 10%；其余 20% 肿瘤位于中脑、延髓背侧或延颈髓交界处，病理往往为低级别胶质瘤，辅助化疗及放疗，5 年生存率超 90%。

490　儿童脑干胶质瘤的治疗现状如何？

　　（1）手术治疗：低级别胶质瘤生长缓慢，如顶盖胶质瘤阻塞中脑导水管而出现脑积水症状，建议给予脑室腹腔分流或第三脑室底造瘘后密切影像随访观察，暂不需要其他治疗。随着影像学及神经外科技术进步，对于非中脑顶盖胶质瘤可以手术切除，但大部分并不能完全切除。对于临床症状较轻的患者手术带来的伤害远远大于肿瘤本身，因此对于临床症状不重的患者，保守观察是一种方案；同时对于临床症状相对较重，而手术无法完全切除或仅仅行活检手术时，是否给予辅助放、化疗需取决于肿瘤进一步生长或复发造成不可逆损伤的风险与辅助治疗的潜在毒性反应之间的权衡。

　　（2）放疗：目前研究显示，放疗可抑制肿瘤，相应延长生存期，但放疗需患者配合，且需考虑患者耐受程度，放疗可引起神经内分泌异常和神经认知或精神功能障碍，也可引起正常脑组织恶变甚至出血的可能。

　　（3）化疗：化疗作为辅助治疗手段，可以用于无法完全切除、仅活检或复发肿瘤的治疗，延缓肿瘤进展至患者可耐受手术，目前关于脑干胶质瘤化疗方案多数借助于其他脑部胶质瘤的经验，但同样效果明显。

491　何谓儿童弥漫性中线胶质瘤？

　　2016 年 WHO 中枢神经系统新增弥漫中线胶质瘤伴 H3K27M 突变这一分类，该病是以星形细胞分化为主并伴有 H3K27M 突变的浸润中线的高级别胶质瘤。儿童发病为主，脑干、丘脑和脊髓为最常见发病部位，其他罕见部位包括第三脑室、下丘脑、松果体和小脑等中线结构处，包括了既往的脑干胶质瘤和 DIPG。该病的肿瘤细胞可广泛浸润邻近或远处的脑组织，侵袭性高，预后差，2 年生存率低于 10%。

不同发生部位的肿瘤，对应不同的临床症状：DIPG 常表现出脑神经病变、长束征、共济失调；丘脑胶质瘤常表现出颅内压增高、运动障碍、偏瘫和步态不稳。

492 儿童视路胶质瘤的特点是什么？

儿童视路胶质瘤（optic pathway glioma，OPG）是主要生长于视觉通路（视神经、视交叉、视束）或下丘脑的肿瘤，病理类型往往为低级别胶质瘤，包括毛细胞型星形细胞瘤（WHO Ⅰ 级）、毛细胞黏液样星形细胞瘤（WHO Ⅱ 级）、纤维型星形细胞瘤，占儿童期中枢神经系统肿瘤的 3%~5%，性别无差异，多数在 10 岁以内发病，婴幼儿多表现为眼球震颤和极度消瘦，年长儿童多表现为以视力下降或无痛性眼球突出，同时可表现为视神经盘水肿、视野缺损、瞳孔对光反射障碍、视神经萎缩、颅内高压、脑积水等症状。

493 儿童视路胶质瘤的治疗现状如何？

目前化疗已经成为各年龄段视路胶质瘤的一线治疗方案，可延缓肿瘤进展，但对视功能恢复效果欠佳，同时化疗药物有潜在致白血病可能。手术一般作为临床症状明显患者的治疗方式，主要目的在于明确病理性质，同时减轻神经压迫及打通脑脊液循环，鉴于目前纤维束成像技术发展，术中对于视通路的损害大大降低。放疗目前仅仅作为进展性 OPG 且年龄大于 5 岁、复发或化疗无效肿瘤的最后治疗方案，放疗可能会引起内分泌紊乱、血管闭塞或出血、智力减退、肿瘤恶变、放射性眼病及神经坏死等。约 40% 的视路胶质瘤与神经纤维瘤病 Ⅰ 型（NFI）相关，鉴于目前研究发现，NFI 相关的 OPG 有自限或自愈可能，因此建议暂时保守观察。

494 儿童室管膜瘤的特点是什么？

室管膜瘤是第三常见的儿童中枢神经系统肿瘤，占 6%~10%。在儿童中约 90% 的室管膜瘤发生在颅内，约 2/3 出现在后颅窝内。室管膜瘤起源于室壁下区放射状胶质细胞，可发生于中枢神经系统各个部位，经治疗后 5 年生存率 75%~85%。

2016 年 WHO 中枢神经系统组织病理学分级将室管膜瘤分为 3 级，即 WHO Ⅰ 级：包括室管膜下型、黏液乳头型；WHO Ⅱ 级：包括乳头型、伸长型、透明细胞型；WHO Ⅱ~Ⅲ 级：RELA 基因融合阳性型室管膜瘤；WHO Ⅲ 级：间变室管膜瘤。WHO Ⅰ 级室管膜瘤存在明显的临床特征，如室管膜下瘤几乎均发生在脑室内，且强化不明显；而黏液乳头型室管膜瘤通常发生在脊髓圆锥、马尾、终丝区域，其他区域较罕见。

495　儿童室管膜瘤的治疗现状如何?

对于儿童室管膜瘤,目前最主要的治疗原则仍然是最大程度手术切除,以明确诊断和减少肿瘤压迫。对于延髓、颈髓的肿瘤,最大程度切除的同时也要兼顾保护神经功能。

术后放疗:①室管膜瘤术后放疗指征:WHO Ⅲ级间变性室管膜瘤无论是否手术全切,均需行术后放疗;儿童 WHO Ⅱ级室管膜瘤未能手术全切者,需行术后放疗,但对于手术完全切除者,术后行放疗尚有争议。②何时行全脑全脊髓照射:室管膜瘤术后放疗主要采用局部野照射,不需常规进行全中枢预防性照射,推荐术后 2~3 周复查脑、脊髓增强 MRI,必要时做脑脊液脱落细胞检查,检查为阳性的患者,无论其病理类型和切除程度如何,必须行全脑全脊髓照射;以转移为复发表现的儿童室管膜瘤行再程放疗时,也建议行全脑全脊髓照射。

化疗:化疗是否获益目前还缺乏 RCT 研究的明确结论。间变性室管膜瘤(WHO Ⅲ级)患者,在手术及放疗后,可以考虑进行化疗;年幼不宜行放疗的室管膜瘤患者,可术后行辅助化疗。

496　弥漫性中线胶质瘤的定义及诊断标准是什么?

弥漫性中线胶质瘤被定义为"在中枢神经系统中线部位发生的侵袭性胶质瘤并伴有组蛋白 H3F3A 或 HIST1H3B/C 上 K27M 突变",是预后最差的中枢神经系统肿瘤之一。弥漫性中线胶质瘤是 2016 版世界卫生组织(WHO)中枢神经系统(CNS)肿瘤分类中的一个新的分类,既不管组织学形态属于哪个类型,也不管组织学分级是哪一级,只要有 H3K27M 突变就直接诊断为高度恶性的"H3K27M 突变型弥漫性中线胶质瘤,WHO Ⅳ级"。弥漫性中线胶质瘤的诊断需要满足以下 4 个特点:弥漫性生长的肿瘤;位于中枢神经系统中线部位(如丘脑、脑干、脊髓等);病理组织学为胶质肿瘤;H3K27M 突变。

497　弥漫性中线胶质瘤的预后如何?

虽然都是 WHO Ⅳ级,但 H3K27M 突变型弥漫性中线胶质瘤的预后比胶质母细胞瘤差很多。已经报道的文献中,弥漫性中线胶质瘤依据中线部位的不同,中位生存时间在 8~13 个月,2 年生存率不超过 10%。而胶质母细胞瘤在目前综合治疗下,2 年生存率达到了 30%~40%。

498　对于弥漫性中线胶质瘤选择手术切除还是活检术?

目前对弥漫性中线胶质瘤手术治疗评估的研究主要还是在 DIPG 为代表的弥漫内生性脑桥胶质瘤上。尽管现在对脑中线结构的解剖认识不断加深,以及神经导航和术中监测技术的不断进步，但手术切除该类肿瘤仍存在高风险，且由于肿瘤的弥漫浸润性生长导致做不到完全切除。在已报道的文献中，证实手术切除程度并不能带来好的生存获益。基于以上情况，目前对于考虑弥漫性中线胶质瘤的患者，推荐进行肿瘤组织活检手术。

499 何为较低级别胶质瘤？

较低级别胶质瘤主要是指 WHO Ⅱ 级和 WHO Ⅲ 级胶质瘤。在较低级别胶质瘤这一名词出现之前，低级别胶质瘤主要指的是传统分类中的 WHO Ⅰ 级和 WHO Ⅱ 级胶质瘤，高级别胶质瘤主要是指 WHO Ⅲ 级和 WHO Ⅳ 级胶质瘤。然而，由于诸如 IDH1/IDH2、1p/19q 共缺失等重要分子靶标的发现并提供了更为准确的肿瘤预后预测，WHO 2016 版中枢神经肿瘤分类基于此进行了到大篇幅的修改。在修改后分类系统中，分子表型被更多地用于肿瘤分类。例如，少突胶质瘤现在被定义为同时具有 IDH 突变和 1p/19q 联合缺失的胶质瘤，具有较好的预后。弥漫性星形细胞瘤则被分类两型：IDH 突变型（经常含有 ATRX 缺失和 TP53 突变）具有中等的预后；IDH 野生型具有较差的预后。虽然传统的 WHO Ⅰ ~ Ⅳ 级分类系统依然在临床中应用，但已有许多临床实验采用分子分型对胶质瘤进行分类并且表明较传统分级有更准确的预后预测。

500 较低级别胶质瘤的手术治疗原则是什么？

针对较低级别胶质瘤的首次手术主要需达到的治疗目标是：①病变准确的 WHO 分型。②达到可获得最大生存获益的切除阈值。值得注意的是，这个最适的切除阈值针对不同的胶质瘤亚型而不同，因此，最佳的手术切除范围取决于病变的 WHO 分型诊断。最佳的手术治疗需要达到两个目的，即诊断性和治疗性的切除，同时将手术带来的神经功能缺失最小化。

501 MDT 在脑胶质瘤诊疗中的作用是什么？

肿瘤是一种全身性疾病，而神经系统肿瘤的诊断和治疗是系统性的。尤其是对于复杂的、单一治疗无法解决的脑胶质瘤的临床治疗，多学科综合治疗（multi-disciplinary team，MDT）的目标是整合神经肿瘤相关多学科优势，以胶质瘤患者为中心，提供一站式网状医疗服务。MDT 模式的开展可为患者带来诸多益处：①在方便患者就医的同时提高了患者对既定诊治方案的依从性。② MDT 的实施可提高患者进入临床试验的可能性。③实施 MDT 可改善患者的预后。④MDT 有助于临床试验和科研的开展。

502 脑胶质瘤 MDT 的核心人员构成有哪些？

MDT 团队的核心成员包括神经外科、神经影像、神经病理、放射肿瘤、临床肿瘤、神经内科、分子病理、血液病、内分泌、神经心理等专科的医师、临床护理人员、生物样本库和病案库管理者等。并推荐 MDT 设定医疗秘书（同样属于核心成员）。MDT 核心成员对于关键临床问题的发起拥有平等话语权。

503　脑胶质瘤 MDT 团队除了核心成员外，还需要哪些辅助人员参与？

脑胶质瘤 MDT 团队除了核心成员外，还需要有康复师、临终关怀医护人员、社会工作者、心理学家、数据管理者、科研秘书等辅助人员参与。

六、胶质瘤临床治疗中的特殊问题

504　在胶质瘤临床诊断中如何整合应用传统病理与分子病理？

在大部分胶质瘤中，传统病理与分子病理相辅相成，共同发挥诊断作用。如 2016 版世界卫生组织（WHO）中枢神经系统肿瘤分类中的弥漫性星形细胞瘤被 IDH 突变分为弥漫性星形细胞瘤 IDH 突变型与弥漫性星形细胞瘤 IDH 野生型，这是由于基于传统组织病理学的分类已不能满足临床需要。已有研究报道根据组织病理学诊断的低级别胶质瘤中，一部分低级别胶质瘤会迅速演进为胶质母细胞瘤，其预后相较一般低级别胶质瘤明显较差。而在胶质瘤母细胞瘤中，也有一部分预后较好。这无法用传统组织病理学分级解释。IDH 基因突变的发现让该问题得到了很好的回答，IDH 基因突变将传统的低级别胶质瘤分为了生物行为学完全不同的两类，携带此突变的患者预后更好，意味着完全不同的治疗策略。而在一部分胶质瘤中，大体病理已无诊断意义：中线胶质瘤携带 H3K27M 突变即被归类为 Ⅳ 级胶质瘤，即使有丝分裂象，微血管增生或坏死这些大体病理上诊断高级别胶质瘤的征象没有被观察到。

505　对于同一胶质瘤的不同部位，传统的病理诊断结果有可能截然不同，在这方面，分子病理和传统病理诊断是否会有所不同？

WHO 2016 修订版本出现以前，胶质瘤的诊断常需要面对"取样偏倚"的问题。病理医师仅能根据肿瘤的一小部分组织进行诊断，而无法获得肿瘤细胞组织学的完整信息。同时，不同病理医师间的诊断重复性非常差，而针对较低级别胶质瘤尤为如此。这一问题将肿瘤切除范围和肿瘤分型的诊断连接起来互相影响，从而总体上进一步支持肿瘤尽可能更多的切除。而在当代，胶质瘤的分子学诊断被证明更具重复性，有着更少的观察者间差异。同时，由于分子学分型有着不受活检组织大小影响的优点，可使手术方案独立于 WHO 分级诊断。

506　对于不能做分子检测的基层医院，神经病理的形态学诊断对临床还有价值吗？

随着分子病理检测的普及，国内大多数医学中心都可以开展针对脑胶质瘤的基因检测技术。而对于不能做分子检测的基层医院而言，传统的神经病理诊断对于临床治疗依然有着重要的价值。首先，可以通过显微镜下形态学诊断确定胶质瘤的种类和级别，指导临床的诊断和初步治疗，如是否需尽早放化疗；其次，可以通过免疫组织化学染色的方法，对某些重要的亚型及分子特征作出诊断，如 IDH1 免疫组化染色可以较为准确并简便的判断肿瘤中 IDH1 突变的情况，Ki-67 可以作为胶质瘤的增殖指数对肿瘤生长情况作出初步判断；另外，基层医院保存的组织切片可供患者借出到有条件的机构进行进一步检测。

507 高级别胶质瘤的患者，在术后放化疗或者化疗期间，出现影像学的进展性病灶，伴或不伴临床症状，需如何处理？

高级别胶质瘤的患者，在术后放化疗或者化疗期间，出现影像学的进展性病灶，伴或不伴临床症状，需要结合患者的病史，临床表现是否加重，出现的时间，影像学特点，患者的分子病理，复发部位是否在放射治疗野等综合考虑。一般同步放化疗结束 3 个月内出现增强病灶扩大，复查增强病灶未超出放疗范围，患者一般情况较稳定，可暂按"假性进展"处理，维持原有治疗方案，并进行密切的随访观察。定期影像学随访综合判断有助于最终判断。

508 为什么强调要在术后 72 小时内复查磁共振？

胶质瘤的切除程度是重要的预后影响因素。大量的研究表明，胶质瘤术中放置的止血材料、术区炎症反应及脑组织的瘢痕化在术后 72 小时 MRI 上可表现为不同程度的增强，干扰了肿瘤切除程度的判断。因此强调术后 72 小时内行 MRI 检查，以增加肿瘤切除程度判定的准确性。

509 MRI 对脑胶质瘤诊断能替代 CT 吗？

磁共振检查具有诸多优点，对于有条件的胶质瘤患者，建议必须完善头部 MRI 检查，以利于疾病的诊断、手术方案的制订以及患者术后疗效的评估以及随访。但是在临床工作中，MRI 并不能完全代替 CT，主要原因有两点：①MRI 在成像上对于肿瘤钙化以及瘤内急性出血的显示不如 CT。②MRI 检查不如 CT 快捷简便，对于急症患者或者昏迷患者的早期筛查 CT 更为方便。

510 影响脑胶质瘤相关癫痫控制效果的临床因素有哪些？

总体来看，手术可以使 70% 左右的胶质瘤相关癫痫患者在术后早期获得相对良好的癫痫控制。合并癫痫的胶质瘤患者在手术原则上与其他胶质瘤患者类似，推荐在安全可行的情况下，尽可能实现最大程度病灶切除。最大安全切除有助于术后癫痫的控制，循证医学证据表明：全切相比次全切可以达到更好的癫痫控制效果，而超全切相比全切可以达到更好的癫痫控制效果。

对合并癫痫的功能区胶质瘤患者，要尤为注意唤醒麻醉下功能区胶质瘤切除术中直接电刺激诱发癫痫的可能；如果术前对癫痫灶定位相对明确，建议采用术中皮质脑电图（ECoG）或深部脑电（SEEG）监测，针对癫痫高风险部位实施局部边缘扩大切除和/或软膜下电灼术，可能有利于术后癫痫的控制；此外，应用癫痫外科手术技术可以提高术后癫痫的控制率，特别是颞叶胶质瘤相关癫痫的患者，行肿瘤切除联合沟回、杏仁核选择性切除和/或颞叶前部皮质切除，或将利于脑胶质瘤相关癫痫的控制。

除了肿瘤切除程度之外，流行病学研究还提示，发作类型表现为全身性发作及年龄≥45岁的患者更容易获得较好的癫痫控制。

511　放疗或化疗等治疗方式对控制脑胶质瘤相关癫痫是否有效？

所有现有相关临床证据都表明，放疗对控制脑胶质瘤相关癫痫发作具有显著作用，且手术后早期开始放疗效果更好。至于化疗，无论患者是否接受过手术治疗，PCV 方案与替莫唑胺也都可以有效控制脑胶质瘤相关癫痫的发作。因此，胶质瘤的放疗和化疗方案不受GRE 存在与否的影响，但放疗与化疗都可以有效控制癫痫发作。

512　手术很难实现胶质瘤的彻底切除，为什么还要进行手术？

胶质瘤呈侵袭性生长，既往研究也证实在胶质瘤周边脑组织内均可发现肿瘤细胞的存在，因此对于胶质瘤治疗来说，手术的目的不在于实现体内完全无瘤状态。对于胶质瘤手术来说，指南推荐进行最大范围的安全切除。

手术的基本目的在于以下几点：①解除占位征象，缓解颅内高压。②解除或缓解因脑胶质瘤引发的相关症状，如继发性癫痫等。③获得病理组织和分子病理，明确诊断。④降低肿瘤负荷，为后续综合治疗提供条件。

513　以往的研究证据表明，胶质瘤的切除范围越大，患者远期获益越大，这对于较低级别的胶质瘤是否适用？

基于已有的证据，针对 IDH 野生型胶质母细胞瘤的最佳手术方案是增强范围全切。针对 IDH 野生型较低级别胶质瘤，则由于进一步分子分型的不同而有所差异。具有 BRAF 改变的较低级别胶质瘤可能在手术扩大切除中进一步获益，而 H3.3 突变的中线弥漫性胶质瘤和 TERT 启动子突变"前胶质母细胞瘤"则较少在扩大切除中获益。

在 IDH 突变型较低级别胶质瘤中主要有两个亚型：①IDH 突变型星形细胞瘤，主要包含 TP53 和 ATRX 突变。②IDH 突变型少突细胞瘤，同时伴有 1p/19q 共缺失、TERT 启动子突变并经常有 CIC/FUBP1 突变。近期的研究表明，扩大切除对于 IDH 突变型星形细胞瘤可使获得显著生存获益，然而对于 IDH 突变型星形细胞瘤中的特定含有三级进展性突变（如 CDKN2A 缺失或 MET 扩增）标记的亚型，扩大切除是否可使其获益仍需进一步研究。相反，在众多回顾性研究中尚未能找到明确支持扩大切除对 IDH 突变型少突细胞瘤的生存获益。然而，这可能并非由于这类肿瘤无法在扩大切除中获益，而是由于其较好的预后，需要更长的随访来发现生存期的差异。针对老年患者，该型肿瘤的较长病程可能超过其预期寿命，因而消除了扩大切除的必要性。

514 很多时候术前和术中较低级别胶质瘤诊断具有很大的不确定性，这会影响到术前和术中对肿瘤切除的判断，如何面对这种情况？

在临床中需要认识到手术前患者疾病诊断的不确定性：患者的 MRI 检查可能提示较低级别胶质瘤，但没有病理学的最终确认。MRI 对肿瘤的 WHO 分型的预测在过去曾十分不精确，现代影像组学的进展使得术前影像学诊断的准确率大幅度提高，其中包括充分的对 FLAIR 像分析进行诊断。某些情况下，手术的安全评估需要采用两阶段的方式。现代胶质瘤诊断需要组织学诊断和分子学诊断，而后者在术中并不常规进行。在特定情况下，若诊断的不确定性和其后续手术带来生存获益的预期在治疗考量权重中大于手术切除带来的风险，则此类病例应采取两段手术，先进行活检或有限的减压，待获得准确诊断后再决定是否二期扩大切除。

515 为什么 TTFields 电场治疗要在同步放化疗后才开始，而不是在同步放化疗期间进行？

第一，TTFields 电场治疗的实施必须是持续的，如果想在放射治疗期间使用，电极贴片必须每天重新贴放，成本较高。而头皮切口可能强度不够并且放疗新增加了头皮损伤，每天更换电极片有切口裂开的风险，考虑到这些实际约束，建议 TTFields 的治疗在同步放化疗后开始。

第二，TTFields 在放射治疗期间使用的循证数据有限，需要通过临床研究来进行更多评估。

516 肿瘤治疗电场（TTF）是否适合复发脑胶质瘤治疗？

自 2007 年报道 TTF 治疗复发 GBM 的小样本试验结果提示了 TTF 对于复发 GBM 的有效性后，Stupp 等针对复发的 GBM 患者做了一项 Ⅲ 期随机临床试验，筛选出 237 例复发的 GBM 患者入组，将入组患者随机分配到 Novo TTF 单独治疗组（n = 120）或化疗组（n = 117）。结果显示 TTF 治疗组的 OS 值为 6.6 个月，而化疗组的 OS 值为 6.0 个月（P = 0.27）。

TTF 治疗组的 PFS（6 个月时的 PFS 比率）是 21.4%，而化疗组为 15.1%（P = 0.13）。TTF 治疗组的总有效率为 14.0%，而化疗组为 9.6%（P = 0.19）。对比分析发现，TTF 治疗组的安全性较化疗组高，TTF 治疗组的严重并发症发生率为 6.0%，而化疗组为 16%（P = 0.22）。

以上研究表明，对于预后较差的复发 GBM，TTF 单独治疗可取得与化疗一样的治疗效果，同时，TTF 治疗后患者的生命质量等于或优于积极的化疗。从而证明 TTF（Novo TTF）作为一种新的治疗方法安全、可靠、效果可观。于是，2011 年 4 月 15 日被 FDA 批准用于治疗化疗和放疗后复发或进展的成年人 GBM。目前电场治疗的机制已得到证实，并被作为治疗复发胶质瘤的标准手段之一被纳入 2018 年中国胶质瘤诊疗规范及 NCCN 指南。

517 对于不可完全切除或不可切除、反复复发或进展的儿童胶质瘤如何治疗？

儿童低级别胶质瘤占多数，随着年龄增加，高级别胶质瘤发病率增加，确定是否立即针对进展或复发的儿童胶质瘤展开治疗往往比较困难，同时选择哪种治疗方式也比较困难，需要在多学科团队讨论制定。

如果影像学提示肿瘤增大 25% 或视力、神经症状恶化则认为是进展，但应确保不是放疗后坏死引起的。对于可手术切除的病变，手术切除仍为首选；如之前没有放疗，本次可考虑进行放疗，而既往接受过放疗，则建议进行化疗，并不推荐再次放疗；如果曾接受过化疗，那么应当选择与既往化疗方案不同的方案。

鉴于放疗对小儿正在发育的神经系统及骨髓造血系统等有难以预测的影响，甚至可引起血管病变（出血或烟雾综合征）和激素失衡、NF-1 型神经纤维瘤病的儿童继发恶性肿瘤以及血管后遗症。放疗时机应根据病情进展情况把握，尽量延迟放疗至 3 岁以后。

化疗逐渐成为治疗儿童胶质瘤的重要手段，但化疗的安全性是儿童化疗中需着重解决的问题，低剂量多次化疗和复发重复化疗等方案均证明对儿童是安全、有效的。根据现有的证据，长春新碱 – 卡铂每周治疗方案被推荐为一线治疗方案。

518 老年胶质母细胞瘤患者是否需要行分子病理检测？

相比较于年轻患者，老年胶质母细胞瘤还具备自身的分子病理特征。与年轻患者相似，在老年患者中 MGMT 启动子甲基化预后也相对良好，而且已有研究证实 MGMT 启动子甲基化能预测老年患者对替莫唑胺的反应。IDH1 突变常见于继发性胶质母细胞瘤和低级别胶质瘤，其随着年龄增长而发生率降低，IDH1 突变的胶质母细胞瘤患者预后较好，但遗憾的是老年患者中发生率低于 2%。除此之外，TP53 的分子病理改变与老年患者的预后较差相关，而相反 EGFR 扩增却是老年胶质母细胞瘤患者较好预后的指标。以上两种分子改变在老年患者和年轻患者中的预后作用恰好相反，因此在诊断和治疗中应该给予充分的重视。

对于分子病理检测，一方面可以让我们对老年肿瘤的来源和老年胶质母细胞瘤的分型有更多的认识，反馈更多患者的信息，并对患者的预后有着初步的判断，协助选择更加适合患者的治疗策略；同时对于上述肿瘤分子及靶点的探索可以让研究者对肿瘤微环境有更深的认识，在将来开发出更多的靶向治疗药物，造福更多的老年脑肿瘤患者。

519 老年患者能耐受手术治疗吗？

老年患者因合并较多的基础病且机体整体功能较年轻人差，在治疗过程中往往有更多并发症，故在选择治疗，尤其是手术治疗时需要更加谨慎。成功并且有效的手术需要给患者带来适当的生存获益并保证生活的质量，对老年患者开展手术前需要对其进行综合评估，例如对老年人虚弱状态的评估、运动功能以及认知功能的评估、营养状态、合并症、多重用药等以及社会家庭因素等。术者在对老年肿瘤患者充分评估之后还需要考虑术后的老年患者恢复情况，包括一旦施行手术，患者是否会有长时间的谵妄状态、长期卧床、运动功能下降等。所以一切都要在施行手术前做好规划，制定最适合患者的个体化策略。

实际上患者的年龄并非影响治疗决策的唯一因素。在对老年患者的术前进行了充分的功能、预后、老年综合征评估和治疗风险分级后，如果老年肿瘤患者在上述方面与较年轻肿瘤患者差别不大，那么老年患者是可以耐受手术的，手术应该是最佳的选择，并且不能只因为患者高龄而放弃手术的决策。当患者合并有较多的基础病和较差的心肺功能储备时，对手术的选择应该慎重。

520 对于老年患者不进行放化疗等抗肿瘤治疗就等于"放弃"吗？

胶质瘤尤其是胶质母细胞瘤的预后非常差，新诊断的胶质母细胞瘤在使用了 Stupp 标准治疗方案后中位生存期也只有 14.6～16 个月。手术、放化疗虽然都是癌症治疗的常规手段，但年龄越大，手术的风险就越高，老年患者本就合并有较多的基础病，身体各项功能较年轻人差，因此会有相当一部分老龄患者无法耐受手术，而放化疗也受到年龄和体质的限制。美国肿瘤协会在 2001 年就发布：对于 60 岁以上的老年肿瘤患者，不提倡长期放化疗。因为患者年龄越大，自身免疫力越低，越难以承受放化疗对免疫细胞的杀伤。

因此，对于治疗前评估状态较差或者无法耐受现有抗肿瘤治疗方法的老年患者，除了上述积极的抗肿瘤治疗手段外，缓和医疗也可以帮助患者在一定程度上缓解痛苦，提高生活质量，给予临终生命应该具有的价值和尊严。综上对于老年患者不进行放化疗并不一定等于"放弃"，而是给予患者最适合、最有利、最有尊严的治疗，让患者在有限的生命中体面的生活。

521 如何对胶质瘤患者进行临终关怀？

（1）药物支持与维护必须可靠、必须与患者的要求与愿望相符合，所有治疗应该是非侵袭性的，如疼痛控制、改善紧张情绪。

（2）医疗上的支持必须按时、体贴与周到、轻柔与可靠。

（3）精神上的关怀必须真诚，并且值得患者信赖。

（4）医生的责任与义务：①医生有义务去关怀每一位患者，患者有权利接受与拒绝医生的治疗指导，患者有权利选择医生。②医生有义务减轻患者的痛苦。③医生有义务向患者解释与宣传每一项治疗措施的意义与治疗效果。④医生没有权力加速患者的死亡。⑤医生没有权力干涉患者的求生信心。⑥医生没有权力强迫患者接受无治疗效果的任何治疗措施。⑦医生没有权力去执行任何非法的行为。

（5）临终计划：①谁负责患者的临终关怀。②患者生命终结地，医院或者家里，患者的选择。③患者对临终前陪伴人的要求与选择。④临终前可能出现的症状与防范措施。

七、胶质瘤的基因治疗

522 胶质瘤为什么可以进行靶基因治疗？目前用于基因治疗的载体及其特点是什么？

由于恶性胶质瘤仅发生在中枢神经系统内且罕见远处转移的特点，因此可以作为基因治疗的靶点。所谓基因治疗就是采用适当的手段，将特殊的基因导入肿瘤细胞，进而达到抑制肿瘤生长的目的。因此，准确有效的靶点和合适的基因转入技术是基因治疗的关键。

目前基因治疗常用的载体主要包括为病毒载体与非病毒载体。

（1）非病毒载体：包括阳离子脂质体、质粒 DNA 及粒子介导传递系统（particle-mediated delivery）。正常情况下，非病毒载体较病毒载体制备简单且安全性高，但转染效率低，临床应用效果较差。

（2）病毒载体

1）腺病毒载体：是最常用的病毒载体，宿主范围广、易纯化、滴度高、安全性高、操作简单容易并能够产生高效价的病毒颗粒，能直接原位注射，可以感染分裂期和非分裂期的肿瘤细胞。运用腺病毒载体，目前已成功介导 HSV-tk、细胞因子、肿瘤抑制因子等治疗脑胶质瘤。

2）反转录病毒载体：较常用的方法，但由于其效价低，难于纯化，且不稳定，不能感染非分裂细胞，有插入突变的可能。

3）来源于 HIV 的慢病毒载体（lentivirus vector）：能够转染分裂细胞和非分裂细胞，但需要考虑其安全性。

4）单纯疱疹病毒载体：能够携带的外源基因较大，但该病毒载体的具有神经毒性且其基因组的特性目前还不完全清楚。

5）腺病毒相关病毒载体：较腺病毒载体所带的外源基因小，大量制备较为困难，腺病毒载体缺乏辨别正常细胞和肿瘤细胞的能力，仅能引起治疗基因的短暂表达，可产生炎性反应和特异性的免疫反应，从而限制其多次重复性的应用。

523 脑肿瘤基因治疗的重要靶点和机制是什么？

脑肿瘤基因治疗最重要的靶点包括肿瘤抑制基因、细胞周期调节因子及生长因子等。其机制包括诱导细胞凋亡（如 p53、E2F-1）；阻断细胞周期进程（如 p16、Rb）；诱导细胞增殖（如 EGFR）；促进血管生长因子（如 VEGF）；促进细胞侵袭（如 MMP2 等）。在恶性肿瘤的发展过程中基因的异常可以促进肿瘤的生成，在恶性肿瘤的不同阶段可以观察到肿瘤基因的突变和增殖，充分理解这种肿瘤发展过程中的分子变异有助于对胶质瘤更加有效的治疗（表 3-21）。

表 3-21 胶质瘤恶性进展过程中常见的分子变异

低级别细胞瘤		间变性星形细胞瘤		多形性胶质母细胞瘤	
目标基因	效应	目标基因	效应	目标基因	效应
p53	凋亡	pl6/p15	生长抑制	MMAC1	抗侵袭
	血管生成抑制	pl9ARF	使 mdm2 失活	DMBT1	不明
mdm2	使 p53 失活	CyclinD1	增殖	H-neu	不明
bFGF	增殖	Rb	生长抑制	EGF/EGFR	增殖
p21	生长抑制	CDK4	增殖	SDGF	增殖
IGF/IGFR	增殖	CDK6	增殖	bFGFR	增殖
PDGF	增殖/血管发生			VEGF	血管发生
PDGFR	增殖/血管发生			TGFa	增殖
IDH	能量代谢			TGFβ	血管发生
				Trombospondin-l	免疫抑制剂
				MMP-2/MMP-9	血管发生/侵袭

注：p19ARF, alternative reading frame of the p16 gene locus. CDK, cyclin-dependent kinase. MMAC, multiple malignant advanced cancers. DMBT, deleted in malignant tumors-H-neu, human homologue of neu gene. EGFR, epidermal growth factor (FGF) receptor. SDGF, schwannoma-derived growth factor. hFGFR, basic fibroblast growth factor (bFGF) receptor. IGFR, insulin-like growth factor (IGF) receptor. VEGF, vascular endothelial growth factor. PDGFR, platelet-derived growth factor (PDGF) receptor. TGF, transforming growth factor (TGF) receptor. MMP, matrix metalloproteinase. IDH, isocitrate dehydrogenase.

524 p53 基因抑制胶质瘤的作用和机制是什么？

P53 蛋白的直接作用：野生型 P53 蛋白能够通过诱导细胞凋亡或阻断细胞周期进程从而

抑制胶质瘤的形成，超过 30% 星形细胞瘤患者基因突变，使其 p53 基因的功能丧失，其早期可以监测到这些基因的改变即 P53 蛋白上调、P21 蛋白表达，而 P21 蛋白被认为是一种细胞周期依赖的蛋白激酶抑制剂，抑制细胞周期的进程。P53 蛋白通过激活死亡基因 Bax 从而导致细胞凋亡。实验发现将 p53 基因转染胶质瘤细胞首先引起 P21 蛋白的表达和生长抑制，随后诱导 Bax 和细胞凋亡的产生。

其他一些分子也能够增强 p53 的凋亡能力：研究发现 p16 和 p53 的共表达能够诱导 p53-耐受的恶性肿瘤细胞发生细胞凋亡，其可能的机制可能是由于 P16 蛋白的表达导致 Rb 蛋白的下调。p19ARF 是一种能够改变 p16 基因阅读框架的编码蛋白，可以通过阻止与 p53 竞争的 mdm-2 蛋白激活 P53 蛋白。

525　目前 p53 基因转染策略不能广泛应用的原因是什么？

p53 基因是恶性肿瘤基因治疗的重要靶点，目前研究利用腺病毒作为载体，将 p53 基因转染胶质瘤细胞观察其前期临床实验有关的毒性和疗效，但是由于多数胶质瘤表达内源性野生型 P53 蛋白，因此 p53 基因转染策略不能广泛应用。另外多数突变的 p53 肿瘤存在着肿瘤细胞亚群表达野生型 P53 蛋白，多数胶质瘤过度表达 P21 蛋白，其表达是一个抗细胞凋亡的类型。

526　较低级别胶质瘤的定义及常见的分子遗传学变异有哪些？

在神经肿瘤领域，一直以来低级别胶质瘤特指 WHO Ⅱ 级胶质瘤，而高级别胶质瘤包括 WHO Ⅲ 级和 WHO Ⅳ 级胶质瘤。然而，近年来将 WHO Ⅱ 级和 WHO Ⅲ 级胶质瘤定义为较低级别胶质瘤（lower-grade gliomas）。究其原因，主要是 WHO Ⅱ 级和 WHO Ⅲ 级胶质瘤之间的界限较为模糊，主要参考指标为有丝分裂活性，在神经病理学专家之间难以达成一致。另外，异柠檬酸脱氢酶（IDH）突变是大多数 Ⅱ 级和 Ⅲ 级胶质瘤的分子特征，但在 Ⅳ 级胶质瘤中明显少见。

2000 年以来基因测序技术的快速发展，促进了肿瘤全基因组的基因突变研究。其中包括发现胶质瘤中非常重要的早期分子事件——IDH1 基因突变，该基因编码异柠檬酸脱氢酶，是一种参与三羧酸循环的代谢酶。研究发现 70% 以上的较低级别胶质瘤都存在 IDH1 基因 132 位点或 IDH2 基因 172 位点的突变，另外，大多数由低级别胶质瘤演变而来的继发性胶质母细胞瘤也存在 IDH 基因突变。重要的是，IDH1/2 突变与胶质瘤组织学类型无关，无论在星形细胞瘤和少突胶质瘤中都有发现。而且 IDH1/2 突变型胶质瘤具有明显的遗传和临床特征，较 IDH1/2 野生型胶质瘤预后更好。后续研究依据 IDH1/2 突变、染色体 1p/19q 联合缺失以及端粒酶反转录酶（telomerase reverse transcriptase，TERT）启动子突变状态进行较低级别胶质瘤的分子分型，各类亚型具有显著不同的而临床预后。

1p/19q 无联合缺失的 IDH 突变型胶质瘤多数为星形细胞瘤起源，往往还伴有 TP53（94%）和 α 地中海贫血/精神发育迟滞综合征 X 连锁（alpha thalassemia/mental retardation syndrome X-linked，ATRX；86%）等基因突变。具有 1p/19q 联合缺失的 IDH 突变型胶质瘤多数为少突胶质细胞瘤来源，还伴有 CIC（capicua）、远端上游元件结合蛋白 1（far upstream element binding protein 1，FUBP1）、Notch1 和 TERT 启动子突变。因此，CIC 和 FUBP1 是少突胶质细胞瘤分别在染色体 1p 和 19q 上丢失的候选抑癌基因。

大约 20% 的较低级别胶质瘤缺乏 IDH 基因突变，这种肿瘤通常表现为典型胶质母细胞瘤的分子改变，包括 7 号染色体获得、10 号染色体缺失、EGFR 基因扩增、TERT 启动子突变，以及细胞周期蛋白依赖性激酶抑制剂 2A（cyclin-dependent kinase inhibitor 2A，CDKN2A）和视网膜母细胞瘤蛋白（retinoblastoma protein，RB1）基因缺失等。

527 多形性胶质母细胞瘤常见的分子遗传学变异有哪些？

2006 年美国启动癌症基因组图谱计划（The Cancer Genome Atlas，TCGA），首先选择胶质母细胞瘤（GBM）作为研究突破口。2008 年，TCGA 研究组通过多平台高通量基因组学分析，证明 GBM 基因组 DNA 最常见的 3 个变异信号通路为：视网膜母细胞瘤蛋白肿瘤抑制因子通路（RB pathway）；TP53 肿瘤抑制因子通路；受体酪氨酸激酶信号通路（RTK pathway）和磷脂酰肌醇-3 激酶信号通路（PI3K pathway）。2010 年，TCGA 研究组根据基因转录表达情况将 GBM 分为四个分子亚型：经典型、神经元型、间质型和前神经元型，每种亚型均具有不同的分子遗传学变异特征。经典型 GBM 以 7 号染色体获得和 10 号染色体缺失为特征，多数可见 EGFR 扩增和突变；前神经元型 GBM 患者较为年轻，主要特征为 PDGFRA 扩增和 IDH1 突变；间质型 GBM 过度表达间质型标记，主要特征为 NF1 缺失和 PTEN 突变；神经元型 GBM 以表达神经元标记 NEFL、GABRA1、SYT1 和 SLC12A5 为特征。2010 年，TCGA 研究组通过 DNA 甲基化芯片分析，根据表观遗传学水平将 GBM 分为两大类：胶质瘤 CpG 岛甲基化表型（G-CIMP）和非 G-CIMP 型，多数 G-CIMP 型胶质瘤存在 IDH 突变，IDH 野生型或非 G-CIMP 型 GBM 的恶性程度较高，预后较差。

528 多形性胶质母细胞瘤常见缺失的 10 号染色体上有哪些靶点？

多形性胶质母细胞瘤最常见的异常是 10 号染色体的缺失，MMAC1（mutated in multiple advanced cancers）或 PTEN（phosphatase and tensin homologue deleted on chromosome 10）是位于 10 号染色体上的肿瘤抑制基因，在恶性胶质瘤中发生突变，MMAC1 蛋白通过一个关键的生长控制途径上的脂质去磷酸化而发挥功能，实验发现 MMAC1 是抑制肿瘤生长必不可缺少的基因，恢复 MMAC1 活性可使胶质瘤细胞的生长受到抑制，提示 MMAC1 是胶质瘤的抑制基因。到目前为止虽然 MMAC1 蛋白的功能还不完全清楚，通过基因敲除技术发现 MMAC1 通过调节细胞的分化抑制肿瘤生长，由于 MMAC1 在恶性胶质瘤的进展过程中失活，因此它可能在血管生成和肿瘤侵袭方面发挥一定的作用。将 10 号染色体转染到胶质瘤细胞可以产生 thrombospandin-1 并阻止血管生成，除了 MMAC1/PTEN 外，其他的肿瘤抑制基因如 DMBT1（deleted in multiple malignant brain tumors 1），H-neu（a human homologue of the drosophila neuralized gene）也位于 10 号染色体上，其在胶质瘤当中的作用机制正在研究当中。

529 IDH 突变型和 IDH 野生型胶质母细胞瘤的临床特点和分子特征有哪些?

2016 年版 WHO 中枢神经系统肿瘤分类系统对胶质瘤的分类标准进行了调整，主要是除了组织病理学表现外，还纳入了肿瘤的分子特征。对于 GBM 的病理诊断，重点强调了 IDH 突变状态的测定，将 GBM 具体分为三类：GBM，IDH 野生型；GBM，IDH 突变型；GBM，非特指型（指无法进行 IDH 评估或评估性不完整的情况）。

表 3-22 IDH 野生型和 IDH 突变型胶质母细胞瘤的特征

特征	IDH 野生型 GBM	IDH 突变型 GBM
前驱病变	原发病变	弥漫星形细胞瘤，间变性星形细胞瘤
比例	约 90%	约 10%
诊断时中位年龄	62 岁	44 岁
位置	幕上	好发于额叶
组织学变异	巨细胞 GBM，胶质肉瘤，上皮样 GBM	–
坏死范围	广泛	局限
分子病理	TERT 启动子突变，EGFR 扩增，10q LOH，PTEN 缺失，MGMT 启动子甲基化，BRAF V600E 突变	IDH1/IDH2 突变，TP53 突变，ATRX 突变，PDGFRA 扩增，10q LOH，19q LOH

缩写：IDH，异柠檬酸脱氢酶；LOH，杂合性缺失。

530 IDH 野生型胶质母细胞瘤的常见分子治疗靶点有哪些?

表 3-23 IDH 野生型胶质母细胞瘤（GBM）的候选分子治疗靶点

分子靶点	生物学功能	在 GBM 中的重要性
GBM 内源性分子靶点		
表皮生长因子受体（EGFR）	增殖，侵袭，介导细胞凋亡抵抗	40%~50% GBM 中扩增，其中半数有 EGFRvIII 突变，10%~20% 非基因扩增性过表达

续表

分子靶点	生物学功能	在 GBM 中的重要性
PI3K/AKT/mTOR	代谢，增殖，迁移	该通路几乎均由 PTEN 功能缺失或 PIK3CA、PIK3R1 肿瘤驱动性突变激活
MET	迁移，侵袭，伤口愈合	过表达，很少扩增（5%）
FGFR	增殖	转化酸性螺旋蛋白（TACC）基因融合（3%）和极少的肿瘤驱动突变
BRAF	增殖	50% 上皮样 GBM 有 BRAFV600E 突变，其他类型胶母中很少
NTRK	增殖	约 1%~2% 检测到 NTRK 基因融合
CDK4/6 或 CDKN2A/B 或 RB	细胞周期进行	常由于 CDK4/6 扩增（15%）或 CDKN2A/B（50%）缺失或 RB 突变（10%）被干扰
P53	细胞周期进行、诱导细胞凋亡	由于 MDM2/4 扩增而突变或缺失（35%）或中和（20%）
TERT	增殖，细胞长寿	启动子突变导致表达增强（90%）
微环境靶点		
血管内皮生长因子（VEGF）	血管形成	GBM 的显著病理特点是血管增生和坏死，VEGF 可以在 GBM 缺氧状态下促进血管生成
整合素	黏附，迁移，TGF-β 通路激活	免疫抑制，迁移，侵袭，血管生成
TGF-β	涉及大量生物学过程的多效细胞因子	免疫抑制，迁移，侵袭，血管生成
PD-L1	免疫检查点，限制 T 细胞激活	在 GBM 及其肿瘤微环境中的表达仍有争议

531 为什么要采取多分子靶点治疗胶质瘤?

恶性胶质瘤的产生是由于多个过程的积累，涉及多种异常的基因，在肿瘤细胞当中并非每一个细胞具有相同的改变，针对不同的靶基因或靶蛋白应根据其机制不同采用不同的治疗方法，多靶点联合治疗策略是胶质瘤临床治疗的发展方向。例如，瑞戈非尼（regorafenib）是一种可口服的血管生成、基质和成瘤受体等酪氨酸激酶的多重抑制剂，目前已被批准用于接受过化疗（如奥沙利铂、伊立替康、甲磺酸伊马替尼等）或其他靶向治疗（如索拉非尼等）效果不佳的转移性结直肠癌，晚期的胃肠间质瘤和肝癌的治疗。2019 年 Lancet Oncology 杂志发布一项多中心、开放的 II 期随机对照临床试验（NCT02926222），共纳入 119 例复发 GBM 患者，随机接受瑞戈非尼或洛莫司汀治疗，平均随访 15.4 个月，结果发现瑞戈非尼治疗组患者的中位总生存期为 7.4 个月，而洛莫司汀治疗组的中位总生存期为 5.6 个月，瑞戈非尼能够有效延长复发 GBM 患者的总生存期。因此，多靶点抑制剂瑞戈非尼可作为一种潜在的、有效的靶向药物用于复发 GBM 的治疗。

532　目前基因治疗的机制有哪些?

（1）增加肿瘤细胞对前药的敏感性。

（2）改变肿瘤细胞周期调节蛋白的表达。

（3）阻止肿瘤血管的生成。

（4）刺激机体的免疫反应。

（5）裂解病毒：是一种在肿瘤细胞内复制的病毒载体分子（vector particles，VP），通过病毒在瘤细胞内复制从而达到裂解肿瘤细胞的功能。而对恶性程度较高的胶质母细胞瘤必须采用多种基因联合的方法，如前药系统与病毒载体介导免疫调节因子等联合治疗。

533　目前基因治疗脑胶质瘤的载体有哪些?

（1）反转录病毒介导的 HSV-TK/GCV 基因治疗。

（2）腺病毒介导的 HSV-TK/GCV 基因治疗。

（3）腺病毒介导 p53 基因治疗。

（4）腺病毒作为裂解病毒体的病毒治疗。

（5）细胞因子免疫基因治疗。

（6）HSV-TK-IL-2/GCV 修饰的反转录病毒治疗。

（7）HSV-1 载体修饰的病毒治疗。

（8）脂质体作为抗癌输送分子。

534　反转录病毒介导的 HSV-TK/GCV 治疗多形性胶质母细胞瘤的方法和机制是什么?

（1）方法：该种方法通常在手术切除肿瘤之后将 HSV-TK/GCV 修饰的反转录病毒包装细胞注入瘤腔，TK 基因一般在 7 天左右开始表达，手术后开始口服更昔洛韦（ganciclovir，GCV）5mg/（kg·d），每天 2 次，连续 14 天。

（2）机制：该治疗方法首先由 Moolten 提出，TK 基因是一个自杀基因，该基因表达的产物能够以 GCV 为底物使其磷酸化形成一种磷酸化的药物，然后细胞激酶将这种磷酸化的 GCV 转变成三磷酸盐，嵌入 DNA 当中阻止 DNA 多聚酶的合成 DNA，从而阻止细胞增殖，最终导致细胞死亡。

535 腺病毒介导的 HSV-TK/GCV 基因治疗复发性脑胶质瘤的效果如何?

Trask 等进行了 HSV-TK/GCV 修饰的腺病毒治疗实验,每个注射点注入最大病毒量。13 例高级别胶质瘤患者当中以单点注射不同病毒量作为治疗疗效观察。注射病毒量分别为 2×10^9、2×10^{10}、2×10^{11}、2×10^{12}。结果在病毒效价 $< 2 \times 10^{11}$ 组患者可很好地耐受,仅出现轻微的症状,如局灶性癫痫、肿瘤内部出血和皮疹。在 2×10^{11} 组,3 例患者术前的轻瘫症状稍加重。3 例患者由于肿瘤迅速发展而病情恶化。在 2×10^{12} 组出现严重的神经系统症状,如眩晕、低钠血症、癫痫、颅内血肿、发热和脑积水,存活时间为 1 ~ 29.2 个月。1 例患者存活超过 29.2 个月,2 例超过 25 个月。10 例患者在 10 个月内死亡。组织病理检查发现注射点周围的肿瘤细胞出现坏死,残存的肿瘤中可发现炎性细胞的浸润。作者认为 2×10^{11} 剂量是安全的。大剂量的腺病毒可能引起多种副作用,但在杀伤肿瘤细胞中也起到很大的作用。

536 腺病毒作为载体和反转录病毒作为载体进行基因治疗有什么区别?

腺病毒作为基因治疗的载体较反转录病毒的载体有许多优点,既能转染分裂的肿瘤细胞又能转染静息的肿瘤细胞,且产生的病毒效价较反转录病毒高。为了研究反转录病毒及腺病毒的疗效及毒副作用,Sandmair 等人进行了 HSV-TK/GCV 修饰的反转录病毒和 HSV-TK/GCV 修饰的腺病毒治疗胶质母细胞瘤的 I 期临床对照试验。治疗对象为原发和复发胶质母细胞瘤患者,对照组用转染 LacZ 基因。术后进行血、尿安全试验检查,并术后常规 MRI 评估。注射腺病毒组,肿瘤在 3 个月后体积开始增加;4 例患者出现短暂的发热反应,并检测到抗腺病毒抗体量增加;2 例患者癫痫频率增加。注射反转录病毒组,肿瘤在 3 个月体积开始增加,而 3/7 患者仍然没有肿瘤复发。腺病毒组、反转录病毒组与对照组的平均生存时间分别为 15.0 个月、7.4 个月、8.3 个月,两个治疗组之间比较差异有统计学意义($P < 0.012$)。

537 治疗脑胶质瘤的病毒载体有哪些?

病毒治疗脑胶质瘤应用于临床始于 20 世纪 50 年代,由于当时应用的是野生型病毒,不仅对肿瘤细胞有杀伤作用,而且对正常组织也有损伤。随着基因工程的发展,工程化的病毒能够选择性在肿瘤细胞内复制而在正常细胞内无法复制,目前有关该类病毒有腺病毒、单纯疱疹病毒、流感病毒、新成鸡瘟病毒、脊髓灰质炎病毒、反转录病毒、牛痘病毒等。

538 腺病毒作为裂解病毒体治疗脑胶质瘤的进展如何?

(1) ONYX-015:是一种腺病毒构成的载体,该病毒通过基因工程的方法使 E1 基因突变或部分缺失，该病毒载体的基本功能依赖于肿瘤细胞的 p53 蛋白，而在正常细胞（含有功能性 p53，或野生型 p53 蛋白）病毒不能复制。另外，由于基因改变而增高的 mdm-2 或 p14/ARF 也能够增加病毒复制。目前已经完成 ONYX-015 的临床试验已证明该项治疗是安全的。

（2）Delta24：该病毒类似于 ONYX-015，但不同的是位于病毒的 E1A 区存在一个含有 24bp 的碱基缺失，该病毒的复制依赖于肿瘤细胞内 Rb（retinoblastoma）蛋白。临床前研究显示 Delta24 具有较好的抑瘤效果，目前 I 期临床试验已证实该病毒治疗对于复发高级别胶质瘤疗效显著。

539 细胞因子免疫基因治疗胶质瘤的原理是什么？常见细胞因子有哪些？

肿瘤细胞通过分泌产生一些免疫因子或抗原和 MHC 低表达逃避免疫反应，如何改变这些肿瘤的免疫因子是肿瘤治疗的研究方向。常见的细胞因子有 IL-2、IL-8、IL-12、IFN-β、IFN-γ 等，通过基因修饰的细胞因子能够改变局部的免疫反应来达到治疗肿瘤的目的。另外，树突状细胞（dendritic cell，DC）是体内抗原提呈功能最强的免疫细胞，目前已经开展多项 DC 细胞治疗胶质瘤的临床试验并取得了较好的临床效果。

540 HSV-TK-IL-2/GCV 修饰的反转录病毒治疗复发胶质母细胞瘤的研究现状是怎样的？

Giorgio Palù 等在对复发 GBM 进行联合 IL-2/HSV-TK 基因治疗的初步临床研究之后，将该方案推广到更多的患者群体中，并评估治疗的安全性、可行性和生物活性。共有 12 例患者接受肿瘤内注射反转录病毒载体生成细胞（RVPC），然后静脉注射更昔洛韦（GCV）。治疗耐受性良好，仅有轻微不良反应。注射 RVPC 后，肿瘤内和血浆 Th1 细胞因子水平显著持续升高。在 MRI 评估中，2 例患者有部分反应（包括 1 例患者显示远处未注射的肿瘤肿块消失），4 例患者有轻微反应，4 例患者病情稳定，2 例患者病情进展。6 个月和 12 个月无进展生存率分别为 47% 和 14%。6 个月和 12 个月的总生存率分别为 58% 和 25%。综上所述，自杀基因和细胞因子联合基因治疗复发 GBM 的临床方案表明，瘤内注射 RVPC 是安全的，能够有效地将治疗基因转移到肿瘤细胞，并在 50% 的病例中激活系统性细胞因子级联反应。

541 HSV-1 载体修饰的病毒治疗胶质母细胞瘤的效果如何？

为了增加包装细胞在肿瘤内的分布，目前 I 期临床试验分别利用带有突变点的 HSV-1716 和 G207 来治疗胶质瘤患者。HSV-1716 的突变点在 γ34.5 基因区，G207 的突变点在核糖体还原酶区插入 LacZ 基因。这两个载体突变后都是无毒的，可以在增殖细胞中分别复制，通过上调增殖细胞核抗原（PCNA）和核糖体还原酶从而提高胶质瘤治疗效果。在两组临床试验中，注射剂量分别为（HSV-1716）1×10^5，（G207）3×10^9。HSV-1716 组的 9 例患者中，每 3 例为一组在 CT 引导下分别注入剂量 $10^3/ml$、$10^4/ml$ 和 $10^5/ml$。术前术后常规 MRI 和 SPECT 检查进行评估。治疗后 4~6 天 MRI 未发现颅内有感染和肿瘤进展的迹象。4 周后 MRI 显示 4 例患者肿瘤体积基本无变化。SPECT 显示 1 例患者肿瘤体积缩小，2 例肿瘤稳定，5 例肿瘤增大，1 例无法评估。4 例患者在 14~24 个月内生存良好。随后实验中研究了 11 例原发 GBM 和 1 例复发 GBM 患者，全部在肿瘤内注射 HSV-1716 $10^5/ml$。其中 10 例患者运用 PCR 方法在注射孔道周围检测到 HSV-DNA，还有 4 例患者在远离肿瘤位置处也检测到 HSV-DNA，2 例患者检测到 HSV-1 特异性抗体，5 例患者体内 IgM、IgG 量增多。上述实验证实 HSV-1 载体修饰的病毒用于治疗 GBM 的安全性和有效性。

Market 等研究了 G207 的安全性和有效性。实验剂量为每个孔道 10^6 pfu，第 21 例患者在 5 个点注射了 3×10^9 pfu。所有患者均未发现严重的毒性反应和并发症。利用 MRI 评估肿瘤体积，术前平均 39ml，术后 4 天 43ml，30 天 55ml，3 个月 64ml，6 个月 26ml。6 例患者在治疗后 4 周 MRI 可见肿瘤体积缩小，肿瘤进展时间平均 3.5 个月。17 例患者平均生存期为 6.2 个月，另外 4 例患者分别为 7 个月、8 个月、17 个月和 19 个月。

542 脂质体的概念和分类是什么？其作为治疗胶质瘤的抗癌输送分子的特点和研究现状如何？

脂质体（liposome）是人工的脂质双层分子，作为药物输送的有效工具，可以将药物、酶和其他生物分子（如 DNA、RNA）输送到细胞之中。脂质体在形态学上分三类：小的单层囊泡（mall unilamellar vesicle，SUV），直径 30nm；大的单层囊泡（large unilamellar vesicle，LUV），直径 100~200nm；多层囊泡（multilamellar vesicle，MLV），直径 200~5000nm。

脂质体具有简单且易大量制备，分子转运效率较高，毒性与组织特异性较低等特点。研究发现阳离子脂质体作为一种输送工具在输送核酸、蛋白、基因等方面具有更高的效率，但临床上关于脂质体作为胶质瘤基因治疗的载体较为少见，到目前为止仅有两类：自杀基因和细胞因子基因治疗。在 2001 年美国 FDA 批准了采用脂质体输送 HSV-TK/GCV 系统基因治疗 GBM 的临床试验。

543 基因治疗可通过哪些影像学检查来评估治疗效果？

（1）MRI：目前临床上大多数研究还是利用常规 MRI 检查确定脑胶质瘤部位和观察基因治疗疗效。

Izquierdo 等开展 I 期临床实验，对 5 例复发 GBM 患者进行基因治疗。在肿瘤未切除的前提下将 10^8~10^9/8~10ml 病毒包装细胞注射到肿瘤不同部位，利用增强 MRI 来评价肿瘤大小的变化。结果显示所有的患者都能够很好的耐受该种治疗方法，也未出现毒副作用，在外周血中也未检测到转录病毒 env 基因的蛋白表达。这些患者存活时间在 1 个月之间，其中有 2 例患者术后 2 个月内 MRI 检查发现肿瘤生长部分被抑制，该 2 例患者存活时间为 5 个月和 8 个月。

Klatzmann 等在 1995～1999 年也针对复发性 GBM 开展了基因治疗 I 期临床试验。在手术切除肿瘤后将病毒包装细胞注射到术腔周边，评价基因治疗的安全性，并用 4 个月生存率评价疗效，通过增强 MRI 检查了解术后肿瘤生长情况。在所有 18 例患者中，MRI 影像学检查可见 4 例患者的肿瘤生长受到抑制，生存时间与对照组相比为 528/175 天，生存时间明显延长，其中 1 例患者甚至存活了 3 年，最终死于乳腺癌。

GK328 欧洲－加拿大研究组开展了 I／II 期临床试验，评价 HSV-TK/GCV 修饰的反转录病毒治疗 GBM 的可行性和安全性。入组 48 例患者手术后立即行基因治疗，并口服 GCV14 天。结果显示严重的神经功能受损并发症非常少见，仅有 2 例出现癫痫和脑积水。这些患者在 12 个月内都未出现肿瘤复发的迹象，同时也证实了基因治疗的安全性。MRI 检查未发现明显的抗肿瘤效果，只有 4 例患者出现肿瘤增强信号的减弱，但也并没有推迟残余肿瘤复发的时间。7 例患者在 6 个月出现肿瘤复发，2 例患者在 12 个月出现肿瘤复发，其中还有 1 例 2 年还没有复发。平均生存期为 8.6 个月，12 个月存活率为 27%。

Gli328 国际研究组开展的 II 期临床试验将 248 例新诊断 GBM 患者随机分成两组，标准治疗组（手术＋放疗）和标准治疗＋基因治疗组。由于肿瘤发展而致死的患者数两组基本相当，但由于其他原因而致死的患者数在基因治疗组明显较高（27/15）。基因治疗组与标准治疗组相比，肿瘤无进展生存期为 180 天和 183 天，平均生存期为 365 天和 354 天，12 个月的生存率为 50% 和 55%。因此，基因治疗并没有明显改善 GBM 患者的生存时间和肿瘤复发时间。

（2）基因标记实验：为了评价胶质瘤基因治疗的疗效，Harsh 等采用一种与治疗肿瘤的神经病理生化相关基因进行标记实验，5 例复发的恶性胶质瘤患者先行立体定向活检注入 HSV-TK/GCV，5 天后再行手术治疗，瘤腔周围注射 HSV-TK/GCV。分别检测肿瘤病理类型、TK 基因的表达、抗 TK 免疫组化检查及 TK 酶活性测定。4 例患者耐受性很好但肿瘤仍然进展，1 例患者第 2 次手术后死于脑脓肿，其中一个患者 TK 酶活性增加，免疫组化检查发现 TK 基因的表达受到 VPC 的限制，同时未发现肿瘤细胞转染但免疫系统无异常。因此研究者认为 TK 基因不能够很好的转染肿瘤细胞是治疗失败的原因。

（3）PET：目前在临床开展基因治疗的主要问题在于靶组织的不均一性和包装细胞不能够分布到所有肿瘤细胞。有研究通过 PET 检查来了解基因治疗后肿瘤组织的生物学改变，同时了解肿瘤组织的转染剂量和治疗基因的表达状况。

1）活性靶组织的判定：PET 有助于了解脑胶质瘤的代谢状态，根据不同的放射性示踪剂可以了解肿瘤的生长状态。放射示踪剂包括 F18（FDG 氟脱氧葡萄糖）、C11（MET 甲基左旋蛋氨酸）和 F18（FLT 氟左旋胸腺嘧啶）。利用 FDG-PET 可以检测正常脑组织和肿瘤组织中糖代谢状况，从而用于判别肿瘤级别和确定肿瘤是复发还是放射性坏死，能够准确地帮助立体定向活检取到肿瘤级别最高部位的肿瘤组织，还可以帮助判定低级别胶质瘤的进展情况。PET 的摄入增加也和细胞增殖有关，Ki－67、PCNA 和微血管密度的增加都可以作为肿瘤细胞增殖的分子标志。因此，可以利用 PET 检查评价基因治疗的效果并监测基因表达的危险性。

2）判定组织转染剂量和基因治疗疗效：PET 可以检测到编码酶或受体的标记基因而形成的酶作用物标志物和受体结合化合物。FIAU 是一种特殊的 HSV-1 酶作用底物，PET 可以通过 FIAU 对反转录病毒、腺病毒、单纯疱疹病毒修饰 TK 基因进行成功定位，这种方法也可用于评价脂质体基因复合物临床应用的安全性。有研究报道运用 PET 检查评估 5 例复发 GBM 患者中 HSV-1/TK 基因的表达情况，首先利用术前 PET 检测 FIAU（124I）是否可以在体内其他部位出现，然后对肿瘤中心进行基因治疗的部位进行特别放疗使得 FIAU（124I）的积累值增高，由此来捕获和追踪 HSV-1/TK 基因的表达。最重要的是利用 FDG/MET-PET 也可以通过监测 FIAU（124I）判定 HSV-1/TK 所致的肿瘤坏死，4 例患者未发现 FIAU（124I）蓄积而出现肿瘤活性的减低。上述研究表明可以利用 FIAU（124I-PET）影像学评估基因治疗的疗效。

544 基因治疗有哪些优点？

基因治疗是一项新的技术，是许多疾病治愈的唯一有效方法。对于基因性疾病，插入功能性的基因片段就可以帮助治疗这些疾病，它不仅可以改善终身替代治疗的方法甚至可以直接治愈这些疾病。对于癌症基因治疗，可以将治疗基因片段导入癌细胞中杀伤癌细胞，而对正常组织造成的副损伤最小。在脑部基因表达产物可直接通过血 - 脑屏障，而外源性的蛋白治疗却难以做到，特别是对于那些作用靶点在细胞内的疾病，基因治疗却克服了这些缺点成为一种有效的细胞内治疗方法。除此之外，基因治疗可以使治疗基因产物在体内稳定表达而不需要经常监测，它表达时间的长短由转基因片段的性质和载体的类型所决定。

545 如何进行基因治疗会取得更好的效果？

（1）能够确定引起疾病的靶基因，或这些病态细胞与正常细胞有很大的差异。

（2）靶器官最好是脑部。

（3）长期连续的进行基因治疗。

（4）针对蛋白水平进行治疗，最好是细胞分子内部的治疗。

546 基因治疗载体的研究现状及前景如何？

要想得到适当的治疗产物，将基因转染入宿主细胞的载体选择非常重要。目前主要有两类载体：病毒载体和非病毒载体。

（1）病毒载体：病毒载体是目前最有效的基因转导工具。病毒载体有很多的优点，它可以将治疗基因转导进靶细胞使其准确的定位于细胞内部而表达外源基因，然而病毒载体具有侵袭免疫系统的特性。以病毒为载体进行基因治疗，需要考虑其他一些因素，如靶组织是否会受到感染？治疗基因是否能稳定表达？基因的免疫原性和组织相容性会如何？有研究显示，溶瘤腺病毒 Delta-24-RGD（DNX-2401）、脊髓灰质炎 – 鼻病毒 PVS-RIPO、减毒腺病毒 VB-111、单纯疱疹病毒（HSV）及其亚型均对较高级别胶质瘤有一定优势。

（2）非病毒载体系统：非病毒载体可传递一些像核酸一样小的核苷酸序列，如质粒、多聚核苷酸或者一些比较复杂的序列，如混合有脂质体或靶抗体的。非病毒载体系统一般不引起免疫反应，但其不能产生较高的转染效率和长期的转染基因表达，因此非病毒载体在解决了上述缺点后将具有广泛的应用前量。

八、胶质瘤的免疫和免疫治疗

547　免疫的概念是什么？其功能是什么？

免疫是机体免疫系统识别自身与异体抗原并通过免疫应答清除抗原性异物以维持机体的生理平衡功能。免疫功能主要表现以下 3 个方面。

（1）免疫防御：是指组织病原微生物侵入机体抑制其在体内的繁殖、扩散，体内清除病原微生物及其产物，保护机体的生存功能。

（2）免疫稳定：是指清除体内变形、损伤及衰老的细胞，防止形成自身免疫性疾病的能力。

（3）免疫监视：是指识别、杀伤和清除体内的突变细胞防止发展为肿瘤细胞的能力。

548　免疫系统的基本效应细胞和免疫反应的类型是什么？

免疫系统最基本的效应细胞是 T 淋巴细胞，B 淋巴细胞和自然杀伤细胞（natural killer cell，NK）。

免疫反应有两种基本类型：体液免疫和细胞免疫。体液免疫是通过 B 细胞分泌某些抗体介导的免疫反应，细胞免疫是 T 细胞接受抗原刺激引起特异性免疫应答反应。

549　免疫反应分为哪几个阶段？

免疫反应分为四个阶段：激活、增殖、效应和记忆。B 淋巴细胞、T 淋巴细胞激活的免疫反应较为复杂，但至少需要两个信号即限制性抗原和辅助性 T 细胞，抗原通过主要组织相容性复合物（major histocompatibility complexes，MHC）形式提呈给 T 细胞，同时还需要共刺激信号 B7-1 或 CD28 限制的 B7-2。专职的抗原提呈细胞如单核/巨噬细胞、树突状细胞、小神经胶质细胞是该过程中必不可少的细胞，而细胞因子（分子量小的免疫调节蛋白）在淋巴细胞的激活过程中也占有重要的地位，这些细胞因子中某些是炎性促进因子如白细胞介素-2（interleukin-2，IL-2），而另一些是免疫抑制因子如转化生长因子 β（transforming growth factor-β，TGF-β）。辅助性 T 淋巴细胞（Th）可分为 Th1 和 Th2 细胞，其中 Th1 分泌 IFN-γ 和 IL-12，该型与细胞介导的免疫反应有关；Th2 分泌 IL-4、IL-6 和 IL-10，该型与体液免疫反应有关。

T 淋巴细胞、B 淋巴细胞激活后细胞开始增殖，成熟的效应淋巴细胞计数增多，其中效应 B 淋巴细胞分泌针对外源性抗原的抗体从而引起吞噬和清除作用，特别是大量的外源性抗原，如细菌感染时该过程尤为明显。效应细胞 Tk（Killer）通过 Fas/Fas-ligant 或 Perforin/granzyme 途径引起表达特异性抗原的靶细胞程序性细胞死亡，该过程在清除非外来性抗原（自身组织相似的抗原、肿瘤细胞）具有特除的作用。

记忆是免疫过程的最后一个阶段，当引起免疫反应的抗原被清除后多数效应淋巴细胞消失，少量的淋巴细胞转化成记忆淋巴细胞，当机体遇到相同的抗原时能够快速引起免疫反应。疫苗及许多感染性疾病引起的免疫反应后记忆主要是免疫记忆的表现。

550 中枢神经系统的免疫学研究进展如何？

中枢神经系统传统上被认为是免疫特区，主要基于以下事实：在移植免疫研究中 Medawar 发现脑组织当中移植同源性组织未发现有排斥反应，随后的一系列研究也都证明了该现象，考虑可能是由于血 - 脑屏障的存在而阻止淋巴细胞进入中枢神经系统，另外脑和脊髓与淋巴系统没有发现明显的联系。尽管 Cajal 等证明脑内的小胶质细胞类似巨噬细胞，一般认为中枢神经系统不存在抗原提呈细胞。

随着研究的深入，人们逐渐提出中枢神经系统是否是真正的免疫特区。许多研究也证明正常脑内能产生自体或异体排斥反应，而在一些免疫缺陷的动物则无该现象，在许多病理条件下血 - 脑屏障破坏导致淋巴细胞自由进入中枢神经系统。另外，作为中枢神经系统内的小胶质细胞也被证实是脑内唯一的具有抗原体作用的细胞。2015 年根据《自然》杂志报道，大脑内也存在免疫系统的淋巴管道，能通过脑膜中的淋巴管与外周免疫系统相连，这项新发现使人类重新认识大脑免疫微环境与神经系统之间的关系。

免疫系统可以调节中枢神经系统内复杂的微环境，当体液免疫正常或增加时，细胞介导的免疫反应降低或消失，多数神经元及神经胶质除小胶质细胞外多表达相对较低的 MHC 分子，细胞因子调节中枢神经系统微环境在中枢神经系统肿瘤中显得尤为突出。总之，尽管中枢神经系统存在着某些类型的免疫下调，但仍然存在着免疫反应。

551 胶质瘤有哪些肿瘤相关抗原？

生腱蛋白（tenascin）、gp240、gp100、MAGE-1，MAGE-3、表皮生长因子受体的变异体

（EGFR vⅢ）、已被证明的黑色素相关抗原酪氨酸酶、酪氨酸酶相关蛋白-1、酪氨酸酶相关蛋白-2 等，研究显示这些抗原具有潜在的刺激抗肿瘤免疫反应功能。

552 如何将胶质瘤的相关抗原提呈给 T 细胞？

尽管胶质瘤能够表达肿瘤相关抗原，能否将肿瘤抗原提呈给 T 细胞是有争议的，这与 MHC 的表达有关。有研究报道胶质瘤表达 MHC-Ⅰ，然而 Lampson 等采用原为免疫组织化学的方法发现胶质瘤表达的 MHC-Ⅰ含量非常低，有时甚至难以测出。不同的染色方法、体内或体外条件可以有不同的结果，但至少可以提示在某些胶质瘤存在着某种程度的 MHC-Ⅰ的表达。例如研究发现某些肿瘤通过下调 MHC-Ⅰ的表达从而逃避免疫监视而一些肿瘤通过 β_2 微球蛋白的缺失或突变从而完全缺失 MHC-Ⅰ的表达，该类型的肿瘤细胞株不表达 MHC-Ⅰ，当加入 IFN-γ 刺激时也未见 MHC-Ⅰ的表达。与此结果相反，Lampson 等发现体内、体外加入 IFN-γ 刺激时胶质瘤表达 MHC-Ⅰ抗原，这提示胶质瘤并未完全丧失 MHC-Ⅰ的表达，低水平的 MHC-Ⅰ通过合适的刺激可以上调，由于含量太低采用免疫组织化学技术难以监测到，但最近有研究采用高度敏感的流式细胞仪发现胶质瘤细胞株中有 MHC-Ⅰ的表达。因此，胶质瘤存在低表达的 MHC-Ⅰ，在某些条件下能够上调，胶质瘤能够将其抗原 MHC-Ⅰ提呈给 Tk 细胞。

与 Tk 细胞不同，Th 细胞的抗原提呈需要 MHC-Ⅱ的表达，一般来说 MHC-Ⅱ分子通过专职的抗原提呈细胞提供。尽管正常或新生星形细胞给予 IFN-γ 刺激时能够表达低水平 MHC-Ⅱ，但在中枢神经系统中小胶质细胞是 MHC-Ⅱ阳性细胞，在啮齿类动物和人类胶质瘤的原发部位，人们发现小胶质细胞/巨噬细胞的数量增加，而其缺乏抗胶质瘤免疫反应，说明这些小胶质细胞未能发挥有效的免疫刺激细胞功能，另外有可能由于肿瘤细胞的作用刺激小胶质细胞分泌某些因子从而刺激肿瘤细胞的生长。尽管如此，对胶质瘤的免疫治疗必需充分利用 MHC-I/MHC-Ⅱ抗原提呈细胞。

553 T 细胞介导的细胞毒作用的机制是什么？如何应用到胶质瘤免疫治疗中？

对于细胞介导的免疫反应，单纯的抗原提呈和 T 细胞的激活是不够的，细胞毒性 T 淋巴细胞的杀伤是不可缺少的步骤，细胞毒性 T 细胞的杀伤是通过 Fas/Fas 配体及 p 穿孔素/粒酶的途径进行的，如果胶质瘤细胞被 Tk 细胞杀伤，它们必须表达 Fas，体内体外实验发现多数人类胶质瘤细胞表达 Fas，Fas 阳性胶质瘤细胞株加入抗 Fas 抗体或 Fas 配体可引起细胞凋亡，另外淋巴细胞杀伤同种异体人类胶质瘤细胞株也被证明是通过 Fas/Fas-配体介导的反应，研究提示人类胶质瘤具有潜在的 Fas/Fas-配体介导的细胞凋亡敏感性，因此这是 T 细胞介导的细胞毒作用的主要机制。

然而进一步研究胶质瘤的 Fas 配体发现多数胶质瘤既具有明显的 Fas 阳性又具有 Fas 配

体敏感特征，对 Fas 阳性细胞来说，Fas 配体的表达提示对 Fas 介导的细胞凋亡不敏感，另外配体的表达是使细胞自杀的一种形式，这种不敏感形式表现为 Tk 细胞杀伤胶质瘤细胞的不平衡性。另外 Fas 配体的表达进一步抑制免疫反应，引起 Fas 阳性的 T 细胞产生细胞凋亡。Gratas 等提出胶质瘤不同的细胞亚群具有不同的 Fas/Fas 配体表达类型，这就解释了胶质瘤同时表达 Fas 和 Fas 配体的矛盾。但至少有一部分胶质瘤表达 Fas/Fas 配体，该型细胞具有潜在的对 Fas 介导的细胞毒性 T 细胞杀伤作用具有敏感性。

554 为什么胶质瘤患者未能产生有效的抗肿瘤细胞免疫反应？

肿瘤特异性抗原，MHC-Ⅰ、MHC-Ⅱ限制性抗原提呈及 Fas 的表达，提示胶质瘤对细胞介导的免疫反应敏感，然而事实上胶质瘤患者未能产生有效的抗肿瘤细胞免疫反应，可能存在多种因素：

（1）Brooks 等发现尽管胶质瘤患者的细胞免疫受到抑制，但可有不同程度的淋巴细胞滤出，这是抗肿瘤免疫反应的一个证据，进一步研究发现该现象未能改善患者的预后，似乎胶质瘤浸润的淋巴细胞无活性。这可能与胶质瘤本身及免疫系统的抑制有关，刺激肿瘤外周血发现 IL-2 及 IL-2 受体表达缺陷，外源性 IL-2 未能改善，推测可能还与 T 细胞受体信号的缺陷有关。

（2）胶质瘤不仅有明显的淋巴细胞功能缺陷，而且还分泌免疫抑制因子抑制淋巴细胞反应。研究发现 GBM 分泌多种细胞因子，其中 TGF-β 可抑制淋巴细胞的增殖并使巨噬细胞失活，前列腺素 E_2 可阻断 T 淋巴细胞反应。从胶质瘤中可以分离出 IL-10，原位杂交技术发现多数 IL-10 局限在胶质瘤浸润的小胶质细胞附近，IL-10（Th2 型细胞因子）的产生，使细胞免疫向体液免疫方向漂移，从而对实体性胶质瘤无效。另外胶质瘤产生的细胞因子也能够引起 Th2 的漂移。

（3）胶质瘤表达 IL-6 和 IL-8，但尚未发现其受体，其在胶质瘤中的作用机制尚不清楚。IL-6 是 Th2 型细胞因子，能够刺激类似单核细胞/巨噬细胞的细胞如小胶质细胞，因此推测 IL-6 刺激小胶质细胞侵入胶质瘤，可以看到胶质瘤中有明显的小胶质细胞滤出。IL-8 是一个炎性细胞趋化因子，IL-6 和 IL-8 吸引和刺激特异性炎性细胞表达细胞因子从而刺激胶质瘤的生长，大量的文献支持这种胶质瘤和炎性细胞的关系。如淋巴因子激活的外周血单核细胞体外可刺激胶质瘤的增殖，原位杂交技术发现 IL-10 出现在胶质瘤的浸润的小胶质细胞附近，反过来 IL-10 能够引起胶质瘤的增殖和迁移。炎性细胞能够影响胶质瘤的生长，可以解释为什么有炎性细胞的滤出，其预后反而较差。

（4）胶质瘤的免疫是复杂的，胶质瘤表达肿瘤特异性抗原，（或通过本身或通过与其周围的小胶质细胞）通过 MHC 的形式严格抗原提呈，胶质瘤细胞表达 Fas 基因，多数胶质瘤通过 Fas 基因的介导引起细胞凋亡（细胞毒性 T 细胞介导的杀伤细胞主要途径），这些因素提示胶质瘤对细胞免疫具有潜在的敏感性。然而胶质瘤表达的免疫抑制因子（TGF-β、前列

腺素 E_2、Fas-L）阻碍 T 淋巴细胞的活性，Th2 细胞因子（IL-6、IL-10）使胶质瘤的免疫向疗效较差的体液免疫方向漂移，胶质瘤和炎性细胞的相互作用可能通过来源于胶质瘤的细胞因子如 IL-6 和 IL-8 介导，结果是促进胶质瘤的生长。

555 胶质瘤的免疫治疗策略有哪些？

免疫治疗分为主动免疫治疗（active immunotherapy）和被动免疫治疗（passive immunotherapy）。主动免疫治疗通过注射外源性抗原引起机体对肿瘤的特异性免疫反应，以疫苗注射为主，包括多肽疫苗和以细胞为载体的疫苗；被动免疫治疗并不直接激活机体免疫系统，而是通过注射外源性免疫物质（如抗体）以达到杀伤肿瘤细胞的目的，包括抗体治疗和过继免疫治疗等。

肿瘤免疫治疗主要从靶向杀伤肿瘤细胞和逆转肿瘤免疫逃逸两方面进行。早期研究曾将经射线处理的自体肿瘤细胞制备成疫苗，但疗效短暂；之后将可激活肿瘤组织中浸润淋巴细胞的蛋白制备成疫苗，虽可引起明显的肿瘤应答，但同时也可导致自身免疫反应，安全性较低；随着第二代测序技术（NGS）的广泛应用，目前的研究方向主要是寻找肿瘤新突变和新抗原；另外，对免疫相关通路和免疫抑制机制的研究也是肿瘤免疫治疗的新方向。胶质瘤免疫治疗的临床试验经历了抗原肽疫苗、树突状细胞（DC）疫苗、过继免疫治疗、抗体耦联药物治疗、免疫检查点抑制剂治疗、个体化多肽疫苗，以及病毒治疗等阶段。

556 恶性胶质瘤免疫治疗的耐药机制有哪些？

（1）血-脑屏障：血-脑屏障可以阻止亲水大分子物质经血管进入脑组织，同时维持脑组织所需的氧气、营养物质等。大部分免疫细胞均无法顺利透过血-脑屏障，尽管有少量天然免疫细胞可以透过血-脑屏障进入脑组织，但其与肿瘤抗原结合后介导的免疫反应很快被机体耐受而无法引起"级联-放大"式的免疫应答。根据最新文献报道，中枢免疫细胞可以识别脑组织炎症性免疫信号，并对肿瘤抗原做出一定的特异性免疫应答。

（2）胶质瘤固有的免疫抑制：为区分胶质瘤亚型，肿瘤基因组学图谱计划（TCGA）将胶质瘤划分为前神经元型、神经元型、经典型和间质型，每种亚型的常见基因突变类型均不同，经典型表现为 EGFR 基因突变，前神经元型最常见 SOX2、OLIG2、PDGFA 基因突变，间质型为 NF1 基因突变。与之相似，肿瘤抗原在不同亚型中也存在较大异质性，因此难以找到可以囊括大部分抗原的免疫治疗方案，这也是当前免疫治疗效果欠佳的原因之一。

（3）肿瘤微环境中的免疫抑制细胞：胶质瘤微环境中存在 $CD4^+T$ 细胞和 $CD8^+T$ 细胞。研究显示，$CD4^+T$ 细胞/$CD8^+T$ 细胞比例越高的胶质瘤患者，总生存期越短。GBM 微环境中存在大量可以表达转录因子 FoxP3 的调节性 T 细胞（Treg），而低级别胶质瘤微环境中 Treg 细胞则较少，表明 $CD4^+T$ 细胞、$CD8^+T$ 细胞和 Treg 细胞数目均可影响胶质瘤的免疫应答，而胶质瘤微环境中免疫细胞也远非仅局限于上述几种。临床前试验显示，胶质瘤对免疫检查点抑制剂、疫苗、CAR-T 疗法等均有免疫反应，但肿瘤细胞又可以通过微环境中免疫细胞介导的信号转导通路开启免疫逃逸。

（4）免疫微环境改变与继发性免疫抑制：既往研究显示，接受放射治疗或替莫唑胺化疗后，胶质瘤患者外周 $CD4^+T$ 细胞计数降至 $300/mm^3$ 以下，可以引起继发性免疫抑制。特定组合的联合用药也存在抑制肿瘤免疫应答的不利因素，临床前试验显示，替莫唑胺与 PD1 检查点抑制剂联合应用可在一定程度上抑制记忆性 T 细胞的重新激活，从而抑制新的免疫应答。GBM 影像学上常表现为瘤周水肿，糖皮质激素具有抑制瘤周免疫细胞免疫应答的作用。因此，可尝试过继免疫疗法将体外培养的 $CD8^+T$ 细胞回输患者体内以改变肿瘤免疫微环境。

557 应用非特异性的免疫佐剂细胞因子治疗胶质瘤的研究现状如何？

研究者试图利用免疫佐剂细胞因子治疗多种不同的肿瘤，希望细胞因子刺激具有潜在的免疫反应引起抗肿瘤效应。临床前研究发现治疗胶质瘤的细胞因子包括 IL-2，IL-4，IFN-γ 和 TNF-α 等。在临床试验中 IL-2 需要大剂量，但由于可以引起脑水肿受到了限制。在少数的对照性研究中 TNF-α 的抗肿瘤疗效最佳，但仍缺乏具有结论性疗效的证据。单纯应用 IFN-γ 疗效稍有改善，在一项研究中报道 IFN-γ 联合化疗有部分病人达到 5 年生存期，但也观察到神经毒性作用而受到限制，IFN-β 和 IFN-γ 也缺乏明显的疗效。到目前为止，免疫佐剂细胞因子对胶质瘤患者的临床治疗效果仍非常有限。

558 抗原肽疫苗治疗胶质瘤的研究现状如何？

抗原肽疫苗属于主动免疫治疗，根据肿瘤细胞的特殊抗原序列构建 8～25 个氨基酸多肽，激活机体免疫反应，达到杀伤肿瘤细胞的目的。与其他免疫治疗方法相比，抗原肽疫苗具有针对预先确定的抗原产生免疫应答的优势，其不良反应由肿瘤抗原和正常组织细胞表面抗原交叉反应所引起，但反应程度较低。

EGFRvⅢ抗原肽疫苗：EGFRvⅢ是 EGFR 保持持续激活状态的一种突变形式，有 25%～30% 的 GBM 患者存在该基因突变。Ⅱ期单臂研究 ACTⅢ针对新诊断 EGFR 基因阳性 GBM 患者联合应用抗原肽疫苗 Rindopepimut（CDX-110/PEP-Ⅷ）和替莫唑胺治疗，65 例患者中位总生存期为 21.8 个月，3 年生存率为 26%，初步奠定了 Rindopepimut 在Ⅱ期临床试验中的地位。

2010 年和 2011 年，美国杜克大学医学中心和 MD 安德森癌症中心分别报道两项小规模Ⅱ期单臂研究 ACTIVATE 和 ACTⅡ试验，结果显示 Rindopepimut 在行手术切除的 EGFR 基因阳性 GBM 患者中具有优异疗效和安全性；但Ⅲ期临床试验 ACTⅣ结果显示，与单纯替莫唑胺化疗相比，Rindopepimut 与替莫唑胺联合应用并未使新诊断 GBM 瘤患者获得额外的生存获益，该试验未能达到临床研究终点的原因可能与 GBM 的广泛异质性，以及 Rindopepimut 对 EGFRvⅢ阴性 GBM 无效有关。

目前，用于胶质瘤治疗的抗原肽疫苗还包括 IDH1 基因突变疫苗、热休克蛋白 96（HSP96）疫苗等，但仍处于临床试验阶段。

559　树突状细胞疫苗治疗胶质瘤的研究现状如何？

树突状细胞是一种抗原呈递细胞，来源于骨髓并在各组织器官中存活发育。由于树突状细胞既参与非特异性免疫应答也参与特异性免疫应答，故具有成为专职抗原呈递细胞和用于制备抗肿瘤疫苗的潜能。目前常用的树突状细胞疫苗均采用体外生成和抗原荷载方法制备，经源于肿瘤小分子肽或 RNA 致敏处理后再将成熟的树突状细胞经皮下注射至机体。

2018 年，Liau 等报道树突状细胞疫苗（DCVax）Ⅲ期临床试验结果（NCT00045968），共纳入 331 例新诊断 GBM 患者，其中 232 例联合应用树突状细胞疫苗和替莫唑胺、99 例单纯服用替莫唑胺，意向治疗（ITT）显示，30.04%（67/223）患者生存期 >30 个月且中位总生存期为 46.5 个月，24.18%（44/182）患者生存期 >36 个月、中位总生存期达 88.2 个月；联合治疗组患者中位生存期达 40.5 个月，其中 MGMT 启动子区甲基化患者中位生存期为 46.5 个月。目前正在开展多项树突状细胞疫苗治疗胶质瘤的Ⅱ期临床试验（NCT01204684，NCT01635283，NCT02772094，NCT03018288，NCT02709616，NCT02808364）。

560　胶质瘤过继性免疫治疗的研究现状如何？

将致敏淋巴细胞或淋巴细胞产物回输给免疫功能低下者如肿瘤患者，从而提升其抗肿瘤免疫力，称为肿瘤的过继免疫治疗。其中最有代表性的 CAR-T 治疗，这是一种通过基因工程技术构建的表达嵌合抗原受体（CAR）的 T 淋巴细胞，可高度特异性靶向杀伤肿瘤细胞。

CAR-T 疗法在血液系统恶性肿瘤中的疗效极好，但对实体肿瘤疗效欠佳。因此，脑肿瘤 T 淋巴细胞免疫治疗仍受到限制，尚缺乏安全靶点，目前常用的靶点主要包括 EGFRvⅢ、IL-13Rα2、HER2、EphA2、CD70、GD2、B7H3 等。O'Rourke 等对 10 例 EGFRvⅢ阳性复发 GBM 患者经静脉注射以 EGFRvⅢ为靶点的 CAR-T（NCT02209376），尽管患者总生存期无明显延长，但治疗过程安全性较好，未出现细胞因子释放和神经毒性作用等相关并发症。在 2016 年新英格兰杂志也报道 1 例 IL-13Rα2 靶向 CAR-T 细胞治疗复发 GBM 的成功案例。然而，目前大多研究尚局限于Ⅰ期临床试验，有待大样本临床试验结果的验证。

561　抗体耦联药物治疗胶质瘤的研究现状如何？

抗体耦联药物包括特异性抗体、蛋白酶体、对细胞有杀伤作用的化合物等，该疗法主要通过耦联细菌毒素/植物毒素杀伤肿瘤细胞，亦可通过耦联细胞毒性药物/放射性药物杀伤肿瘤细胞。常用的细胞毒素包括铜绿假单胞杆菌外毒素 A（PE）和白喉毒素（DT），常用的抗体和配体包括 IL-4R、IL-13R、EGFR 和 EGFRvⅢ等。

ABT-414 是抗 EGFR 单克隆抗体耦联物，在体外对高表达 EGFR 的细胞具有细胞毒性作用，对 EGFR 野生型和突变型细胞有不同治疗效果。该药物的Ⅱ期临床试验目前正在 EGFRvⅢ阳性复发 GBM 患者中进行，ABT-414 治疗效果与替莫唑胺单药治疗相似，与替莫唑胺单药治疗相比，ABT-414 与替莫唑胺联合应用可以显著延长患者总生存期；然而，该药Ⅲ期临床试验的中期结果显示，ABT-414 与 GBM 标准 Stupp 方案联合应用并未延长新诊断 GBM 患者的中位总生存期，目前该研究已经终止。另一种新的抗体耦联药物 D2C7 目前正处于Ⅰ期临床试验阶段。

562 免疫检查点抑制剂治疗胶质瘤的理论基础和研究现状如何？

免疫调控依赖于激活信号与抑制信号之间的平衡。当免疫检查点处于异常或持续激活状态时，肿瘤免疫应答受到抑制，针对免疫检查点的单克隆抗体可以释放"免疫刹车"，从而增强免疫治疗效果。目前关注的免疫检查点主要集中于细胞程序性死亡蛋白-1（PD-1）、细胞程序性死亡蛋白 – 配体 1（PD-L1）、细胞毒性 T 淋巴细胞相关抗原 4（CTLA-4）等，相关临床试验已在多种实体肿瘤中开展并取得显著疗效。

PD-1/PD-L1 是肿瘤细胞逃离机体免疫杀伤的重要免疫抑制靶点，目前研究证实，在脑胶质瘤病灶中存在相当数量的肿瘤浸润淋巴细胞，而且与低级别脑胶质瘤相比，GBM 中 PD-1/PD-L1 表达量明显升高，这成为抗 PD-1/PD-L1 治疗脑胶质瘤的理论基础。目前，关于 PD-1/PD-L1 抑制剂治疗原发和复发 GBM 的多项临床试验正在进行之中。PD-1 抑制剂包括纳武单抗（nivolumab）、帕姆单抗（pembrolizumab），PD-L1 抑制剂包括阿替珠单抗（atezolizumab）、度伐单抗（durvalumab）、阿维单抗（avelumab）等。

一项Ⅲ期临床试验 CheckMate143 显示，与贝伐单抗相比，PD-1 检查点抑制剂 nivolumab 并不能使复发 GBM 患者总生存期获益；该项研究还对相关生物学标志物做了进一步评估，包括 PD-L1 表达水平、EGFR 和 KRAS 基因突变及各系统 T 淋巴细胞免疫监测，但是由于未能有效延长患者总生存期而于 2017 年正式宣告失败。另一项Ⅲ期临床试验 CheckMate498（NCT02617589）显示，nivolumab 联合 Stupp 方案亦未能有效延长新诊断 MGMT 阴性 GBM 患者的生存期，也于 2019 年宣告失败。CheckMate-548 也是一项随机、多中心Ⅲ期临床试验，在 MGMT 甲基化的新诊断 GBM 患者中评估 Opdivo 联合标准方案（TMZ + 放疗）相对于单纯标准方案的疗效和安全性。2019 年 9 月公布的研究结果显示，与标准方案相比，Opdivo 联合标准方案未能显著改善患者无进展生存期，该研究仍在按计划进行，用以评估另一个主要终点——患者总生存期的差异。

2019 年初，两组临床试验分别报道了 PD-1 抑制剂作为新辅助疗法对复发 GBM 的治疗效果。美国 Timothy F. Cloughesy 教授报道一项关于抗 PD-1 抗体 Pembrolizumab 新辅助治疗复发胶质母细胞瘤的多中心随机临床试验，该研究收集 35 例可手术切除的复发胶质母细胞瘤患者，随机入组术前 Pembrolizumab 新辅助治疗 + 手术切除组与手术切除 + 术后 Pembrolizumab 治疗组，结果显示 Pembrolizumab 术前新辅助治疗可显著提高患者局部和全身抗肿瘤免疫反应，并且延长复发 GBM 患者的总生存期和无进展生存期。在另一项研究中，西班牙 Ignacio Melero 教授团队开展单臂 Ⅱ 期临床试验（NCT02550249），包括 3 例原发和 27 例复发 GBM 患者接受 Nivolumab 作为新辅助疗法，中位无进展生存期为 4.1 个月，中位总生存期为 7.3 个月。同时，该研究还发现 Nivolumab 新辅助治疗可以调控肿瘤免疫微环境，促使细胞因子表达升高，免疫细胞肿瘤浸润增加，肿瘤浸润 T 细胞克隆性扩增，进而提高机体的抗肿瘤免疫活性。

　　总之，有关胶质瘤免疫检查点抑制剂的临床试验获得成功者寥寥可数，但研究者从未放弃努力，淋巴细胞活化基因 – 3（LAG-3）、T 细胞免疫球蛋白黏蛋白分子-3（TIM-3）、B7-H3、杀伤细胞抑制性受体（KIRs）、吲哚胺-2，3-双加氧酶（IDO）、CD47、CD137 等新的潜在免疫检查点不断在基础研究中被发现，均为将来成功的免疫治疗提供了可能。

563　个体化多肽疫苗治疗胶质瘤的研究现状如何？

　　胶质瘤偏"冷"的微环境，主要由于肿瘤突变负荷较低、外周浸润性 T 淋巴细胞在总体免疫细胞中比例较低、CD8$^+$T 细胞数目较少等。研究者希望可以改良现有的多肽疫苗，研发包含非突变抗原和有潜在突变抗原的个体化疫苗，这可能较主流多肽疫苗和免疫检查点抑制剂具有更好的疗效。

　　2018 年，Keskin 研究团队开展个体化多肽疫苗 Ib 期临床试验，10 例 MGMT 启动子区非甲基化 GBM 患者被统一注射新研发的个体化多肽疫苗，经全外显子组测序（WES）和 RNA 测序共测得 116 种单核苷酸多态性（SNP）、59 种点突变，以及常见的 PTEN、RB、EGFR 基因突变等，以确保受试者整体处于低肿瘤突变负荷状态，其中 2 例患者因无法耐受放射治疗而退出，其余 8 例无进展生存期为 7.6 个月、总生存期为 16.8 个月，不良反应程度轻微，无因严重不良反应而退出者；随访 12 个月，5 例患者因病情进展而退出，最终 8 例患者均死亡。2019 年，Hilf 等也开展了关于个体化多肽疫苗的 I 期临床试验，纳入 16 例 GBM 患者，统一注射经改良的 APVAC1 和序贯性 APVAC2 多肽疫苗，其中 1 例因无法耐受药物不良反应而退出，其余 15 例患者中位总生存期为 29 个月、中位无进展生存期 14.2 个月；长期随访和分子生物学监测证实 APVAC1 个体化疫苗可以募集更多的外周 CD8$^+$T 细胞，从而提高肿瘤微环境中 CD8$^+$T 细胞比例，APVAC2 多肽疫苗可以诱导 CD4$^+$T 细胞的免疫应答，从而增强免疫系统抗肿瘤作用。该项研究将两种个体化多肽疫苗混合，使 T 淋巴细胞浸润性提高、多肽疫苗介导的肿瘤免疫疗效增强，为个体化多肽疫苗带来了曙光。

　　目前，个体化多肽疫苗的研发受到抗原筛选异质性和技术难度的限制，所以大多局限于小规模Ⅰ期临床试验，未来有待于进一步探索。

564 病毒基因 – 免疫疗法治疗胶质瘤的研究现状如何？

病毒可以通过病原通路和模式识别受体唤起机体的免疫应答反应，同时还可以激活巨噬细胞以增强机体主动免疫能力，因此病毒基因 – 免疫疗法（viro-immunotherapy）具有相对较好的生物学活性和安全性。有研究显示，溶瘤腺病毒 Delta-24-RGD（DNX-2401）、脊髓灰质炎-鼻病毒 PVS-RIPO、减毒腺病毒 VB-111、单纯疱疹病毒（HSV）及其亚型均对较高级别胶质瘤有一定优势。

Toca511 是一种试验性反转录病毒载体，在肿瘤细胞侵袭过程中具有选择性，这是由于反转录病毒复制和形成融合基因的过程可被乳腺癌、肺癌、胶质瘤等抑制，Toca511 感染肿瘤细胞后使 5-氟胞嘧啶（TocaFC/5-FC）转化为 5-氟尿嘧啶（5-FU），后者在脑肿瘤的治疗中更加高效且更易透过血-脑屏障。5-FU 可以直接杀伤胶质瘤免疫微环境中的骨髓来源抑制细胞（MDSC）以解除免疫抑制，且 5-FU 与 5-FC 均可干扰肿瘤细胞的代谢过程，促使其凋亡。Cloughesy 等对 43 例复发性高级别胶质瘤患者联合应用 Toca511 和 TocaFC，发现高剂量 Toca511 可使患者获得更好的生存获益；Toca511 和 TocaFC 联合应用较标准洛莫司汀方案能更有效延长患者生存期（NCT02414165）。目前，Toca511 的Ⅲ期临床试验仍在进行中。

Desjardins 等开展的一项Ⅰ期临床试验（NCT01491893）纳入 61 例复发 GBM 患者，采用重组 PVS-RIPO 病毒治疗，结果显示，患者中位总生存期为 12.5 个月，2 年和 3 年生存率均为 21%，远高于既往研究的 14%（2 年生存率）和 4%（3 年生存率），结果提示重组 PVS-RIPO 病毒治疗 GBM 可获得极大的生存获益。

Ad-RTS-hIL-12 是一种腺病毒载体，通过表达 hIL-12 刺激靶向的抗肿瘤免疫应答，hIL-12 的表达可以通过口服小分子 veledimex（一种已被证明可穿过血脑屏障的激活剂配体）进行调控。Ad-RTS-hIL-12 联合 veledimex 治疗复发性胶质母细胞瘤的Ⅰ期临床试验中生存获益明显，被 FDA 授予治疗胶质瘤的孤儿药资格。正在进行的Ⅰ期临床试验初步证实 Ad-RTS-hIL-12/veledimex 与 PD-1 抑制剂纳武单抗（Nivolumab）联合应用对复发性胶质母细胞瘤患者具有潜在的治疗优势。目前，胶质瘤病毒基因 – 免疫疗法仍处于起步阶段，相关临床试验大多正在进行中。

565 溶瘤病毒治疗胶质瘤的免疫调节机制与研究现状如何？

溶瘤病毒可使病毒表达自身免疫检查点、肿瘤抗原、细胞因子和肿瘤浸润淋巴细胞衔接器；通过协同机制克服 T 淋巴细胞的肿瘤免疫屏障以介导免疫修饰，分为 T 淋巴细胞装填、T 淋巴细胞运输和浸润、规避免疫机制、杀伤肿瘤细胞共 4 个步骤。

溶瘤病毒可直接杀伤肿瘤细胞，也可促进抗原呈递细胞功能成熟，从而诱发 IFN-α 特异性免疫应答反应。T 淋巴细胞一旦被募集，相关趋化因子 CXCL9、CXCL10、CXCL11 等即可促进 T 淋巴细胞运输和浸润至相关肿瘤位点，炎性趋化因子和肿瘤内 T 淋巴细胞数目均与患者生存期密切相关。溶瘤病毒还具有诱发炎性因子 TNF、IL-1β 表达的作用，逆行性上调内皮细胞选择素的表达，促进 T 淋巴细胞浸润。

经改良的溶瘤病毒可在存在免疫抑制性信号转导通路的肿瘤微环境中生长，逆转信号转导通路的免疫抑制并上调炎症反应。例如，WNT-β-Catenin 信号转导通路具有免疫抑制效应，多种溶瘤病毒可激活 β-Catenin 通路、调节转录过程，且不诱导抗病毒免疫反应。此外，溶瘤病毒还可募集中性粒细胞，后者通过炎性因子和宿主激酶改变肿瘤微环境。运输和浸润至肿瘤的 T 淋巴细胞仍需与免疫抑制细胞及其他抑制因子对抗，典型的免疫抑制细胞包括肿瘤相关巨噬细胞（TAMs）和骨髓来源的抑制细胞，抑制因子主要包括 IL-10、TNF-β、IDO 和精氨酸酶等。溶瘤病毒通过诱导 Th1 极化而显著改变肿瘤微环境，该过程伴随多种炎性因子的诱导活化。溶瘤病毒还可逆转免疫抑制细胞成为炎性细胞，靶向作用于免疫检查点抑制剂，限制炎症反应。因此，应用溶瘤病毒过程中引入免疫检查点抑制剂（如 PD-1、PD-L1、CTLA-4 等）可显著提高疗效，增加患者生存获益。既往研究显示，即使治疗前免疫浸润水平低下且伴有阴性 IFN-γ 信号，溶瘤病毒与免疫检查点抑制剂联合应用仍能够获得良好疗效，且其药物毒性作用与免疫检查点抑制剂单药治疗相当。溶瘤病毒还具有增加自然杀伤 T 细胞和中性粒细胞浸润的作用，分别通过抗原肽-MHC 分子识别机制杀伤肿瘤细胞。临床和临床前研究显示，溶瘤病毒联合过继免疫治疗仅需少量 T 淋巴细胞即可发挥较好的疗效，进而引起更全面的细胞免疫应答。

因此，为了更好地实现溶瘤病毒的潜在治疗策略，应提高当前溶瘤病毒系统的传递能力，以及增加其在肿瘤微环境中的传播性和持久性；同时，更好地理解自身免疫系统与肿瘤反应机制有助于设计多种抗肿瘤溶瘤病毒载体，以及评估实现不同免疫治疗效果的最佳溶瘤病毒平台。为了实现溶瘤病毒的潜在功能，需设计去调节转录基因的时空表达，以进一步提高溶瘤病毒的靶向性、特异性和安全性。

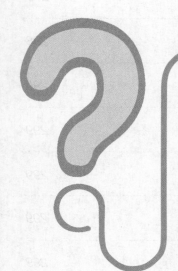

第四部分

颅底外科与脑膜瘤

566 颅底骨质如何构成的?

一般而言,颅底自内向外分为 3 个层面,上层为颅内面,借蝶骨小翼后缘和颞骨岩部上缘分为 3 个阶梯状的颅窝,即前、中和后颅窝;中层为颅底骨板,由额、筛、蝶、岩、枕骨的颅底部组成;下层为颅底外面,很不规则。颅底外侧面的结构复杂,有许多重要的血管、神经通过,分区无统一规则,一般来说,前颅底相当于眶、筛顶部,中颅底相当于颞骨、蝶骨下面,后颅底相当于枕骨下面。

567 前颅底的组成是怎样的?

前颅底即位于前颅窝所对应的颅骨,主要由中央的筛区和外侧的眶区组成,包括额窦、筛窦、蝶窦、鼻腔及眼眶的颅底部分。该区有颅底最薄弱的地方——筛板。后方与视神经交叉部、脑垂体及两侧的海绵窦相毗邻。

568 侧颅底区的组成和范围是怎样的?

临床上所称的侧颅底区的范围是:沿眶下裂与岩枕裂各做一延长线,两线在鼻咽顶相交形成以近似 90°直角,两线向外侧分别指向颧骨后方和乳突后缘,此三角区域即为侧颅底,与颞下窝、翼腭窝相毗邻。van Huijer 将侧颅底分为 6 个亚区。

(1)鼻咽区:即鼻咽顶部。外侧为咽隐窝,前至翼内板,后抵枕骨大孔前缘。

(2)鼓管区:位于鼻咽区外侧,前方为翼突的舟状窝 (sraphoid fossa)、咽鼓管软骨。腭帆张肌、腭帆提肌附着于此处。

(3)神经血管区:居于咽鼓管区后方,由颈内动脉管下口、颈静脉孔、茎乳孔及舌下神经孔共同围成,其中通过颈内动脉和颈内静脉、面神经、舌咽神经、迷走神经、副神经和舌下神经。

(4)听区:即颞骨鼓部,前界为岩鼓裂,后界为茎突,鼓索神经和鼓前动脉通过此区。

(5)关节区:以颞颌关节附着线为界,内含下颌关节。

(6)颞下区:在咽鼓管区和关节区之间,前界为眶下裂,内为茎突、外抵颞下嵴。区内有卵圆孔、棘孔。下方与颞下窝和咽旁间隙毗邻。

Kumor 根据临床需要提出在翼内板与枕骨大孔外缘做一假想线,将颅底分为一个中线区和两个外侧区。前颅窝被分为中间的筛骨区和两侧的眶区。中线区的主要结构由前向后分别为鼻腔上壁、筛迷路、蝶窦和斜坡。外侧区又以翼突内侧板根部和下颌窝内侧界两点之间连线将颅底外侧区分为前部的颞下区和后部的岩颞区,颞下区主要结构为卵圆孔及下颌神经、棘孔、脑膜中动脉、翼内、外肌和上颌动脉等。岩颞区主要结构为颈动脉管和颈内动脉,颈静脉窝及其内的颈内静脉、茎乳孔及面神经、舌咽神经、迷走神经、副神经和咽鼓管。

569　前颅窝和中颅窝骨性解剖及临床意义是什么?

前颅窝与鼻腔、鼻窦和眼眶解剖关系密切,由额骨眶板、筛骨筛板、蝶骨小翼及蝶骨体前部构成。前颅窝的后界为蝶骨小翼后缘,前床突后缘,视神经管颅口及视交叉沟前缘。颅前窝底面为筛骨筛板,构成鼻腔的上壁。筛板外侧与额骨眶板经额筛缝相接,额筛缝后缘与蝶骨相接形成蝶筛缝。临床意义在于:这些缝隙及筛骨筛板为颅前窝底最薄弱区,易遭受外伤骨折和受到肿瘤侵蚀,手术中剥离此处硬脑膜时易撕裂而发生脑脊液鼻漏或者脑脊液眶漏。颅前窝的两侧为额骨眶部,构成眶顶,是颅前窝的骨质薄弱区。

颅中窝位颅底中部,由蝶骨体的上面和侧面、蝶骨大翼的脑面、颞骨岩部前面及颞骨鳞部组成。

570　颞下窝的解剖及临床意义是什么?

颞下窝构成:颞下窝属于侧颅底,居颧弓、颞骨岩部平面之下。前界是上颌窦后外壁、上颌牙槽突和上颌结节;后界为关节结节;上界为蝶骨大翼和颞骨鳞部的下面;下界为翼外肌的止点,内界为翼外板;外界为颧弓、上颌升支和喙突。

颞下窝借卵圆孔、棘孔向上通颅中窝,借眶下裂向前通眶内,借翼上颌裂向内通翼腭窝。窝内含有咀嚼肌群、颌内动脉、翼静脉丛、下颌神经等。

颞下窝是侧颅底外科的重要区域,是处理颈静脉孔、岩尖、鞍旁与斜坡等部位病变的重要进路之一。

571　翼腭窝的解剖及其内容物是怎样的?

翼腭窝是眶尖后下方的一个骨性间隙,部位深在且空间狭小,呈现不规则的倒锥形,尖端朝向前方为上颌骨后壁,后方为蝶骨大翼和翼突内侧板,外界为翼突外侧板和翼上颌裂,内侧为腭骨和蝶骨体。

翼腭窝是联系鼻腔、眼眶、和颞下窝侧颅底的桥梁。有七个主要开口:向外经翼上颌裂通颞下窝,内通过蝶腭孔通鼻腔,前借眶下裂通眶,后上方有圆孔和翼管通颅中窝。前下有腭大孔和腭小孔通口腔。

内容主要有上颌动脉翼腭段及其终末分支,伴行静脉、上颌神经、翼管神经和翼腭神经节。

572　颅底肿瘤的范畴和如何分类?

颅底肿瘤范畴应是源于颅底或者颅底内、外累及颅底的肿瘤。按定义来分类可分为以下三种类型。

（1）源于颅内累及颅底的肿瘤，如脑膜瘤、听神经鞘瘤、垂体腺瘤等。

（2）源于颅底的肿瘤，如脊索瘤、软骨瘤、横纹肌肉瘤等。

（3）源自颅底外累及颅底的肿瘤，如淋巴瘤、鼻咽癌、血管外皮细胞瘤、嗅神经母细胞瘤、恶性黑色素细胞瘤等。

依据生物学特性提出颅底肿瘤的新分类方法：

（1）良性肿瘤：如脑膜瘤、垂体腺瘤、神经鞘瘤等。

（2）慢性生长的低度恶性肿瘤：如软骨肉瘤、低级别的成神经细胞瘤、腺样癌等。

（3）快速生长的高度恶性肿瘤：如鳞癌、腺癌、肉瘤、淋巴瘤、骨髓瘤、高级别的成神经细胞瘤等。

573 举例描述颅底各部位常见肿瘤？

表 4-1　颅底各部位常见肿瘤

部位	病变
蝶窦/上颌窦	垂体腺瘤；黏液囊肿；囊腺癌；蝶骨巨细胞瘤
颞骨	腺癌；腺瘤/垂体肿瘤；血管肿瘤
垂体	垂体腺瘤；颅咽管瘤；颗粒细胞肿瘤；副神经节瘤
视交叉	星形细胞瘤
嗅沟	脑膜瘤；成神经细胞瘤；浆细胞瘤；炎性假瘤
鞍区	颅咽管瘤；脑膜瘤，垂体腺瘤；生殖细胞肿瘤；软骨瘤；软骨肉瘤
海绵窦	脑膜瘤，动脉瘤；转移瘤；成骨细胞瘤
脑桥小脑角	神经鞘瘤；脑膜瘤；皮样囊肿/表皮样囊肿
颈部	脑膜瘤；脊索瘤
斜坡	脊索瘤；脑膜瘤；鼻咽肿瘤；黏液瘤；软骨肉瘤

574 目前临床实用的颅内肿瘤分类是什么？

目前实用的颅内肿瘤分类是世界卫生组织（WHO）2016版中枢神经系统肿瘤的分类和分级，结合肿瘤的组织病理学和分子遗传学信息，可以很好地指导临床诊疗和判断预后。

575　WHO2016 版中枢神经系统（CNS）肿瘤的分类和分级的具体内容?

该分类结合组织学和分子学参数定义肿瘤实体，明确了分子学时代 CNS 肿瘤的诊断和命名应当如何构建。参考中华神经医学杂志发表的 2016 年 WHO 中枢神经系统（CNS）肿瘤分类解读（表4-2）

表 4-2　2016 版 WHO 中枢神经系统肿瘤详细分类标准

1. 弥漫性星形细胞和少枝胶质细胞肿瘤

　　弥漫性星形细胞瘤（IDH-突变型）

　　　肥胖性星形细胞瘤（IDH-突变型）

　　弥漫性星形细胞瘤（IDH-野生型）

　　弥漫性星形细胞瘤（NOS）

　　间变星形细胞瘤（IDH-突变型）

　　间变星形细胞瘤（NOS）

　　胶质母细胞瘤（IDH-突变型）

　　　巨细胞胶质母细胞瘤

　　　胶质肉瘤

　　　上皮样胶质母细胞瘤

　　胶质母细胞（IDH-突变型）

　　胶质母细胞瘤（NOS）

　　弥漫性中线胶质瘤（H3 K27M-突变型）

　　少突胶质细胞瘤（IDH-突变型和 1p/19q 共缺失）

　　少突胶质细胞瘤（NOS）

　　间变少突胶质细胞瘤（IDH-突变型和 1p/19q 共缺失）

　　间变少突胶质细胞瘤（NOS）

　　少突星形细胞瘤（NOS）

　　间变少突星形细胞瘤（NOS）

2. 其他星形细胞肿瘤

　　毛细胞性星形细胞瘤

　　　毛细胞黏液型星形细胞瘤

　　室管膜下星形细胞瘤

　　多形性黄色星形细胞瘤

　　间变多形性黄色星形细胞瘤

续表

3. 室管膜肿瘤

　　室管膜下瘤

　　黏液乳头状室管膜瘤

　　室管膜瘤

　　　乳头状室管膜瘤

　　　透明细胞性室管膜瘤

　　　伸长细胞型室管膜瘤

　　室管膜瘤（RELA 融合 - 阳性）

　　间变室管膜瘤

4. 其他胶质瘤

　　第三脑室脊索样胶质瘤

　　血管中心性胶质瘤

　　星形母细胞瘤

5. 脉络丛肿瘤

　　脉络丛乳头状瘤

　　非典型性脉络丛乳头状瘤

　　脉络丛癌

6. 神经元及混合性神经元 - 胶质肿瘤

　　胚胎发育不良性神经上皮肿瘤

　　神经节细胞瘤

　　神经节胶质瘤

　　间变神经节胶质瘤

　　小脑发育不良性神经节细胞瘤

　　婴儿促纤维增生性星形细胞瘤和神经节胶质瘤

　　乳头状胶质神经元肿瘤

　　伴菊形团形成的神经胶质神经元肿瘤

　　弥漫性软脑膜神经胶质神经元肿瘤

　　中枢神经细胞瘤

　　脑室外神经细胞瘤

　　小脑脂肪神经细胞瘤

　　副神经节瘤

7. 松果体区肿瘤

　　松果体细胞瘤

　　中分化的松果体实质肿瘤

　　松果体母细胞瘤

　　松果体区的乳头状肿瘤

8. 胚胎性肿瘤

　　髓母细胞瘤（遗传学定义的）

　　髓母细胞瘤（WNT-激活的）

　　髓母细胞瘤（SHH-激活的和 TP53 突变型）

　　髓母细脂瘤（SHH-激活的和 TP53 野生型）

　　髓母细脂瘤（非 WNT/非 SHH）

　　髓母细胞瘤（第 3 组）

　　髓母细胞瘤（第 4 组）

　　髓母细胞瘤（组织学定义的）

　　髓母细胞瘤（典型的）

　　促纤维增生性/结节性髓母细胞瘤

　　伴广泛结节形成的髓母细胞瘤

　　髓母细胞瘤（大细胞形/间变的）

　　髓母细胞瘤（NOS）

　　胚胎性肿瘤伴多层菊形团（C19MC-改变的）

　　胚胎性肿瘤伴多层菊形团（NOS）

　　髓上皮瘤

　　中枢神经系统神经母细胞瘤

　　中枢神经系统节细胞神经母细胞瘤

　　中枢神经系统胚胎性肿瘤（NOS）

　　非典型畸胎瘤样/横纹肌样瘤

　　中枢神经系统胚胎性肿瘤伴横纹肌样特征

9. 颅神经及椎旁神经肿瘤

　　神经鞘瘤

　　　细胞性神经鞘瘤

　　　丛状神经鞘瘤

　　黑色素性神经鞘瘤

　　神经纤维瘤

　　　非典型神经纤维瘤

　　　丛状神经纤维瘤

　　神经束膜瘤

　　混合型神经鞘肿瘤

　　恶性周围神经鞘肿瘤

576　颅咽管瘤的临床表现是什么？

属良性肿瘤，生长缓慢，可发生于儿童和成年人。根据肿瘤所在部位、生长快慢、发展方向及病人年龄的不同，其临床表现也不同。常见临床表现：视力视野改变、颅内压增高、内分泌功能障碍等，后期出现意识变化。

（1）视力视野改变：以视力视野障碍为首发症状者占颅咽管瘤的 18% 左右。由于鞍内或鞍上肿瘤直接压迫视神经、视交叉或视束，特别是视交叉部位的受压更为多见，导致视力减退甚至完全失明并出现不同类型的视野缺损，这种视野缺损多为不规则性，呈单眼性或双眼性。其中双眼颞侧偏盲多见，或者一眼正常或失明，另一眼表现为颞侧偏盲、同向偏盲、双眼视野向心性缩小或颞上象限的偏盲等。在小儿有时由于其不能叙述视野情况或检查时不合作，常难以测定其视野改变情况。常由于误撞目标，不停眨眼或者歪头费力视物、阅读时发现视野障碍，引起重视。

（2）颅内压增高：早期可以无颅内压增高症状，儿童更为常见，可为首发症状。其发生原因多为肿瘤体积较大，阻塞了脑脊液循环通路所致。在临床上表现为头痛、恶心呕吐、视神经盘水肿、复视和颈痛等。在儿童和少年发病者可有颅缝裂开，头颅增大，叩之呈"破壶"音。病人出现视神经盘水肿，日久则产生视神经萎缩，视力下降甚至失明。肿瘤直接压迫视神经则产生原发性视神经萎缩。个别病人视神经盘可正常。

（3）内分泌紊乱：在颅咽管瘤病人中 2/3 出现内分泌紊乱症状。出现相关激素的水平低下，引起相应的临床症状。成年人表现为性功能减退、停经、泌乳、水及脂肪代谢障碍。性功能减退在男性表现为性欲低下、阳痿，皮肤细薄、基础代谢降低、乏力、声音尖细，成年人胡须稀少。男性青少年发病者，性器官可不发育，第二性征缺乏等。女性表现为无月经或停经。这主要是促性腺激素分泌障碍所致。因丘脑下部及腺垂体与脂肪代谢有关，当受到肿瘤压迫或被破坏时，病人出现异常的脂肪分布，产生向心性肥胖。由于腺垂体功能低下，生长激素的分泌障碍和缺乏，出现生长发育迟缓，表现为侏儒症，病人骨骼发育缓慢，身材矮小，但身体各部的发育尚成比例，虽年龄较长，但貌似小儿，而智力尚好。约有 1/3 的病人出现尿崩症，病人有多饮多尿，每日尿量达 5 ~ 6L 甚至更多，尿色淡，比重低。这是由于视上核、室旁核、下丘脑、神经垂体受累所致，使抗利尿激素的分泌和释放发生障碍而造成。部分病人体温调节功能低下而出现高热或低体温。

（4）意识变化：部分病人出现意识障碍，表现为淡漠或嗜睡，少数可出现昏迷。这可能是由于丘脑下部受损及由于脑疝的发生致使中脑受压所造成。

577　颅咽管瘤患者应该做什么检查明确病变？

（1）脑 CT：表现为鞍上区囊 - 实性肿块，圆形、类圆形或者分叶状。囊性部分呈脑脊液样低密度甚至更低密度，亦有呈等密度者。实质部分或者实质性颅咽管瘤多呈等密度，钙化部分呈高密度。钙化呈不同形态：沿肿瘤边缘呈蛋壳状钙化，散在点状、斑片状或者团块状钙化。可见鞍背破坏。

（2）脑磁共振：颅咽管瘤的信号特征取决于肿瘤内含物。囊性部分可因含有胆固醇和血红蛋白呈短 T1，在 T1 和 T2 加权图上均呈高信号。但若仅含少量含铁血红蛋白时 T1 加权图则呈略高于脑脊液的低信号，T2 则呈高信号。若含较多钙化和蛋白时，则在 T1 和 T2 加权图上均呈低信号。肿瘤实质部分，呈等 T1 和稍高 T2 信号。增强扫描显示肿瘤囊壁和实质部分呈中度或者显著不均质强化，呈斑片状、不规则团块状和环状强化，甚至多种形态的强化同时存在。

（3）内分泌检查：明确生化激素水平。常出现一种或几种内分泌激素水平的低下。必要时手术前需要调整。

578　垂体腺瘤的常用分类依据是什么？

垂体腺瘤的常用分类依据包括肿瘤体积大小，内分泌功能异常，生长方式（侵袭/非侵袭）和组织病理学（激素和转录因子的免疫组化染色），超微结构等。

常用的垂体腺瘤内分泌功能分类可以分为：泌乳素腺瘤（PRL 瘤），生长激素腺瘤（GH 瘤），促肾上腺皮质激素腺瘤（ACTH 瘤），促甲状腺激素腺瘤（TSH 腺瘤）、促性腺激素腺瘤（GnRH 腺瘤）、多激素腺瘤（含有 2 种或 2 种以上的分泌激素的细胞）、无功能腺瘤。

579　什么是垂体腺瘤的 Knosp 分级？

Knosp 垂体腺瘤 5 级分类法：采用测量海绵窦冠状位 MRI 上垂体腺瘤与颈内动脉海绵窦段（C4）及床突上段（C2）血管管径的连线，来判断垂体腺瘤与海绵窦的关系。

（1）0 级：海绵窦形态正常，有海绵窦静脉丛的强化，肿瘤未超过 C2 ~ C4 血管管径的内切连线。

（2）1 级：肿瘤超过 C2 ~ C4 血管管径的内切连线，但没有超过 C2 ~ C4 血管管径的中心连线，海绵窦内侧部静脉窦消失。

（3）2 级：肿瘤超过 C2 ~ C4 血管管径的中心连线，但没有超过 C2 ~ C4 血管管径的外切连线，可致海绵窦上部或下部静脉丛消失。

（4）3 级：肿瘤超过 C2 ~ C4 血管管径的外切连线，海绵窦内侧、上部和/或下部静脉丛消失，其外侧静脉丛也可消失。

（5）4 级：海绵窦段颈内动脉被完全包裹，导致内径狭窄，各部静脉丛消失，海绵窦的上壁和外壁呈球形向外扩展突出。

580 什么是垂体腺瘤的 Hardy 分类?

按照肿瘤的解剖学位置分类（Hardy 分类系统的修改版）

（1）扩展

1）鞍上扩展

0：无

A：进入鞍上池

B：达Ⅲ脑室前壁

C：Ⅲ脑室底完全移位

2）鞍旁扩展

D：颅内（硬脑膜内）

E：进入海绵窦内或下方（硬脑膜外）

（2）侵犯/转移

1）鞍底完整

Ⅰ：蝶鞍正常或局部扩张；肿瘤 <10mm

Ⅱ：蝶鞍扩大；肿瘤 ≥10mm

2）蝶骨

Ⅲ：鞍底局部破坏

Ⅳ：鞍底弥漫性破坏

3）远处转移

Ⅴ：经脑脊液或血 – 骨转移

581 垂体腺瘤的临床表现是什么?

垂体腺瘤主要表现为内分泌异常（垂体功能亢进或低下）和/或局部压迫症状。

（1）内分泌功能异常：包括高功能腺瘤分泌激素引起相应的亢进症状和正常垂体受压迫垂体激素分泌不足导致的功能减退症状。

1）泌乳素腺瘤：典型的临床表现为闭经、泌乳、不育三联症。高泌乳素血症导致月经稀少或闭经。多数病人表现为自发性泌乳，部分患者需要挤压乳头后才出现少量乳汁。亦有表现为更年期症状者：面部阵发性潮红，性情急躁，性欲减退，阴道干燥，性交困难等。在男性患者主要表现为性欲减退或缺失、阳痿、精子减少。

2）生长激素腺瘤：在青春期以前表现为巨人症，青春期以后表现为肢端肥大症。由于肿瘤长期大量分泌生长激素，全身骨骼和结缔组织过度增生、组织间液增加，造成特征性的容貌改变和全身组织器官肥大。肢端肥大症患者甲状腺常常肿大，但功能多为正常，基础代谢率往往增高。绝大多数女性患者有月经失调甚至闭经。病人一般无排卵功能，不能生育。不少病人合并糖尿病。肢端肥大症患者全身脏器增生肥大，但心脏肥大的程度更明显，患者常有动脉粥样硬化。疾病后期有的病人合并肥大性心脏病，主要表现为左室肥厚、充血性心力衰竭、心律失常甚至心肌梗死。

3）促肾上腺皮质激素腺瘤：Cushing 综合征是最常见的临床表现，典型表现为以躯干为主的向心性肥胖、面部、颈部、躯干和腹部的皮下脂肪积聚导致满月脸、水牛背、锁骨上窝脂肪垫增厚和腹壁脂肪肥厚。皮肤改变包括表皮及皮下结缔组织萎缩导致面部潮红，皮肤菲薄透亮，皮下血管清晰可见。容易出血。年轻病人常见紫纹。外伤及手术切口愈合慢，容易感染，但感染的症状一般较轻。女性常常表现为多毛。精神症状也常见，表现为情感障碍、认知障碍和自主神经功能障碍。性腺功能减低常见于病程较长的病人。

4）促甲状腺激素腺瘤：主要表现为甲状腺功能亢进，表现为心悸气短、心动过速、基础代谢率增高、多言好动、紧张焦虑、烦躁易怒、失眠不安、记忆力减退等。

垂体腺功能减退症状：性腺激素分泌不足时在男性表现为性欲减退、阳痿、外生殖器萎缩、睾丸和前列腺萎缩、精子减少、第二性征不明显、皮肤细腻、体毛黄软稀少和阴毛女性分布；女性表现为月经稀少或闭经、不孕、子宫和附件萎缩、性欲减退、阴毛和体毛稀少。促甲状腺激素分泌不足主要表现为：畏寒、疲劳乏力、精神不振、食欲缺乏、嗜睡。促肾上腺皮质激素分泌不足表现为虚弱无力、厌食、恶心、抵抗力差、血压偏低、低血糖。

（2）局部压迫症状

1）头痛：常常位于双颞、前额或眼球后，呈间歇性发作和持续性隐痛。头痛程度和肿瘤大小有关，垂体微腺瘤头痛常常较为显著，可能是肿瘤刺激局部鞍膈和附近硬脑膜所致，一旦肿瘤明显向鞍上发展，头痛也随之减轻。

2）视力视野损害：由于鞍膈与视神经之间有一段间距，垂体腺瘤需要达到一定体积、向鞍上发展到一定程度才能直接压迫视神经、视交叉和视束的视觉传导纤维或影响视觉传导纤维的血液供应而造成视力障碍。视野障碍常见双眼颞侧偏盲。

3）邻近其他结构受压表现：肿瘤向海绵窦内侵袭时可出现单侧眼动障碍。肿瘤向鞍上发展影响下丘脑时出现嗜睡、多食、肥胖、行为异常等症状。肿瘤向蝶窦和鼻腔发展，可出现鼻出血、脑脊液鼻漏。

582　促肾上腺皮质激素（ACTH）垂体腺瘤的临床特点和机制是怎样的？

ACTH 腺瘤由于肿瘤细胞持续分泌 ACTH 引起肾上腺皮质增生，继而促使皮质醇分泌过多，引起全身脂肪、蛋白质代谢紊乱和电解质紊乱等症状，即 Cushing 综合征。Cushing 综合征是垂体依赖性的皮质醇增多症，是一种消耗性疾病，不经过治疗，患者的死亡率高，5 年生存率只有 50%。

ACTH 腺瘤患者的临床症状和激素水平和肿瘤大小密切相关，微腺瘤（直径≤10mm）

患者以 Cushing 综合征为主要临床表现，表现为脂肪代谢紊乱和分布异常，体重指数超重，呈明显的向心性肥胖；满月脸、水牛背，脂肪堆积在躯干而四肢相对瘦小，动脉粥样硬化。蛋白分解代谢大于合成代谢：抑制胶原合成致皮肤菲薄，毛细血管扩张呈现多血质。毛细血管脆性增加易出现紫纹和紫癜。骨质疏松，腰背跳痛，易病理性压缩骨折和肋骨骨折。性欲减退，月经稀少，闭经、溢乳。低血钾、低氯、高血钠，糖代谢紊乱。而大腺瘤（直径 >10mm）患者则以压迫症状为主，表现为视力减退、视野缺损和视神经萎缩，压迫或侵蚀海绵窦者可出现脑神经麻痹，该肿瘤大多数有侵袭性倾向，包括静默型 ACTH 腺瘤。

583　生长激素腺瘤临床表现及诊断依据？

（1）临床表现：肿瘤持续分泌生长激素（GH）引发一系列临床表现，典型者呈现肢端肥大。最早表现大多为手足及面部的肿胀感，逐渐出现手足增大，手指足趾粗而短，手背足背厚而宽。患者常诉鞋帽手套变小，必须时常更换。当症状发展明显时，有典型面貌。由于头脸部软组织增生，头皮及脸皮增粗增厚，额部多皱褶，嘴唇增厚，耳鼻大、舌大而厚、言语常模糊，音调较低沉。头痛以前额部及双侧颞部为主。并且睡觉时因舌后坠引起打鼾甚至睡眠呼吸暂停综合征。由于头部骨骼变化，有时脸部增长，下颌增大，前额骨、颧骨及颧骨弓均增大、突出，牙齿稀疏，有时下门齿处于上门齿前，容貌趋丑陋，如有患者前后照片作对比，变化常明显。脊柱骨增宽，且因骨质疏松发生楔形而引起背部佝偻后凸，腰部前凸的畸形，患者易感背痛。

（2）其他表现为神经功能及内分泌紊乱症状：皮肤粗糙增厚，多色素沉着，多皮脂溢出，多汗，毛发增多。男性性欲旺盛，睾丸胀大；女性患者经少、经闭、乳房较肿胀。有时妇女患者虽无妊娠亦现持续性自发泌乳，甚至见于男性患者。神经肌肉系统方面有易怒、暴躁、头痛、失眠、神经紧张、手指麻木、肌肉酸痛、肌无力及萎缩等表现。

（3）并发症：肢端肥大症患者也极易出现心脏增大、结构改变、动脉硬化而出现高血压病、心脏病；糖代谢及糖耐量的异常而出现糖尿病；甲状腺呈弥漫性或结节性增大，基础代谢率可增高达 20%～40%；血胆固醇、游离脂肪酸常较高，血磷一般于活动期偏高。头痛、视力视野障碍及呼吸睡眠暂停综合征也是常见的并发症。由于此病病程较长，患者往往因上述并发症而就诊治疗，而忽略了肢端肥大症。

（4）诊断依据：①典型的症状与体征。②头颅 CT 扫描与磁共振，能及早地发现肿瘤。③测定血浆 GH 和胰岛素样生长因子（IGF）水平异常增高。

584　垂体腺瘤的诊断需要做哪些检查？

（1）临床内分泌检查：现代内分泌学的发展，可直接测定垂体和下丘脑多种内分泌激素，并可通过垂体功能试验了解垂体及靶腺功能状况。对于垂体腺瘤早期诊断、治疗前后的变化、疗效评价、随诊观察和预后判断均有重要意义。但是由于垂体激素分泌呈脉冲式，受到机体内外因素的影响，因此，应多次多地点取样测定并应进行有关垂体功能检查。

（2）影像学检查：随着现代放射学的发展，计算机断层扫描（CT）和磁共振成像（MRI）广泛应用，对垂体腺瘤早期诊断有很大帮助。

垂体影像是一个动态变化过程，随着年龄增大，垂体大小、形态都将经历变化，认识这种正常变异对于正确诊断至关重要。在新生儿期，腺体呈典型向上突起，并且在 T1WI 像上，其信号强度较脑干信号高。上述过程大约持续 2 个月，在这之后，婴儿垂体形态类似于儿童，垂体上缘较平，并且与脑桥呈等信号。垂体这种信号和形态上的变化是与垂体内分泌功能相关的。在儿童时期，垂体腺在所有方向上开始生长，上缘通常呈扁平形或者轻微上突，矢状位高度为 2~6mm，此时在性别上没有区分，同时垂体柄也开始生长，但通常小于同期基底动脉直径。在青春期，垂体腺在大小和形态上都将发生巨大变化，并且是一生之中体积最大时期。在女孩其高度可达 10mm，而男孩也可达 7~8mm。在青春期女孩，垂体通常突到鞍膈上缘，且上缘显著突起，因此在矢状位或冠状位上呈球形。生理性垂体肥大也见于孕期，垂体可增加重量 30%~100%，在 MRI 图像上，在孕期垂体高度呈线性增长，在孕 9 月时，垂体高度可达 10mm，并且上缘明显向上突起，腺体信号强度增加，类似于青春期时垂体影像。孕期垂体柄也增大，但是其横切面直径不超过 4mm。在产后初期，垂体增大达到最大程度。在产后 1 周时垂体的高度可达 12mm。1 周以后不论孕妇是否用乳汁喂养婴儿，垂体将迅速回到正常大小和形态。从青少年到中年，无论男性或女性，垂体形态和大小是稳定的。50 岁以后，由于内分泌活动减退，垂体将逐渐退化萎缩。

鞍区 CT 扫描：采用高分辨率薄层（0.3~0.5mm）做蝶鞍区冠状位、矢状位重建及轴位扫描。垂体微腺瘤 CT 表现：直接征象为鞍内腺垂体大于 3mm 的偏心性低密度区，少数肿瘤为等或略高密度，间接征象有垂体窝增大，垂体高度鞍膈饱满或膨隆、不对称、垂体柄偏移或者鞍底。骨质变薄、侵蚀、倾斜或下陷等。少数肿瘤内有低或高密度区为肿瘤囊性变或者肿瘤卒中所致。

MRI 检查：MRI 能区别微小组织差异，对垂体及肿瘤成像好。一般认为微腺瘤诊断标准为：垂体内有异常信号影；垂体柄向对侧移位超过 3mm，垂体最大高径超过 10mm，垂体上缘向上突出及鞍底向下膨隆等，80%~90% 的微腺瘤在 T1 像上相对垂体为低信号，在 T2 像上为高信号。大垂体腺瘤诊断主要依据鞍内异常信号影，及垂体窝扩大等直接和间接影像特征。一般认为在 T2 像上为等信号者，肿瘤间质纤维成分多，故肿瘤质地硬韧，难以经鼻蝶手术切除。MR1 可清晰显示海绵窦，因此术前判断肿瘤是否侵犯海绵窦对于手术及判断病人预后有重要的意义。

Knosp 等根据鞍底中部冠状面上肿瘤与颈内动脉床突上段和海绵窦段二者之间连线的位置关系，推断肿瘤是否侵犯海绵窦。根据二者之间的位置关系分为 5 级：0 级：海绵窦正常，肿瘤的边缘未达到颈内动脉二者内侧壁的连线；1 级：肿瘤的边界达到颈内动脉二者管腔中线的连线；2 级：肿瘤向外侧扩展的程度超过颈内动脉二者管腔中点的连线，但是尚未达到二者外侧壁的连线。3 级：肿瘤扩展超过颈内动脉二者外侧壁的连线，海绵窦的内侧腔、上或下腔被肿瘤占据；4 级：海绵窦内的颈内动脉完全被肿瘤包裹，海绵窦的任何腔都不强化（参见 563 问）。

585 垂体腺瘤常需和哪些疾病鉴别?

（1）颅咽管瘤：颅咽管瘤常与垂体腺瘤相混淆。典型的颅咽管瘤多发生在儿童或者青春期前，表现为垂体内分泌功能低下，发育迟滞，35% 的病人可有尿崩症。CT 扫描表现为鞍上区低密度，圆形、类圆形或者分叶状。囊性者呈脑脊液样低密度甚至更低密度或者因为钙化呈高密度。囊实性的实质部分或者实质性颅咽管瘤多呈等密度，钙化部分呈高密度。钙化呈不同形态：沿肿瘤边缘呈壳状钙化，散在点状、斑片状或者团块状钙化。可见鞍背破坏。MRI 的信号变化很大，这取决于肿瘤的内含物。增强扫描显示肿瘤囊壁和实质部分呈中度或者显著不均质强化，呈斑片状、不规则团块状和环状强化，甚至多种形态的强化同时存在。

（2）脑膜瘤：颅底脑膜瘤有时发生在鞍区，多见于成年人。有偏盲，视神经盘萎缩，肿瘤多呈不规则形状，也可有其他脑神经的损害。内分泌症状多不明显，如病程较久常致一眼或双眼失明。CT 扫描多为实性呈均匀高密度影像，很少见囊性。MRI 呈长 T1 长 T2 表现，增强扫描呈明显均匀强化，并可见脑膜尾征。

（3）视神经或视交叉胶质瘤：少见，多发于儿童，表现为病侧眼球凸出，视力视野障碍及视神经盘水肿。可有内分泌症状。CT 扫描多呈等密度或者稍低密度肿块，注药后多见强化，或有不均匀、不规则的区域性强化，少数病例呈现均一强化。MRI 图像上可见视神经或者视交叉增粗和附近结构的移位。

（4）其他垂体非内分泌肿瘤如颗粒细胞瘤，垂体细胞瘤等。

586 垂体腺瘤的治疗手段有哪些?

垂体腺瘤的治疗目标是：改善由于肿瘤压迫或由于激素水平异常引起的局部或全身症状；尽量减轻瘤负荷；恢复和保存垂体正常的功能；恢复正常的内分泌水平。

（1）手术治疗：是目前治疗垂体腺瘤的主要手段，适合于绝大多数的垂体腺瘤。目前常用的为：①经鼻蝶入路：是目前最常用的垂体瘤切除手术入路。该手术入路不仅彻底切除肿瘤，而且明显降低了手术反应，并发症少，死亡率低，不影响患者外貌。尤其是内镜下经鼻蝶切除垂体腺瘤因为其符合微创理念、并发症少、病人术后痛苦小、恢复快、花费少而得到越来越多的应用。对于向鞍外呈侵袭性生长的肿瘤来说可以采用改良和扩大经鼻蝶入路方法切除。②开颅手术：常用的是经额下入路和经翼点入路。可以清楚地暴露肿瘤及其周围结构。缺点是创伤大，并发症和死亡率较高，病人接受程度差。对于那些肿瘤质地硬韧、血运丰富或者肿瘤巨大向额底或三脑室方向发展的肿瘤常常需要开颅手术。

（2）放射治疗：放射治疗是手术治疗的重要补充。因其起效较慢而且常常会引起垂体功能低下，主要用于拒绝手术或者有明显手术禁忌证，以及那些术后残留肿瘤或者激素水平仍旧异常者。包括常规的放射治疗和立体定向放射外科治疗。立体定向放射治疗可以在短时间和有限范围内使射线达到有效剂量，定位准确，治疗具有针对性，对于正常组织影响很小。但是目前对于病人的随访时间短，并发症和疗效的报道差异性很大。放射治疗一般起效很慢，年才能达到满意效果，对于症状明显需要马上解除肿瘤压迫的情况不适合。放射治疗的副作用有急性脑水肿、脑组织放射性坏死、肿瘤卒中、垂体功能低下、放射性肿瘤等。

（3）药物治疗：近年来垂体腺瘤的药物治疗有了突飞猛进的发展。高泌乳素型（一般认为＞2000ng/ml）垂体腺瘤患者如果能够耐受胃肠道反应，可以选择口服多巴胺受体激动剂溴隐亭治疗，可以促进肿瘤细胞的凋亡，使肿瘤细胞减小，使 PRL 降至正常水平，较易为患者接受。已经广泛应用于临床。

587 经蝶垂体腺瘤切除术常见的并发症及处理措施都有哪些?

（1）尿崩症：尿崩症是垂体腺瘤术后最常见的并发症，大多为暂时性，预后良好。需补液对症治疗，监测电解质水平，尿量较多患者行对症抗利尿治疗。

（2）内分泌水平低下：术后激素水平低下多数无症状，仅表现为激素水平较术前下降，特别是皮质醇、睾酮及甲状腺素的降低。应用激素替代治疗后多能够恢复至正常水平。

（3）电解质紊乱：以低钠血症常见，少见高钠血症、低高钾血症，常合并尿崩症同时出现，需要术后连续检查监测电解质，对症治疗后多能逐渐恢复正常水平。

（4）脑脊液漏：轻者予以绝对卧床，必要时可腰穿置管引流，如短期不能缓解，应积极进行脑脊液鼻漏修补。

（5）颅内感染：经鼻蝶入路垂体腺瘤切除术后颅内感染发生率低，一旦发生，后果严重。多继发于脑脊液漏，患者有头痛、发热症状，有脑膜刺激征，腰穿脑脊液化验白细胞增高等。在治疗上应用足量可透过血-脑屏障抗生素，及时进行脑脊液培养，选用敏感抗生素，同时进行腰穿置管引流脑脊液，必要时可鞘内给药。

588 显微镜与神经内镜经单鼻孔蝶窦垂体腺瘤切除术相比有何利弊?

显微镜下经蝶窦手术由显微镜提供术野的照明、放大和一定量深范围的立体观，术区三维深度感强，由鼻道扩张器提供的"开放通道"加之熟悉的显微器械使术者工作舒适，符合常规手术习惯，在处理一些出血较多的情况时较方便。但其仍需在筛窦垂直板和鼻中隔根部造成骨折及黏膜撕裂，术毕需双鼻腔填塞以复位鼻中隔；缺陷在术野宽度和角落的观察上，一些主要的蝶窦内解剖标志可能隐藏在管状视野之外，盲区多。

神经内镜下经鼻蝶手术使用硬质镜到达术区，不必使用扩大器创造"开放通道"，而可直接从鼻孔、扩大的蝶窦开口进入蝶窦，损伤更小，术毕仅需鼻道单侧后方局部填塞，改善了术后上呼吸道功能，减少术后不适，术后并发症减少，尤其是入路相关并发症。早期即可进食。神经内镜的优势还体现在为术者提供了更近距离、更宽度、更加明亮的全量术野观察，可显示显微镜下不能看到的手术盲区，为清楚瘤腔深部与侧壁所残留的瘤组织提供了清晰的视野，进一步提高了肿瘤全切率，同时依据监视器画面进行手术，为手术组人员的配合、研讨与观摩学习提供了良好的条件。

神经内镜手术不足之处：①内镜提供的观察画面是二维图像，与显微镜的三维图像相比缺乏手术深度感。②内镜视物焦距短，镜头易受血染或气雾遮盖，尤其遇到出血较多情况时，视线受到影响，增加了手术操作的难度。③由于没有固定的"开放通道"，手术通道相对狭窄，术者的显微操作训练具有其特殊性，学习曲线表明初期应用该技术时，手术时间往往较长。

589 垂体腺瘤经蝶入路与开颅手术相比有何利弊？

（1）有利方面：①切除率较高，手术显微镜下可选择性切除肿瘤和瘤周组织。②内分泌功能治愈缓解率高。③视力视野缓解率不低于经颅。④手术和麻醉时间短。⑤并发症低、反应轻，恢复快。⑥避免开颅手术时对额叶、嗅神经、视神经等的损伤。⑦死亡率低。

（2）不利方面：①经蝶入路手术经过鼻腔黏膜，属污染性手术，潜在的感染机会大于开颅手术。②鞍上发展质地韧硬的大腺瘤难以彻底切除。③鞍内腺瘤发展至前颅凹、中颅凹和斜坡后的无法全切除。④蝶窦发育不良者不易操作。

590 经蝶手术的适应证和禁忌证是什么？

（1）适应证：各种类型的垂体微腺瘤和大腺瘤（最大径 >3.0cm），如主要向鞍上或鞍后上伸展，轻度向鞍上前方及轻度向鞍上两侧者。对于晚期巨大肿瘤侵入海绵窦甚至越过海绵窦入中颅窝者亦可行Ⅰ期经蝶作部分或大部切除，以改善视力，为Ⅱ期开颅手术做准备；视交叉前置者；肿瘤向蝶窦生长、向后生长侵蚀鞍背、斜坡者；脑脊液鼻漏。

（2）禁忌证：有鼻部感染、蝶窦炎、鼻中隔手术史（相对）；巨大垂体腺瘤明显向侧方、向额叶底、向鞍背后方发展者（相对）；有凝血机制障碍或其他严重疾病者。

591 如何进行泌乳素型垂体腺瘤的个性化药物治疗？

泌乳素腺瘤的治疗应基于肿瘤大小、有无性腺功能障碍及患者对生育的愿望决策。国际上普遍认为由于经蝶手术不能可靠地长期治愈，高泌乳素血症常复发，因此对所有患者应首选多巴胺受体激动剂治疗，药物无效或不能耐受再考虑手术。美国 FDA 批准用于临床的多巴胺受体激动剂为溴隐亭和卡麦角林，均可减少泌乳素分泌并使肿瘤缩小，基于妊娠安全考虑，当治疗以恢复生育为目的时应选择溴隐亭。

（1）微腺瘤的治疗：溴隐亭可使80%女性微腺瘤患者泌乳素分泌正常，超过90%恢复月经及生育力。初始剂量为0.625mg/d睡前服，1周后，每日晨起增加1.25mg，以后每间隔1周增加1.25mg/d，至每天总量5.0mg，持续服用1个月复查血清泌乳素水平。通常使血泌乳素正常及月经恢复需5.0～7.5mg/d，为达到最大效用，药物应每日分两次服用。副作用包括恶心、直立低血压、抑郁（以晚上睡前服用开始用药者可显著减少抑郁发生）。阴道内给药可减少消化道副作用，药效可持续24小时，血泌乳素恢复正常多数需2.5～5.0mg/d，可出现阴道刺激症状，一般能耐受。月经恢复2个周期后，可考虑受孕，受孕后应停用溴隐亭，哺乳期过后再继续药物治疗。照此方法用药，未见有自然流产、异位妊娠、胎儿发育畸形的报道。服用卡麦角林患者妊娠者，胎儿先天畸形的发生率与一般人群相比并无增加，但由于例数尚少，在掌握更多的资料前，卡麦角林不应作为不孕妇女的治疗选择。妊娠期发生微腺瘤增大的危险性约为1%，另外哺乳也不引起肿瘤增大，因此欲母乳喂养的患者哺乳期间不必服用溴隐亭。对于不能耐受溴隐亭治疗或治疗无效者可考虑经蝶手术，血清泌乳素<200μg/L，肿瘤体积小、闭经时间不长者手术效果较好。据报道95%的微腺瘤体积不再继续增大，因此抑制肿瘤生长并不是治疗的指征。当不考虑生育时，溴隐亭和卡麦角林均可应用，溴隐亭价格便宜，但需每天两次服药，约5%患者不能耐受，10%患者无效。卡麦角林对减少泌乳素分泌及恢复月经更有效，70%溴隐亭治疗无效的患者应用卡麦角林有效且副作用少。卡麦角林剂量为每2周0.25mg，每月增加剂量至泌乳素分泌正常为止，一般为每周0.25～0.5mg，最大剂量为每2周1mg。

（2）大腺瘤的治疗：大腺瘤继续生长潜力很大，是绝对治疗指征。限于鞍内的大腺瘤在妊娠期多不明显增大，希望怀孕的患者治疗方法同微腺瘤。鞍上扩展的大腺瘤，妊娠期间15%～35%肿瘤增大，这类患者受孕前应手术切除肿瘤，术后给予溴隐亭治疗，然后才考虑受孕。少部分患者整个妊娠期都需服用溴隐亭治疗，并未引起严重并发症或胎儿发育异常。一般认为妊娠期使用溴隐亭的风险要明显小于手术，因此对于肿瘤有增大趋势的妊娠妇女，应坚持服用溴隐亭治疗。大腺瘤患者通常药物剂量更大，溴隐亭7.5～10.0mg/d，或卡麦角林每2周0.5～1.5mg。治疗2～3周后血泌乳素水平开始下降，伴有肿瘤体积减小及腺垂体功能恢复。瘤体缩小所需时间从数周到数年不等。当血泌乳素正常2年以上及瘤体减小50%时，应逐渐减量，溴隐亭每天减2.5mg，卡麦角林每周减0.25mg，用适当剂量控制泌乳素分泌及肿瘤生长。不连续的药物治疗有导致肿瘤重新扩大及高泌乳素血症复发者，应高度重视。

592　垂体与视神经、视交叉的关系及其临床意义？

视交叉距垂体鞍膈上方约10mm，与鞍膈之间形成视交叉池。视交叉为扁平形态，宽约12mm、长约8mm、厚约4mm，在Ⅲ脑室前下部，与水平面形成45度倾斜面。视交叉上有终板、前联合，后为垂体柄、灰白结节、乳头体和动眼神经，下为鞍膈和垂体。鞍内肿瘤向鞍上发展压迫视交叉，出现视力视野障碍。视交叉的位置变异较多，约79%在鞍膈中央上方；12%在鞍结节上方，为视交叉前置；9%在鞍背上方，为视交叉后置。视交叉前置者增加了经额入路垂体肿瘤切除术的难度。肿瘤向鞍上发展较大时除压迫视交叉外，亦可压迫或突入第三脑室，可引起脑脊液循环梗阻和颅内压增高。视交叉位置的变异及其内部神经纤维排列特点，病变从不同方位压迫视交叉，可产生不同的视野改变，因此观察视力、视野障碍出现的先后及其发展的动态变化，对鞍区病变的诊断和鉴别诊断具有重要的参考意义。

593 什么是 Foster-Kennedy 综合征?

福斯特 – 肯尼迪综合征（Foster-Kennedy syndrome）：患侧原发性视神经萎缩，对侧视神经盘水肿综合征。1909年 Patton 和 Gowers 报道了本征的症状群，1911年 Foster 描述本征，并指出是额叶及基底部有占位性病变的重要指征。

（1）肿瘤性病变：占2/3，主要是额叶、眶面、蝶骨嵴内侧或鞍区肿瘤（脓肿），如髓膜瘤，嗅区脑膜瘤、额叶胶质母细胞瘤、前颅窝转移瘤。

（2）非肿瘤性病变：占1/3，其中半数是 Willis 环的动脉硬化血管病。Wieser 于1963年将由血管病变引起本征者，称为假 Foster Kennedy 综合征，最常见的是动脉硬化、动脉瘤，其次为血管炎、外伤、变态反应等。

临床表现由于病变直接压迫同侧视神经，视野内出现中心暗点，原发性视神经萎缩。由于肿瘤引起颅内压增高，出现对侧视神经盘水肿、头痛、眩晕，有时可剧烈呕吐吐及颞叶癫痫之精神运动性发作、痴呆、记忆力丧失等。

诊断有颅内压增高症状及眼底体征可考虑本综合征诊断。为明确病因应进一步做脑 CT 或脑血管造影等检查。治疗根据病变性质决定治疗。

594 简单说明蝶骨嵴脑膜瘤的临床表现及治疗手段?

蝶骨嵴脑膜瘤是指起源于蝶骨大、小翼的脑膜瘤，内自前床突，外抵翼点。分为内侧型和外侧型。肿瘤为球形或不规则，可以向周围各个方向生长。

临床表现取决于肿瘤部位，内侧型早期即可出现视力下降、眼动障碍，如肿瘤向眼眶内或眶上裂侵犯，眼静脉回流受阻，病人可有眼球突出等症状。外侧型蝶骨嵴脑膜瘤症状出现相对较晚，早期可表现为头痛，部分病人表现为颞叶癫痫发作，如肿瘤侵犯颞骨可出现颧颞部骨质局部隆起。

CT 扫描可见以蝶骨嵴为中心的圆形占位，边界清楚，可伴有钙化。MRI 扫描可进一步了解肿瘤周围组织的情况，尤其可以了解肿瘤和颈内动脉的关系，为手术提供有用的信息。手术一般采用病变侧额颞切口开颅肿瘤切除术。

595 呼吸中枢在中枢神经系统的定位及功能是怎样的？

中枢神经系统中产生和调节呼吸运动的神经元群分布于脊髓、脑干、间脑、大脑皮质等部位，主要分布在脑干。脊髓和脑干在呼吸调节中作用是：脊髓颈、胸节段灰质前角有呼吸运动神经元。第 3 至第 5 颈椎有支配膈肌的神经元。脊髓胸段 T2 ~ T6 有支配肋间肌的运动神经元。如把脊髓在 T6 以下横断，对呼吸运动无影响。如在第 6 颈椎以下横断，肋间肌虽已失去作用，但膈肌还能照常进行有节律收缩活动；只有在颈段 C2 水平切断，呼吸肌由于与延髓中枢分离而不再起作用。

对脑干不同部位进行横断，中脑下丘以上部位（包括大脑、小脑、中脑）不存在时，动物能进行节律性呼吸，但此时切断颈部两侧迷走神经，则呼吸频率变慢，幅度加深。脑桥上 1/3 横断，节律性呼吸仍能进行，呼吸加深。如切断迷走神经，出现长吸呼吸，吸气时间延长，间有呼气。若在脑桥下缘横切，引起呼吸不规则。此时若将迷走神经也切断，则呼吸变慢。

延髓中有产生节律性呼吸的基本中枢，两部位有部分重叠，如刺激呼气中枢，引起持续呼气动作；刺激吸气中枢，引起持续吸气动作；交替刺激两个部位，可引起相应呼气和吸气交替出现。吸气中枢更敏感。其中枢神经细胞群，一为背侧群，包括附近的孤束核，为吸气神经元群，自动发出冲动，作用于延髓对侧的膈肌运动神经元，从而引起对侧膈肌收缩，又作用于腹外侧疑核，通过迷走神经和舌咽神经支配同侧呼吸辅助肌群，后疑核支配肋间肌运动神经元。

延髓中枢与脊髓之间具交互抑制现象。延髓的吸气神经元可通过下行路径引起脊髓吸气肌运动神经元兴奋，同时又有侧支通过抑制性中间神经元对脊髓呼气肌运动神经元起抑制作用，同样，延髓的呼气神经元下行冲动除引起脊髓呼气肌运动神经元兴奋外，还抑制吸气肌运动神经元活动。

延髓呼吸中枢具有内在节律活动，在整体内，吸气神经元能发放阵发性的成簇电位，每分钟 12 ~ 15 次，与呼吸频率相似，而呼气神经元无自发性放电。

脑桥呼吸调整中枢，当脑桥上 1/3 被横切后，再将两侧迷走神经切断，动物表现持久吸气，对延髓吸气中枢有加强作用。脑桥上方内侧臂旁核为呼吸调整中枢。其作用主要是抑制长吸中枢活动，使呼吸运动节律正常化。

下丘脑、大脑对呼吸有调节作用。如在高热时呼吸频率加快，乃由于下丘脑体温调节中枢通过脑干各级呼吸中枢而实现的。而可以在一定限度内有意地控制呼吸深度和频率。

596 说明听神经鞘瘤的常见症状体征、影像学特点和治疗原则？

（1）常见症状体征：患侧的听力下降伴有或者不伴有耳鸣；同侧面部感觉减退和周围

性面瘫；同侧小脑症状，包括眼球震颤，闭目难立，步态不稳及同侧肢体的共济失调；饮水呛咳、吞咽困难、声音嘶哑；头痛、恶心、呕吐及视物模糊等。

（2）影像学表现：MR 的 T1 加权像呈等信号或者稍低信号，T2 加权像呈稍高信号，未出现坏死时增强扫描表现为实性肿瘤均质显著强化，随着肿瘤的生长出现坏死时表现为不均质的强化；囊实性肿瘤的囊性部分在 T1 加权像呈低信号，T2 加权像呈高信号，增强扫描，囊变不强化，实质部分呈现显著强化，表现为肿瘤呈单环或者多环不规则强化。

（3）听神经鞘瘤的治疗方案：手术治疗，放射治疗和随访观察。对于肿瘤直径小于 2cm 的听神经鞘瘤可采取伽马刀治疗；老年患者，无明显症状且影像学资料显示肿瘤无增大者，应定期观察并行影像学随访。采取手术治疗的患者最常用的手术入路是枕下乙状窦后入路，术中电生理监测有助于面神经功能的功能保留。

597 列举脑桥小脑角区常见的肿瘤并简述其各自的影像学特点？

常见的肿瘤有：神经鞘瘤，脑膜瘤，表皮样囊肿，三叉神经鞘瘤等。

（1）神经鞘瘤：CT 扫描呈均质等密度或稍高密度，多呈圆形略不规则，当出现囊变时，囊性部分在 CT 扫描时呈低密度，MRIT1 加权呈低信号，T2 加权图呈很高信号，增强扫描，囊变部分不强化，实质部分呈现显著强化，表现为肿瘤呈环形或者不规则强化。

（2）脑膜瘤：一般起源于岩尖后部的脑膜，CT 平扫常呈等密度或者稍高密度，比较均质，境界清楚，常与岩尖或者小脑幕间有宽基底相连，引起局部骨质硬化增生，肿瘤内钙化多见，MRIT1 加权像呈等信号或者稍低信号，T2 加权像呈等信号或者稍高信号，肿瘤与小脑间常有低信号环带存在，肿瘤一般呈均匀显著强化伴有宽基底和脑膜尾征。

（3）表皮样囊肿：约有半数发生于桥小脑角区，具有沿组织间隙生长特点，形状不规则。CT 平扫呈脑脊液样低密度，MRI 各序列似脑脊液信号，唯 DWI 呈高信号。

（4）三叉神经鞘瘤：常可同时跨中－后颅窝，表现为桥小脑角区和鞍旁同时有肿瘤存在，呈哑铃状，是三叉神经瘤的特征性表现。CT 平扫呈等密度或者稍高密度，也可因瘤内囊变坏死而呈不均质密度。MRIT1 加权像呈均质等信号或者稍低信号，T2 加权像呈较均质的高信号。增强扫描多呈均质显著强化，发生囊变者呈环状或者不规则强化。三叉神经瘤多同时沿神经走行方向向前达鞍旁，表现为哑铃形状骑跨中后颅窝，向下延伸到颅底骨孔甚至钻到颅外，可伴有岩尖部骨质的破坏或吸收。

598 桥小脑角区听神经瘤和脑膜瘤的影像学区别在什么地方？

（1）CT 骨窗扫描：听神经瘤引起内听道的扩大。

（2）MR/CT：听神经瘤常常发生囊变，而囊变的脑膜瘤非常少见。

（3）MR 强化扫描：脑膜瘤呈宽基底和脑膜尾征，可有钙化，伴有骨质的增生，听神瘤通常无上述表现。

599　简单介绍空泡蝶鞍是怎样的?

空泡蝶鞍是指鞍膈孔扩大或者鞍膈消失，导致蝶鞍内充满脑脊液，无明显诱因者称为原发性空泡蝶鞍，发生于鞍内手术或者放疗后的称为继发性空泡蝶鞍。

常偶然发现，多见于女性。肥胖者多见，有的伴有高血压病，头痛为最常见的症状，部位、程度和间隔时间没有规律。伴有良性颅内压增高者可能有视神经盘水肿，部分病人合并脑脊液鼻漏，偶有病人有视力视野障碍。影像学上表现为蝶鞍扩大，垂体腺变薄，呈扁平状紧贴鞍底分布，漏斗居中，可轻度后移，但仍伸入到鞍内，插入到垂体前后叶之间。漏斗仍然插入到垂体前后叶之间，没有移位称为漏斗征，此征是空泡蝶鞍和其他囊性病变鉴别的重要依据。

原发性空泡蝶鞍一般不需要治疗。若有良性颅内压增高，应治疗良性颅内压增高。若有视力视野障碍可经额部入路探查鞍区，存在蛛网膜粘连的可予松解。存在视神经或视交叉下陷者，可于鞍内填充肌筋膜抬高视神经和视交叉。合并脑脊液鼻漏的病人需要找到漏口后行手术修补漏口。

600　鞍区表皮样囊肿的表现和处理原则是什么?

鞍区表皮样囊肿常引起视力减退、视野缺损，久之可致视神经萎缩，根据肿瘤的部位不同可引起内分泌功能障碍及下丘脑损害的症状（包括性功能减退，多饮多尿，精神差等），向前发展可出现额叶症状，向后压迫三脑室影响脑脊液循环通道时引起颅内压增高和脑积水。

因其具有沿组织间隙生长的特点，影像学上形态可不规则。CT 平扫时囊内容物呈脑脊液样低密度，MRIT1 加权像呈低信号，T2 加权像呈高信号，弥散加权成像表现为高信号，强扫描时不强化。

手术切除病变时尽量连同包膜一起切除，当囊肿与周围血管神经结构紧密粘连时，可做部分切除。清除囊内容物时，用棉条保护周围脑组织，避免污染后引起术后无菌性脑膜炎的发生。

601　脊索瘤的分型是怎样的?

脊索瘤起源于胚胎脊索结构的残余组织，故称之为脊索瘤。沿神经轴的任何部位出现脊索组织残余，都可能发展为脊索瘤。脊索瘤多见于蝶骨枕骨底部及其软骨结合处的周围及骶尾部。发病率较低，为颅内少见肿瘤。

颅底脊索瘤按生长部位分型可分为：鞍区型、颅中窝型、斜坡 – 颅后窝型和鼻（口）咽型脊索瘤。按组织学分型可分为：普通型、软骨样型和低分化型。

602 脊索瘤的临床表现是怎样的?

颅内脊索瘤多起自斜坡中线部位，位于硬膜外，缓慢浸润生长。向前可生长到鞍旁或鞍上，甚至伸入颅内或向下突入鼻腔、咽后壁。也有向后生长累及一侧桥小脑角区，或者沿中线向后生长而压迫脑干。

头痛是最常见的症状，呈持续性钝痛，头痛与脊索瘤缓慢的颅底骨浸润有关。因为部位的不同产生不同的症状：①斜坡部脊索瘤：主要表现为脑干受压的症状，如步行障碍，锥体束征，外展和面神经症状。双侧外展神经损害是其特征。②鞍部脊索瘤：垂体功能低下的表现，视野缺损和视力减退亦较常见，个别尚有丘脑下部受累症状。③鞍旁脊索瘤：主要表现为三叉神经的症状及滑车神经和外展神经的症状，其中尤以外展神经麻痹多见，可能与行程较长，其进入海绵窦处又恰是多数脊索瘤的起源部位有关。肿瘤压迫或侵入海绵窦时可能出现海绵窦综合征；压迫脑脊液循环通道时引起脑积水。④鼻咽壁脊索瘤：脊索瘤起源于鼻咽壁近处，主要表现为突入鼻咽或者浸润鼻窦，引起鼻不能通气、阻塞、疼痛，常见有脓性或者血性分泌物，甚至因机械性梗阻导致咽下困难。

603 脊索瘤的影像学表现是怎样的?

影像学上脊索瘤可呈圆形、分叶状或不规则状，境界清楚，大小不一。CT 平扫呈等密度或者稍高密度，常见斑片状或斑点状钙化，并可见斜坡、蝶鞍骨质破坏。MRIT1 加权像呈低信号，T2 加权像呈很高信号。由于肿瘤内钙化、出血和坏死囊变，信号常不均匀，钙化在 T1 和 T2 像上均表现为低信号，出血在 T1 加权像上呈高信号，坏死部分在 T1 加权图上为低信号，T2 像上呈很高信号。T1 像上斜坡、鞍背、后床突正常骨髓高信号被中等肿瘤信号代替。增强扫描肿瘤实质可有不同程度的强化，强化多不均匀，典型者呈蜂房样不均匀强化。

604 脊索瘤的治疗手段主要有哪些?

颅底脊索瘤深居颅底中线，加之肿瘤早期多隐匿，一旦出现症状，瘤体已相当大，并呈侵袭性生长，多数难以完全切除。主要采用手术加放疗的综合治疗方式。根据肿瘤的不同位置采取不同的手术入路，但全切肿瘤非常困难，一般采取囊内肿瘤切除，达到减压的目的。

手术入路的选择：手术入路的选择主要依据是肿瘤部位及在此基础上确定的肿瘤类型。对鞍区型和鼻咽型肿瘤，一般选用鼻蝶和前方颅底入路、前者可较多地切除累及蝶骨体

（含蝶窦）和上斜坡或向鼻咽部发展的肿瘤，操作较简单，但两侧显露受限；后者显露较好，不仅可以切除硬膜外的肿瘤，还可切除硬膜内的肿瘤，只是操作稍复杂，且鞍背后上方为盲区。对斜坡下段尤其向口咽部发展的口咽型脊索瘤，采用口咽入路要直接、简易得多。对颅中窝型脊索瘤，我们多采用颞下硬脑膜外或外侧裂入路手术。对累及海绵窦的富含黏液质地较软的脊索瘤，应该而且可能将窦内的瘤组织一并切除，但对瘤内有许多条索、碎骨或钙化，较坚韧或血供较丰富的脊索瘤，一旦累及海绵窦，就不应过分强调根治，以免损伤颈内动脉和脑神经。颅后窝型脊索瘤的手术入路需按肿瘤的具体部位确定：位于颈静脉孔区或枕骨大孔区者多采用枕下远外侧入路，后者还可经口咽入路；主要向小脑脑桥角发展者可选乳突后入路。术后行放射治疗。

605　脑脊液漏可以分为几类？

脑脊液漏的分类可采用多种分类方法。Cams 将脑脊液漏分为急性、迟发性、外伤性、手术性及自发性脑脊液漏。Ommaya 认为自发性脑脊液鼻漏不能单列一类，宜归入非外伤性类，并与非外伤性共分为两大类。

目前，一般按脑脊液漏的病因可以分为外伤性、肿瘤源性、医源性和先天性异常四类。临床上最多见的是外伤后急性或迟发性脑脊液漏病人，较少见的为肿瘤源性、医源性和先天性异常等导致的脑脊液漏。按脑脊液漏出的部位可分为脑脊液鼻漏和脑脊液耳漏。

606　怎样诊断脑脊液漏？

脑脊液漏是指脑脊液由鼻腔、耳道或开放创口流出，是颅脑损伤的严重合并症。脑脊液漏是因为颅骨骨折的同时撕破了硬脑膜和蛛网膜，脑脊液由骨折缝裂口经鼻腔、外耳道或开放伤口流出，颅腔与外界交通形成漏孔。脑脊液鼻漏多见于前颅凹骨折，伤后常有血性液体自鼻腔溢出、眼眶皮下淤血、眼结膜下出血，可伴有嗅觉减退或丧失。延迟性脑脊液鼻漏则往往于颅前凹骨折后长短不一的时间内，由于突然咳嗽、用力等引起颅内压骤然增高时，使脑膜破孔开裂，漏出液体为清亮的脑脊液。一般在病人起坐、垂头时漏液增加，平卧时减少或停止。脑脊液耳漏常为颅中窝骨折累及鼓室所致，若耳鼓膜有破裂时溢液经外耳道流出，鼓膜完整时脑脊液可经耳咽管流向咽部，甚至由鼻后孔反流到鼻腔再自鼻孔溢出。

脑脊液漏的诊断首先确定溢液的性质，脑脊液含糖量较高，故可用"尿糖试纸"测定之。确切诊断须靠颅骨 X 线平片、CT 扫描，放射性核素脑池造影，可采用造影剂经腰穿注入蛛网膜下腔行脑池造影、观察漏孔部位。也可采用鼻内镜法、放射性核素 ECT 检查瘘孔定位法明确漏孔部位。

607 脑脊液鼻漏的临床表现是怎样的?

病史和体征:详细了解和询问病史,包括鼻漏的部位、体征及鼻漏增加的方式、外伤史、脑膜炎病史、视力改变及嗅觉障碍等。反复发作的脑膜炎,尽管无脑脊液鼻漏,亦应考虑有硬脑膜破损。另外,颅腔积气可提示脑脊液漏。临床常见的是脑膜炎和颅腔积气。10%~25% 外伤性脑脊液鼻漏并发脑膜炎,常见致病菌为肺炎球菌。

检查:包括头颈部的全面检查,鼻溢液的生物化学定性检查。脑脊液鼻漏诊断的关键点包括:明确溢液为脑脊液,确定脑脊液漏入鼻腔的部位。

鼻溢液性质的确定:①简便测试方法:如果外伤后鼻溢液滴在纱布上,中央为血色斑点,周围形成透明的"晕",通常考虑为脑脊液,但与血混在一起的唾液或泪水也会形成该现象,造成假阳性,因此,这只是粗略的测试方法。②实验室检查法:糖定量可准确判定脑脊液。脑脊液的糖含量大于 30mg/100ml。许多患者讲述有甜味。③近年来转铁蛋白分析用于脑脊液鼻漏的诊断,它是脑脊液中的特异性蛋白质,在任何其他液体中均不存在。该方法的优势在于需要标本少,而且无需对标本进行特殊处理。标本可通过免疫色谱仪、气相色谱仪或银染等方法分析。

脑脊液鼻漏的定位:①鞘内注射示踪剂:采用鞘内注射染料,再观察鼻内有否染色剂来定位诊断。曾经采用亚甲蓝等注射,因其副作用大而临床停止采用。目前常用的为荧光素钠。②荧光素钠使用方法:1ml,鞘内注射 10 分钟后观察。术中可良好指示和辅助观察脑脊液漏处部位。③CT 脑池造影:碘苯酯非水溶性,不能流经小的裂孔。目前多使用碘海醇行CT 脑池造影。可较好显示脑脊液漏处的部位,为选择手术路径和方式提供良好的影像学依据。④核素脑池造影。⑤MR 检查:是有效和精确的脑脊液鼻漏定位方法,无侵袭性,可清晰显示解剖结构而且不接触放射线。在 T2 加权像显示脑脊液漏出部位。亦可行 MR 脑池造影。⑥鼻内镜检查:在充分收缩鼻腔黏膜后,使用鼻内镜依次检查鼻顶前后部、中鼻道、蝶筛隐窝及咽鼓管咽口等部位。

检查时,可压迫颈内静脉,促使颅内压增高,脑脊液漏出增加。鼻内镜下可观察到清亮液体自上述某部位流出。但临床常见有清亮液体流至鼻腔,只能大致判断来源,却不能准确判定漏出部位,需要手术中开放鼻窦后仔细寻找。若鞘内注射示踪剂,则手术中在鼻内镜直视下几乎可 100% 找到脑脊液漏处部位。

608 脑脊液漏的治疗方法有哪些?

因颅底骨折而引起的急性脑脊液漏或耳漏,绝大多数可以通过非手术治疗,少数持续3~4 周以上不愈者需手术治疗。

(1)非手术治疗:外伤性脑脊液鼻漏大部分可用保守疗法治愈。此法包括预防感染,预防颅压增高、创造条件促进漏孔自然愈合，取头高卧位，一般采用头高 30 度卧向患侧，使脑组织沉落在漏孔处，以利贴附愈合。同时清洁鼻腔或耳道，避免擤鼻、咳嗽及用力屏气。在涂腐蚀剂时切忌过深，以免引起脑膜炎。限制饮水量和食盐摄入量，适当给予减少脑脊液分泌药物如乙酰唑胺，或采用甘露醇脱水。必要时腰穿引流脑脊液。对漏孔位于筛骨筛板前部者，可在表面麻醉下，用 20% 生物胶涂于漏孔边缘的黏膜，造成创面以促使愈合。约 85% 患者能够经 1~2 周姑息治疗后治愈。

（2）手术治疗：外伤性脑脊液漏需手术治疗的仅占 2.4%，只有在漏孔经久不愈（3 个月以上）或自预后多次复发时才需要行脑脊液漏孔修补术。而自发性脑脊液鼻漏、耳漏及出现脑膜炎症状的患者应尽快手术。脑脊液漏修补术分为脑脊液鼻漏修补术、耳漏修补术及脑脊液伤口漏修补术。

1）脑脊液鼻漏：经鼻窦内镜修补脑脊液鼻漏是最佳选择，尤其是前颅底瘘口小和鞍底、斜坡处瘘口的脑脊液鼻漏，经鼻内镜修补具有明显的优势。Marshall 等认为，额窦前壁缺损、肿瘤、颅内病变等不适合用鼻内镜修补，额窦后壁骨折可经颅外径路，但大的缺损或涉及前颅窝者仍需经颅修补。可行患侧或者双侧额部骨瓣开颅，首先通过硬膜外探查，凡漏孔所在处常可见硬膜增厚并陷入骨折缝中，应尽量靠近颅骨分离处分离、剔下漏孔，密切缝合或修补硬膜破孔，通常多用颞肌筋膜、骨膜或帽状腱膜作为修补片，缝合务必要求严密完善。漏孔较大或经硬膜外缝合有困难时，即可瓣状切开硬膜，抬起额叶底部经硬脑膜下直接寻找前颅凹底的漏孔。可用肌肉片蘸医用胶贴牢、压紧。若颅骨缺损与鼻窦相同，则应先刮除窦内黏膜，再用肌肉填塞窦腔，然后粘堵骨孔，严密缝合各层，不放引流。术后降低颅内压并强力抗菌药治疗。

2）脑脊液耳漏：术前必须明确耳漏具体部位，区分迷路内耳漏还是迷路外耳漏。前者可采用颞枕骨瓣开颅修补，后者采用枕下入路进行岩骨后漏孔的修补。具体修补方法已如上述。

3）脑脊液伤口漏修补术：首先应认真进行非手术治疗，大力控制感染，同时在距离伤口漏以外（>6cm）头皮完好处进行脑室穿刺或行对侧脑室穿刺持续引流，或经腰穿置管引流脑脊液。待急性炎症控制好行次期缝合或者于肉芽面上植皮消灭创面，封闭漏孔。

609　简述斜坡的分段和大体范围是什么？

（1）上斜坡：从鞍背及后床突到外展神经穿经 Dorello 管处，包括岩尖、横跨岩尖的三叉神经。上斜坡范围包括：外侧是位于海绵窦内的颈内动脉、神经、血管等结构，小脑幕裂孔，颞叶；后界是基底动脉及基底动脉向中脑发出的分支；前界是蝶鞍和蝶窦。

（2）中斜坡：从 Dorello 管到颈静脉孔神经部，包括舌咽、迷走、副神经；后界为基底动脉及其分支、椎基底动脉结合部、脑桥；外侧界包括岩尖、面听神经；前界为鼻咽部和咽后组织。

（3）下斜坡：从舌咽、迷走、副神经到枕骨大孔下缘，包括枕髁、舌下神经管。其后界有椎动脉、桥延结合部、延髓上颈髓结合部；外侧界为舌下神经、乙状窦、颈静脉；前界为鼻咽部，后界为咽后组织。

610 请简要说明颈静脉孔区显微解剖？

骨性解剖：颈静脉孔内口似鸟状，头部相当于神经部，腹部相当于静脉部，细长的两端分别为与海绵窦相连的岩下窦和与横窦相续的乙状窦。髁管开口于颈静脉球的后内侧壁，髁静脉经髁管沟通椎静脉系统和颈内静脉系统。前庭水管外口又称内淋巴囊裂，开口于两层硬膜之间，是内耳内淋巴向乙状窦的引流通道，颈静脉结节是颈静脉突上表面突起最明显的部分，与枕髁相对应。颈静脉孔外口呈烧瓶状，位于颈动脉管外口的后方，茎突的内侧，舌下神经管外口的前外侧。枕髁位于枕骨大孔的前外侧缘，颈静脉孔的内侧下方，其关节腔正对脑干和脊髓交界处。枕突位于枕髁的外侧，是头后外肌的附着点，此肌肉是暴露颈静脉孔的重要解剖标志。颈动脉管位于颈静脉孔的前方，两者以颞骨形成的颈动脉嵴相分隔，嵴的内侧有鼓管的开口茎突是颅底侧方的另一重要解剖标志，位于颈静脉孔外口的外侧缘，茎乳孔位于其根部后外侧方。

颈静脉孔结构：可划分为三部分：前内侧的岩下窦和舌咽神经，中间的迷走神经和副神经，后外侧的乙状窦。岩下窦以三种形式回流颈静脉球：穿行舌咽神经和迷走神经之间，穿迷走神经和副神经下方，形成短静脉与颈内静脉伴行，三种形式可同时存在，也可单独出现。椎动脉可位于舌下神经的腹侧，穿行舌下神经之间或位于舌下神经背侧。小脑后下动脉可勾绕副神经根丝，穿行副神经根丝或副神经与迷走神经之间，穿迷走神经根丝或勾绕舌咽神经的上方。

硬膜内颈静脉孔呈漏斗状，多数颈静脉孔外缘的硬膜成唇样延伸，遮覆舌咽通道和迷走通道。神经入孔有三种形式：①两者之间有硬膜反折分隔。②舌咽通道和迷走通道位于同一唇样硬膜下，两者之间无硬膜反折分隔。③舌咽通道和迷走通道完全分开。在颈静脉孔内，神经和静脉被颞骨的颞突和枕骨的枕突及其硬膜反折分成三部分。颞突的位置比较明确和恒定，将乙状窦与各神经分开；枕突不像颞突那么明显，其与锥形切迹后缘骨板间形成硬膜反折将岩下窦、舌咽神经和迷走神经、副神经分开。舌咽神经穿行于锥形切迹内，途中发出鼓室神经支。迷走神经和副神经伴行，位于颞突和枕突之间，孔内发出迷走神经耳支。

611 颈静脉孔区肿瘤怎样分型？

Fisch 根据肿瘤大小和侵犯的范围将颈静脉孔肿瘤分为四型。

（1）肿瘤较小，局限于颞骨岩部内，多为颈静脉球瘤。

（2）肿瘤侵犯中耳，沿斜坡生长，并累及乳突，但并未侵入下迷路。

（3）肿瘤侵入下迷路到岩骨尖，沿颈静脉孔向颞下窝生长，又可分为：①肿瘤累及颈静脉球和颈静脉孔，但未侵入颈内动脉管垂直部。②肿瘤累及颈内动脉管垂直部。③肿瘤累及颈内动脉管水平部。

（4）肿瘤较大，侵犯硬脑膜，进入颅内，贯穿颅内外，又分为：①肿瘤在颅内直径小于2cm。②肿瘤在颅内直径于2cm。

颈静脉孔肿瘤分为原发性和继发性。常见的原发性肿瘤为神经鞘瘤，其次是颈静脉球瘤和脑膜瘤。继发性肿瘤多为转移癌。

612 颅咽管瘤的治疗？

目前的治疗技术主要是手术切除或放射治疗，并对症处理并发症。

（1）手术切除：颅咽管瘤为良性肿瘤，若能全切除可望治愈，因此首选治疗应为全切除。当肿瘤与颈内动脉、视神经等周围组织紧密相连或瘤体较大并对周围组织形成浸润时，勉强全切的效果往往不能令人满意，且易产生下丘脑损伤引起尿崩症，体温失调等并发症。手术后症状改善亦不理想。不能耐受开颅手术的病人，可行瘤腔穿刺，或用立体定向技术穿刺抽液，以缓解肿瘤对于周围组织的压迫。每次抽液不宜过多、过快，以免加重周围组织主要是下丘脑的损伤，抽出部分囊液后，同时注入放射性核素行内照射治疗。

手术入路的选择：手术入路的选择根据肿瘤的大小、位置及病人的整体状况灵活选择，以充分暴露肿瘤做到尽可能全切和减小下丘脑损伤为原则。常用的手术入路有：①额下入路：适用于肿瘤局限于垂体窝或者向鞍上轻度生长的患者，一般行冠状切口单额开颅。②经额部纵裂入路和经终板入路：适用于鞍上肿瘤，肿瘤将第三脑室向上顶起。行冠状切口，右额骨瓣。对于突入第三脑室前部的肿瘤，可在前交通动脉的前方或后方打开终板切除肿瘤。③经胼胝体－透明隔－穹隆间入路：发际内沿中线向后钩形切口，梯形骨瓣。④翼点入路：一般从视神经－颈内动脉间隙切除肿瘤。⑤经鼻蝶窦内镜下切除：适用于向鞍上生长者。

（2）放疗：放射治疗对于延长术后复发时间有良好效果，但应充分估计放疗的危险，目前有报告放射性脑坏死、内分泌低下、视神经炎以及痴呆等合并症，诱发肿瘤包括脑膜瘤，肉瘤和胶质瘤等，儿童放疗损害智力。

对于复发颅咽管瘤，手术仍是首选方法。

613 颅咽管瘤主要的鉴别诊断是什么

（1）垂体腺瘤：临床上表现为内分泌紊乱，视力、视野改变和头痛。其与颅咽管瘤在临床上表现相似，但好发于成年人。其内分泌紊乱表现为泌乳素型在男性为性欲减退、性功能下降，在女性为月经紊乱甚至停经泌乳。生长激素型在未成年人表现为巨人症，成年人表现为肢端肥大症。亦有少数的表现为库欣综合征。肿瘤突破鞍膈向鞍上发展压迫视神经，出现视力下降及视野偏盲。肿瘤压迫硬膜引起头痛，垂体卒中会引起剧烈头痛。多饮多尿也是常见症状，MR 表现为鞍底下陷，均匀强化肿瘤，部分侵犯海绵窦。

（2）鞍结节脑膜瘤：本病在临床上主要表现为头痛、视力障碍、垂体、丘脑下部功能低下。其视力多呈缓慢地进行性减退，可有视野障碍，视神经盘多呈原发性萎缩。少数病人至晚期才出现内分泌症状。头痛都较轻。此外病人还可有嗅觉减退或消失以及 Ⅲ、Ⅴ 脑神经的功能障碍。头颅 CT 扫描可见鞍 T 等密度或者稍高密度肿块，T1 和 T2 加权像呈境界清楚的等信号。增强扫描呈均质显著强化，可见脑膜尾征。

（3）胆脂瘤：颅内胆脂瘤是由胚胎时期残余的外胚层皮肤组织发展起来的。鞍区为好发部位之一，位于鞍上的胆脂瘤压迫视觉纤维，发生视力减退和视野的缺损，视神经呈原发性萎缩。影像学表现具有沿脑池裂隙生长的趋势，形态不规则，境界不清楚。CT 表现低密度，长 T1 长 T2 信号，T2 加权图呈很高信号。DWI 胆脂瘤呈高信号。

（4）蝶骨嵴脑膜瘤：需与颅咽管瘤鉴别者是指发生于蝶骨嵴内 1/3 的脑膜瘤。蝶骨嵴是脑膜瘤的好发部位，其内 1/3 脑膜瘤的发病率占总发病率的 25% 左右。临床上表现为视野缺损、眼球活动障碍、瞳孔散大、对光反应迟钝以及眼睑下垂等。此为动眼神经、视神经及眶上裂受压所致。除此以外，病人常有嗅觉丧失，少数病人出现对侧肢体偏瘫。眼底检查可发现病变侧视神经呈原发性萎缩，对侧视神经盘水肿。MR 增强扫描可见脑膜尾征，呈明显均匀强化。

614 视神经 – 视交叉胶质瘤的临床表现是什么？

（1）视力视野改变：表现为双眼不同程度的视力减退，视野改变为不规则：可有双眼颞侧偏盲、一眼失明另一眼颞侧偏盲等。眼底多有原发性视神经萎缩。

（2）头痛：病人头痛常见，以额部、颞部多见，部分病人还有呕吐。

（3）内分泌紊乱：一般出现较晚，部分病人有腺垂体功能低下症状，如闭经、性欲减退、性器官发育不全、第二性征不显著。也有的病人有多饮多尿、性早熟、极度消瘦、生长发育障碍等情况。有的还有肥胖、嗜睡、发热等下丘脑部症状。

（4）其他：约有 1/5 病人伴有神经纤维瘤病。

615 视神经 – 视交叉胶质瘤在影像学上怎样表现？

CT 扫描表现为鞍上区球形或横椭圆形肿块，亦有部分形状不规则，境界清楚，边缘锐利光整，均质等或者稍高信号。MRIT1 加权图呈均质等信号或者稍低信号，T2 加权图呈均质稍高信号。MRI 的增强扫描呈均质显著强化。

616　视交叉胶质瘤应和哪几种疾病鉴别？

凡患者有头痛、视力、视野改变、视神经原发性萎缩，内分泌症状出现较晚者，应考虑到视交叉部胶质瘤的可能，结合影像学检查，一般可明确诊断。需要鉴别的病变如下。

（1）垂体腺瘤：内分泌症状出现较早，视力、视野改变发生较晚，无颅内压增高，蝶鞍常有扩大，结合内分泌检查和影像学检查可基本确诊。

（2）颅咽管瘤：年龄较轻，多有生长发育障碍。肿瘤常有钙化或囊变。

（3）鞍结节脑膜瘤：发病较晚，多见于成年人，有视力及视野障碍，视野以双颞侧偏盲多见。影像学可见鞍结节部骨质增生或者破坏，内分泌症状少见，蝶鞍正常。

617　视神经胶质瘤的临床及影像学特点？

视神经胶质瘤多为浸润生长，肿瘤可同时浸入眶内及颅内。早期症状与其原发的视神经节段有关。典型症状为进行性、无痛性的单侧突眼，合并不同程度的视力下降。眼底检查可见视神经盘水肿或视神经盘萎缩。发生在视交叉的胶质瘤可诱发特征性的视野缺损也可导致颅内压增高。儿童视神经胶质瘤病人可出现青春期性早熟等内分泌症状。57% 视神经胶质瘤发生在 10 岁以内，以 4~6 岁儿童最为常见。临床表现为患侧眼视力下降及轻度突眼，若肿瘤较大累及颅内，可出现下丘脑异常症状及脑积水。80% 的视神经胶质瘤原发于视神经或视交叉，约 1/3 病人同时伴有神经纤维瘤病。视神经胶质瘤在儿童常偏向良性行为，生长缓慢。肿瘤沿视神经生长，由于受到硬脑膜限制而较局限。CT 表现为患侧视神经增粗，呈纺锤形，有时为整条视神经增粗。肿瘤也可呈均匀等密度，强化扫描可见均匀或不均匀强化，肿瘤较大时可向后侵及颅内脑组织。肿瘤 MRIT1 加权像呈等信号，T2 加权像上为高信号，Gd-DTPA 增强扫描肿瘤明显强化。

618　怎样手术切除视神经胶质瘤？

视神经胶质瘤多为星形细胞瘤，可发生于任何年龄，但以小儿多见。视神经胶质瘤可只发生于颅内段，也可呈哑铃状颅眶沟通。单纯位于颅内的视神经胶质瘤多侵及视交叉，因此也属于鞍区肿瘤。术前因根据肿瘤部位，特别是有无颅眶沟通确定手术入路；视力视野检查不仅对肿瘤定位有帮助，而且如果患侧视力完全丧失，术中可连同肿瘤和视神经一起切除，避免肿瘤复发。肿瘤位于颅内或呈颅眶沟通的哑铃状者，可剪开硬脑膜，先从硬脑膜下向鞍部探查。尽可能切除肿瘤，先将颅内部分肿瘤切除，然后打开眶顶和视神经孔，对眶内肿瘤连同受累的视神经近眼球端一并切除。对肿瘤已侵犯视交叉，一眼已失明时，为保存对侧视力，可将肿瘤部分切除，不应损伤对侧的正常神经。术中操作时应注意保护颈内动脉和前交通动脉。如肿瘤与丘脑下部粘连紧密，不易分离，应行肿瘤部分切除，避免下丘脑损伤。对于眶内的视神经胶质瘤，也可采用硬脑膜外入路，用骨凿打开眶顶和视神经管，根据肿瘤在视神经管和眶内的位置，先行四周分离，将肿瘤两端的视神经切断后摘除。肿瘤如侵犯眼球，可二期手术摘除眼球和残存的肿瘤。

619 松果体区肿瘤的分型、手术入路及选择的原则是什么？

（1）Poppen 曾将松果体区肿瘤分为 4 种生长类型。

A 型：肿瘤位于小脑幕裂孔上方、向前突入到第三脑室、压迫上丘阻塞中脑导水管。

B 型：肿瘤向后生长，部分阻塞小脑幕裂孔并压迫小脑。

C 型：可分为 C1 型和 C2 型。C1 型：肿瘤中等大小，位于小脑幕裂孔以下的四叠体池内而压迫上丘；C2 型：肿瘤较大，骑跨小脑幕裂孔，压迫上丘和小脑，完全阻塞中脑导水管。

D 型：恶性肿瘤广泛浸润第三脑室并破坏胼胝体。

（2）松果体区肿瘤手术入路可归纳为两类，一类是经脑室入路，其中包括额部经侧脑室入路、经胼胝体后部入路及颞顶枕经侧脑室三角区入路；另一类是不经过脑室的手术入路，包括枕部经小脑幕上入路和幕下小脑上入路。目前采用较多的只有 3 种：即枕部经小脑幕上入路、幕下小脑上入路和经胼胝体后部入路。

（3）根据病人的具体情况、神经影像学检查所提示的肿瘤部位，有选择地采取合理的手术入路是手术成功的关键。选择手术入路的原则是：①选择距肿瘤最近的手术入路。②手术中能清楚的暴露肿瘤，对周围结构损伤小。

620 什么是眶上裂综合征及眶尖综合征？

眶上裂位于眼眶视神经的外侧，在眶上壁与外壁的交界处，由蝶骨大小翼组成，由此中颅窝与眼眶相沟通。眶上裂的后端与眶下裂相汇合。第 Ⅰ、第 Ⅳ、第 Ⅵ 神经及第 Ⅴ 脑神经的眼支、眼上静脉、脑膜中动脉的眶支和交感神经等穿过此裂。

眶上裂综合征是由于病变累及眶上裂所致 Ⅲ、Ⅳ、Ⅵ 神经受损，通常表现为眼肌麻痹，面部麻木和视力受损。查体发现患侧有部分或全部眼肌麻痹，眼球运动功能障碍，瞳孔扩大和固定，调节反射消失和上睑下垂，与此同时还有三叉神经（Ⅴ）分支受累表现，如角膜感觉消失，前额和上睑麻木等症状。患者均伴有不同程度的疼痛。眶尖综合征可出现视力受损，表现为患侧视力视野的损伤，严重者可完全失明。

621　鞍区脑膜瘤的定义、病理及临床表现是怎样的?

（1）定义：鞍区脑膜瘤泛指起源于鞍结节、前床突、鞍膈和蝶骨平台的脑膜瘤。而起自筛板、蝶骨嵴、斜坡等部位及累及鞍上的脑膜瘤，因临床表现、影像学检查结果和手术方法的区别，一般不归于此范畴。

（2）病理：鞍上脑膜瘤多呈球形生长，与脑组织边界清楚。瘤体剖开呈致密的灰色或暗红色组织，有时可含砂粒体，瘤内出血坏死可见于恶性脑膜瘤。鞍结节及其附近蝶骨平台骨质增生，有时鞍背骨质变薄或吸收。病理类型常见有内皮细胞型、血管型、成纤维型、砂粒型等，恶性脑膜瘤及脑膜肉瘤比较少见。

（3）临床表现：①视力、视野障碍：是本病最常见的症状，表现以双颞侧偏盲或单眼失明，另一眼颞侧偏盲多见。也可见一侧视力视野正常，另一眼颞侧偏盲。病人常首诊于眼科，病程迁延甚至失明，晚期颅内压增高，可有视神经盘水肿。②头痛：为早期常见症状，多以额部、颞部、眼眶等间歇性疼痛为主，不剧烈。颅内压增高时，头痛加剧，伴有恶心呕吐，常常于晚间和清晨发作。③垂体和下丘脑功能障碍：肿瘤长大影响这些结构时出现相应的症状，垂体功能低下出现性欲减退、阳痿或闭经等，下丘脑受累症状少见。④邻近结构受累表现：影响到嗅觉通路时出现嗅觉减退或消失，影响额叶时可产生嗜睡、记忆力减退、焦虑等精神症状，海绵窦受累时可引起脑神经麻痹。

622　鞍上脑膜瘤的影像学表现是什么样的?

影像学表现：CT平扫表现为鞍上等密度或者稍高密度肿块，形态常不规则，境界清楚，比较均质，钙化较少见，局部骨质可有硬化表现，骨窗像可观察鞍结节骨质密度增高或疏松，冠状扫描可以判断肿瘤与蝶鞍、视交叉及颈内动脉的关系，MRI扫描T1和T2加权像接近于等信号，边界清楚，CT和MRI增强扫描呈均匀显著强化，伴有脑膜尾征。MRA有助于了解肿瘤的血供情况，为手术提供参考。

623　鞍结节脑膜瘤的鉴别诊断有哪些?

（1）垂体腺瘤：通常以垂体内分泌障碍和视神经－视交叉受累以视野偏盲为主，影像学可见蝶鞍扩大、鞍底下陷和骨质的破坏，无脑膜尾征。血清激素水平紊乱更常见。

（2）颅咽管瘤：发病年龄为儿童，成年人和老年人也可发生，伴有内分泌水平低下和下丘脑受累，如发育异常，尿崩症等。CT扫描常见蛋壳样钙化，MR扫描可有肿瘤囊性变，无脑膜尾征。

（3）其他罕见的垂体非内分泌肿瘤，如颗粒细胞瘤，垂体细胞瘤等，需要手术后病理学诊断方可鉴别。

624 鞍结节脑膜瘤的治疗方法有哪些?

（1）手术治疗：手术切除是最有效的治疗方法。手术目的是保留神经功能前提下尽可能完全切除肿瘤。以防复发。常用的手术入路有开颅手术的额外侧入路，经纵裂入路等，和内镜下经鼻蝶窦入路。开颅手术骨窗前缘应尽量低，可直抵前颅窝底，以保证术中不必要的过分牵拉额叶脑底面。分离肿瘤时应先分离肿瘤与鞍结节的附着点，切断供血，肿瘤应分块切除，保护前动脉 – 前交通动脉复合体和视神经。对于肿瘤与神经和颈内动脉粘连紧密，不可勉强切除。直径小于 3cm 的小型脑膜瘤手术容易全切，可获得治愈的良好效果，对于直径大于 5cm 的大型肿瘤，手术切除难度较大，应对术后并发症予以关注。

（2）放射治疗：适用于年龄较大，全身情况差，不能耐受手术者，初发肿瘤和术后有残留直径小于 3cm 者。

625 嗅沟脑膜瘤的临床表现有哪些?

嗅沟脑膜瘤占颅内脑膜瘤的 8%～13%，起源于筛板及其附近的硬脑膜，肿瘤常以中线部位的嗅沟为中心，沿前颅底向两侧膨胀性生长，向上发展抬高并压迫双侧额叶，向后发展可压迫视神经、颈内动脉 – 前动脉甚至第三脑室前部。如肿瘤起源于单侧嗅沟，则呈不对称性生长。嗅沟脑膜瘤的早期症状为嗅觉减退和丧失，但由于对侧嗅神经的代偿，患者很少主诉嗅觉障碍。肿瘤生长缓慢，出现症状较晚，病程迁延，直至发现时肿瘤体积较大。精神症状、视力下降通常为首发症状，其中精神症状有性格改变、记忆力减退、人格改变等。视觉障碍包括视野缺损和视力下降。有患者因体检偶然发现，早期诊断尤为重要。MRI 有利于了解肿瘤与视神经、第三脑室前部 – 下丘脑、颈内动脉关系，肿瘤是否侵犯临近骨质，肿瘤周围水肿程度。术前 DSA 脑血管造影不仅可以显示肿瘤与大脑前动脉的关系，还可以显示来自颈外动脉的肿瘤血供情况。一般是筛动脉或眼动脉分支穿过前颅窝底参与肿瘤供血。现在极少采用术前栓塞，因为供血动脉较多且非常细小，不易栓塞，并有引起眼动脉栓塞的危险。

626 嗅沟脑膜瘤如何治疗?

手术治疗是唯一有效的治疗方法，手术原则是在保护重要的神经血管的前提下全切除肿瘤。由于嗅沟脑膜瘤常较大，且有瘤周水肿，术前 3 天常规应用脱水剂和激素以降低颅内压，有利于手术中降低脑组织压力和肿瘤的充分显露。手术入路的选择：无论肿瘤大小均可采用半冠状切口，一侧额部骨瓣；对于肿瘤两侧生长，也可取冠状切口双额骨瓣。骨窗的前缘须尽量靠近眶缘接近前颅窝底，以利于尽早处理肿瘤的附着点，控制手术中出血。额窦开放者，需电凝切除黏膜，并用庆大霉素冲洗，骨蜡封闭额窦。切除肿瘤采取分块切除的方法，在部分阻断颅底的肿瘤供血后，切除部分肿瘤减压后继续分离肿瘤的基底，直到完全切断肿瘤的附着点后全切除肿瘤。分离肿瘤与视神经和视交叉粘连要特别注意保护视神经的血供、大脑前动脉和下丘脑。肿瘤切除后须观察前颅窝底是否有骨质增生或颅底破坏，可用磨钻磨除增生的骨质，电凝附着点硬脑膜，用颞肌筋膜和生物胶修补颅底，以防术后脑脊液漏。

627　嗅沟脑膜瘤的手术并发症有哪些？

主要手术并发症有：①脑脊液鼻漏和颅内感染，术中正确处理开放的额窦、严密修补破坏的颅底可预防脑脊液鼻漏的发生。②大脑前动脉损伤：肿瘤分块切除减压可使大脑前动脉损伤明显减少，多数患者大脑前动脉周围的蛛网膜间隙尚完整，切除肿瘤时应充分利用此间隙，如肿瘤粘连太紧很难分离，需要残留部分肿瘤，切不可勉强分离。③视觉障碍，术后视力障碍和视野缺损大多和手术操作有关。切除肿瘤时应减少对对视神经、视交叉的直接冲击和牵拉，并保证其血液供应。

628　嗅神经母细胞瘤临床特点是什么？

嗅神经母细胞瘤是罕见的鼻 – 前颅底肿瘤，是起源于嗅区黏膜神经上皮细胞的恶性肿瘤，由于生长部位隐匿，早期症状多不典型，至就医确诊时大多已属晚期。发病年龄为30～70 岁，无明显性别差异。常见的临床症状包括鼻塞（58%～100%）、反复鼻出血（33%～67%），头痛（20%～50%），鼻溢（9%～67%）和嗅觉下降或丧失（11%～50%），较少见的症状有视力下降、复视、突眼、溢泪或不规则头晕。体检大多能在鼻腔顶部、中鼻道或鼻窦腔见到淡红色、肉状或息肉样新生物，触之易出血。确诊靠活检，典型的组织学特征表现为假玫瑰结形成的小圆细胞瘤。应注意与生长于前颅底的淋巴瘤、黑色素瘤、浆细胞瘤、腺癌和未分化癌、畸胎瘤以及恶性淋巴瘤等进行鉴别，为此通常需借助免疫组化技术，波形蛋白和S100 蛋白、神经元特异性稀醇酶呈阳性反应。10%～30% 肿瘤可经淋巴或血液途径发生转移，最常发生的转移部位是颈淋巴结，其次为脑、肺和骨。复发率为 38%～86%。

629　嗅神经母细胞瘤的手术治疗有哪些方式？各自的优缺点是什么？

颅 – 面整块切除术（cranio-facial block resection），该术式由 Smith 等于 1954 年首次描述，Doyle 等 1971 年采用此术式治疗。按此术式从面部正中或前颅底选择宽阔的路径（如面正中掀翻、鼻侧切开），将鼻腔、筛窦、眼眶、上颌窦等侵袭的颅底骨质与肿瘤一起切除。其手术创伤大，并发症多。其缺点除了面部遗留瘢痕和可能导致畸形外，在 26% 的病例尚可引起以下围手术期及术后并发症：持续的脑脊液漏、额瓣脓肿、颅腔积气、硬膜下血肿并感染、前额骨盖坏死、额窦黏液囊肿、泪道狭窄和单侧失明。经鼻内镜入路切除具有以下优点：①能非常好地窥视整个筛窦区域，尤其是前筛区和蝶窦。②保留了外侧骨性边界，避免了对患者面部、颅骨发育的影响。③自额窦后壁下部至蝶骨平面中部、侧面至筛板的脑膜缺损均可经此路径于显微镜或内镜下进行修复。④避免了面部瘢痕与畸形。由于受照明、视野及手术器械的限制，对有广泛眼眶、硬脑膜及颅内侵犯的患者仍主张采用经鼻外路径手术，以期能彻底切除病变组织。若肿瘤明显侵入翼腭窝，则应采用面正中掀翻径路，以获得开阔的视野，保证病变组织的彻底清除；对肿瘤组织已广泛侵入眶内而必须同期行眶内容物剜除的病例则需采用鼻侧切开路径。如已有颈淋巴结转移则应同期行颈淋巴结廓清术。

630 简述中颅窝底脑膜瘤的症状、影像学表现及治疗？

颅中窝的前界为蝶骨嵴，后方以颞部岩部与颅后窝相隔，中央为蝶骨体。中颅窝底脑膜瘤系指发生于蝶骨大翼内侧和中颅窝底部的脑膜瘤。一般位于硬脑膜内。主要是该部位走行脑神经功能障碍，因此具有定位意义。主要症状包括三叉神经痛、眼球活动障碍、眼睑下垂、复视、视力视野改变及颞叶癫痫等，后者多因肿瘤侵犯到颞叶的海马回、杏仁核所致。CT 表现为稍高密度占位，边界清楚，MRI 表现为低或等信号占位，增强扫描呈均匀明显强化。手术入路根据肿瘤位置可采取翼点入路或中颅底 – 颞下入路。无论哪种入路，手术切口均应足够低，以充分暴露中颅窝底部。术中注意对于 Labbe 静脉的保护。如肿瘤侵犯中颅窝底硬脑膜，中颅窝底骨质也应一并切除。

631 简单介绍桥小脑角区脑膜瘤的临床表现、影像学和手术入路？

（1）临床表现：由于生长的部位、扩展范围及机体代偿功能的差异，症状可略有不同，主要表现为三叉神经、面听神经和小脑 – 脑干的功能障碍，随着肿瘤的长大，小脑、脑干受肿瘤压迫而出现相应的症状，后期因导水管、第四脑室受压、桥小脑角池及环池被阻塞，出现脑积水和颅内压增高。常见听力减退和耳鸣，病侧面瘫或者面肌抽搐，三叉神经功能受损表现为患侧面部麻木、感觉减退、角膜反射迟钝或消失，若运动支受累可表现为颞肌萎缩。舌咽神经受累时出现饮水呛咳、吞咽困难、声音嘶哑、咽反射减退或消失，小脑功能障碍表现为走路不稳及患侧肢体共济失调，粗大的水平眼球震颤，肿瘤压迫脑干时出现肢体肌力减弱。CT 图像上见呈卵圆形，边界清楚，以宽广的基底与岩骨相连，密度均匀。可见钙化或者岩骨骨质破坏，内听道一般不扩大。

（2）影像学：CT 和 MRI 增强扫描明显均匀强化，伴脑膜尾征。

（3）手术入路：多数采取枕下乙状窦后入路切除肿瘤。

632　桥小脑角区脑膜瘤的鉴别诊断包括哪些?

（1）神经鞘瘤：主要是前庭神经鞘瘤和少部分向后颅窝生长的三叉神经鞘瘤。症状上与脑膜瘤类似，常有内听道有扩大和破坏，而脑膜瘤则表现为内听道和岩骨骨质增生。神经鞘瘤的 CT 及 MRI 检查表现囊变或者坏死部分有大小不等的低密度区。囊变坏死在脑膜瘤少见，后者常见肿瘤基底较宽和脑膜尾征。

（2）表皮样囊肿：40% 患者表现三叉神经痛，年龄较轻，病程较长，可有脑神经损害和小脑脑干症状。CT 和 MRI 表现类似于脑脊液密度和信号的病灶，增强扫描不强化；DWI 呈现弥散受限的高信号病灶。

633　简单介绍小脑幕脑膜瘤的生长方式、症状和手术路径的选择是怎样的?

小脑幕脑膜瘤泛指肿瘤基底附着于小脑幕的脑膜瘤，包括小脑幕切迹和侵犯窦汇的脑膜瘤。肿瘤可发生在小脑幕的任何部位，常与窦汇、直窦、横窦等处粘连，其生长方式包括：向幕上或/和幕下生长，因此有幕上型、幕下型和骑跨型。可出现颞枕叶受压或小脑症状，向前压迫脑干出现脑积水和脑干损害。CT 和 MR1 扫描表现等同于常见脑膜瘤影像学资。根据肿瘤位置和生长方式及基底附着点，可采取颞枕入路、枕下入路，纵裂入路和幕下 – 小脑上入路等术式。

634　简要说明岩斜脑膜瘤的临床表现?

岩斜区脑膜瘤是指发生于岩斜裂区域的肿瘤。主要表现相关脑神经功能障碍，包括自 Ⅳ 到 Ⅺ 脑神经麻痹引起的症状，如复视，眼肌麻痹，三叉神经痛，面部麻木或面肌痉挛，耳鸣、听力下降，周围性面瘫，声音嘶哑和吞咽困难等，脑干 – 小脑症状和体征有锥体束征和共济失调等。症状常可典型，迁延数年，部分肿瘤体积较大出现颅内压增高；位于鞍旁区域可出现海绵窦症状。

635　岩斜坡脑膜瘤的治疗方式有哪些?

治疗包括手术治疗和放射治疗。目前手术治疗为首选治疗措施，但应注意：即使运用显微外科设备和技术全切除肿瘤颇具挑战性，尤其是肿瘤较大且症状轻微者。手术指征是病人有肿瘤相关症状而且可耐受手术。手术入路的选择取决于肿瘤部位，生长方式和范围及其与周围神经组织 – 血管的关系。术式包括经颞下 – 岩前入路，经额颞 – 颧弓入路，颞下 – 乙状窦前联合入路和枕下乙状窦后入路等。手术时须分块切除肿瘤，不断辨认肿瘤毗邻和侵犯包裹的血管和神经。注意对脑干本身和分支血管的保护。分离肿瘤时不可过分牵拉正常组织，对于与肿瘤有粘连的神经血管不可强行分离。放射治疗适用于：不能耐受手术者；手术后残留或复发；肿瘤直径较小，小于3cm。

636 岩骨斜坡脑膜瘤的鉴别诊断有哪些？

岩骨斜坡脑膜瘤易与斜坡脊索瘤、软骨肉瘤等相混淆，应注意鉴别。

（1）斜坡脊索瘤：脊索瘤来源于胚胎残余组织，多生长在颅底或骶尾部。颅底的脊索瘤多位于斜坡硬脑膜外，但有时呈浸润性生长并突破硬脑膜，膨胀性生长。首发症状是复视，伴头痛或者脑干腹侧受压出现相应的症状。X线平片突出的表现为骨质破坏，其间有不规则的钙化。CT平扫呈等密度病灶间有高密度骨质，分叶状或不规则状，可见斜坡、蝶鞍骨质破坏。MRIT1加权像呈低信号，T2加权像呈高信号。由于肿瘤内信号常不均匀，T1像上的斜坡、鞍背、后床突等正常骨髓高信号被中等肿瘤信号代替。增强扫描肿瘤实质可有不同程度的强化，多不均匀，典型者呈蜂房样不均匀强化。MRI动态增强扫描表现为缓慢逐渐持续强化。

（2）软骨肉瘤：软骨肉瘤发病率低，好发年龄为40~50岁，早期无明显症状，后期才出现脑神经麻痹和颅内压增高。CT扫描可见偏侧生长的肿瘤，骨质破坏，表现等密度或高密度影，瘤内有钙化。MRI扫描呈低T1和高T2信号，增强扫描肿瘤轻度强化。

637 简述枕骨大孔脑膜瘤的临床表现和治疗？

枕骨大孔脑膜瘤系指发生于环枕骨大孔的脑膜瘤，可向颅内生长，少部分向颈椎管椎管外生长。发展缓慢，常以颈部疼痛发病，随病情发展，出现手部和上肢麻木，肿瘤压迫脑桥时出现偏瘫、偏身感觉障碍，肿瘤压迫小脑时出现步态不稳、共济障碍等。后期由于肿瘤压迫形成梗阻性脑积水时，病人出现颅内压增高，如头痛、呕吐及视神经盘水肿等症状。枕骨大孔区脑膜瘤一经确诊，应考虑择期手术治疗。根据肿瘤的位置，可采取不同的手术入路。肿瘤位于枕骨大孔后方或侧方者，可采取后正中开颅，肿瘤位于枕骨大孔腹侧和腹外侧者，可采取经远外侧入路。术后梗阻性脑积水依然存在者，可行脑室腹腔分流。

638 颅眶沟通性肿瘤如何分型？

颅眶沟通肿瘤包括原发性和继发性两大类，生物学上区分良性与恶性病变。继发性肿瘤指转移性肿瘤和眶周围结构肿瘤向眶内扩散。分类尚未统一，根据肿瘤的原发部位分为眶源型、颅源型和转移型。眶源型肿瘤主要包括脑膜瘤、表皮样囊肿、血管瘤、神经鞘瘤和泪腺混合瘤等；颅源型肿瘤则以脑膜瘤和神经鞘瘤和胶质瘤多见。

639 颅眶沟通性肿瘤的临床表现是什么？

眼眶与前中窝紧密相邻，经眶上裂和视神经管彼此相通，这一解剖特点使发生于颅腔或眼眶的肿瘤均可通过这些腔隙孔道或破坏周围骨壁侵入毗邻部位，形成跨颅腔和眼眶的沟通性肿瘤。这类肿瘤常累及或包裹邻近颈内动脉，侵及海绵窦、筛窦、额窦、上颌窦等，因而临床表现多种多样。由于这种颅内外沟通瘤生长部位特殊，临床诊断及处理亦为困难，常涉及多个学科。

常见的临床表现如下。

（1）眼球移位：随肿瘤生长挤压，眼球可向瘤对侧方向移位，若肿瘤位于眼球后方或肌锥内侧，则眼球向正前方突出。眶部泪腺处肿瘤眼球可向内下方偏位或突出。

（2）眼球运动及感觉障碍：肿瘤压迫或侵及眼肌及神经，可出现眼球运动障碍或复视，若肿瘤过大或与眼球粘连会发生眼球固定。动眼神经受累时可出现瞳孔散大、眼睑下垂等。累及三叉神经时可出现三叉神经痛或三叉神经第 1 支分布区感觉障碍，前额及角膜感觉迟钝。

（3）血管受压症状：若肿瘤压迫眼静脉，常发生眼睑及球结膜水肿，眼睑及前额皮下静脉扩张，视网膜静脉怒张呈蛇形。

（4）视物模糊及眼球疼痛：肿瘤压迫视神经可出现视力下降或偏盲，多数眶内肿瘤早期无疼痛。疼痛多见于恶性或转移性肿瘤，良性肿瘤较少见，这是区别良、恶性肿瘤的线索。CT 扫描可直接显示出颅内、眶内病灶，沟通途径，病灶范围大小及病变周围情况，尤其是对骨性结构改变显示良好。MRI 是有效的诊断方法，包括增强 MRI 扫描，对肿瘤的定位定性和判断其与眶内神经、肌肉以及颅内重要血管神经的关系极其重要，与 CT 结合分析，常能得出较明确诊断。

640 颅眶沟通性肿瘤的手术治疗方案是什么？

手术切除肿瘤为首选的治疗方法。由于颅眶沟通性肿瘤大多位置深，体积大，侵袭范围广，手术常涉及多个学科。如颅外部分较小时，有可能经颅手术全切除。但颅外部分肿瘤较大，累及范围广时，需通过颅内、外联合入路切除肿瘤。外科切口由头部切口和面部切口组成，手术入路的选择主要根据肿瘤大小、分布及与视神经的关系综合分析予以确定。头部切口对于颅眶沟通性肿瘤（如神经鞘瘤）或蔓延至视神经管的视神经鞘脑膜瘤等，是最佳选择术式。术中整体取下眶顶，使术野更宽阔。Goldberg 等介绍了一种可取下大部分眶上缘和蝶骨嵴，深部达眶上裂，使眶尖外侧暴露良好，切除眶尖外下方甚至海绵窦部位病变的术式。但术中有两点应重视：①因牵拉、压迫致眶内出血，造成视神经和眼球供血障碍，有引起患者视力丧失的危险，一旦发生，应积极治疗。②术中和术后发生的视网膜中央动脉栓塞或术中直接损伤视神经，则视力恢复的可能性极小。面部切口大多采用鼻侧切开或面中反转术，适用于肿瘤较小，且单纯位于眶内或需同时作眶内容物剜除者，这种入路较开颅术安全，但此手术入路创伤大，同时会在面部留下永久性瘢痕，给病人精神创伤大，很难接受，尤其是年轻病人。该部位肿瘤全切除较困难，影响全切除的因素主要有术野窄、暴露欠佳、正常结构较多且肿瘤侵入眼眶内海绵窦，特别是侵袭颈内动脉和视神经，肿瘤基底广泛，与眶内和进出眶内的神经血管组织结构关系密切。全切除术率部高。Saito 等认为，即使是侵犯海绵窦、颈内动脉的恶性肿瘤，仍强调要完全切除，他们报道该部位恶性肿瘤全切除后 2 年生存率达 71%，5 年生存率达 53%。对于不能全切除的肿瘤，手术后辅助治疗是非常必要的，常规行放射治疗或伽马刀治疗能有效抑制肿瘤生长。

641 请对颅眶沟通肿瘤进行术前的综合性评价？

关于眶内和颅眶部沟通肿瘤的手术适应证和手术时机，目前尚有争议。眶内肿瘤的手术方式的选择，取决于肿瘤的生长方式和侵犯区域部位。通过 MRI 及 CT 影像，能够确定肿瘤位置、肿瘤与周围组织，特别是肿瘤与视神经的关系。单纯位于眼眶内的肿瘤，眼科医生仅通过前路入眶和外侧开眶得以切除肿瘤。前路入眶包括前路外上入眶、前路外下入眶及前路内侧入眶；位于视神经侧方的肿瘤，应选择经外侧开眶入路。当肿瘤位于眶尖或侵及颅内，则需要神经外科和眼科医生共同完成手术。若病变向颅内发展、经视神经管和眶尖内侧达视神经，则需要经额眶入路。对于颅眶沟通性脑膜瘤、蝶眶脑膜瘤或向颅中窝底发展的肿瘤，应选择用翼点入路或经眶颧入路切除肿瘤。术前评价颅眶部肿瘤病人治疗方案时，要综合考虑肿瘤的性质、部位、范围，病人的视觉功能及外观美容等。位于眶内肌外与重要结构无密切关系的良性肿瘤和比较局限的恶性肿瘤，应及早手术，并力争全切。肿瘤位于眶内肌锥内或与颅内重要结构关系密切，而病人又无明显视力损害和其他功能障碍时，宜在保留正常神经功能的前提下切除肿瘤。已经失明者应争取全切肿瘤，眼球本身已受累者可将肿瘤连同眼球一并切除。对于视力丧失或向颅内发展的眶内脑膜瘤，可行额眶入路切除肿瘤。若病人仍有有效视力而 MRI 显示肿瘤完全位于眶内，预计切除肿瘤不可避免地造成视力永久性损害就应先观察或放射治疗，实际上，全切除肿瘤而又不损伤视网膜中央动脉相当困难。

642 颅眶沟通性肿瘤手术前应该做哪些相应的准备？

（1）充分的影像学评估尤其是 CT 骨窗扫描，评估颅 – 眶 – 鼻窦情况。

（2）术前完备视力、视野检查及眼底检查，纪录视力丧失程度。

（3）眼球突出明显者要用眼罩保护眼球，必要时缝合患侧眼睑

（4）术前 3 天用抗生素滴眼。

643　颅眶沟通性肿瘤手术的手术入路有哪些?

（1）额眶入路：多数颅眶沟通性肿瘤。

1）体位：病人仰卧，头向健侧转 15 度。

2）头皮切口：双额部发际内冠状切口。

（2）眶外侧入路：适用于切除位于眶尖的肿瘤。

1）体位：病人仰卧，头转向健侧。

2）头皮切口：沿眼眶的外侧缘及额骨颧突做弧形切口，可根据需要沿额弓上缘向外侧延长切口。

（3）眶前方入路：眼科多采用眶内前方入路，切除位于眶内眼球赤道部以前的肿瘤，肿瘤接近视神经时可采用经内侧结膜切口。结膜切口可于角膜缘切开，放射状延长，也可自球结膜边缘切口，暴露肿瘤，分离肿瘤后切除。除肿瘤位于提上睑肌或上直肌附近以外，应避免上穹隆切口。大部分位于眶上方和泪腺的肿瘤经皮肤切口切除肿瘤。

644　怎样预防颅眶沟通性肿瘤的并发症?

脑脊液漏是颅眶沟通性肿瘤的主要并发症，颅底重建对避免脑脊液漏提高手术成功率极为重要。颅底修复包括硬膜修补和颅底骨质缺损的修复。方法可分为二大类：一类是带蒂组织，如带蒂的颞肌瓣、颞肌筋膜瓣、帽状腱膜瓣等；二是游离组织，如阔筋膜、脂肪和骨片等。Hegazy 等经文献分析发现两者应用结果并无区别。颅底骨质缺损直径小于 3cm 者可不进行任何重建；硬膜完整，颅底骨质缺损直径大于 3cm 者，采用邻近组织移植、脂肪等组织填塞，帽状腱膜或骨膜加固硬膜；硬膜缺损较大者采用带蒂骨膜或人工硬膜修补。颅底缺损用带蒂颞肌帽状腱膜裂层或额肌帽状腱膜裂层骨瓣翻转重建颅底，其优点是有双重血供、成功率高和取材较易、支撑力度强等。颅底缺损较大时，应用带蒂颞肌帽状腱膜裂层或额肌帽状腱膜裂层骨瓣翻转重建颅底效果良好。

645　简单介绍眼眶及颅眶沟通性脑膜瘤的临床表现和外科治疗?

颅眶沟通性脑膜瘤包括两类肿瘤：眶源性（眶内脑膜瘤可向颅内生长）和颅源性（颅内脑膜瘤可经视神经管向眶内生长）。前者多由视神经鞘膜的间质细胞分化而来，后者多来自蝶骨嵴和鞍旁脑膜瘤。本病多见于中年女性，多为良性病变，起病缓慢，初期可出现轻微头痛、眼球胀、稍突出，后期肿瘤侵犯整个眼眶时，引起眼球后部受压和静脉回流受阻，出现眼球凸出，眼球运动障碍、球结膜水肿、视神经盘水肿、视力减退，严重时甚至导致失明。肿瘤侵犯眶上裂时患者可出现眶上裂综合征（superior orbital fis-sure syndrome），即为第Ⅲ、第Ⅳ、第Ⅵ脑神经进行性麻痹，同时伴有患侧额部痛。肿瘤深入眶深处病人可出现眶尖综合征（orbitalapex syndrome）。CT 图像上可见视神经孔周围的骨质增生或者破坏，视神经管扩大或者缩小。在 MRI 图像上可见视神经与脑膜瘤的关系。若肿瘤较小，患者视力下降不明显，可先观察，特别是单纯位于眶内的脑膜瘤。手术前经影像学检查确认肿瘤与颅内沟通，已侵及视神经孔、眶上裂；或者肿瘤较大、血运丰富，估计术中不能全切肿瘤，同时需要做眶顶减压者，应打开眶顶切除肿瘤。

手术全切难度大。可采用经额入路或经眶外侧壁入路的方法切除肿瘤。后者适用于单纯位于眶内较小的肿瘤，同时需要做眶内容物去除者，较开颅手术安全。冠状切口经硬膜外入路，颅骨钻孔尽量靠近前颅凹底，以减少脑组织的过分牵拉。完整游离眶顶有助于肿瘤切除后复位。如视神经孔变小，为使得视神经得以减压，可向下方小心去除视神经孔周围骨质。切开眶顶后小心分离提上睑肌和上直肌，以橡皮片将其牵向侧方，暴露肿瘤。分离肿瘤四周，然后将肿瘤分块切除待其缩小体积后，再将瘤壁翻出。分离过程中对视神经和较大血管要注意保护。颅眶部脑膜瘤彻底切除比较困难，因此容易复发，手术切除后因眶内已减压，术后视力都会得到不同程度的恢复，眼球突出也会好转。

646 海绵窦病变的表现有哪些？

海绵窦病变主要为海绵窦血栓性静脉炎、外伤性海绵窦动静脉瘘、颈动脉海绵窦段动脉瘤以及扩展到海绵窦的肿瘤。第Ⅲ、第Ⅳ、第Ⅴ和第Ⅵ对脑神经受累，眼球固定，瞳孔散大，角膜反射减弱，可合并突眼及眼静脉回流的障碍。如为动静脉瘘，因颈内动脉向静脉丛内注血导致静脉压升高，结膜水肿、眼静脉淤血和搏动性动眼。

647 影像学上如何对海绵窦的肿瘤进行分类和分级？

根据肿瘤的组织学类型进行病理学分类。根据肿瘤对海绵窦和颈内动脉的侵犯程度进行分级。一般将良性海绵窦肿瘤如脑膜瘤分为限局灶和侵袭灶。发自海绵窦本身的小肿瘤，向鞍旁、颅中窝和 Meckel 腔发展者属限局灶；肿瘤侵及眶顶、颅前窝底、颅后窝岩斜区，甚至向对侧海绵窦发展属侵袭灶。Sekhar 等依据肿瘤大小，颈内动脉受影响程度将海绵窦肿瘤分为 5 级，如下表 4-3。

表 4-3 海绵窦肿瘤分级

分级	海绵窦受侵情况	颈内动脉被包裹	颈内动脉狭窄
Ⅰ	一个区	无	无

续表

分级	海绵窦受侵情况	颈内动脉被包裹	颈内动脉狭窄
Ⅱ	二个或更多区	部分	无
Ⅲ	全部	全部	无
Ⅳ	全部	全部	狭窄/闭塞
Ⅴ	双侧	+／-	+／-

648　简单介绍海绵窦脑膜瘤的临床表现、诊断和治疗？

海绵窦是颅内一个比较特殊复杂的解剖区域，包含颈内动脉及其分支，其中有动眼神经、滑车神经、外展神经和三叉神经眼支穿过。临床表现可有头痛、突眼，眼肌麻痹，影响视神经时可出现视力及视野障碍。表现为鞍旁实质性肿瘤，CT 扫描为等或稍高信号的海绵窦内占位，MRIT1 加权图像信号与周围脑组织信号相同或稍低，T2 加权图信号变化不定，呈明显强化，需要和鞍旁三叉神经鞘瘤，胆脂瘤，垂体瘤以及海绵窦海绵状血管瘤鉴别。脑血管造影有助于了解颈内动脉与肿瘤的关系，以及了解肿瘤的血供情况。海绵窦脑膜瘤的治疗包括：动态观察，手术切除和放射治疗等，肿瘤全部切除困难，不易勉强进行，可辅以术后伽玛刀治疗。

649　简单介绍颅内胆脂瘤的生长特点及手术治疗是怎样的？

颅内胆脂瘤也称珍珠瘤或表皮样囊肿，是一种生长缓慢的胚胎残余性肿瘤，占颅内全部肿瘤的 1％。好发于桥小脑角及鞍旁，也见于侧脑室、第四脑室。颅内胆脂瘤的生长缓慢，常沿颅底向蛛网膜下腔、脑的裂隙部位扩展，无特征性症状。只有在生长较大的时候才表现出临床症状，如三叉神经痛，脑积水、无菌性脑膜炎等，多数没有临床表现的病人肿瘤生长期常持续许多年。因此，一旦出现临床症状并经检查发现肿瘤时，肿瘤已侵及脑沟、脑池和深部的腔隙，造成脑组织的移位，包裹脑神经和血管。这种肿瘤生长巨大、扩展到多部位的特性给外科手术的治愈带来一定的困难。当前颅内胆脂瘤治疗上最大的困难之一就是第一次手术不能完全切除，短期复发，给以后治疗造成困难。因此对本病的治疗应当力求尽可能的全切除，包括肿瘤被膜，当然在重要结构上紧密粘连的被膜常常不得不保留。肿瘤周围应以棉条保护，防止肿瘤碎屑随脑脊液扩散，仔细清除囊肿内容后，对无粘连的囊壁部分，应尽可能广泛切除，用生理盐水反复冲洗，防止术后发生无菌性脑膜炎。胆脂瘤恶性变者可行放射治疗，而良性者对放疗不明感。

650　什么是岩尖综合征（Grandenigo's syndrome）?

乳突炎症扩散到岩骨造成岩上窦血栓性静脉炎，临床表现为严重的耳痛和第Ⅳ、第Ⅴ和第Ⅵ对脑神经麻痹，表现为同侧三叉神经受累致面部疼痛或麻木，外展神经受累致眼球内收、复视。

651　什么是三叉神经旁综合征（Raeder's syndrome）?

病变位于岩骨前段三叉神经半月节附近，三叉神经受累致面部疼痛，颈动脉交感丛受累致同侧 Horner 综合征。

652　什么是蝶–岩综合征（Jacob's syndrome）?

蝶岩交接处病变引起第Ⅲ、第Ⅳ、第Ⅴ及第Ⅵ对脑神经麻痹，造成同侧眼肌麻痹和三叉神经感觉障碍，如累及视神经则有视力损害。

653　什么是 Horner 综合征?

Horner 综合征又称 Claude-Bernard-horner 综合征，是由颈交感神经损害引起颈交感神经麻痹产生的症状群，包括：①瞳孔缩小。②眼睑下垂及眼裂狭小。③眼球内陷。④患侧额部无汗。据受损部位可分为中枢性障碍、节前障碍及节后障碍的损害。

654　三叉神经鞘瘤的临床表现是什么?

三叉神经鞘瘤的常见症状：面部感觉迟钝或麻木、三叉神经痛、复视、眼肌麻痹，耳鸣或听力减退、突眼及共济失调，部分出现脑干压迫症状。术前颅脑 CT 和 MRI 检查显示岩尖骨质破坏吸收及圆孔或卵圆孔扩大，肿瘤为卵圆形或者哑铃型占据中后颅窝，周围水肿不明显，常出现囊性变。

655　三叉神经鞘瘤的手术治疗方案有哪些?

三叉神经鞘瘤为良性病变，全切肿瘤可使本病得以治愈。对以中颅窝为主的三叉神经鞘瘤，肿瘤大多位于两层硬膜的间隙内，对该型肿瘤以传统手术的颞下硬膜内入路为主，也可采用中颅窝底硬膜外入路。Yoshida 和 Kawase 认为该入路是从硬膜外进入硬膜间腔切除肿瘤，因此将其定义为硬膜外 – 硬膜间入路。与传统硬膜内入路相比，硬膜外入路对脑组织牵拉轻，肿瘤显露好，手术不进入硬膜下腔，病人手术后反应轻。Samii 等则主张采用额颞开颅经外侧裂入路。

对后颅窝为主的三叉神经鞘瘤，大部分术者主张采用乙状窦后入路，但当肿瘤向 Meckel 囊内发展，则肿瘤全切困难。

对横跨中后颅窝的三叉神经鞘瘤，目前有人采用中颅窝底硬膜外入路（岩前入路），采用该入路可早期离断血供，直接到达三叉神经入脑干区域，可同时切除中后颅窝肿瘤。也可采用扩大中颅底硬膜外入路和经乙状窦前经岩小脑幕上下联合入路，对以中颅窝为主的哑铃型肿瘤，扩大中颅窝底硬膜外入路比传统的颞下 – 小脑幕入路具有明显的优势，手术者可根据肿瘤的大小、肿瘤在中后颅窝的分布情况采用不同的开颅方式，可通过三叉神经移位、扩大 Parkinson 三角增加对海绵窦内肿瘤的显露，尤其在半月神经节下方及海绵窦后部，有利于肿瘤的全切和颈内动脉海绵窦段的保护。对肿瘤后颅窝部分的处理与岩斜区脑膜瘤有所不同，三叉神经鞘瘤已使三叉神经出口明显扩大，局部岩骨骨质吸收，通过扩大的三叉神经出口即可切除后颅窝的肿瘤，手术中多不需要磨除岩骨前内侧部；如后颅窝的肿瘤体积较大，可通过切开三叉神经出口和小脑幕（包括岩上窦）扩大显露，视线可直达脑干腹侧，分离肿瘤和脑干的粘连。与颞下 – 小脑幕入路相似，该入路也存在对内听道口平面以下结构显露不充分的缺陷，对以颅后窝为主的哑铃型肿瘤有时较困难。乙状窦前经岩小脑幕上下联合入路是处理岩斜区肿瘤的重要手术入路，该入路从侧后方进入，视轴直接到达脑干侧方和腹侧，显露范围大、可兼顾中后颅窝肿瘤的显露，可在术中早期阻断肿瘤血供。

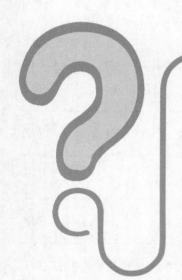

第五部分

脊柱和脊髓疾病

656 脊柱损伤急救采取哪种搬运方法？

（1）平托法。

（2）滚动法。

657 脊柱骨折多见于脊柱的哪个部位？为什么？

多见于脊柱的胸腰段（T10-L2）。因为其处于两个生理弧度的交汇处，是应力集中处，因此该处骨折十分常见。

658 脊髓损伤有几种病理类型？

脊髓震荡；脊髓挫裂伤；椎管内出血；脊髓缺血；脊髓中央灰质出血性坏死。

659 脊柱创伤治疗的基本原则是什么？

早期减压、稳定、尽可能挽救和保留脊髓功能。

660 脊髓损伤手术治疗的目的及适应证是什么？

（1）手术的目的：保全患者的生命；解除脊髓受压，促进脊髓功能恢复。

（2）手术适应证：①脊柱 X 线或 CT 检查显示骨折脱位，椎管内有骨块或骨片压迫。②脊髓损伤神经症状呈进行加重，脊髓功能部分恢复后又停止。③CT、MRI 检查或椎管造影显示椎管有梗阻或有充盈缺损。④开放性脊髓伤。

661 简述腰腿痛、肩颈痛的疼痛部位有哪些？

腰腿痛是指下腰、腰骶、骶髂、臀部等处的疼痛，可伴有一侧或两侧下肢痛、马尾神经症状。颈肩痛是指颈、肩、肩胛等处疼痛，有时伴有一侧或两侧上肢痛、颈髓损害症状。

662 根据突（脱）出物所处解剖位置不同，腰椎间盘突出症可分为哪几种类型？

可分为：①中央型：指突（脱）出物位于椎管前方正中央处者，主要引起对马尾神经的刺激或压迫。发生率为 2%～4%。②中央旁型：指突（脱）出物位于中央，但略偏向一侧者。临床上以马尾神经症状为主，同时可伴有根性刺激症状。其发生率略高于前者。③侧型：指突出物位于脊神经根前方中部者，可略有偏移。主要引起根性刺激或压迫症状；为临床上最为多见者，占 80% 左右。④外侧型：突出物位于脊神经根的外侧，多以"脱出"形式出现，因此不仅有可能压迫同节（内下方）脊神经根，髓核亦有机会沿椎管前壁上移而压迫上节脊神经根。临床上较少见，占 2%~5%。⑤最外侧型：即脱出的髓核移行至椎管前侧方，甚至进入根管或椎管侧壁。一旦形成粘连，甚易漏诊。其发生率 1% 左右。

663　颈椎病有哪些临床分型？

临床上常分为 6 型：①神经根型颈椎病。②脊髓型颈椎病。③交感神经型颈椎病。④椎动脉型颈椎病。⑤食管压迫型颈椎病。⑥颈型颈椎病，也称局部型颈椎病。

664　腰椎间盘突出症引起坐骨神经痛的原因是什么？

原因有：①破裂的椎间盘组织产生化学性物质的刺激及自身免疫反应使神经根发生炎症。②突出的髓核压迫或牵张已有炎症的神经根，使静脉回流受阻，进一步增加水肿，从而对疼痛的敏感性增高。③受压的神经根缺血。

665　腰椎间盘突出症的体征中，神经系统的表现是什么？

神经系统的表现：①感觉异常。②肌力下降。③反射异常。

666　腰椎间盘突出症的症状有哪些方面？

腰椎间盘突出的症状：①腰痛。②坐骨神经痛。③马尾神经受压的表现。

667　腰椎间盘突出症的病因有哪些？

腰椎间盘突出症状的病因：①椎间盘退行性变是基本因素。②损伤。③遗传因素。④妊娠。

668　上腰段椎间盘突出症可能与哪些因素有关？

上腰段椎间盘突出症较少见，其发生可能与下列因素有关：①脊柱滑脱症。②病变间隙原有异常：如终板缺损等。③过去有脊柱骨折或脊柱融合手术病史。

669 腰椎间盘突出症好发部位?

腰椎间盘突出症以腰5至骶1最多,其次是腰4和腰5,腰3和腰4再次之。

670 典型坐骨神经痛的典型症状是什么?

典型坐骨神经痛是从下腰部向臀部、大腿后方、小腿外侧直至足部的放射痛。约60%患者在喷嚏或咳嗽时使疼痛加剧。

671 腰椎间盘突出症较常见的非手术疗法有哪些?

非手术疗法有:①绝对卧床休息2~3天(不主张更长时间,长时间的卧床易导致力弱、僵直,增加疼痛)。②改变活动方式,如避免提重物、久坐或扭腰等。③给予适当的药物镇痛治疗。④理疗和推拿、按摩等。

672 颈椎病手术治疗的适应证是什么? 手术途径有几种?

诊断明确的颈椎病经非手术治疗无效,或反复发作者,或脊髓型颈椎病症状进行性加重者。可分为前路手术、前外侧手术及后路手术3种。

673 典型的腰5至骶1椎间盘突出症的神经系统表现是什么?

表现有:①外踝附近及足外侧的痛、触觉减退。②趾及足跖屈力减弱。③踝反射减弱或消失。

674 腰腿痛的疼痛性质有哪些?

局部疼痛、牵涉痛、反射痛。

675 椎间盘由哪些结构构成?

由上下软骨终板、髓核和纤维环构成。

676 颈椎椎体间的关节连接有哪些?

椎间盘、两侧钩椎关节和两侧关节突关节。

677 何谓腰椎间盘突出症?

椎间盘突出症是因腰椎间盘变性,纤维环破裂,髓核突出刺激或压迫神经根、马尾神经所表现的一种综合征,是腰腿痛最常见的原因之一。

678 腰椎间盘突出症的手术适应证是什么?

（1）非手术治疗控制疼痛 5~8 周无效。

（2）急诊手术指征:①马尾综合征。②进行性运动功能缺失（如足下垂等）。③给予适当的镇痛药物治疗但病人仍不能耐受疼痛,这种情况可给予手术治疗。

（3）病人不愿花费时间进行非手术的试验性治疗,并且在试验治疗之后仍可能需要手术治疗的病人。

679 腰椎间盘突出症较常见的手术并发症有哪些?

椎间盘感染,血管或神经损伤,脑脊液漏,以及术后粘连症状复发等并发症。

680 后纵韧带骨化（OPLL）的临床分级与治疗决策是什么?

（1）Ⅰ级:有影像学证据,但没有临床症状和体征。多数 OPLL 病人是无症状的。非严重病例可保守治疗。

（2）Ⅱ级:病人有脊髓病或神经根病。病灶较小或稳定者可保守观察。病灶较大或明确进展者手术治疗。

（3）ⅢA 级:中至重度的脊髓病。一般需要手术治疗。

（4）ⅢB 级:重度至完全的四肢瘫。不完全四肢瘫并且表现为慢性进展加重时,考虑手术治疗。快速恶化或完全四肢瘫、高龄或一般情况不佳皆提示预后不良。

681 脊髓蛛网膜炎的 MRI 表现是什么?

可见脊神经根分布不均匀,呈束状分布,还可见到脊髓内囊肿。MRI 矢位和轴位 T1 相显示炎症早期脊髓增粗，蛛网膜下腔变窄，经过一段时间后会显示脊髓背侧沿椎管长条片状异常信号，注射 Gd-DTPA 可见增强，此为硬膜下积脓形成，晚期脊髓有不同程度萎缩，蛛网膜粘连、肥厚及蛛网膜囊肿形成。

682　脊髓囊虫病的治疗原则是什么？

采用药物治疗为主，手术治疗为辅的方法。多数可经药物治疗而达痊愈，经药物治疗 3 个月后病情无好转或出现脊髓受压的情况时，应做手术将囊虫摘除。

683　脊髓硬膜外脓肿的诊断要点有哪些？

诊断要点有：①患者有化脓性感染灶或感染史。②急性或亚急性起病，1~2 周后出现剧烈的背痛和脓血症症状。③有脊髓受压的症状体征。④脊椎有明显的压痛和叩击痛，椎旁肌肉可有炎性水肿。⑤腰穿脑脊液蛋白增高，细胞数增加，如为腰部脓肿，穿刺可抽出脓液，有助于诊断。⑥如合并脊椎骨髓炎和椎旁脓肿，X 线平片可以发现。

684　椎管内肿瘤按病变部位和肿瘤性质的分类是怎样的？

根据肿瘤生长的部位给予脊髓的关系，可将椎管内肿瘤分为硬脊膜外肿瘤、硬脊膜下脊髓外肿瘤和脊髓内肿瘤三类：①硬脊膜外肿瘤，多为恶性肿瘤，如肉瘤和转移瘤。此外还有脂肪瘤、血管瘤、软骨瘤、骨瘤、神经鞘瘤、脊膜瘤等。②髓外硬膜下肿瘤，此类肿瘤最常见，主要是神经鞘瘤和脊膜瘤，少数为先天性肿瘤。③髓内肿瘤，主要有胶质瘤和血管网状细胞瘤，少数为先天性肿瘤、转移瘤和神经鞘瘤。

685　椎管内肿瘤的临床表现是什么？

椎管内肿瘤的临床表现与肿瘤所在脊髓节段，肿瘤位于髓内或髓外，以及肿瘤的性质有关：①根性痛，为最常见的早期症状。早期常为单侧间歇性痛，后期为持续性对称性带状疼痛。神经根痛常为髓外占位性病变的首发症状。②感觉障碍，髓外肿瘤从一侧挤压脊髓移位，构成脊髓半侧损害综合征，表现为肿瘤平面以下同侧瘫痪和深感觉消失，对侧痛温觉缺失。③运动障碍及反射异常，表现为支配区肌群下运动神经元瘫。④自主神经功能障碍，膀胱和直肠功能障碍最常见。

686　椎管内肿瘤的临床表现有哪些？

（1）髓外肿瘤表现为：①首发症状常为神经根受压症状，表现为神经根分布区的疼痛、感觉异常和缺失、肌无力和肌萎缩等。②受损平面下的痉挛性瘫痪、感觉障碍。③尿便障碍出现较晚。④肿瘤压迫或阻塞脊髓血管时可出现脊髓软化或脊髓横断综合征。

（2）髓内肿瘤表现：①节段性损害区域较短。②节段性分离性感觉障碍。③括约肌症状早期出现。

687 简述脊髓髓内肿瘤手术的策略是什么?

对于室管膜细胞瘤、边界清楚的星形细胞瘤以及血管网状细胞瘤、海绵状血管瘤和神经鞘瘤等良性髓内肿瘤，应力争做全肿瘤切除，以避免或延缓肿瘤复发与再出血；对于脂肪瘤，宜作次全肿瘤切除或大部肿瘤切除；对于呈浸润性生长的高度恶性胶质瘤（如弥漫中线胶质瘤、转移瘤），手术目的是脊髓减压、保留和改善脊髓功能，明确组织学和分子病理诊断，不应片面追求全切肿瘤。

688 影响脊髓髓内肿瘤术后疗效的因素有哪些?

术后疗效取决如下因素：①肿瘤的性质和部位。②术前神经功能状态。③病程。④治疗方法选择。⑤患者的一般情况、术后护理和康复措施等。

689 什么是脊髓栓系综合征?

由于先天或后天原因引起脊髓或圆锥受牵拉，产生一系列神经功能障碍和畸形的综合征。本病多见于新生儿和儿童。儿童型患者表现为遗尿、尿失禁以及足和下肢畸形。成年人型患者最突出的症状是疼痛，常表现为下肢痛，可伴有下肢感觉运动障碍，膀胱和直肠功能障碍以便秘和尿频、尿急多见。

690 什么是隐性脊柱裂? 手术指征和手术原则是什么?

隐性脊柱裂指先天性棘突和椎板缺如，无脊膜或神经组织外露。其病理形式很多，单纯的隐性脊柱裂不合并其他的脊髓或神经病变，椎管内容不向外膨出；复杂的隐性脊柱裂常同时存在脊髓或神经发育异常，使脊髓固定在椎骨上而限制了脊髓在发育中的上移，或同时合并其他病理情况，常造成脊髓栓系与受压。

对已明确诊断为脊髓栓系综合征的病人都适于手术。但对于发现脊髓圆锥低位但目前尚无症状的病人是否应行预防性手术，目前仍有争议，但多数学者主张行预防性手术，尤其是对于青少年或尚未生育的女性病人，因为存在较高出现症状的概率，一旦出而现症状多不可逆。

691　什么是开放性脊柱裂？分哪些病例类型？

开放性脊柱裂又称囊性脊柱裂，分为脊膜膨出、脊髓脊膜膨出、脊髓外露或脊髓膨出三类。①脊膜膨出：先天性椎弓缺如伴脊膜囊状膨出，囊内为脑脊液，无神经组织，椎管内的脊髓为正常形态，1/3 有神经功能缺失。②脊髓脊膜膨出：先天性椎弓缺如伴有脊膜囊状膨出，囊内容物有脊髓、神经根和脑脊液成分，脊髓或马尾的结构或功能异常。③脊髓外露或脊髓膨出：先天性椎板缺裂，椎管与硬脊膜广泛敞开，脊髓与神经组织直接显露于外。一般不形成囊性包块，可见其内的脊髓与神经根组织，多有神经组织的变性。

692　开放性脊柱裂手术目的是什么？

手术目的是修补膨出部位缺损、解除脊髓栓系、还纳膨出的神经组织、保护神经组织结构和功能完整。一旦确诊，通常均适合手术，一般手术时期越早效果越好。

693　什么是脊髓空洞症？

脊髓空洞症是一种慢性进行性脊髓变性疾病，由不同原因导致脊髓中央部空洞形成，主要表现为受损节段分离性感觉障碍、节段性肌萎缩和营养障碍。

694　脊髓空洞症与髓内肿瘤的鉴别要点是什么？

表 5-1　脊髓空洞症与髓内肿瘤的鉴别要点

	脊髓空洞症	髓内肿瘤
病变进展	缓慢	较快，半年可成截瘫
病变节段	较长	较短
锥体束征	多自一侧出现	两侧多见，可发展成横贯性损害
尿便障碍	无或晚期出现	早期出现
脑脊液	梗阻时可增高	蛋白增高
脊柱畸形	多有	无
MRI	可显示空洞	可发现病变
脊髓造影	显示病变较长	可有椎管梗阻，病变局限

695　髓内动静脉畸形的临床表现是怎样的?

临床表现为: ①脊髓蛛网膜下腔出血, 同时伴有瘫痪或根性痛, 颈段可出现头痛、呕吐、呼吸障碍。②进行性运动感觉障碍。

696　髓内动静脉畸形手术治疗的适应证是什么?

适应证: ①畸形血管团边界清楚, 呈团块状。②病变范围在两个椎体以内。③病变位置靠后, 与脊髓前动脉距离远, 手术便于处理而不损伤动脉主干。④引流静脉不阻挡手术入路。⑤手术可接近扩张的瘤样血管, 便于处理, 解除压迫。

697　髓内动静脉畸形栓塞治疗的适应证是什么?

适应证: ①AVM 主要由脊髓后动脉供血。②脊髓前动脉的供应蒂常扩张, 较少迂曲。③供血动脉直接进入畸形。④在畸形血管的上下有正常脊髓前动脉的侧支循环。

698　神经管的形成有几个阶段?

有 3 个阶段: 即胚胎第 18 天神经胚形成, 第 28 ~ 40 天尾端神经管形成, 从第 41 天开始退化。

699　神经管闭合延迟见于哪两个区域?

神经管闭合延迟见于头侧终板水平, 也称为神经孔嘴侧, 另一个区域为神经孔尾侧。最常见于腰骶部。

700　叶酸缺乏是导致神经管闭合不全的原因, 服用叶酸能将第一胎神经管闭合不全的发生率减少 50%, 简述具体方法是什么?

①所有准备怀孕的成年女性, 建议每日口服叶酸0.4mg。②对生育过神经管闭合不全婴儿的妇女, 准备再次怀孕的前 1 个月起必须服用叶酸, 直到怀孕后的前 3 个月, 剂量为每日 4mg。

701　简述脊柱裂的病因是什么?

胚胎期神经管未闭合时, 表层的外胚层与其下的神经外胚层不分离, 所以间质不能移入神经管表面和表层外胚层之间，导致不能形成正常的椎体、软骨、肌肉和脊椎韧带结构。

702 神经管闭合不全是否有遗传性？

已知脑脊膜膨出的发病率在 0.02%～0.10%，且有地区和种族差异性。统计数据显示，在有隐性脊柱裂的患儿中，20.4% 的父母也存在隐性脊柱裂，现代研究认为 VANGL1 基因突变与人类神经管闭合不全关系密切，证实此病除了环境因素外还存在遗传性。

703 胎儿神经管闭合不全，产前通过哪些手段可以检测？

母孕 4 个月时就有可能通过胎儿 B 超、母体血清 AFP 检出。如上述检查提示胎儿神经管闭合不全，需作羊水穿刺检查羊水中的 AFP 及乙酰胆碱酯酶的水平，以提高诊断的准确率。

704 简述脊柱裂为哪两大类？特点是什么？

分为隐性和显性两大类。隐性脊柱裂只有椎管缺损而无椎管内容物的膨出。显性脊柱裂不但有棘突及椎板缺如，椎管向背侧开放而且有椎管内容物膨出。

705 颅裂有哪些临床病例类型？

（1）隐性颅裂：较少见。只有简单的颅骨缺失，无局部和神经症状，多因其他原因检查时才发现颅骨缺损。

（2）囊性颅裂（也称显性颅裂）：较多见。颅骨缺失伴有隆起性包块，神经组织及被膜经裂孔膨出。膨出物仅为脑脊液者称为脑膜膨出；膨出物含有脑组织者称为脑膜脑膨出；膨出的脑组织中含有部分脑室者称为脑膜脑室膨出。

（3）露脑畸形：罕见。颅骨大片缺损及发育不全的脑组织外露，没有头皮等软组织，仅有不完整的包膜。

706 显性颅裂又称囊性颅裂，按膨出物可分成哪几种类型？病理特点是什么？

（1）脑膜膨出：膨出物为脑膜和脑脊液。

（2）脑膨出：膨出物为脑膜脑实质，不含脑脊液。

（3）脑膜脑囊状膨出：膨出物为脑膜、脑实质和部分脑室，脑实质和脑膜之间有脑脊液。

（4）脑囊状膨出：膨出物为脑膜、脑实质和部分脑室，但在脑实质和脑膜间无脑脊液。

707 不同病理类型的颅裂预后如何?

隐性颅裂无需手术治疗。单纯的脑膜脑膨出经手术治疗后,一般效果较好。而脑膜脑室膨出,脑膜脑膨出合并有神经功能障碍及智能低下和其他部位畸形者,则预后差。

708 颅裂的多发部位在哪里? 颅裂发生于颅底可有什么症状?

颅裂多发于颅骨中线。在颅盖者多见于枕部,少数见于额部、顶部。在颅底者多发于鼻根部,少数见于鼻腔、鼻咽腔或眼眶等处。如发生在颅底鼻根部者在鼻根部有包块突出,眶距增宽,眶腔受压变窄,眼外形改变,呈三角形。

709 简述显性脊柱裂分为哪几种类型及病理特点?

(1) 脊膜膨出:脊膜囊样膨出,含脑脊液,不含脊髓神经组织。

(2) 脊髓脊膜膨出:膨出物含脊髓神经组织。

(3) 脊髓膨出:脊髓一段呈平板式暴露于外界。

710 颅裂需与哪些疾病鉴别?

(1) 海绵状血管瘤:压迫肿块有缩小,退之能恢复,肿块侵入周围组织边界不清,颅骨无缺损,与囟门不交通,按压肿块无冲动感。

(2) 产瘤:多见于枕部或顶部,质地软,有波动感,透光试验阴性,与囟门不通,穿刺可抽出血液。

(3) 鼻息肉:常为多个实质性肿块,无波动感,透光试验阴性,偶有鼻出血。

711 脊柱裂须与哪些疾病鉴别?

(1) 背部、骶尾部畸胎瘤:多为囊性,偏向一侧,界限清楚,与囟门不交通,直肠指检可及肿块,影像学表现骶骨无缺损。

(2) 脂肪瘤:分叶状,边界清楚,与囟门不通,穿刺抽无脑脊液,但须注意脊柱裂可以合并脂肪瘤。

(3) 皮样囊肿:较小、与皮肤紧密相连,可以移动,稍有实质感。与椎管、囟门不相通。

712 脑脊髓膜膨出可有哪些伴发畸形?

可合并有阿－奇（Arnold-Chiari）畸形、畸胎瘤、皮样囊肿、骶骨发育不全、原发性泌尿系统畸形等。阿－奇畸形为枕骨与颈椎上段异常，小脑扁桃体向下延长，伸入枕骨大孔及椎管，延髓及第四脑室相应延伸，部分神经及颈神经根向下移位而受到牵引，脑室－脑池间阻塞形成脑积水。

713 隐性颅裂和隐性脊柱裂需要处理么? 手术指征是什么?

顶盖部隐性颅裂，除非缺损颅骨较大，一般可不手术。隐性脊柱裂如伴有栓系或合并脂肪瘤等导致神经压迫的，则需手术。

714 脂肪瘤型脊髓栓系根据脂肪瘤与神经组织的解剖可分为哪几种类型?

可分为三型：①背侧型脂肪瘤：脂肪瘤位于圆锥下端背侧，并经筋膜缺损长到皮下。②尾侧型脂肪瘤：脂肪瘤位于终丝，使圆锥尾端异常增粗，马尾神经穿行于脂肪瘤内。③过度型脂肪瘤：具有上述两型的特点，而且脂肪瘤与硬膜囊的粘连扩大到脊髓腹侧。

715 简述脊髓栓系综合征的定义是什么?

由于各种先天性和后天性原因使正常的脊髓回缩被病理性改变束缚导致脊髓圆锥低位、脊髓发生慢性进行性病理改变而引起的一系列神经功能障碍和畸形的综合征。

716 原发性脊髓栓系的定义是什么?

原发性脊髓栓系指因终丝粗大、脂肪瘤、皮样囊肿、脊髓纵裂等病理因素使得圆锥牵拉、位置下降。

717 继发性脊髓栓系的定义是什么?

继发性脊髓栓系指脊髓脊膜膨出修补术后或其他手术后导致脊髓粘连及圆锥位置下降。

718 脊髓栓系手术的目的是什么?

经手术治疗达到解除脊髓栓系和压迫、恢复局部微循环、促进神经功能恢复的目的。因此,手术治疗的要求是:①松解栓系,并去除引起栓系的病因。② 矫正合并的畸形。③最大限度地保护神经功能。

719 脊髓栓系的手术时机如何选择?

由于神经功能障碍一旦出现多难以逆转。为防止业已出现的症状进行性加重和出现新的症状,提倡尽早手术,一般治疗越早效果越好。主张确诊脊髓栓系即应手术,当有膀胱和直肠功能异常时应尽早手术,以防进一步发展为尿失禁。

720 隐性脊柱裂常见的背部皮肤异常有什么?

包括局部毛发丛、毛细血管瘤、皮肤浅凹、皮肤窦道、皮下脂肪增厚和皮肤赘生物等。

721 脊柱背侧皮肤窦道的病理特点是什么?

发生在脊柱背侧的皮肤窦道,是由上皮内衬构成的纤维细管道,从体表向皮下不同深度延伸,长短不一。短的止于皮下组织,长的通过棘突、椎板的缺损或穿过两个棘突间的韧带进入管内,止于硬脊膜外,亦可穿过硬脊膜进入蛛网膜下腔,终止于圆锥、脊髓、神经根、终丝或附着在脊髓的背侧形成纤维结节。5%的皮肤窦道穿过硬脊膜伴有皮样囊肿或表皮样囊肿及脂肪瘤。

722 简述脊髓纵裂如何分型?

脊髓纵裂指脊髓被分成两半,每一半都有神经根发出,可分Ⅰ型、Ⅱ型两种类型。Ⅰ型脊髓纵裂,两半脊髓各有一完整的硬膜囊,两个硬膜囊的内侧壁形成一个硬膜鞘,鞘间有骨棘。Ⅱ型脊髓纵裂的两半脊髓位于同一个硬膜囊内,两半脊髓的分隔往往是纤维性组织或软骨。脊髓纵裂以上平面的脊髓是正常的,并在纵裂以下平面重新融合成正常脊髓。

723 脊髓纵裂的皮肤表现和诊断是怎样的?

脊髓纵裂是一种隐性椎管闭合不全。皮肤表现包括多毛、皮下脂肪瘤、皮肤血管瘤和骨性隆起。MRI 对本病的诊断有重要意义，CT 对评价与脊髓纵裂合并的骨性畸形，尤其是术前了解椎板和骨脊的解剖关系帮助较大。

724　椎管探查术后 CSF 漏的原因是什么？

多因囊壁菲薄，缝合时张力过大，撕裂囊壁和筋膜，肌内缝合不够严密，脑脊液从裂隙中流出。切口感染、愈合不良也可导致脑脊液漏。患儿术后取侧卧位或俯卧位有利于伤口愈合。泄漏经久不愈，应再次修补。

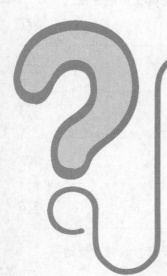

第六部分

小儿神经外科疾病

725 儿童颅内肿瘤的发病率在儿童肿瘤中占第几位？在儿童中常见的脑肿瘤有哪些？

我国每年至少有 7000~8000 名儿童被查出患脑肿瘤，被认为是仅次于白血病的儿童癌症杀手。但美国 CDC 发布了最新数据显示：近年来由于白血病治疗的改善，脑肿瘤自 2014 年开始，已经超过白血病，成为新的"儿童肿瘤之王"。在儿童中常见的脑肿瘤有胶质瘤、髓母细胞瘤、颅咽管瘤、室管膜瘤和生殖细胞瘤。

726 儿童颅内肿瘤主要包括哪些临床特点？

儿童颅内肿瘤可分为一般症状（颅内压增高所致）和局部功能障碍体征（肿瘤对脑组织局部压迫和破坏所致）两大类。临床特点主要包括：呕吐、头痛、视神经盘水肿、视力减退、视野缺损、头颅增大、破壶音阳性（McCewen 征）、复视、颈部抵抗感、强迫头位、癫痫发作、意识改变、走路不稳、共济运动障碍、眼球震颤、锥体束征、生长发育异常、多饮多尿、发热等。

727 为什么儿童颅内肿瘤的诊断较成年人困难？

儿童颅内肿瘤的诊断较成年人困难，与下列因素有关：①小儿不能或不会正确表达其症状，故病史不准确，常常靠家属的回忆与推测来描述，增加了医生判断上的困难。②儿童神经系统检查不易合作，常因哭闹使阳性体征不易被发现。③颅缝或前囟未闭，颅内压增高常被头颅增大代偿，使症状出现较迟。④许多症状不典型，常与其他躯体疾病相混淆。⑤小儿神经外科在我国仍不普及，有独立的小儿神经外科专业病房和专门的小儿神经外科专科医生的医院极少。

728 颅咽管瘤有哪些分型？它的血供主要来自哪些动脉？

Yasargil 等（1990）将颅咽管瘤分为：①鞍内。②鞍内 – 鞍上。③鞍上或视交叉 – 脑室外。④脑室内外。⑤脑室旁。⑥脑室内等 6 种类型。Fahlbusch 等（1996）将颅咽管瘤按其与鞍膈的关系分为三类：①位于鞍内，即鞍膈下。②位于鞍上或鞍后（鞍膈上，脑室外）。③位于脑室内（第三脑室）。颅咽管瘤的血供主要来自大脑前动脉、前交通动脉、颈内动脉或后交通动脉。鞍内肿瘤主要接受海绵窦内两侧颈内动脉的分支供血；鞍上肿瘤在前面接受来自前交通动脉的小分支和邻近的大脑前动脉供血；侧面为后交通动脉的分支供血。脑室外肿瘤供血部分来自大脑后动脉起始部。

729 根据组织学形态，颅咽管瘤可分为几型？

颅咽管瘤根据组织形态可分为三型：①牙釉质型。②上皮型。③梭形细胞型。

730 胼胝体－透明隔间隙－穹隆间入路适合何种类型的颅咽管瘤？该种类型的颅咽管瘤的形态学如何？

视交叉后－垂体柄前型颅咽管瘤是最常见的类型。肿瘤起源于前部垂体柄，瘤体将视交叉推向前方，将垂体柄压向后方的鞍背，肿瘤主体突破第三脑室底向第三脑室生长，瘤体充满第三脑室的前部或整个脑室腔，阻塞了室间孔，由于瘤体主要向第三脑室生长，对前方的视交叉和视神经影响较小，故患儿的视觉障碍比较少见，但由于存在脑积水，病儿可有视神经盘水肿。此类肿瘤最适合采用经前部胼胝体－透明隔间隙－穹隆间入路，可以达到切除瘤体和解除脑脊液阻塞的目的。

731 颅咽管瘤的患儿常见的临床表现有哪些？造成这些的原因是什么？

主要表现为三大综合征：①高颅压症状：产生颅内压增高的原因主要是肿瘤向上生长侵入第三脑室，导致室间孔梗阻，少数情况下肿瘤压迫还可导致水管的闭塞，从而引起梗阻性脑积水。巨大肿瘤本身的占位效应也是颅内压增高的原因之一。儿童颅内压增高表现为头痛、呕吐、囟门张力增高、头颅增大、颅缝分离及头部叩诊破壶音等；婴儿患者表现为前囟膨隆及头皮静脉怒张。②内分泌功能低下：内分泌功能紊乱主要为由于肿瘤侵犯或压迫垂体和下丘脑导致内分泌功能紊乱的综合征。③视力视野障碍：原因有两种，第一是由于肿瘤位于鞍上，由于肿瘤压迫视交叉可以出现视神经的萎缩，导致视力下降，可以引起双颞侧的偏盲，或压迫视神经导致神经萎缩引起视力下降。

732 颅咽管瘤患儿常出现哪些内分泌功能紊乱症状？造成这些症状的主要原因是什么？

内分泌功能紊乱主要为由于肿瘤侵犯或压迫垂体和下丘脑所致内分泌功能紊乱的综合征。其中下丘脑损害的临床表现包括尿崩症、脂肪代谢障碍、嗜睡、体温调节障碍。垂体功能损害的临床表现包括易于乏力倦怠、少动、食欲缺乏、皮肤苍白、基础代谢低下、性器官不发育或第二性征不出现等。多种垂体激素分泌不足时可出现 Lorain 侏儒症，表现为消瘦、倦怠少动、皮肤苍白、面部多皱纹貌似老人、牙及骨骼不发育、幼稚型性器官而无第二性征。

733 造成颅咽管瘤患儿视力视野障碍的原因有哪些?

原因有两种,第一是由于肿瘤位于鞍上,由于肿瘤压迫视交叉可以出现视神经的萎缩,导致视力下降,可以引起双颞侧的偏盲,或压迫视神经导致神经萎缩引起视力下降。第二是肿瘤梗阻室间孔时可造成颅内压增高,导致视神经盘水肿。

734 颅咽管瘤的影像学表现有哪些?

(1) 颅骨 X 线平片:①颅内压增高征,表现为颅缝分离,脑回压迹增大及头颅增大等。②蝶鞍改变,表现为蝶鞍扩大、变形或破坏等。③肿瘤钙化灶,可在鞍内、鞍上或者两者兼而有之,呈斑点状或团块状,有时沿肿瘤囊壁钙化而呈蛋壳状。

(2) CT 检查:CT 平扫多数为囊性病变,低密度,囊壁为等密度或稍高密度,可在周围脑池或脑室衬托下显示,病灶边界清楚,呈圆形或卵圆形,部分肿瘤可呈分叶状,囊内蛋白物质含量高时 CT 值略高,可达20HU 左右。实体性颅咽管瘤呈均一高或等密度。儿童CT 扫描示鞍上囊性肿物,伴有钙化或环状强化者,应考虑颅咽管瘤的诊断。

(3) MRI 检查:实体性肿瘤表现为长 T1 和长 T2,而囊性肿瘤囊内成分不一,表现复杂:①液化坏死和蛋白增高者为稍氏 T1 和长 T2。②液化胆固醇结晶为短 T1 长 T2(信号强度多高于脂肪)。③出血(亚急性或慢性出血)表现为短 T1 长 T2,信号强度多低于脂肪。④而钙化或骨化则为长 T1 短 T2。

735 儿童颅咽管瘤需要与哪些疾病相鉴别?

儿童的颅咽管瘤要注意与下列疾病相鉴别:①鞍上生殖细胞瘤:本病也多在儿童期发生,但发病率与颅咽管瘤相比要低得多,首发症状几乎都为多饮多尿,鞍部有钙斑者罕见。女孩多于男孩,试验性放疗 10Gy 肿瘤可缩小达 80%。②视神经胶质瘤:本病多表现为单侧眼球突出,一侧视力视野改变明显,颅骨 X 线平片可见一侧视神经孔扩大,可有“梨形”蝶鞍等,肿瘤一般无钙化。③第三脑室前部胶质瘤:常来源于视交叉,影像检查蝶鞍形态正常,鞍区很少有钙化斑,肿瘤形态不规则,多为毛细胞型星形细胞瘤。④脑内炎症:结核性脑膜炎可致颅底有钙化斑,易误诊为颅咽管瘤的钙化斑;另外颅咽管瘤囊液渗出也可引起无菌性脑膜炎。CT 检查可有助于鉴别。

736 颅咽管瘤的治疗方式有哪些? 其中主要的治疗方式是哪个?

颅咽管瘤的治疗方式包括:手术治疗、放射治疗和化学治疗。手术仍是目前颅咽管瘤的主要治疗手段，放疗和化疗起辅助作用。需注意的是颅咽管瘤术前、术后常有明显的内分泌紊乱，因而手术前后对内分泌代谢紊乱的纠正，对治疗成功与否有不容忽视的作用。放疗存在争议，副作用包括内分泌障碍、视神经炎、痴呆，如手术有肿瘤残留，术后放疗可能防止残存肿瘤再次生长。

737 颅咽管瘤的手术入路有哪些？各适用于哪些情况？

颅咽管瘤的手术入路有许多，但不管何种入路，充分暴露瘤体做到尽可能全切除和减少下丘脑损伤是选择手术入路的最基本原则。①翼点入路：此入路一般可做到肿瘤的全切除或近全切除。②经视神经颅内动脉间隙。③经终板。④经颅内动脉侧方间隙。⑤经额 – 蝶骨：磨除鞍结节。⑥视交叉下：通过双侧视神经和视交叉前部空间，颅咽管瘤病人视交叉前置常见使得经视交叉下进行困难，然而很多病例中实际情况是由于第三脑室内的肿瘤向前推挤视交叉，因而产生视交叉前置的错觉。⑦单纯经蝶。⑧经前部胼胝体 – 透明隔间隙 – 穹隆间入路：主要适用于位于第三脑室内的颅咽管瘤。⑨联合入路：根据肿瘤的部位和生长方向可选择以上入路联合以更好地暴露切除肿瘤。

738 颅咽管瘤患儿术后有哪些并发症？

影响颅咽管瘤全切的一个主要原因是术后的下丘脑功能损害，也是颅咽管瘤术后的治疗重点。下丘脑功能损伤的主要表现有：①尿崩症。②血钠紊乱。③垂体功能低下。④无菌性脑膜炎。⑤视力障碍。

739 髓母细胞瘤患儿有哪些临床表现？

临床表现为：①颅内压增高。②小脑损害（躯干性共济失调，闭目难立、持物不稳、眼球震颤等）。③复视。④面神经外周瘫。⑤强迫头位。⑥头颅增大和破壶音阳性。⑦进食呛咳。⑧小脑危象。⑨自发性蛛网膜下腔出血。

740 何谓小脑危象？如何处理？

为急性梗阻性脑积水所致，即在小脑扁桃体下疝或肿瘤直接压迫脑干的基础上突然颅内压增高加剧，表现为呼吸变慢和血压增高、意识障碍，应立即行脑室穿刺，放出脑脊液（多为喷出），病情立即缓解，否则可因呼吸心搏骤停而死亡，穿刺后可做室脑外引流。

741 髓母细胞瘤有哪些影像学表现?

头颅 CT 平扫可见后颅窝中线有高或稍高密度的肿物,一般圆形,较均匀,瘤内出血可呈混杂密度。注药后可有明显均匀强化。头颅 MRI 全面显示肿瘤和脑组织的关系,对导水管有无扩张和脑室扩大情况也有较为全面的了解。T1 加权像多为等或稍低信号,出血可混有高信号;T2 加权像则为高信号,注药可有均匀或不均匀的明显强化。

742 髓母细胞瘤需要与哪些疾病相鉴别?

需要鉴别的疾病有:①第四脑室室管膜瘤:此瘤起源于第四脑室室管膜,早期刺激呕吐中枢引起呕吐,肿瘤在 MRI 上呈结节状,有时可经枕大孔延伸至椎管。②小脑星形细胞瘤:位于小脑半球,病程长,表现为一侧肢体共济运动障碍,CT 及 MRI 可见肿瘤囊变者居多,可"囊在瘤内"或"瘤在囊内"。

743 髓母细胞瘤的治疗方式有哪些? 其中主要的治疗方式是哪个?

治疗方式包括:手术治疗、放射治疗和化学治疗,其中手术治疗仍然是髓母细胞瘤的主要治疗手段,术后辅以全脑全脊髓放疗和/或化疗。

744 影响髓母细胞瘤预后的因素有哪些?

传统上将髓母细胞瘤患者分为两组,即"平均风险组"和"高风险组",区分这两个分组的条件有 3 个:确诊年龄、存在或不存在播散(基于磁共振成像和脑脊液分析)、手术后肿瘤的残余程度。"平均风险组"患者年龄大于 3 岁,目前未发现转移(影像学扫描未见宏观转移,脑脊液未见肿瘤细胞),残余肿瘤大小 $<1.5cm^2$。"高风险组"患者年龄小于 3 岁,出现转移或术后肿瘤大小 $>1.5cm^2$。

2015 年在海德堡召开的一次共识会议上,基于分子分型和预后标准提出了一种针对 3~17 岁患者的新的风险分层方案。将患者精细化分类成四个风险组,主要以结果为定义,并考虑了疾病的异质性和分子亚群信息。该方案将患者定义为"超高风险"(<50% 生存率)、"高风险"(50%~75% 生存率)、"标准风险"(75%~90% 生存率)和"低风险"(>90% 生存率)。转移型 Group3 型髓母细胞瘤患者以及出现 TP53 突变的 SHH 型髓母细胞瘤患者预后较差,应被认为风险很高。高危患者为转移性或 MYCN 扩增性 SHH 型髓母细胞瘤患者和 Group4 型髓母细胞瘤患者。无 MYCN 扩增、无 TP53 突变的 SHH 型髓母细胞瘤、无 MYC 扩增的 Group3 型髓母细胞瘤和无 11 号染色体丢失的 Group4 型髓母细胞瘤均被视为标准风险。

低风险的是非转移性 WNT 型髓母细胞瘤患者以及非转移性 Group4 型髓母细胞瘤和全染色体 11 缺失患者。

745 后颅窝髓母细胞瘤的转移情况如何分级?

Chang（1969）将后颅窝髓母细胞瘤的转移情况分级：

M_0：无蛛网膜下腔及血行播散。

M_1：CSF 中查到肿瘤细胞。

M_2：在大脑、小脑的蛛网膜下腔或脑室中有瘤结节。

M_3：脊髓蛛网膜下腔有瘤结节。

M_4：神经系统外转移。

746 髓母细胞瘤放射治疗的标准方案是什么? 需注意哪些事项?

放射治疗标准方案为：脑及脊髓放疗是 35～40Gy，后颅窝局部加到 50～55Gy，每日分剂量为 1.8Gy。全脊髓自颈髓达骶 2 水平。3 岁以下的婴幼儿的放疗，脊髓不宜放疗，全脑为 30Gy，后颅窝局部为 45Gy。但大多数学者对婴幼儿主张先行化疗，因为此年龄组放疗很难操作且危害也极大。

747 根据病理特点，低级别的星形细胞瘤可分哪几类? 各自在 WHO 分类中属第几级?

可分为两类：毛细胞型星形细胞瘤占 80%～85%，M 良性，在 WHO 分级中属 Ⅰ 级；另一类为弥散型，在 WHO 分类中属 Ⅱ 级，约占小脑星形细胞瘤的 15%，发病年龄晚于毛细胞型，其预后较毛细胞型者差。

748 小脑星形细胞瘤的患儿有哪些临床表现?

肿瘤生长缓慢，病程多数较长，可数周至数年不等。常见的临床表现有：①颅内压增高：头痛及呕吐常为首发症状，急性颅内压增高者严重者可发生"小脑危象"，出现昏迷和角弓反张。②小脑损害征：病变多在小脑半球，故表现为患侧肢体的共济运动障碍，上肢重于下肢，表现为上肢动作笨拙，持物不稳，进食困难。位于蚓部者可走路步态蹒跚，闭目难立征阳性，可有粗大水平眼震。③颈部抵抗：常伴有颈部疼痛和不敢转动头部。④颅脑神经损害：外展受限多为颅压增高所致。

749 小脑星形细胞瘤有哪些影像学特点?

头颅 CT 检查;视其囊性和实性情况,CT 可有所不同,一般囊性为低密度,而实性部分为稍高、等密度或低密度,通常注药可有轻度强化,级别高者则肿瘤可有混杂密度,注药强化明显。可"瘤在囊内"或"囊在瘤内",瘤结节可强化,但程度低于血管网状细胞瘤的结节。肿瘤在头颅 MRI 的 T1 像上呈等信号和低信号,瘤体可有不同程度的增强现象。一般肿瘤有比较明显的边界。小脑星形细胞瘤可有囊变,根据肿瘤实体和囊变的关系,小脑星形细胞瘤在形态学上有 3 种表现:实性瘤体、囊在瘤内和瘤在囊内。实性肿瘤可有小的囊变,肿瘤与正常脑组织间可有胶质增生层。瘤在囊内型的特点是有一个很大的囊肿,瘤结节偏于囊壁的一侧,囊壁无增强,囊壁内表面光滑,为纤维结缔组织的膜,囊壁在病理学检查上没有瘤细胞。囊在瘤内型的特点是囊壁有增强现象,囊壁厚薄不一,囊壁内表面粗糙,病理学检查为瘤细胞、瘤结节常偏于囊肿的一侧。

750 小脑星形细胞瘤需要与哪些疾病相鉴别?

需注意与下列疾病鉴别:①小脑血管网状细胞瘤:影像上也多表现为小脑半球内含有瘤结节的囊性占位,但此病儿童的发病率极低,常伴有先天性多脏器多发囊肿、红细胞增多及视网膜血管性病变,多数有家族史,神经影像学检查在注药后瘤结节强化较星形细胞瘤更为明显。②髓母细胞瘤:发病年龄多较小,主要位于小脑蚓部,蚓部损害较小脑半球损害明显,病程进展迅速,肿瘤囊变及钙化少见。③室管膜瘤:主要位于第四脑室,颅内压增高出现早,小脑损害出现较晚且多较轻,而第四脑室底部脑干内神经核受累症状较常见,多有强迫头位。

751 依据肿瘤的组织学特征,WHO(1990)将室管膜瘤分为哪几种类型?

依据肿瘤的组织学特征,WHO(1990)将室管膜肿瘤分为:①室管膜瘤(ependymoma):有细胞型(cellular)、乳头型(papillary)和上皮型(epithelial)三种变异。肿瘤通常边界清楚,实质性,质地软,灰红色或灰白色,可因灶状出血或坏死而呈部分囊变,可有钙化,部分肿瘤可浸润邻近脑组织。在 WHO 分级中室管膜瘤属于Ⅱ级。②间变或恶性室管膜瘤(anaplastic or malignant ependymoma):约占室管膜肿瘤的 30%,在 WHO 分级中为Ⅲ级,尽管肿瘤可见于任何可发生室管膜瘤的部位,但主要位于颅内,尤其以后颅窝明显,儿童更为常见,在诊断时 3%~17% 有脑脊液转移。肿瘤致密成片,细胞及核形态各异,并可见核分裂象,可有小灶坏死和巨细胞存在。③黏液乳头型室管膜瘤(myxopapillary ependymoma):儿童少见,在 WHO 分级中为Ⅰ级,肿瘤主要位于终丝,有时亦可见于颈、胸髓,偶尔可位于颅内。肿瘤细胞乳头状排列，围绕乳头状结构中心的结缔组织常有黏液样变性，并含有玻璃样变和血管结构。④室管膜下瘤（subependymoma）：室管膜下瘤常见于成年人，儿童相对少见。肿瘤多为单发，边界清楚，多位于第四脑室及侧脑室，在 WHO 分级中为 I 级。构成肿瘤的主要细胞是室下胶质细胞，可呈假菊形团样排列，有时可见少量室管膜细胞、室管膜母细胞分布于胶质纤维中。

752 第四脑室室管膜瘤的患儿有哪些临床表现？

由于肿瘤位于脑室内，极易阻塞脑脊液循环通路，常早期出现颅内压增高症状。当肿瘤压迫第四脑室底部诸脑神经核或向侧方压迫小脑脚时，临床上可引起脑神经损害及小脑症状。主要包括：①颅内压增高症状：其特点是间歇性，与头位变化有关。晚期常呈强迫头位，头多前屈或前侧屈。由于体位改变可刺激第四脑室底部的神经核团，尤其是迷走神经及前庭神经核，表现为剧烈的头痛、眩晕、呕吐、脉搏呼吸改变，意识突然丧失及由于展神经核受影响而产生复视、眼球震颤等症状，称为 Brim 征。②频繁呕吐：部分病人肿瘤自第四脑室底部长出或刺激第四脑室底的呕吐中枢，CT 显示脑室不大，颅压不高而频繁呕吐，如 MRI 检查可见第四脑室内有小肿物或第四脑室底部隆起，这可使患儿得到早期诊断。③脑干症状和脑神经损害症状：脑干症状较小，当肿瘤压迫或向第四脑室底部浸润生长时，可以出现脑桥和延髓诸神经核受累症状，多发生在颅内压增高之后，少数也有以脑神经症状为首发症状。脑神经损害症状的出现、受累过程和范围与肿瘤的发生部位和延伸方向有密切关系。肿瘤在第四脑室底上部多影响第 V、第 VI、第 VII、第 VIII 脑神经核，沿中线生长影响内侧纵束，可出现眼球向患侧注视麻痹，还可产生眼球运动偏斜扭转，第四脑室底下部的肿瘤则主要影响第 IX、第 X、第 XI、第 XII 脑神经核，常以呕吐、呃逆为首发症状，随之出现吞咽困难、声音嘶哑及因迷走神经刺激而出现的内脏症状，有时甚至产生括约肌功能障碍和呼吸困难；起始于第四脑室侧隐窝的肿瘤，常向同侧脑桥小脑角发展，以第 V、第 VII、第 VIII 神经受累为主，主要表现为颜面部感觉障碍、听力和前庭功能减退和眩晕等症状。④小脑症状：小脑症状一般较轻，因肿瘤沿后侧方或背侧生长影响小脑脚或小脑腹侧所产生，表现为走路不稳，常见到眼球震颤，部分病人表现为共济失调和肌力减退。

753 侧脑室室管膜瘤的患儿有哪些临床表现？

（1）颅内压增高症状：因为肿瘤生长缓慢，在造成脑脊液循环障碍之前症状多不明显。由于肿瘤在脑室内有一定的活动度，可随着体位的改变产生发作性头痛伴呕吐，时轻时重，不易被发觉，病人时常将头部保持在一定的位置（即强迫头位）。当肿瘤的体积增大足以引起脑脊液循环受阻时，才出现持续头痛、呕吐、视神经盘水肿等一系列颅内压增高的症状。急骤的颅内压增高，可引起昏迷或死亡。儿童病人可因为长期颅内压增高使头颅增大和视力减退。

（2）肿瘤的局部症状：早期由于肿瘤对脑组织压迫较轻微，局部症状多不明显，肿瘤生长较大时，尤其当侵犯丘脑、内囊和基底节或肿瘤向脑实质内侵犯时，表现对侧轻偏瘫、偏侧感觉障碍和中枢性面瘫。肿瘤造成癫痫发作者少见。

754　室管膜瘤有哪些影像学特点？

（1）CT 检查：CT 检查位于侧脑室内的肿瘤一般显示不均匀的等密度或高密度影像，病变同侧脑室可因为肿瘤的占位和室间孔堵塞造成脑室扩大、变形，肿瘤内可见高密度的钙化灶及低密度的囊变区。后颅窝室管膜瘤表现为中线占位，常充满第四脑室，并合并脑积水。肿瘤可位于大脑半球，注药有明显强化，但有时似与脑室关系不大。肿瘤的密度通常高于正常脑组织，而那些低密度或等密度的病变很少可能是室管膜瘤。

（2）MR1 检查：室管膜瘤在 T1 加权像上呈低或等信号，在 T2 加权像呈明显高信号，儿童患者由于瘤体内有较大的囊变区而形成 T1 加权像的更低信号，在 T2 加权像上的更高信号，肿瘤的实质部分由于钙化也造成信号的混杂，成年病人瘤体内囊变形成不明显，钙化比较少，所以信号比较均匀，若瘤内发生间变时，其间变部分信号改变明显，为不均匀信号，在 T1 加权像呈较低信号，T2 加权像呈较高信号。肿瘤具有异常对比增强。

755　侧脑室室管膜瘤需与哪些疾病相鉴别？

（1）三角区脑膜瘤：好发于成年人，女性多于男性，多为圆形，CT 和 MRI 显示密度和信号均匀，注药一般呈明显均匀一致强化。

（2）脉络丛乳头状瘤：好发于婴幼儿，侧脑室三角区和枕角多见，脑室扩大在瘤侧更明显，呈交通性脑积水状，CT 及 MRI 表现为粗糙，注药后明显强化。

（3）室管膜下巨细胞型星形细胞瘤：多为结节性硬化患儿，肿物多在室间孔上下，有时可见脑室壁上多发钙化结节。

756　第四脑室室管膜瘤需与哪些疾病相鉴别？

（1）髓母细胞瘤：特点为男孩多见，发病高峰为 6~9 岁，肿瘤多自蚓部突入第四脑室，肿瘤与脑干之间常有一脑脊液间隙，很少长到枕大孔以下。

（2）小脑星形细胞瘤：特点多在小脑半球或蚓部，后者可突入第四脑室；影像检查显示肿物多有囊，可囊在瘤内或瘤在囊内，注药强化较室管膜瘤差。

（3）脉络丛乳头状瘤：好发于 10 岁以下，第四脑室者少于侧脑室，肿物边缘呈桑葚状，注药明显强化。

757 幕上脑实质内室管膜瘤需与哪些疾病相鉴别?

（1）低级别星形细胞瘤：成年人多见，CT平扫为低密度，与脑室可相距较远，注药无强化或轻度强化。

（2）少突胶质瘤：此肿瘤在CT上多有钙化，注药强化明显。

（3）胶质母细胞瘤：成年人多见，病程短，可累及多个脑室，CT及MHI显示肿瘤密度或信号不均，可有出血灶，瘤周水肿明显。

758 室管膜瘤切除前做脑室－腹腔分流手术存在哪些缺点?

术前做脑室－腹腔分流能增加肿瘤切除的安全性，而其有3个缺点：①CSF中瘤细胞可能引起腹腔种植。②减压后瘤内出血。③小脑幕切迹上疝。

759 星形细胞瘤按病理分类分为哪些类型?

（1）侵袭性星形细胞瘤

1）弥漫星形细胞瘤：①纤维型：镜下所见：肿瘤细胞分化良好，含丰富的胶质纤维，肿瘤细胞胞质很少，细胞核大小相似。圆形或椭圆形，核膜清楚，核内染色质中等，瘤内血管细而薄壁。②原浆型：较少见，镜下所见：瘤细胞散在分布，胞质呈粉红色，可见到胞质突起，细胞核位于瘤细胞中心或稍偏一侧，有时可见到核小体。③肥胖型：多见结节性硬化合并颅内星形细胞瘤。镜下所见：细胞肥大成球形，大小不等，胞质呈嗜酸性，极为丰富，细胞核往往在肿瘤细胞的一侧，胞核染色较浓。

2）混合型少突星形细胞瘤。

3）间变性星形细胞瘤。

4）间变性少突星形细胞瘤。

5）多形性胶质母细胞瘤。

（2）非侵袭性

1）青少年毛细胞性星形细胞瘤。

2）室管膜下巨细胞星形细胞瘤。

3）婴幼儿促纤维增生型星形细胞瘤。

4）毛细胞黏液样星形细胞瘤。

（3）独特型星形细胞瘤

1）多形性黄色星形细胞瘤。

2）肥胖型星形细胞瘤。

760 儿童大脑半球胶质瘤需要与哪些疾病相鉴别?

（1）炎性肉芽肿或小脓肿。主要表现为癫痫发作和局限性体征，颅压增高征不明显。CT 可见小环形稍高密度影，注药病灶环可增强（中心为低密度），周围有水肿带。MRI 和 T1 加权像病变可等或稍高信号，在 T2 加权像肿瘤壁为低信号，中心为高信号，周围水肿为不规则高信号，注药有明显环形强化，病灶一般很小，而水肿严重。

（2）蛛网膜囊肿。多发生在颞极，与颅内肿瘤极易区别，而发生在大脑半球凸面者有时易与星形细胞瘤相混淆。CT 为边缘光滑的低密度影。CT 值与脑脊液相似，MRI 在 T1 加权像为低信号，T2 加权像为高信号，而星形细胞瘤边界没有蛛网膜囊肿清楚，因都是慢性生长的良性病变，在 CT 上都可在颅骨内板形成压迹。

761 脑干胶质瘤的患儿有哪些临床表现?

表现为脑神经麻痹、长束征和小脑损害：①脑神经麻痹：可为一个或多个脑神经麻痹，首发症状可为眼球内斜（展神经麻痹）和嘴歪（面神经麻痹）；如持续时间较长则为低级别的胶质瘤，症状进展可出现走路不稳（侵犯桥臂）和吞咽发呛（舌咽神经及迷走神经麻痹），少数可有伸舌偏斜、舌肌萎缩和震颤（舌下神经损害）。②长束征：脑干肿瘤有锥体束征者本组占 83.3%，可为单侧，但因长束相距很近而常为双侧受侵，单侧损害可一侧肢体力弱、肌张力增高及病理征阳性，而损害多在脑神经对侧，称之为"交叉性麻痹"，少见病例锥体束征在脑神经损害的同侧。③小脑体征：小脑体征在儿童脑干肿瘤中十分常见，有时可因走路不稳而被家长作为首发症状就诊，此为侵犯桥臂所致，表现为走路呈醉酒步态和闭目难立征阳性（Romberg 征）。④颅内压增高。⑤其他症状：脑干肿瘤患儿可有精神及智力改变。

762 根据 MRI 表现，脑干胶质瘤可分为哪几种? 各自有哪些特点?

近年，根据 MRI 表现将脑干胶质瘤分为弥漫型、局限型、外生型和延脊型 4 种，此种分型不仅可以用于描述肿瘤的影像，而且可以预测病人的临床过程及对各种治疗的效果。

（1）弥漫型肿瘤：是脑干最常见的肿瘤，尤其以儿童多见，而成年人相对较少。纤维型星形细胞瘤是其典型表现。绝大多数这类肿瘤的中心位于脑桥，沿传导束向上浸润至中脑，向下达延髓，偶尔向上可延伸至丘脑，向下达颈髓。脑干表现为弥漫性肿胀，因多在脑桥，故有学者称之为"胖大脑桥"。临床上表现为症状的弥散性：受累的脑神经常常为双侧，累及脑干的多个层面，以Ⅴ、Ⅵ、Ⅶ、Ⅸ和Ⅹ脑神经受累最为常见，一般同时伴有锥体束征或小脑症状，表现为轻度运动无力、反射亢进及共济失调。

（2）局限型肿瘤：此类肿瘤可起源于脑干的任一部位，典型的表现是脑干局限性功能障碍持续数月至数年，并且仅仅限于受累的脑干，其他层面的脑干功能多不受影响。位于中脑顶盖的肿瘤表现为脑积水，此处胶质瘤有很强的特征性：即起病隐匿，有时在一次外伤后做 CT 时发现，可无脑神经损害或轻度眼球外展差或上视稍差，CT 只能看到有严重的幕上脑室扩大，余无异常；MRI 可见四叠体等信号肿物，与脑组织融合在一起，注药一般无强化，肿物通常较小（直径 1~2cm），但因早期梗阻导水管使之闭塞而脑室扩张极为明显，此种病人无长束征。位于中脑被盖的肿瘤可导致动眼神经麻痹，可伴有或不伴有长束征；脑桥的肿瘤可导致面瘫，面部麻木，听力减退或丧失，或长束征；而延髓的胶质瘤常常表现为呼吸道感染及肺炎，随后出现声音嘶哑，呛咳、吞咽困难等，也可出现一侧舌肌萎缩、长束征及步态不稳等。

（3）外生型胶质瘤：此类肿瘤起源于室管膜下的胶质细胞，常常向外生长至第四脑室，由于肿瘤的 90% 以上部分位于第四脑室，因而脑干受累较轻。肿瘤一般生长缓慢，相应的症状逐步出现，绝大多数病程在 1 年以上。由于外生型胶质瘤易阻塞脑脊液循环，因此常表现为颅内压增高和脑室扩大，视神经盘水肿及小脑扁桃体下疝。婴幼儿患者常表现为顽固性呕吐，发育迟缓；而较大儿童则表现为头痛、呕吐、共济失调等。

（4）延脊型：肿瘤主要位于延髓，但部分已伸入上颈髓。由于脑干的代偿性强，此型肿瘤体积可很大（占据延髓大部），但症状不太严重，可有轻度吞咽发呛和强迫头位，而长束征不明显。肿瘤可能原发于延髓向下生长，亦可能为颈髓胶质瘤向上生长，此型以低级别胶质瘤多见。

763 脑干胶质瘤的影像学特点有哪些？

（1）CT：表现为脑干部位的低或等密度占位，也可为混杂密度，肿瘤多实性少囊变，可无明显强化或不均匀强化。可见第四脑室抬高和变扁，表现为脑桥明显肿大，这是 CT 诊断脑干胶质瘤极其特征性的表现。

（2）MRI：对于明确脑干胶质瘤的病变范围有重要意义。弥漫型脑干肿瘤在 T1 像表现为低信号，与周围脑组织边界不清，T2 像显示肿瘤往往较 T1 像大，反映肿瘤的浸润范围，脑干形态膨大，肿瘤边界不清。增强扫描变化较大，可不均匀强化，对预后指导意义不大。局限型肿瘤与周围脑组织有明确的边界，一般局限于脑干一个节段的一半以内（中脑、脑桥和延髓），但延髓除外，因延髓体积较小，病变很容易突破延髓的半数体积。T1 像和 T2 像可以明确显示病灶范围及大小，肿瘤周围的传导束与肿瘤分界明显，似构成肿瘤的边界。毛细胞星细胞瘤在注药后均匀一致强化，有时可有肿瘤内囊变。T1 像为低信号，T2 像为高信号，多数肿瘤为星形细胞瘤，均匀强化。

764 根据肿瘤生长部位，脑干胶质瘤可采用哪些手术入路？

手术治疗较适用于局限型、背侧外生型和体积较小的延脊型脑干肿瘤。

（1）中脑肿瘤：中脑背侧的肿瘤可采用幕下小脑上入路（Kraus 入路）；此外亦有采用横断横窦（后期吻合）、经小脑幕入路的报告。术中将小脑向尾侧牵开，直接暴露中脑背侧，Galen 静脉等深部引流静脉均位于术野上方，术中损伤的机会少。对于中脑腹侧的肿瘤，若肿瘤靠近脚间窝，手术可采用经典的翼点入路；若靠近腹外侧，则可采用颞枕入路（颞下入路），切开小脑幕来暴露肿瘤。

（2）脑桥及延颈髓肿瘤：多数可采用后正中开颅，除了脑桥延髓向一侧生长的局限性脑干肿瘤可用 CPA 钩形切，通常可用后正中开颅，如为脑干向背侧突出者，可切开小脑蚓部，在第四脑室最隆起部分切开，行肿瘤内切除，切勿损伤正常脑干，这样至少不增加新的脑神经和长束的损害。

（3）对于脑桥中上部的肿瘤，后正中入路需切开小脑蚓部范围较大，向侧方牵开较多，易损伤小脑齿状核，较易出现"小脑缄默综合征"。近年采用经小脑延髓裂分开脉络膜裂入路切除第四脑室及脑桥肿瘤则可以减少上述并发症。

（4）脑干内的病变切除时，位于脑桥中线部位者或稍偏离中线者，均应严格按脑干后正中沟切开，然后沿病变周边剥离。偏离中线明显者，寻找病变与脑干外最薄弱的区域切开，然后从四周分离。若病变累及整个第四脑室时，此入路亦具有同样的优点：如第四脑室室管膜瘤，病变上极可达导水管下口，下极突入枕大池，经此入路可暴露病变全貌，而无正常结构损伤。

 765 生殖细胞肿瘤可分为哪些类型？

可分为：生殖细胞瘤、胚胎癌、内胚窦瘤、绒毛膜上皮癌、畸胎瘤、混合性生殖细胞瘤。其中，内胚窦瘤又称卵黄囊瘤，畸胎瘤又可分为未成熟性畸胎瘤、成熟性畸胎瘤、畸胎瘤恶性转化 3 种类型。

 766 何谓 Parinaud 综合征？

Parinaud 综合征，又称上丘脑综合征、中脑顶盖综合征、上仰视性麻痹综合征。由中脑上丘的眼球垂直同向运动皮质下中枢病变而导致的眼球垂直同向运动障碍，累及上丘的破坏性病灶可导致两眼向上同向运动不能。主要原因是松果体肿瘤、胼胝体肿瘤、中脑肿瘤，以及血管病变损害皮质顶盖束等引起。特征为两眼同向上视不能、两侧瞳孔散大或不等大、光反应消失，调节反射存在。表现为眩晕，有时共济失调。上睑下垂，复视，双眼同向上视运动麻痹，但无会聚性麻痹。退缩性眼球震颤，瞳孔变位，眼底见视神经盘水肿。

767 松果体区的生殖细胞肿瘤有哪些临床表现?

肿瘤位于松果体区，早期压迫导水管可有颅压增高，继之压迫动眼神经核可导致眼球垂直运动障碍，晚期压迫四叠体下丘造成听力减退、压迫小脑上蚓部或小脑上脚造成走路不稳等，一般病程较短，自 20 天至 1.5 年，平均为 4 个月。主要临床表现为：①颅压增高：肿瘤突向第三脑室后部梗阻导水管上口，有时使整个导水管受压变扁而狭窄，甚至闭锁以致发生梗阻性脑积水而颅内压增高，表现为头痛、呕吐及视神经盘水肿，其他尚有视力减退（视神经继发性萎缩）和双侧展神经麻痹等。②四叠体受压综合征：肿物压迫中脑顶盖部的四叠体上丘，表现为眼球垂直方向运动障碍，主要为上视不能，瞳孔散大或不等大。③内分泌症状：A. 性早熟：多数性早熟为松果体区畸胎瘤，极少数表现为性征发育停滞或不发育；B. 尿崩症：多见于松果体区生殖细胞瘤患者，可能松果体区生殖细胞瘤脱落的瘤细胞种植到漏斗隐窝，而发生垂体柄附近的生殖细胞瘤有关，松果体区生殖细胞瘤在 CT 及 MRI 上能显示第三脑室前部有较小的肿瘤。④其他脑受压征：A. 肿瘤生长较大时可压迫四叠体下丘或内侧膝状体而出现听力减退；B. 小脑体征：肿瘤向后下发展可压迫上蚓部和小脑上脚，出现躯干性共济失调及眼球震颤；C. 少数可有癫痫发作，单侧或双侧锥体束征，甚至可昏迷，为颅内压增高和中脑受压所致。

768 与松果体区生殖细胞肿瘤相比，松果体囊肿有何特点?

松果体囊肿（pineal cyst）也叫非肿瘤囊肿，较少见，为良性病变，国外尸检存在率高达 40%。多数无症状，体积多较小，大囊肿少见。松果体囊肿在 CT 或 MRI 上多表现为椭圆形囊性病变，具有完整光滑均匀的囊壁，囊壁菲薄，基本与灰质呈等信号或等密度。其 CT 值近似于脑脊液，囊内液体与 CSF 比等至高密度。诊断先天性囊肿最主要的一点是没有明显的占位效应，且无与松果体区肿瘤相关的临床表现，影像学没有异常强化。先天性松果体囊肿的 MRI 表现：①松果体四叠体池内圆形或类圆形囊性病灶，周边有完整包膜。②囊性病灶信号均匀，T1W1 显示囊壁为等信号，囊内容物为低信号，T2W1 表现为均匀高信号。③注射增强剂后，病灶囊壁轻度强化或不强化，内容物无强化。④中脑导水管及第三脑室无扩大。⑤大脑大静脉流空效应存在。MRI 特征表现为 T1W1 囊肿壁薄、光滑；呈等信号或稍低信号，内容物为低信号；增强后囊壁轻度强化或不强化，T2WI 囊内容物呈均匀高信号。松果体囊肿多数无临床症状，也不引起脑积水，绝大多数不需手术治疗。对于症状性松果体囊肿可采取手术治疗，手术入路包括经胼胝体入路、枕部小脑幕上入路及幕下小脑上入路，手术均在显微镜下进行，术中须辨清病变，勿损伤正常结构。

769　与松果体区生殖细胞肿瘤相比，松果体细胞瘤有何特点？

　　松果体细胞瘤（pinealocytoma），即来源于松果体实质细胞的肿瘤，是中枢神经系统少见的肿瘤，包括松果体细胞瘤和松果体母细胞瘤。其首发症状多为头痛、视力下降、恶心、呕吐，部分患者有头晕、双下肢行走无力、步态不稳、个别有多饮、多尿、闭经症状。松果体母细胞瘤大多发生于青少年，在临床上主要表现为由于大脑导水管部位梗阻脑脊液通路所引起的颅内压增高的症状和体征，中脑顶盖部位受压可导致眼球运动障碍。松果体细胞瘤发病年龄高于松果体母细胞瘤，术前病程也长。影像学上松果体细胞瘤周边可有钙化，注药后可有均匀或不均匀增强，有时神经影像上不易与松果体区 GCTs 区别，但松果体实质细胞肿瘤无性别差异，平均年龄较 GCTs 者大（多在 18 岁以上的成年人）。生殖细胞瘤和松果体实质肿瘤的鉴别诊断尤为重要。方静宜等（2002）报道电镜下有以下特点：①松果体细胞瘤有许多类似神经轴突的突起，而生殖细胞瘤则没有纤细的胞突。②电镜能明确地辨别生殖细胞瘤中的小细胞为淋巴细胞，属免疫反应细胞，而过去光镜曾把这些小细胞看作是不成熟的松果体细胞。③两者核的超微结构不同，生殖细胞瘤核大，染色质苍白，核仁突出。而松果体瘤细胞形态显得良性，核仁不明显，染色质细。

770　与松果体区生殖细胞肿瘤相比，神经胶质瘤有何特点？

　　神经胶质瘤（glioma）多数为星形细胞瘤，极少数为室管膜瘤、胶质母细胞瘤或低分化胶质瘤，起源于四叠体或第三脑室后壁。星形细胞瘤在儿童通常可很小，但早期引起梗阻性脑积水，MRI 见肿物比较局限并与四叠体融为一体，压迫导水管，使其狭窄或闭锁，注药后多不强化或轻度强化称为"顶盖星形细胞瘤"。本病极有特点，即肿瘤很小而幕上脑积水却较严重，这种病人病史多很长，症状不严重，有时可偶然（如外伤后）发现。

771　与松果体区生殖细胞肿瘤相比，松果体区的脑膜瘤有何特点？

　　松果体区脑膜瘤（meningioma）少见，多为成年人（常发生于 40～60 岁）。多数学者认为松果体区脑膜瘤应是起源于镰幕交界处，其光滑面位于松果体区，可在正中，也可偏向一侧。有人将四叠体池内和三脑室后部的脑膜瘤也包括在内。松果体区脑膜瘤与松果体区其他肿瘤相比，发病年龄偏大，女性多见。病程较长，症状与颅内压增高有关。头痛、视神经盘水肿、步态紊乱和神志改变是松果体区脑膜瘤最常见的表现。而瞳孔异常和眼球上视不能并不常见，这区别于其他松果体区肿瘤，因它对中脑是压迫而非浸润。肿瘤常为圆形或椭圆形，CT 为均匀稍高密度，注药后可明显均匀强化。肿瘤血供丰富，DSA 多能明确肿瘤与周围血管的关系，有助于手术治疗。松果体区脑膜瘤血供多来源于脉络膜后动脉，DSA 可见肿瘤有染色。MRI 在 T1W1 为均匀等或稍高信号，注药后可明显均匀强化，并可显示在小脑幕上有脑膜尾征（冠状扫描显示更为清楚）。

772 与松果体区生殖细胞肿瘤相比，松果体区的脂肪瘤有何特点？

脂肪瘤（lipoma）可发生在松果体区，为先天性病变，实际上为胎儿生长发育过程中脂肪组织的异位和迷离的结果，多数可很小，影像学随诊肿物体积可终生不变，也不引起症状，更无需手术。CT 可见松果体区极低密度肿物，MRI T1W1 表现为高信号肿物，边界清楚，无强化。

773 与松果体区生殖细胞肿瘤相比，松果体区的表皮样囊肿或皮样囊肿有何特点？

表皮样囊肿或皮样囊肿（epidermoid cyst or dermoidoyst）。表皮样囊肿又称上皮样囊肿，可发生在松果体区，可较大，CT 为低密度，CT 值低于 CSF；MRI 在 T1 像为低信号，T2 像可变化较大，从低信号到不均匀信号皆可出现。表皮样囊肿边界可不规则，部分边界可呈虫蚀状或锯齿状，可能因肿瘤质软，故脑积水多不严重。皮样囊肿 CT 为不均匀低密度，边界清楚；MRI 可表现为混杂信号影，有的患者在脑室内可见液态油脂，有流动性。

774 与松果体区生殖细胞肿瘤相比，松果体区的蛛网膜囊肿有何特点？

蛛网膜囊肿（arachnoid cyst）有时较大，囊内密度或信号在 CT 及 MRI 为与 CSF 相似，囊壁薄，可累及四叠体池、小脑上池、大脑大静脉池。呈液性长 T1 和长 T2 信号，边界清楚。注药后可轻度或无强化，囊肿体积较大时可导致幕上脑积水。

775 如何在影像学上对松果体区肿瘤进行鉴别诊断？

（1）囊性的圆形肿瘤，MRI 的 T1W1 表现为低信号。
（2）如囊肿体积较大，囊壁注药无强化，则常为蛛网膜囊肿。
（3）边缘不整齐的低信号肿物，注药无强化，可能为上皮样囊肿。
（4）如该部位有脂肪类物质则为皮样囊肿或畸胎瘤。
（5）如肿瘤局限在顶盖，呈等信号，脑室扩大明显，多为低级别星形细胞瘤。
（6）如松果体区有一肿瘤，而鞍上同时存在另一肿瘤，则很可能是生殖细胞瘤。
（7）如松果体区多囊性占位性病变，呈结节状，注药后有强化，应考虑为畸胎瘤。
（8）如肿瘤有新或陈旧性出血，多为恶性 GCTs。如 HCG 极高，最可能为绒癌。AFP 极高时可能为内胚窦瘤。以上几点对松果体区肿瘤性质的鉴别会有一定的帮助。

776 鞍区的生殖细胞瘤有哪些临床表现?

传统上认为生殖细胞瘤第一位发生在松果体区,第二位发生在鞍上,因病理学特点与松果体区生殖细胞瘤相同,故称为鞍上生殖细胞瘤(suprasellar germinoma)。而实际上它是来源于神经垂体,可自鞍内向鞍上发展,故称之为鞍区生殖细胞瘤(sellar region germinoma)更为贴切。通常鞍上生殖细胞瘤表现有"三联征":即尿崩症、视力减退和垂体功能低下。①尿崩症:此部位肿瘤起源于神经垂体,早期浸润和破坏神经垂体引起尿崩症,90%以上的病例以尿崩症作为首发症状,常常多年被当作"原发性尿崩症"来对症治疗,直到视力视野损害才被发现。②视力视野障碍:肿瘤浸润和压迫视神经及视交叉可引起视力视野障碍,主要表现为视力减退,视野多为双颞侧偏盲,个别有同向性偏盲或视野缩小。③腺垂体功能减退:肿瘤浸润和压迫腺垂体,造成其内分泌功能减退,儿童表现为发育停滞(矮小及性征不发育),成年人可性欲减退、阳痿或闭经等。④其他。肿瘤生长较大可梗阻室间孔,造成颅压增高,双侧脑室扩大,表现为头痛、呕吐。

777 与鞍区生殖细胞肿瘤相比,颅咽管瘤有哪些特点?

颅咽管瘤(craniopharyngioma)是颅内最常见的先天性肿瘤,占全年龄组颅内肿瘤的4.7%~6.5%,在儿童鞍区肿瘤中,颅咽管瘤约占50%。大多数颅咽管瘤在组织学上呈良性表现,但治疗的困难使之呈恶性结果,影响了患者的生存质量和存活期。颅咽管瘤多见于儿童,多有垂体功能低下,发育矮小和性征不发育。有时也呈向心性肥胖,生殖器呈幼稚型。症状中不像鞍上 GCTs 以尿崩为首发症状,颅咽管瘤首发症状为视力视野改变和颅压增高症,尿崩症发生率低(30%左右)且常在肿瘤的晚期才出现。肿瘤可位于鞍内、鞍上及鞍旁,多数可突入第三脑室而梗阻室间孔。CT 多为囊性,有些为囊实性,极少为实性,常有大囊,形态不规则,有的垂直向上生长,可超过室间孔;有时横向生长,向前达额底,向外后可达 CPA,向侧可深入颞叶,向后可充满脚间池,使脑干向后移位。CT 以钙化为特点(钙化率大于95%),为周边蛋壳样,也可在瘤内呈斑块状散在钙化,愈接近鞍部钙化愈明显,常阻塞室间孔使侧脑室对称性扩张。MRI 在 T1WI 显示为高低不同信号,实质成分常为等或低信号,囊性成分可为等或高信号,尽管囊性成分和实性成分在 T2WI 皆为高信号,但囊性区的胆固醇结晶成分比实性成分信号还高。和鞍区生殖细胞瘤、畸胎瘤比较,儿童颅咽管瘤表现为:大的薄壁囊性瘤体,囊壁蛋壳样钙化;相对较小的肿瘤实体位于囊内的基底部,为不规则的钙化团块。

778 与鞍区生殖细胞肿瘤相比,下丘脑和视交叉胶质瘤有哪些特点?

下丘脑和视交叉胶质瘤(hypothalamic or optic chiasmal glioma)。丘脑和视交叉胶质瘤发病率低，多见于儿童，是儿童鞍区第二位常见的肿瘤。Cushing 报道该类肿瘤仅占颅内肿瘤的 1%，且多见于儿童。视神经胶质瘤可见于球后视神经、视交叉、下丘脑、视束至外侧膝状体通路上的任何部位，可从视神经上长出，也可从第三脑室的侧壁从前、后或侧方侵入视路。如肿瘤巨大时则很难判断具体的原发部位。从发生学上看，约有 10% 的肿瘤发生于视神经，1/3 的肿瘤发生于视神经和视交叉，1/3 的肿瘤主要位于视交叉，另有 1/4 的肿瘤位于下丘脑。下丘脑星形细胞多为实性，CT 为等或稍低密度，无钙化。MR1 在 T1W1 为等或稍低信号，T2WI 为高信号，质地均匀或不均匀，注药后可轻度强化到明显强化，影像学因两者皆很少有钙化而不易鉴别时则主要凭临床症状：即生殖细胞瘤在鞍上多以多饮多尿起病，星形细胞瘤很少有尿崩症的表现。

779 与鞍区生殖细胞肿瘤相比，垂体腺瘤有哪些特点？

垂体腺瘤（pituitary adenoma）多见于成年人，儿童垂体腺瘤发病率较低，仅占全部垂体腺瘤的 2.6%~18.0%，其临床特征与成年人相似，但其肿瘤类型及病情严重程度与成年人并不完全相同，在诊断、综合治疗及预后等方面也有许多差别。儿童垂体腺瘤多为激素分泌型，无功能垂体腺瘤仅占 25%，儿童期者以 ACTH 腺瘤为主，青春期者以 PRL 腺瘤多见，其次为 GH 腺瘤。垂体瘤发生于腺垂体，无功能腺瘤患者可有内分泌功能低下，出现性征发育迟缓等表现；泌乳素腺瘤表现为闭经泌乳综合征；生长激素腺瘤在儿童表现为巨人症，成年人为肢端肥大症；ACTH 腺瘤表现为库欣（Cushing）综合征，表现为向心性肥胖、满月脸、水牛背、高血压及皮肤紫纹等。在冠状扫描可呈葫芦状，蝶鞍可有明显扩大，可有瘤内出血或囊变，在 CT 及 MRI 上显示密度和信号不均匀，可由鞍内向鞍上发展，注药后强化明显。儿童垂体腺瘤往往缺乏特异性临床症状和体征，单凭临床表现难以确定肿瘤类型。如 GH 腺瘤及无功能腺瘤也可能有月经不规则等内分泌症状，可能被误诊为 PRL 腺瘤，并可能不恰当的使用溴隐亭内科治疗。手术不但能切除肿瘤，还能明确肿瘤类型及侵袭情况，便于采取正确的综合治疗措施。微、小腺瘤经蝶手术是最佳的途径。对于儿童及青春期患者，术中要特别注意保留正常垂体。

780 与鞍区生殖细胞肿瘤相比，鞍区上皮样囊肿和皮样囊肿有哪些特点？

鞍区上皮样囊肿和皮样囊肿（epidermoid and dermoid）少见，上皮样囊肿是胚胎发育时期形成的肿瘤，起源于异位生长的胚胎残余组织，发生于宫内 5~6 周神经管闭合时期，生长缓慢，囊内容物为典型的白色干酪样半固体片层状组织，可含有脂肪。CT 为低密度（CT 值为 -20~-40），T1WI 为低信号，T2WI 为低信号到不均匀高信号，注药后无强化。

781 与鞍区生殖细胞肿瘤相比，鞍结节脑膜瘤有哪些特点？

鞍结节脑膜瘤（tuberculum sellae meningioma）占颅内脑膜瘤的 7.1%，多见于中年女性，无内分泌功能障碍，常有视力视野改变。从发生学上来讲，凡起源于鞍结节、蝶骨平板、鞍膈、前床突，解剖范围直径 <3cm 的脑膜瘤统称为鞍结节脑膜瘤，是颅底肿瘤好发部位之一。早期临床上缺乏典型的症状与体征，当肿瘤增大压迫视神经时，多以单眼视力减退为首发症状；当肿瘤巨大时，可双眼视力减退，原发性视神经萎缩，双颞侧偏盲，肿瘤向前生长时可使嗅觉减退；通常无明显的内分泌症状，但在晚期，特别是鞍膈脑膜瘤，可出现内分泌功能低下。CT 表现为鞍结节区高密度影，注药有明显强化。MRI 在 T1WI 表现为稍高信号，T2WI 为等或略高信号，边界清楚，可有脑膜尾征，有时延伸至鞍内，注药有明显强化。鞍结节脑膜瘤多为良性肿瘤，手术全切后预后良好。影响全切的主要因素是肿瘤的质地，与周围血管的毗邻情况，和肿瘤的大小关系不大，术中对肿瘤周围重要结构的保护是减少死亡率和并发症的关键。

782 与鞍区生殖细胞肿瘤相比，垂体柄组织细胞增多症有哪些特点？

垂体柄组织结构增多症者累及垂体柄和下丘脑时可有尿崩症，CT 及 MRI 可见鞍区肿物，表现很像下丘脑 - 神经垂体的生殖细胞瘤，但本病多有骨溶解病灶或肺部病变，确诊需做活检。

783 与鞍区生殖细胞肿瘤相比，淋巴性漏斗神经垂体炎有哪些特点？

淋巴性漏斗神经垂体炎（lymphocytic infundibulo-neurohypophysitis）又名淋巴细胞性垂体炎（lymphocytic hypophysitis）。好发于妊娠后期或产后哺乳期的年轻妇女。本病可引起垂体增大，出现头痛，有尿崩，多发生在成年人。MRI 可见垂体柄粗大及神经垂体增大，正常神经垂体在 T1 像上的 "高信号" 消失。本病术前与生殖细胞瘤很难鉴别，如作实验性放疗或活检可以证实。淋巴细胞性垂体炎临床十分少见，术前诊断亦很困难，有时易与垂体腺瘤、垂体卒中相混淆。对于妊娠后期和产后哺乳期的年轻妇女，如有头痛、伴有视神经受压改变，且临床症状进展迅速，头颅 MRI 检查提示鞍区病变，就应怀疑到淋巴细胞性垂体炎的可能。手术活检的病理诊断是确定本病的主要手段。

784 与鞍区生殖细胞肿瘤相比，下丘脑错构瘤有哪些特点？

下丘脑错构瘤（Hypothalamic hamartoma）并非是真正的肿瘤，它是由大小不同的、似灰质样的异位脑组织构成。下丘脑错构瘤有较独特的临床表现，多数发生在儿童早期，有性早熟（precocious puberty）、痴笑样癫痫（gelastic seizure），有些可有癫痫大发作或其他类型癫痫，或有精神和行为异常，有些病例合并存在一些先天性畸形，个别病例甚至可以无症状。影像学上，在乳头体或灰结节处有等密度或等信号肿物，可突入三脑室底部或向下突入脚间池，有些可伴有颅内先天畸形。无论 CT 或 MRI，在注药后无任何强化。肿物不具有生长性，自出生后至成年人如重复 MRI 或 CT 检查可显示肿物无增大（也可称为按头颅大小等比例增大）。

785　生殖细胞瘤的头颅 CT 检查有哪些特点？

CT 检查对 GCTs 有很大价值，尤其可对肿瘤的钙化及脑室扩大或移位情况提供重要的资料。不同亚型的 GCTs 有其特有的表现，有时结合临床，甚至可作出肿瘤定性诊断。生殖细胞瘤（genninoma）的平扫 CT 呈与脑灰质等密度或稍高密度，松果体区生殖细胞瘤钙化的概率较鞍区生殖细胞瘤高得多。当松果体区生殖细胞瘤生长过程中有时将钙化的松果体（呈弹丸状）包绕在其中，故钙化的"弹丸"可能在瘤内，也可在肿瘤的周边，常在侧方或后方，偶可被推挤至前方。肿瘤外形呈圆形，不规则形或呈蝴蝶形（butterfly），后者对生殖细胞瘤有着特征性诊断价值。正常人松果体钙化率约为 40%，而有生殖细胞瘤患者的松果体钙化率 90% 以上；鞍上生殖细胞瘤可无钙化或细小的钙化。基底节生殖细胞瘤 CT 平扫有独特的征象。Yamada（1980）报告基底节生殖细胞瘤先出现高密度肿物，其后才有皮质萎缩，这是文献中最先指出的特点。Soejima（1987）也指出基底节和丘脑的生殖细胞瘤不同于松果体区，CT 平扫为边缘不规则、稍高密度的肿物，可有钙化和小囊形成，早期多无占位效应或皮质萎缩，当疾病进一步发展或治疗后才发生同侧皮质萎缩。本病的大脑半球萎缩表现为尾状核消失，内囊萎缩，双侧脑室不对称，患侧脑室扩大（常为额角）。当 CT 平扫发现病变的情况下应立即注药做 CT 强化扫描，表现为均匀一致的中度到明显的强化，少数强化不均匀，可显示较小的囊变。鞍上生殖细胞可为圆形或分叶状，CT 平扫和增强与松果体区者相似，但有的学者指出此部位的生殖细胞瘤鲜有钙化发生。

786　畸胎瘤的头颅 CT 检查有哪些特点？

CT 平扫可见肿物形态不规则，结节状及明显分叶状和密度不均的占位性病变，通常有实性成分（高密度）、囊性（低密度）及钙化和骨化等，多囊者较为常见。全部患者皆可见到脂肪成分，瘤内出血少见。有少数病例可见脑室内油脂状液体随体位变化而游动（为畸胎瘤破溃入脑室所致），畸胎瘤与恶性畸胎瘤在平扫 CT 很难区别，但后者囊变成分、钙化和脂肪相对较少，实质部分较多，而瘤周水肿则常可出现。注药后实性部分明显强化，密度极不均匀，囊壁强化可呈多个环状影。

787 生殖细胞瘤的头颅 MRI 检查有哪些?

MR1 检查在评价颅内肿瘤在大多数方面应当优于 CT,有较高的软组织对比度和三维层面,可全面显示肿瘤与周围重要脑组织和血管的关系,对脑和脊髓转移灶更有独到之处,对肿瘤的分期、选择手术入路,甚至对放疗的窗口均属必不可少的检查手段。MRI 检查对显示鞍上小的生殖细胞瘤(直径小于 1cm)或脊髓转移灶十分清楚;松果体区生殖细胞瘤常为圆形、椭圆形或不规则形,在鞍区则形态不规则,一般 T1 像为等或稍低信号,T2 为稍高信号,少数亦可为等信号;注药后均匀一致的强化,边界清楚,有时少数是中度或不均匀强化。有报告 20%~58% 的生殖细胞瘤有小的囊变,这些囊变区为蛋白性液体或坏死液化,通常极小,有时在瘤内有小出血灶,在 T1 像为高信号;松果体区者可侵犯中脑和丘脑,在 T2 像上有周边模糊高信号影。MRI 对肿瘤的种植或播散显示全面,除了 T1 及 T2 像的多发病灶显示清晰,而注药后病变明显强化。基底节生殖细胞瘤也是 T1 等、低信号或混杂信号,而 T2 稍高信号,注药后可均匀强化,有的显示同侧皮质有萎缩现象。肿瘤巨大时亦有占位效应。

788 畸胎瘤的头颅 MRI 检查有哪些特点?

畸胎瘤(teratoma)或恶性畸胎瘤由多种成分组成,故 T1 及 T2 像出现的信号也极为混杂,但边界较清楚,呈结节状或分叶状,良性畸胎瘤边界无水肿(T2 像显示清楚的高信号),如有周边水肿,提示肿瘤为恶变成分或恶性畸胎瘤,肿瘤在注药后瘤壁和实质部分明显强化。

789 哪些肿瘤标志物阳性提示生殖细胞肿瘤的存在?

肿瘤标志物在 GCTs 中可检测到很多种,临床上测定较多的为甲胎蛋白(AFP),人绒毛膜促性腺激素(HCG),人胎盘碱性磷酸酶(PLAP)和癌胚抗原(CEA)等,这些标志物阳性说明存在 GCTs 的可能性。Tada(1998)指出 AFP 在有内胚窦瘤、胚胎瘤、未成熟畸胎瘤和含有以上成分的混合型 GCTS 时升高,在有内胚窦瘤时可 > 1000ng/ml。Matsutani(1997)报告血清 HCG 升高在绒癌为 100%,胚胎癌为 50%,而生殖细胞瘤中有 10%~30% HCG 升高,但其值超过 1000mIU/ml 时几乎皆为绒癌和有绒癌成分的混合性生殖细胞瘤。癌胚蛋白(CEA)在未成熟畸胎瘤、胚胎瘤、绒癌和一些内胚窦瘤中可升高,故 CEA 的增高表明存在着 NG-GCTs 但是并非特异性。而 PLAP 是细胞表面的糖蛋白,Tada(1998)用免疫组织化学方法测定 PLAP,生殖细胞瘤中阳性者占 75%~100%,而 NG-GCTs 中阳性者为 33%~86%。上述标志物在 CSF 中测定更为敏感,常为血中浓度的 10 倍,乃因这类肿瘤细胞可在 CSF 中扩散。

790 儿童颅内生殖细胞肿瘤的治疗方式有哪些?

对生殖细胞瘤主要治疗手段为放疗和化疗,对畸胎瘤而言主要为手术切除,而其他恶性 NG-GCTs 则必须手术切除,术前和术后加上放疗和化疗。

(1) 放射治疗:①普通放疗:凡经临床考虑为生殖细胞瘤患者,试验性放疗有效或活检证实的生殖细胞瘤患者,采用放射治疗是极其重要的。②立体定向放射治疗(stereotactic radiation. SR):用伽马刀治疗颅内生殖细胞瘤(小于 3cm 者)疗效是肯定的,对周围组织的损伤也较轻,有适当的病例可以选用。中心剂量:松果体区 28～30Gy,周边剂量为 13Gy,鞍上为 20Gy,周边 10Gy。伽马刀治疗后肿瘤消失很快,但应立即辅以化疗,否则很快发生复发或播散。

(2) 化学治疗:化疗的应用是为了增加对 GCTs 的疗效,防止大剂最放疗造成儿童和少年生长发育和学习的障碍。近 10 年来化疗已经成为颅内 GCTs 肿瘤的治疗的重要手段之一,即手术加放疗和化疗,其常用的药物方案皆以顺铂(PDD)及其衍生物卡铂为基础加上其他抗癌药物,常用的抗肿瘤药物有顺铂、卡铂、环磷酰胺、依托泊苷、鬼臼碱、甲氨蝶呤、长春新碱和博莱霉素等。

(3) 手术治疗。

791 生殖细胞瘤手术入路有哪些?

(1) 松果体肿瘤:常用的手术入路有 8 种:①额部经侧脑室入路(Egolov 入路)。②顶枕部经胼胝体入路(Dandy 入路)。③侧脑室三角区入路(Van Wagenen 入路)。④幕下小脑上入路(Krause 入路)。⑤枕部经小脑幕入路(Poppen 入路)。⑥经胼胝体－透明隔－穹隆间入路。⑦经侧脑室脉络膜下入路(Subchoroida 入路)。⑧侧旁正中幕下小脑上入路(lateral-para-median infratentorial approach)。手术入路的选择不能一概而论,应根据肿瘤大小、长方向及个人的手术习惯来选择。

(2) 鞍区肿瘤:此部位肿瘤压迫视神经和视交叉,损害垂体和下丘脑,巨大者可梗阻室间孔而有梗阻性脑积水,手术危险性也很大(主要是术后电解质紊乱)。常用的手术入路有:①经额下入路:即冠状切口,右额开颅,适用于中小型肿瘤。经额下达到鞍区,如活检为生殖细胞瘤则只要对视神经和视交叉充分减压后随时可终止手术。如畸胎瘤或未成熟畸胎瘤则应手术尽可能全切除肿瘤,使视路达到充分减压,然后化疗及放疗。②经纵裂入路:适用于肿瘤较大者(直径大于 2.5cm)。可冠状切口,右额开颅,骨瓣较额下入路大些,内侧一定暴露矢状窦边缘,分开额部纵裂,向外后牵拉额叶,可暴露肿瘤及大脑前动脉及前交通动脉,分块切除肿瘤。③胼胝体－透明隔－穹隆间入路:适用于肿瘤巨大梗阻室间孔者。手术方法与松果体区肿瘤相同，但是暴露肿瘤后显微镜向前倾斜，肿瘤切除后同时做透明隔穿通，不仅使双侧脑室沟通，同时 CSF 可经第三脑室顶的开放而流入蛛网膜下腔。

792 伽马刀治疗生殖细胞肿瘤的适应证是什么？

（1）对于中、小型的生殖细胞瘤（直径3cm），鞍上者根据病灶与视神经的关系而定；影像学无明显浸润生长迹象，临床上无梗阻性高颅压表现者，可以采用伽马刀治疗。

（2）对于已堵塞导水管的较大肿瘤，临床上需要马上缓解高颅压症状的，可以考虑开颅手术切除肿瘤，以缓解症状；或者先行脑脊液分流术，再行分次照射。

（3）对有沿脑脊液播散、种植的肿瘤应首选常规放疗、化疗；如不能完成以上治疗者或肿瘤复发的患者，局部辅以伽马刀治疗。

（4）对手术、常规放疗及化疗，其中一种或几种方法治疗后残存、复发的肿瘤，也可以局部辅以伽马刀治疗。

793 对于位于松果体区的肿瘤，常用的手术入路有哪些？

（1）额部经侧脑室入路（Egdov 入路）：此入路采用右额开颅，经额中回皮质造瘘进入侧脑室，在室间孔后缘切开第三脑室顶部，牵开两侧的大脑内静脉，开放第三脑室顶部而暴露肿瘤。

（2）顶枕部经胼胝体入路（Dandy 入路）：顶枕开颅，经大脑内侧面与大脑镰之间的纵裂来显露胼胝体后部，切开胼胝体，可进入第三脑室顶。

（3）侧脑室三角区入路（Van Wangenen 入路）：右颞顶部开颅，在颞顶交界处皮质造瘘后进入侧脑室三角区，术中可见脑室内侧面球形隆起，在最薄处切开室管膜即可暴露肿瘤。适用于肿瘤巨大使侧脑室三角区的内侧壁隆起明显者。

（4）幕下小脑上入路（Krause 入路）：采用从位后正中开颅，枕骨骨窗上缘应暴露横窦，"Y"剪开硬膜向上翻，用脑板抬高横窦，小脑上部用脑板向下稍加牵拉则小脑靠重力下垂，此间隙向内侧深入可达松果体区。如肿瘤切除不完全，可右枕钻孔，作侧脑室枕大池分流术（Torkildsen 手术）。此入路适合于向下生长的肿瘤，对于肿瘤向背侧延伸到小脑幕切迹上，或向三脑室内及侧脑室生长时，则不适于选择该入路，由于术中需阻断引流静脉，可引起小脑水肿及躯干性共济失调。因体位关系大量脑脊液流失可发生脑室塌陷、空气进入脑室和硬脑膜下腔。当发生这些情况时，很少进行处理，随着时间的推移均会转为正常。

（5）枕部经小脑幕入路（Poppen 入路）：由于肿瘤阻塞导水管，大多数的松果体区肿瘤患者出现颅内压增高和脑积水。对于颅内压高者，通常在手术切除肿瘤的前 1~2 周行右侧侧脑室 – 腹腔分流术或脑室镜三脑室造瘘术，这样处理可以使得脑室系统有充足的时间逐渐缓解颅内压。无颅内压增高的患者可以直接施行肿瘤切除术。此入路的优点是为术者提供了一个可观察小脑幕切迹上下方的极好的手术视野，但也有其局限性，对于较大的肿瘤，如延伸到三脑室内或向双侧生长则很难全切除，还可造成枕叶的挫伤，术后易产生偏盲。此手术入路适合于骑跨小脑幕切迹上下或定位在小脑幕切迹之上的肿瘤。

（6）经胼胝体–透明隔–穹隆间入路：颅压高者术前行侧脑室腹腔分流术或脑室镜三脑室造瘘术。该手术的优点：①胼胝体–穹隆间入路是通过脑组织胚胎发育中的间隙进行手术操作，无需切开脑组织，据目前了解，胼胝体压部、透明隔间隙和穹隆间无重要生理功能区，该入路最大限度减少了手术对神经纤维的损伤，从而保留正常的解剖和神经功能。②开颅简单，不需要阻断引流静脉，减少了脑肿胀的发生。据文献介绍及我们实际临床所见，冠状缝向前 5 ~ 6cm，90% 无引流静脉。③手术直视下操作，无手术盲区，术野中无明显的动脉血管，不会造成大出血，手术相对安全。④可以切除向后方生长的巨大肿瘤，并能直视下分离大脑大静脉粘连的肿瘤，做到全切除或近全切除，同时探查和打通导水管上口。⑤不切开脑皮质，胼胝体部分切开即使对癫痫无帮助，至少不会诱发癫痫发作，符合微创手术的原则。⑥经侧脑室脉络膜下入路（Subchoroida 入路）：右额开颅，右额中回皮质造瘘进入侧脑室额角，在脉络膜下切开进入第三脑室，肿瘤切除方法与其他入路相近。

794 对于位于鞍区的肿瘤，常用的手术入路有哪些？各入路适用于哪些情况？

（1）经额下入路：即冠状切口，右额开颅，适用于中小型肿瘤。经额下达到鞍区，如活检为生殖细胞瘤则只要对视神经和视交叉充分减压后随时可终止手术。如畸胎瘤或未成熟畸胎瘤则应手术尽可能全切除肿瘤，使视路达到充分减压，然后化疗及放疗。

（2）经纵裂入路：适用于肿瘤较大者（直径大于 2.5cm）。可冠状切口，右额开颅，骨瓣较额下入路大些，内侧一定暴露矢状窦边缘，分开额部纵裂，向外后牵拉额叶，可暴露肿瘤及大脑前动脉及前交通动脉，分块切除肿瘤。

（3）胼胝体–透明隔–穹隆间入路：适用于肿瘤巨大梗阻室间孔者。手术方法与松果体区肿瘤相同，但是暴露肿瘤后显微镜向前倾斜，肿瘤切除后同时做透明隔穿通，不仅使双侧脑室沟通，同时 CSF 可经第三脑室顶的开放而流入蛛网膜下腔。鞍区肿瘤术后前几天要每日查 1 ~ 2 次血液生化，常常开始高钠血症，3 ~ 7 天后转入低钠，应及时增减钠盐的含量加以调节。

795 脉络丛乳头状瘤术后并发症及防治有哪些？

脉络丛乳头状瘤的术后并发症较多：①血性脑脊液的刺激可引起术后持续高热，发生率较高，可放置脑室外引流 3 ~ 7 天或术后隔日腰穿放液来缩短发热期。②脉络丛乳头状瘤术后出现交通性脑积水和硬膜下积液概率较高，文献报告术前有脑积水者，手术后 50% 积水没有改善，硬膜下积液发生率也较高。脑积水严重者可行脑室腹腔分流术。③颅内血肿多因脑室开放脑脊液过度引流、脑组织塌陷撕裂桥静脉所致，术毕以生理盐水充满脑室、术后避免患侧卧位可以减少发生。④由于儿童头皮较薄，术后头皮下积液和脑脊液伤口漏在儿童期也比较常见，术中严密缝合硬膜及皮下，骨瓣复位和术后及时处理脑积水、硬膜下积液可以避免。对有伤口漏者应及时缝合，防止颅内感染，皮下积液较多时可做穿刺外引流并加压包扎。

796　根据生长部位，视觉通路胶质瘤可以分为哪些类型？

（1）视神经胶质瘤：起源于一侧或双侧视神经，可位于眶内，也可位于颅内或通过视神经管颅眶沟通，未累及视交叉。

（2）视交叉型胶质瘤：肿瘤起源于视交叉，未累及下丘脑。

（3）视交叉－下丘脑胶质瘤：肿瘤可能起源于视交叉侵及下丘脑，也可能起源于下丘脑，实际上是下丘脑胶质瘤，极少数可起源于视束，向颞叶生长。视交叉－下丘脑胶质瘤向鞍上，第三脑室生长，可阻塞室间孔导致梗阻性脑积水。

797　视觉通路胶质瘤有哪些临床表现？

OPG 一般病程较长，有报告病程平均 14.4 个月（3 周至 6 年），另有报告平均病程为 7.5 个月（10 天至 3 年），多与颅压增高有关，因小儿表达困难，实际病程远远高于病史中的记载。

（1）视力视野改变：临床表现因肿瘤部位而异，视神经型表现为患侧进行性视力减退和同侧眼球突出，肿瘤较小时眼球向正前方突出，肿瘤较大时可向外下突出，无痛性及无波动，有时颅内段已侵及视交叉可使对侧视力减退。视野可向心性缩小或偏盲；弥漫性视交叉型者主要表现为视力减退和视野缺损，呈双侧性。

（2）内分泌改变：最常见的是视交叉－下丘脑型，肿瘤多数巨大，临床表现主要为颅内压增高和下丘脑功能损害，病人尿崩、肥胖和生长发育迟缓或性早熟等。其他少见症状为癫痫、复视及眼震等。

（3）颅内压增高与梗阻性脑积水：最常见的是视交叉－下丘脑型，肿瘤多数巨大，临床表现主要为颅内压增高和下丘脑功能损害，表现为头痛、呕吐及视神经盘水肿。发生的机制为肿瘤向鞍内生长阻塞室间孔，侧脑室常高度扩大。

798　根据病理，儿童脑膜瘤可以分为哪些类型？

（1）内皮型脑膜瘤：又称脑膜上皮型或合体细胞型脑膜瘤，出现小叶状显微结构是此亚型的特点。

（2）纤维型脑膜瘤：又称纤维母型脑膜瘤，本亚型的特点是肿瘤细胞形成典型或不典型的漩涡状结构，但是缺少栅栏状结构。

（3）移行型脑膜瘤：也称过渡型脑膜瘤，在儿童患者中少见，显著特点是出现大量的紧密细胞漩涡或大量砂砾小体，若砂砾小体数目众多，常采用"砂砾型脑膜瘤"的名称。

（4）成血管型脑膜瘤：又称为血管化生型脑膜瘤，成血管型脑膜瘤的特点是多量增生的毛细血管散布在肿瘤细胞的基质中，这使肿瘤具有海绵状特征，肿瘤细胞分裂象常见，但这一特征本身并不代表肿瘤的恶性行为。

（5）富于淋巴浆细胞型（炎症型）：肿瘤内可见多量淋巴细胞和浆细胞浸润，有时甚至连脑膜上皮的本性特征都被掩盖，这是此亚型脑膜瘤的显著特点。

（6）硬化型脑膜瘤：属于化生型脑膜瘤的一种，在儿童中好发。表现为肿瘤进行性纤维化，肿瘤因纤维化表现为质地硬韧，肿瘤细胞成分较少，主要是增生硬化的胶原纤维成分。

（7）乳头型脑膜瘤：也是儿童和青少年常见的一种脑膜瘤亚型，特点是细胞成分出现室管膜瘤的毛细血管周围排列的"假菊形团"结构，可见有长短不一的拉长的细胞质突起伸向肿瘤中的毛细血管壁，像"假菊形团"。

（8）非典型性脑膜瘤和间变型脑膜瘤：有 5%～10% 的脑膜上皮肿瘤出现多种多样的组织学表现，肿瘤细胞生长活跃，细胞的大小、形态结构呈多样性，表现出不典型性，但仍然具有脑膜瘤的束状结构特点。

799 儿童脑膜瘤与成年人脑膜瘤存在哪些不同点？

不同点表现在：①成年人脑膜瘤多为良性，肉瘤样变少见，而儿童颅内脑膜瘤以恶性多见。②成年人脑膜瘤好发于大脑突面或矢状窦旁，而在儿童期肿瘤多位于侧室三角区和后颅窝。③患儿多合并有神经纤维瘤病（约占 20%）。④成年人脑膜瘤以纤维型和砂砾型多见，而儿童则以内皮型和乳头型、非典型型多见。⑤成年人脑膜瘤多生长缓慢，病程较长；而儿童患者肿瘤常生长较快，就诊时肿瘤多生长巨大。⑥成年人脑膜瘤多与硬脑膜有粘连；在儿童则肿瘤与硬脑膜无粘连者不在少数，可能与肿瘤来自于蛛网膜或软脑膜有关。⑦儿童及膜瘤钙化少见，囊变和出血多见。⑧儿童脑膜瘤的复发率较成年人高。儿童脑膜瘤因为切除困难及恶性多见，术后容易复发，治疗首选外科全切除，如果肿瘤能够全切除，就像儿童颅内其他良性肿瘤一样，能够获得治愈。但是，根据治疗经验，对于那些未能完全切除的肿瘤应当考虑进行放射治疗，能够延长生存期、降低肿瘤的复发率。

800 听神经瘤的首选检查是什么？有何特征性表现？

MRI 是听视经瘤的首选检查，敏感率接近 98%，假阳性率几乎为 0。特征性表现为以内耳道为中心的圆形或卵圆形占位性病变，部分病变可为分叶状，可以有部分囊变，肿瘤有明显的鼠尾征，脑干可受压变形、移位，T1 像显示肿瘤为等信号或低信号，T2 像变化很大，多数大的鞘瘤为混杂信号，注药后肿瘤均有强化。T2 像可较好显示周围的脑水肿，部分肿瘤可伴有蛛网膜囊肿。MRI 除可显示肿瘤形态外，T2 像可以显示肿瘤与脑干之间有无脑脊液信号，若存在薄层脑脊液信号，则提示肿瘤与脑干粘连不紧密；否则肿瘤可能与脑干粘连严重。此外高场强的 MRI 可以显示出第 V、第 VI 及第 VII 脑神经。

801　儿童垂体瘤有哪些临床表现?

儿童垂体腺瘤的病程较长，几个月至数年不等，最长可达 9 年。典型临床表现主要是内分泌激素异常高分泌引起生长调节紊乱和性成熟发育异常以及肿瘤压迫正常邻近组织产生的症状。其他还包括：巨大垂体腺瘤可以导致颅内压增高，但多是由于肿瘤影响脑脊液循环所致，患儿出现头痛、恶心，甚至呕吐。垂体瘤侵犯海绵窦内神经，表现为海绵窦综合征，即第 III、第 IV、第 V、第 VI 脑神经的损伤。肿瘤向前颅窝底发展可以导致嗅觉障碍。垂体瘤影响视丘下部可以导致水电解质紊乱，不规则发热、烦渴、多饮多尿，病情严重者可有嗜睡、神志不清和体温增高等表现。

802　儿童垂体瘤的肿瘤压迫症状有哪些表现?

肿瘤压迫症状：①头痛：头痛是垂体腺瘤的常见症状，其原因不同于其他颅内肿瘤所致颅内压增高，早期主要是由于肿瘤生长导致鞍内压力增高牵张鞍膈所致，头痛部位多在额部或双颞部。晚期头痛多因肿瘤向鞍旁发展，压迫三叉神经眼支及其分布的痛觉纤维所致。少数情况下肿瘤突入第三脑室，致脑脊液循环障碍，导致颅内压增高而头痛，同时伴有恶心、呕吐等症状。②视神经受压症状：视力视野障碍。垂体瘤向鞍上发展可以引起视神经和视交叉受压，从而导致视力障碍和视野缺损。儿童垂体腺瘤就诊时视力视野障碍较成年人突出，一经发现常常单侧或双侧视力已严重减退或失明，这与儿童对其视力减退不能及时和正确表达和本病发病率低而长期未能正确诊断的结果有关。部分病人长期按"视神经炎"治疗而难以明确诊断。为了避免延误诊断，对于不明原因视力障碍的儿童应进行 X 线或 CT 检查以排除垂体瘤可能，必要时行磁共振检查。儿童垂体腺瘤可呈侵袭性生长，向一侧发展者较多，故多表现为一侧视力障碍而对侧视力正常，只有当肿瘤足够大而影响双侧视神经和视交叉时，对侧的视力才有障碍，对侧的视野才出现缺损，表现为成年人经常出现的双颞侧偏盲。眼底检查多呈现视神经盘原发性萎缩，视神经盘水肿者极为罕见。视力障碍的另一原因是肿瘤压迫基底动脉环，特别是大脑前动脉和前交通动脉，致使视交叉和视神经血运受到影响所致。肿瘤向鞍旁发展侵入海绵窦或向鞍底发展侵入蝶窦，从而延缓了肿瘤向上生长的趋势，对视神经和视交叉不构成压迫，即使肿瘤较大也可能视力视野障碍不严重。

803 儿童垂体瘤的内分泌症状有哪些特点?

蝶鞍占位无论是囊肿还是腺瘤都可以导致腺垂体受压。在腺垂体细胞中,生长激素(GH)细胞最容易受到压迫,其次是促性腺激素细胞,最后是甲状腺刺激激素。对于正常发育的儿童,GH 分泌是必需的,所以在儿童垂体瘤患者中除了生长激素腺瘤外所有腺瘤多数共同症状可表现为生长迟缓和身材矮小。而且对于无临床症状的患者,如果 GH 分泌正常,同样其他腺垂体功能大多正常。儿童垂体腺瘤主要表现为:身材发育的矮小或巨人改变,月经初潮的延迟或稀少,向心性肥胖和性征不发育。①PRL 腺瘤:在女孩和 12 岁以上儿童的垂体腺瘤中泌乳素腺瘤是最常见的腺瘤,与成年人 PRL 腺瘤在垂体瘤中发病率高一。多数青春期女孩患病的共同症状表现为月经不规律和原发性闭经及溢乳,男性中表现为男性乳房发育和性腺功能减退。②ACTH 腺瘤:临床上主要表现为库欣(Cushing)综合征。症状表现为全身性肥胖而不一定是向心性肥胖,可有皮肤紫纹及色素沉着。高皮质醇水平作用于骨骼系统的直接结果是生长迟缓和停止。甚至在有些患儿中发现心理上的改变:表现为强迫行为,注意力减退,抑郁症。与其他腺瘤相比,较小的 ACTH 肿瘤就可导致 Cushing 综合征症状。③GH 腺瘤:过量生长激素引起的内分泌症状出现较早且较为突出,生长迅速和肢端肥大外貌是最突出的症状,患儿骨骺愈合延迟,全身骨骺过度生长而呈巨人症。主要表现为身材异常高大,颅骨增厚、下颌突出、牙齿稀疏、手脚粗大和声音低沉。在女孩中月经紊乱甚至闭经也很常见。

804 何谓垂体卒中? 有哪些临床表现?

垂体腺瘤的生长过程中,由于被膜压力增高,肿瘤供血血管受到压迫,致使瘤体发生缺血性梗死和退行性变,进而出血、坏死,使瘤内体积骤然增大,以致垂体内正常细胞受压,并对其周围视交叉及海绵窦内神经产生急性压迫,使临床症状突然急剧恶化,称为垂体卒中,或称垂体危象。典型的急性垂体卒中是以严重头痛、视觉障碍、眼肌麻痹、意识改变和自主神经功能障碍为特征的急性临床综合征。其临床表现主要取决于肿瘤的扩展方向、出血进入蛛网膜下腔的多少和垂体腺破坏的程度,严重时可表现为急性垂体衰竭甚至昏迷。诱发因素可以为高血压、糖尿病、头部外伤、抗凝剂和雌激素等。鞍区肿瘤伴有动眼神经麻痹是诊断垂体卒中的有力证据。

805 诊断垂体腺瘤的首选检查是什么? 有哪些特征性表现?

MRI 诊断垂体腺瘤较 CT 更加敏感,是目前诊断垂体腺瘤的首选方式,特别是垂体微腺瘤的诊断(<1cm)。实体肿瘤 MRI 表现为等 T1 和等 T2 信号;囊变及坏死区呈长 T1 和长

T2，即 T1 表现为低信号，T2 表现为高信号；瘤内出血 T1 与 T2 多表现为高信号。正常情况下，腺垂体在 T1 加权像为等信号，神经垂体呈高信号。垂体信号的消失对垂体大腺瘤（＞1cm）的诊断，神经垂体信号的移位对垂体微腺瘤的诊断，都具有十分重要的意义。磁共振可显示肿瘤与视神经、视交叉及周围结构如颈内动脉、海绵窦、脑实质等的关系。矢状位可以清晰显示蝶鞍的大小，鞍内肿块向上发展，突入鞍上池，上抬视交叉，显示肿瘤与第三脑室前部的关系。MRI 冠状位对判断肿瘤是否有侵袭性有帮助。影像有以下征象时提示垂体瘤有侵袭性：①单侧或双侧颈内动脉完全被包绕，颈内动脉有明显移位或缩窄。海绵窦内颈内动脉被包裹是 MRI 诊断海绵窦受侵袭的最可靠专有征象。②肿瘤突破鞍底，向蝶窦内突出，鞍底骨质及硬膜破坏。③海绵窦内侧壁粗糙与肿瘤无明显边界，海绵窦正常形态消失，边缘向外膨降。④肿瘤向多方向生长，明显破坏前床突、鞍结节、鞍背和后床突，与周围结构不清。

806　儿童垂体腺瘤需要与哪些疾病相鉴别？

（1）正常青春期垂体生理性肥大：在青春期垂体腺会正常增大，表现为头痛或月经初潮延迟，此时需要鉴别正常垂体和垂体肿瘤。影像显示鞍内容物饱满，鞍膈膨隆，没有明确的肿瘤占位。详细的内分泌检查评估，以及动态 MRI 检查是区分垂体生理性肥大和肿瘤的最好方法。

（2）颅咽管瘤：儿童颅咽管瘤的发病率较高，多伴有身材矮小，呈侏儒症。约 1/3 患者有尿崩症，但多不是首发症状。蝶鞍大小正常，可见垂体信号。肿瘤向鞍上发展明显，视力视野影响较重，常有不同密度囊变，鞍内及鞍上钙化为其显著特点：呈蛋壳样、沙粒样或钙斑块。肿瘤影响脑脊液循环导致脑积水的概率明显高于垂体腺瘤。

（3）生殖细胞瘤：发病率低于颅咽管瘤，但仍高于垂体瘤。神经垂体症状突出，常以多饮多尿为初发症状，无包膜，边界不清，密度混杂，钙化少见，蝶鞍多为正常。

（4）视神经胶质瘤：视神经胶质瘤也以儿童多见，多表现为视力明显障碍及眼球位置异常，少有内分泌改变，少钙化，少囊变。病灶呈等密度，可有不均匀增强，可见视神经孔扩大。

（5）其他：同时注意正常下丘脑－垂体－靶腺的调节作用，偶尔垂体靶器官衰竭/低下（如原发性甲减或原发性功能低下）时，负反馈作用导致腺垂体生理性肥大，导致在临床和影像上难以将其与垂体大腺瘤辨别清楚。认识这一问题重要性可使病人免于手术。其他还需鉴别的肿瘤有 Rathke's 囊肿、鞍区星形细胞瘤、动脉瘤及脊索瘤等。

807　Wilson 和 Harday（1990）如何对垂体腺瘤进行分级和分期？

见表 6-1。

表6-1　垂体腺瘤的分级和分期

分级（grade）	分期（stage）
肿瘤与鞍底/蝶窦关系	鞍外扩展：向鞍上扩展
鞍底完整	0期：无
Ⅰ级：鞍底正常或仅有限部膨隆	A期：侵入鞍上池
肿瘤＜10mm	B期：第三脑室隐窝受压消失
Ⅱ级：蝶鞍有扩大，肿瘤≥10mm	C期：第三脑室明显受压移位
与蝶窦关系	向鞍旁扩展
Ⅲ级：鞍底有局部穿破，肿瘤部分突入蝶窦	D期：向颅内扩展（硬脑膜内）
Ⅳ级：鞍底广泛被穿破，肿瘤突入蝶窦	向前/中/后颅窝1/2/3
远处扩展	E期：扩展至海绵窦下方或侵入
Ⅴ级：经脑脊液或血液扩展至远处	海绵窦（硬脑膜外）

808　垂体腺瘤的经颅手术指征是什么？包括哪些手术入路？

经颅手术指征：①肿瘤向鞍上生长呈哑铃状。②肿瘤长入第三脑室，伴有脑积水及颅内压增高者。③肿瘤向鞍外生长至前、中或后颅窝者。④不适合经蝶窦手术者。手术入路如下。

（1）额部开颅。适用于肿瘤向鞍上发展较大和/或已扩展到鞍旁者。

（2）额颞（翼点）开颅。适用于肿瘤向鞍旁发展较多的 MRI 估计视交叉前置者。

（3）经蝶入路。经蝶窦入路手术指征包括：①微腺瘤。②向鞍上扩展但不呈哑铃型，未向鞍旁侵袭，影像提示肿瘤质地松软者。③向蝶窦内生长者。④视交叉前置型垂体瘤。⑤伴有脑脊液漏者。

（4）神经内镜和术中超声、导航的应用。垂体手术是通过最小的损伤、达到切除肿瘤、改善临床和内分泌症状，其未来发展方向之一是经鼻孔或内镜辅助的手术治疗。

809　对于3岁以下婴幼儿的颅内肿瘤，手术前后要注意哪些？

（1）术前要对患儿进行全面检查，包括生长发育、营养状况、心、肺、肾等功能状态，特别要注意是否有出凝血疾病。后颅窝病变合并有脑积水者，估计不能全切或/和不能解决脑脊液梗阻的，或病人一般情况较差的，先做脑室-腹腔分流术，择期再做肿瘤切除。鞍区及下丘脑病变，术前3天使用肾上腺皮质激素。半球病变还需选用抗癫痫药。

（2）婴幼儿头颅与身体之比相对较大，颈部肌肉无力，稳定性差，开颅操作过程中，若头部过大晃动会导致气管导管摩擦咽喉及气管黏膜，造成局部水肿。因此要尽量保持头颅稳定。

（3）小儿的体表面积与体重之比为成年人的 2 倍，且 30% 的热量是从小儿头部损失的，容易发生体温过低。低体温可减少氧供而导致小儿缺氧、窒息、代谢性酸重度。因此要保持手术室的温度，患儿身体要注意保暖，手术冲洗液的温度要为常温。

（4）婴幼儿的循环血量一般 80～90ml/kg，循环不足时机体会首先保证心脑的供应，牺牲内脏和皮肤的血运。所以内脏及皮肤血运好坏是机体血液循环的一个晴雨表，要注意观察皮肤颜色、温度、湿度和尿量。术中要不断补充液体以维持血循环稳定，一般每丢失 1ml 血应补充 2～3ml 晶体液或 1ml 胶体液。当失血量达到全身血量 30%（婴幼儿 20%～25%）时（血红蛋内少于 8g/L），应考虑输血，输血要量出而入。

（5）尽量全切除肿瘤是良好预后的重要因素，显微外科能够帮助术者识别肿瘤和正常脑组织，它们之间常有胶质增生带，显微镜下可以沿此层将肿瘤从正常脑组织边缘轻柔地分离下来而保留周围正常的结构。

（6）婴幼儿出生时喉反射即已存在，在鼻腔、上呼吸道受到机械或化学刺激（水、异物及有味气体等）时易出现喉痉挛、心动过缓及呼吸停止。因此全麻插管的患儿，待其基本清醒后再拔管且头稍侧位，是比较安全的做法。

（7）婴幼儿液体的日需要量为 80～100ml/kg，术后补液量要结合患儿术后体温、进食情况，是否有气管切开及外引流，是否应用脱水药等。避免常规输入大量葡萄糖，因大脑缺血会增加葡萄糖的无氧代谢，在神经组织中产生乳酸血症，应在检测血糖的基础上补充含糖液。术后低钠血症（鞍区手术除外）是最常见的电解质紊乱，它可以引起癫痫导致脑缺氧和吸入性肺炎，应高度重视。

810 目前，对侧脑室肿瘤主要的检查方式是什么？不同类型的侧脑室肿瘤在该检查中如何鉴别？

目前，对侧脑室肿瘤主要的检查是 CT 与 MRI。肿物多在侧脑室三角区和额角或颞角，多数较巨大，不同性质的肿瘤各有特点。

（1）脉络丛乳头状瘤：CT 平扫为整个脑室系统扩大，肿瘤呈等或稍高密度，边界清楚，内在点、片状不规则钙化；MRI T1WI 为等或稍低信号，T2WI 为稍高信号，常瘤内钙化、囊变、出血而呈不均匀信号。CT 与 MRI 增强扫描实质部分呈显著强化。

（2）脉络丛乳头状癌：CT 和 MRI 表现与乳头状瘤相似，难以区别。但乳头状癌一般发展体积较大，常常侵及脑实质。

（3）室管膜瘤：常位于三角区，CT 平扫呈等密度或稍高密度，常见斑点状钙化，形状不规则，与侧脑室室壁有广基相连 MRI T1WI 呈稍低或等信号，T2WI 为稍高信号，信号不均匀是其特点。增强扫描呈显著不均匀强化。

（4）室管膜母细胞瘤：少见，CT 和 MRI 平扫肿瘤密度或信号多不均匀，边界清楚，瘤周无明显水肿，肿瘤内常可见钙化、出血。增强扫描表现为不均匀强化。

（5）室管膜下巨细胞星形细胞瘤：常位于侧脑室门罗（Monro）孔附近，CT 平扫呈等密度，较均匀，瘤内钙化少见。MRI T1WI 为稍低信号，T2WI 为略不均匀的高信号。增强扫描为均匀强化。因此病是伴随结节性硬化的一种肿瘤，其他部位室管膜下或脑实质内同时有多发钙化或未钙化的结节存在。

（6）中枢神经细胞瘤：多发生于 Monro 孔附近，CT 平扫多呈等密度或稍高密度，境界清楚，不规则分叶状，瘤内多有散在钙化灶，囊变亦多见。MRI T1WI 呈等或稍高密度，T2WI 呈高信号，可见血管流空。增强扫描呈较均匀或不均匀中度强化。

811 儿童侧脑室肿瘤手术切除的最大危险是什么？为什么？如何预防？

儿童侧脑室肿瘤手术切除的最大危险是出血性休克。儿童侧脑室肿瘤一般血运丰富，主要供血为深部脉络膜前动脉和脉络膜后动脉。突到皮质下时可由大脑前或中动脉供血。因小儿自身血容量少，单位时间内出血过快，很容易造成脉搏快和血压测不到，如不暂时停止手术，则有可能心搏骤停。

需要注意以下几点：①全部采用显微镜手术，三角区肿瘤在顶后皮质切开到达脑室，边切除边电灼。②对血运丰富者切除过程中出血多时，立即通知麻醉师输血，使脉搏维持在 100 次/分以下。③待肿瘤体积有一定程度缩小时，应停止分块切除，在肿瘤深部前缘找到脉络膜前动脉，这是主要供血，将其电凝切断，肿瘤出血会明显减少，可自中心用剪刀大块将肿瘤剪下，瘤的内减压充分后再用细头吸引器分离肿瘤周边剥下。肿瘤全切除后皮质往往塌陷，为减少术后发热可在脑室内放脑室外引流管外引流 3~4 天，待血性脑脊液清亮后再予拔除，注意引流管不可放置超过 1 周，否则会增加感染机会。

812 如何诊断儿童颅内原发性中枢神经系统淋巴瘤？

原发性中枢神经系统淋巴瘤（primary central nervous system lymphoma，PCNSL），是起源并局限于脑实质（脊髓鲜见）、脑脊液、脑膜、脑神经和眼睛颅内部分的结外非霍奇金淋巴瘤，绝大多数为弥漫大 B 细胞淋巴瘤。由于中枢神经系统缺乏淋巴组织，PCNSL 的发病机制仍存在很多争议。PCNSL 好发于 50~70 岁人群，儿童少见，以男性多见，中位生存期约 3 年，起病急，进展快，预后差。淋巴瘤的分型主要依靠免疫组化明确。PCNSL 在组织学上与其他部位淋巴瘤相似。其特点包括以下几个方面：①肿瘤细胞常呈弥漫性分布。②"满天星"图像 – 弥漫分布的瘤细胞与散在分布的吞噬细胞交错形成。③部分肿瘤细胞可沿血管周围生长，一般无组织结构破坏。④瘤组织坏死常呈斑片状。⑤坏死灶内可见残存血管及星形胶质瘢痕。PCNSL 影像学表现具有一定特点，对临床术前诊断具有重要意义。CT 常表现为等、稍高密度，这与淋巴瘤瘤细胞成分多、排列密集、间质成分少等病理特点有关，肿瘤边缘光滑，密度均匀，增强扫描常呈明显均匀强化，这是由于肿瘤在生长过程中破坏血 – 脑屏障所造成的；MRI 增强扫描时病灶明显强化，多为均匀团块状强化，呈 "握拳征"，中心伴坏死时则呈不均匀环形强化，可出现 "脐凹征" 及 "尖角征"，这可能与肿瘤生长过快、血供不足或肿瘤生长过程中遇到较大血管阻拦有关；当病灶累及胼胝体时则出现 "蝶翼征"；但有时脑内其他恶性肿瘤也可以出现上述类似征象，因此临床上单纯依靠常规 MRI 表现通常容易造成误诊。研究表明，利用常规 MRI 结合 DWI、PWI、1H-MRS 等一种或多种功能成像的 MRI 多模态技术可以提高 PCNSL 的诊断准确率，为临床治疗方案的制定和疗效评价提供可靠和客观的信息。

813　儿童下丘脑错构瘤有哪些临床表现？

下丘脑错构瘤有较独特的临床表现，多数发生在儿童早期，有性早熟（precocious puberty），痴笑样癫痫（gelastic seizure），有些可有癫痫大发作或其他类型癫痫，或有精神和行为异常，有些病例合并存在一些先天性畸形，个别病例甚至可以无症状。

（1）性早熟：本病的主要特点为性早熟。表现为婴幼儿女孩出现乳房发育、月经初潮或男孩阴茎增大，出现阴毛、痤疮及声音变粗等。

（2）痴笑样癫痫：本病的另一特点为痴笑样癫痫，如患儿有痴笑样癫痫的发作，强烈提示有本病的可能性。其表现常是短暂的发作（<30 秒），特征为与病人平时发笑不同，即与外界情感活动完全脱节，呈重复性、爆发样笑（而平时的发笑，笑前、后有微笑，且无语言障碍）。痴笑样癫痫常在儿童早期发病，多为新生儿期，是真正的间脑性癫痫发作。后期常发展为局限性发作、复杂部分性发作、强直阵挛性发作和其他伴有慢波的癫痫类型，可同时伴有认知障碍。早期认为痴笑样癫痫起源于皮质下结构，但一直未证实。目前认为下丘脑错构瘤是真正的致病灶，因深部电极显示发作期有下丘脑错构瘤的放电，且通过刺激下丘脑错构瘤可引起痴笑样癫痫的发作。

（3）癫痫大发作和跌倒发作（drop attack）。

（4）伴有其他先天畸形：本病可伴有多种颅内外先天畸形，如颅内巨大蛛网膜囊肿、外生殖器发育异常、颅面畸形、多指（趾）和并指（趾）畸形，心肺及肾脏畸形等。

（5）其他症状：下丘脑内型错构瘤的患儿常有精神和行为的异常，脾气急躁，兴奋性增高，乱叫乱跑，有攻击行为，甚至伤人毁物等。

814　怀疑是下丘脑错构瘤，首选检查是什么？它有哪些特点？

MRI 是确认本病的首选检查。T1 加权像的矢状位及冠状扫描可准确提供肿物形态和与垂体柄及周围结构的关系，其特征为稳定的等信号；在 T2 加权像为等信号或稍高信号，注药无强化。

815 如何诊断下丘脑错构瘤？

根据下丘脑错构瘤特有的临床表现及神经影像学特征便可作出正确诊断而并不需要病理学证实。当小儿出现性早熟、痴笑样癫痫，MRI 或 CT 显示脚间池占位性病变、基底位于垂体柄上、注药无强化，应当诊断为下丘脑错构瘤。下丘脑错构瘤的四个"恒定"特征：①部位恒定：脚间池。②症状恒定：性早熟、痴笑样癫痫。③神经影像表现恒定：CT 为等密度；MRI 为等信号，注药无强化。④肿物体积恒定：具有"不生长"的特点，数年体积无变化。

816 丘脑包括哪些特异性核团？

丘脑的特异性核团可投射至大脑皮质的特定局部区域，这些核团包括：①感觉投射核（腹后外侧核——躯体感觉，腹后内侧核——头面部感觉，外侧膝状体——视觉，内侧膝状体——听觉）。②运动相关核（腹外侧核和腹正中核——小脑，腹前核和腹外侧核——基底节）。③自主运动和边缘系统相关核（前核和背外侧核——扣带皮质，背内侧核——额叶、扣带）。④联络区相关核团和后外侧核——顶叶皮质。

817 下丘脑的生理功能有哪些？

（1）体温调节：动物实验中观察到，在下丘脑以下横切脑干后，其体温就不能保持相对稳定；若在间脑以上切除大脑后，体温调节仍能维持相对稳定。现已肯定，体温调节中枢在下丘脑；下丘脑前部是温度敏感神经元的所在部位，它们感受着体内温度的变化；下丘脑后部是体温调节的整合部位，能调整机体的产热和散热过程，以保持体温稳定于一定水平。

（2）摄食行为调节：用埋藏电极刺激清醒动物下丘脑外侧区，则引致动物多食，而破坏此区后，则动物拒食；电刺激下丘脑腹内侧核则动物拒食，破坏此核后，则动物食欲增大而逐渐肥胖。由此认为，下丘脑外侧区存在摄食中枢，而腹内侧核存在所谓饱中枢，后者可以抑制前者的活动。用微电极分别记录下丘脑外侧区和腹内侧核的神经元放电，观察到动物在饥饿情况下，前者放电频率较高而后者放电频率较低；静脉注入葡萄糖后，则前者放电频率减少而后者放电频率增多。说明摄食中枢与饱中枢的神经元活动具有相互制约的关系，而且这些神经元对血糖敏感，血糖水平的高低可能调节着摄食中枢和饱中枢的活动。

（3）水平衡调节：水平衡包括水的摄入与排出两个方面，人体通过渴感引起摄水，而排水则主要取决于肾脏的活动。损坏下丘脑可引致烦渴与多尿，说明下丘脑对水的摄入与排出均有关系。下丘脑内控制摄水的区域与上述摄食中枢极为靠近。破坏下丘脑外侧区后，动物除拒食外，饮水也明显减少；刺激下丘脑外侧区某些部位，则可引致动物饮水增多。下丘脑控制排水的功能是通过改变抗利尿激素的分泌来完成的。下丘脑内存在着渗透压感受器，它能感受血液的晶体渗透压变化来调节抗利尿激素的分泌；渗透压感受器和抗利尿激素合成的神经元均在视上核和室旁核内。一般认为，下丘脑控制摄水的区域与控制抗利尿激素分泌的核团在功能上是有联系的，两者协同调节着水平衡。

（4）对腺垂体激素分泌的调节：下丘脑的神经分泌小细胞能合成调节腺垂体激素分泌的肽类化学物质，称为下丘脑调节肽。这些调节肽在合成后即经轴突运输并分泌到正中隆起，由此经垂体门脉系统到达腺垂体，促进或抑制某种腺垂体激素的分泌。下丘脑调节肽已知的有九种：促甲状腺激素释放激素、促性腺素释放激素、生长素释放抑制激素、生长素释放激素、促肾上腺皮质激素释放激素、促黑素细胞激素释放因子、促黑色细胞激素释放抑制因子，催乳素释放因子、催乳素释放抑制因子。

（5）对情绪反应的影响 下丘脑内存在所谓防御反应区，它主要位于下丘脑近中线两旁的腹内侧区。在动物麻醉条件下，电刺激该区可获得骨骼肌的舒血管效应（通过交感胆碱能舒血管纤维），同时伴有血压上升、皮肤及小肠血管收缩、心率加速和其他交感神经性反应。在动物清醒条件下，电刺激该区还可出现防御性行为。在人类，下丘脑的疾病也往往伴随着不正常的情绪反应。

（6）对生物节律的控制 下丘脑视交叉上核的神经元具有日周期节律活动，这个核团是体内日周期节律活动的控制中心。破坏动物的视交叉上核，原有的一些日周期节律性活动，如饮水、排尿等的日周期即丧失。视交叉上核可能通过视网膜－视交叉上核束，来感受外界环境光暗信号的变化，使机体的生物节律与环境的光暗变化同步起来；如果这条神经通路被切断，视交叉上核的节律活动就不再能与外界环境的光暗变化发生同步。

818 下丘脑的神经内分泌功能由哪些结构构成？

下丘脑的神经内分泌功能由以下结构构成：①室旁核的大细胞部分和视上核，可发出纤维直接到达神经垂体。②下丘脑释放因子和抑制因子神经元，可发出纤维至正中隆起的垂体门脉系统。③结节漏斗系统。

819 何谓结节性硬化？其脑部病变主要有哪些？

结节性硬化（tuberous sclerosis，TS）又称 bouneville 病，是一种常染色体显性遗传的神经皮肤综合征，可合并有各器官系统肿瘤，临床主要表现为癫痫发作、智力障碍及皮肤病变、心脏、肾脏和脑等部位肿瘤，发病率为 1/30000～1/10000，90% 以上的病人伴有脑室室管膜下结节，而合并有视网膜错构瘤的比率可达 50%；80%～90% 的病人出现面部皮脂腺瘤；30% 的病人伴有心脏横纹肌瘤；50% 的病人出现肾脏血管平滑肌脂肪瘤。结节性硬化的脑部病变主要是大脑皮质及脑室室管膜下结节，后者以侧脑室体部及室间孔区多见，常为多发，多数伴有钙化，部分结节可增大；文献报告 6%～13% 的病人合并有脑瘤，约占儿童颅内肿瘤 0.3%，其中以室管膜下巨细胞星形细胞瘤（subependymal giant-cell astrocytoma, SEGA）最常见，文献报告 5%～14% 的结节性硬化病人伴有 SEGA。

820 室管膜下巨细胞星形细胞瘤有哪些临床表现？

（1）结节硬化症的表现：①皮肤病变：80%～100% 的患儿可出现特征性的面部皮脂腺瘤，表现为双颊蝶形分布的粉红色或淡棕色丘疹，质硬，压之可褪色。部分患儿尚可见全身灰褐色、质粗硬的鲤鱼状皮斑（shagreen patch）；绝大多数患者一般出生时皮肤就有低色素斑块，而面部的血管纤维瘤则很少在 4 岁以前出现，但随年龄增长，85% 的大龄儿童及青少年会逐步出现；20%～35% 患儿会出现鱼鳞斑。②癫痫：80% – 96% 的患儿出现癫痫发作，癫痫可早于皮肤损害和颅内钙化症状的出现，初期可为婴儿抽搐，随后转化为癫痫大发作、精神运动性发作或局灶性发作。③智力减退：45%～80% 的患儿可出现智力的减退，多为癫痫反复发作造成脑细胞严重损伤引起。④合并其他脏器病变：30%～60% 的患儿可出现特征性的视网膜晶体病，表现为眼球后极黄白色隆起，形状不规则，边缘齿轮状，是一种视网膜胶质瘤；部分患儿可合并肾肿瘤或心肌横纹肌瘤。

（2）肿瘤占位症：由于肿瘤的位置特点，极易阻塞室间孔导致脑脊液循环障碍，引发颅内压增高。肿瘤向下侵犯视丘下部可出现内分泌障碍和尿崩症，侵犯到基底节区可出现偏身感觉障碍或偏瘫。但临床上肿瘤引发的定位征象较少见，主要为梗阻性脑积水的表现。

821 如何诊断结节性硬化合并的室管膜下巨细胞星形细胞瘤？

特征性的结节硬化症三大临床表现：皮肤病变、智力减退及癫痫发作合并有颅内压增高使此病诊断并不困难，但颅内肿瘤的确诊仍需以下辅助检查：①脑电图：可见局灶性癫痫样放电或脑电广泛重度异常，但多为非特异性改变。②颅骨 X 线平片：主要表现为颅内多发性异常钙化和颅内压增高的征象。③CT 检查：结节性硬化病多显示为室管膜下及脑实质内多发钙化结节。合并有室管膜下肿瘤时，则在以上表现的基础上，在室间孔周围显示占位性病变。肿瘤呈等密度或稍高密度，有钙化灶，注药后呈均匀增强，多可见梗阻性脑积水征象。④MRI：肿瘤多为长 T1 长 T2 信号，无特征性，显示钙化不如 CT，但能清楚显示肿瘤和脑室、室间孔的关系。

822 椎管内肿瘤对脊髓和神经根的损害分哪几个阶段？

（1）刺激期：病变早期肿瘤对神经根和硬脊膜的刺激主要引起神经根痛。神经根痛常为髓外肿瘤的首发症状，位于背侧的肿瘤更常见。疼痛部位固定，并沿神经根分布而扩散，疼痛一般为阵发性，持续数秒至数分钟不等，咳嗽、打喷嚏、用力排便时加重。疼痛呈刀割、针刺状，间歇期可有麻木、发痒等异常感觉，疼痛常在夜间加重。此期可持续数月至1年，疼痛症状经常被忽视，只有年龄大的患儿可描述，较小儿童表现为阵发性哭闹、烦躁不安、夜间痛醒后哭叫等，即使就诊，也常常误诊为其他疾病治疗。

（2）脊髓部分受压期：肿瘤逐渐增大后直接压迫脊髓。脊髓前角损伤时，引起肌肉的无力和萎缩，而前方的皮质脊髓束受压则可出现该水平以下的肌力减退，表现为上运动神经元性瘫痪（肌张力增高，腱反射亢进和病理征阳性），运动神经纤维较感觉神经纤维粗，受压后较早出现功能障碍，表现为脊髓受压平面以下肢体的上运动神经元性麻痹。感觉纤维受压时，早期表现为异样感觉，如麻木和蚁行感，感觉错误。

（3）脊髓完全受压期：此期脊髓因长期被压迫逐渐加重而出现横贯性损害，使受压平面以下运动及感觉功能完全丧失，尿便潴留或失禁。短期内手术减压后功能尚可恢复，如长期受压因脊髓受到不可逆损害，即使压迫解除，脊髓功能也难以恢复。

823 儿童椎管内肿瘤与成年人椎管内肿瘤临床表现有何不同？

儿童椎管内肿瘤的临床表现与成年人不同：由于原发于神经根的神经鞘瘤及易影响神经根的脊膜瘤在成年人最多见，故成年人多以神经根痛为首发症状，儿童正处于生长和发育阶段，临床表现缺乏特异性和准确的描述，早期的神经系统损害表现常被忽视，且可合并其他疾病（炎症、畸形等），容易误诊。

（1）运动系统的损害是儿童椎管内肿瘤最常见的首发症状。

（2）成年人以神经根性疼痛为首发者最常见，这是因为原发于神经根的神经鞘瘤及易影响神经根的脊膜瘤在儿童发病率低。儿童很难表达出神经根受压所致的典型放射性疼痛的体征，年长儿尚能描述，但常不准确，而婴幼儿只表现为无原因哭闹、用手搔抓局部皮肤。肿瘤位于腰骶部时，患儿常屈曲下肢，不愿活动。疼痛可以表现为钝痛、锐痛、夜间痛、有时无规律。

（3）轻微的感觉障碍如痛觉、触觉、温度觉减退，在年幼小儿难以说清楚，检查时也不能断定。

（4）自主神经功能障碍较多见。最常见为膀胱直肠功能障碍，但在婴幼儿常不典型，家长常描述患儿尿频，每次尿量少，排尿无力，大便次数增多或便秘，哭闹时尿便溢出等，这可能是由于幼儿大脑皮质及其下行神经通路未发育完善，对括约肌调节的功能差，且儿童椎管内肿瘤位于腰骶部很常见，易导致括约肌功能严重损害。自主神经功能障碍还可表现为排汗及血管舒缩异常，出现皮肤干燥，皮温低，苍白等，颈段损害可出现霍纳（Horner）综合征。

（5）除神经系统症状外，儿童易并发其他畸形：脊柱侧凸和后凸、皮毛窦、局部脂肪增厚等。儿童椎管内肿瘤还可以表现为由颅内压增高引起的头痛，其机制大多为脑脊液蛋白的增高所致的脑脊液吸收障碍。

824 小儿头皮血管瘤的分类和特点是什么？

血管瘤是起源于血管的良性肿瘤，是起源于中胚叶的先天性良性肿瘤，出生时或出生后不久即可出现，发病率 1.1% ~ 2.2%，头面部常见，四肢、躯干部次之，多见于婴儿和儿童。

头皮血管瘤在病理学上可分为毛细血管瘤、海绵状血管瘤、蔓状血管瘤、混合性血管瘤 4 种类型，它们的临床特点和病理表现各不相同。毛细血管瘤常在生后 1 ~ 3 个月发生，3 ~ 6 个月迅速生长，2 岁以内可长至极限，其后停止发展；肉眼表现为 1 个或数个高出皮肤表面的鲜红色、质软而呈草莓状分叶的肿物，边界清楚，压之不褪色，显微镜下可见瘤组织由增生的毛细血管构成，毛细血管内皮细胞大而多层，管腔狭窄或不清楚呈条索状。海绵状血管瘤多位于皮下，呈大而不规则的结节状或斑块状肿物，质软有弹性感，边界不清，表面皮肤正常或呈淡紫红、紫蓝色；指压肿物可缩小，释手后恢复原状，形如海绵；显微镜下可见多数大小不等、形状不规则的血管腔或血窦位于真皮深层及皮下，腔内衬单层内皮细胞，其外膜细胞增生，由分布不均的疏松胶原纤维和少量平滑肌细胞包绕而成厚壁。蔓状血管瘤常发生于皮下或肌肉内，亦可侵及颅骨，触之可在皮下滑动，柔软有弹性，并有膨胀和搏动感，压迫后瘤体缩小，解压恢复原状，少数局部听诊时尚可闻及吹风样杂音；病理检查该瘤由较粗大的迂曲血管构成，外观呈蚯蚓状或条索状，大多属静脉血管，也可有动脉或动静脉瘘。混合性血管瘤是指显微镜检下有上述 3 种类型中的两者或三者表现同时存在。

825 什么是 Kasabach-Merrit 综合征？

Kasabach-Merrit 综合征由 Kasabach 和 Merrit 于 1940 年首先报道。是一种慢性局限性血管内凝血。文献上又称为伴血小板减少性紫癜的毛细血管瘤综合征、巨大海绵状血管瘤伴血小板减少综合征，其临床特征是患儿有单发或多发的巨大血管瘤或血管畸形，伴全身紫癜、血小板及凝血因子减少，纤维蛋白降解产物（FDP）增多。血管瘤、血管畸形主要见于面颈部、躯干和四肢的皮下组织，也可发生于内脏和骨组织。其发病机制目前认为是由于血管瘤或血管畸形内膜异常、病变内血流缓慢、淤滞而使凝血因子被激活，导致局部血栓形成，从而消耗大量血小板和凝血因子和纤维蛋白原，引起慢性消耗性凝血障碍，当病情恶化时，局部血管内凝血可发展为全身血管内凝血。此时出现典型 DIC 的临床及实验室改变。若抢救不及时，患者将死于 DIC。虽然该综合征仅占婴幼儿血管瘤的 1%，但病死率达 20% ~ 40%，应予高度重视。

826　脑三叉神经血管瘤病的特点是什么?

脑三叉神经血管瘤病是皮肤、脑和眼的血管异常性疾病，是胚胎早期中胚叶和神经外胚层发育异常所致的脑、眼、颜面血管发育不良。面部皮肤毛细血管瘤的出现是这种疾病的特点，多数在出生时即有，它可以仅累及三叉神经一个分支，也可以 3 个分支全部受累。通常为散发病例。面部三叉神经分布区内紫红色面痣，出生时即已存在，是具有诊断意义的体征首先出现的神经症状通常为面部皮损对侧的局限性癫痫、对侧偏盲和对侧肢体轻偏瘫、萎缩和肢体生长落后于健侧；也可有面痣同侧的凸眼、青光眼或视神经萎缩；可有智能减退，身体其他部位也可有葡萄酒色皮痣，伴视网膜、肾、肝等血管瘤；还可伴发隐睾、脊柱裂、脊髓空洞症等。可因颅内出血或癫痫持续状态而威胁生命。涉及面部三叉神经分布区的毛细血管性或海绵状血管瘤以及同侧枕、顶或额叶软脑膜的血管瘤以静脉性为主。脑皮质，特别是第二、第三层，毛细血管可有增厚和钙化。局部发生层状坏死、神经细胞脱失萎缩、胶质细胞增生及钙盐沉着。血管瘤部位的脑皮质外缘，常有钙质沉积。在头颅 CT 和 X 线平片上可见到轨道状双道的钙化线，与脑回一致，以此特征作为诊断本病的主要依据。

827　小儿脑血管发育有什么特点?

人类大脑血管的发育始于胚胎 31 天，随着脑的不断发育，血管也相应发育形成血管网，再由胚胎早期的网状血管丛发育为成体的脑动脉。脑血管的发生可以分成 5 个时期，即原始血管丛形成期、血管形成期、成层期、重新排列期、组织学发育期。在以上发育过程中出现异常，则导致脑血管畸形。如血管形成期发育异常，则发生成血管细胞瘤和海绵状瘤；重新排列期的小血管发育异常，则形成静脉性血管瘤，产生脑面血管瘤病。胚胎发育前 3 个月，脑内连接原始动静脉间的毛细血管床发育欠佳导致动静脉畸形。由于生长发育的影响，小儿脑血管形态与结构的优势，决定儿童时期脑血管疾病的发生率远较成年人为低、脑血管病的病因与成年人显著不同；而与成年人相比，小儿脑代谢快、血液供应丰富，大脑有较高的可塑性，且脑部侧支循环建立较成年人迅速，因此，小儿脑血管疾病的预后比成年人好。

828　年龄对脑血管形态发育有什么样的影响?

随年龄的增长，脑内血管血流动力学的改变，脑动脉弯曲逐渐明显。小儿时期，颈内动脉在海绵窦内常呈直线行程，基底动脉多呈平直型，随着年龄的增长，颈内动脉逐渐形成弯曲，基底动脉也渐变为成年人的弯曲型；而且，年龄越大，脑内动脉的弯曲越多越明显。同时，基底动脉也有逐渐上移的趋势。

829 年龄对脑血管结构的发育有什么样的影响?

脑动脉的年龄变化最主要表现在弹性膜上。儿童脑动脉的弹性膜包含有纤维性和无定形的两种成分,纤维成分出现较早,而无定形成分则在发育后期才出现在纤维间的基质中。而成年人脑动脉的弹性膜内则无纤维成分,血管弹性减弱。基底动脉在 20 岁以后即出现明显的管壁生理结构衰老型的变化。动物实验显示,随着年龄增大,脑血管壁弹性逐渐减弱,硬度不断增加。

830 年龄与脑血流量有什么样的关系?

脑血流量因平均动脉压、颅内压、血管阻力而不同,年龄也是影响脑血流量的重要因素。在人类小儿大脑半球的血流量较高,3 岁以下为每 100g 脑组织 30~50ml/min,3~10 岁小儿 100ml/min,在 10 岁内达最大值,15 岁以上与成年人相同,为 50ml/min。一般来讲,小于 5 岁儿童大脑半球血流量为成年人的 2.0~2.5 倍,随年龄的增大而明显下降,10 岁前后为成年人的 1~3 倍,以后逐渐减少直至接近成年人水平。脑血流量的年龄变化与其脑耗氧量的年龄变化相平行,可能与成熟期大脑的代谢降低有关。

831 小儿缺血性脑血管疾病的病因有哪些?

脑动脉缺血性疾病有血栓形成、栓塞、血管炎等,以血栓形成最多见。病因分布以感染免疫病、代谢病、凝血异常、心脏病等多见。心脏病引起的脑梗死可见于先天性心脏病有右至左分流时,栓子可进入脑血循环青紫型心脏病可因感染、脱水而诱发血液黏稠度增加,因而形成脑血栓。后天性心脏病如风湿性心脏病、心肌病、心内膜炎的赘生物脱落、心房颤动等心律失常并发的附壁血栓,二尖瓣脱垂、心内肿瘤等,都可引起脑梗死。医源性栓子可来自心导管、心脏手术、肠道外营养的脂肪栓子等。

感染和免疫性疾病也是常见原因。免疫或其他血管炎可损伤大、小动脉。全身性红斑狼疮约 20% 以上有血管炎,主要是小动脉,引起脑的微血栓,发生 TIA。结节性多动脉炎累及中、小血管,血管造影不易发现。动脉纤维肌层发育不良是全身性疾病,当其累及颈内动脉时可发生脑动脉瘤、血栓、栓塞。皮肌炎、少年颞动脉炎、无脉症、贝赫切特综合征 (旧称白塞病) 等都是小儿脑梗死的可能原因。

遗传代谢病引起的脑梗死见于同型胱氨酸尿症,高同型半胱氨酸血症、线粒体脑病 (MELAS)、Labigh 曲病、Fabry 病 (α-半乳糖苷酶缺乏,见于男性,引起脑的多发性腔隙性梗死)、有机酸血症 (甲基丙二酸尿症、丙酸血症、异戊酸血症)、MenKes 病、高脂血症、糖尿病等。糖尿病小儿在血糖偏低时可有短暂的轻偏瘫发作，持续数小时自然缓解；亦可复发，或为交替性轻偏瘫；预后较好，机制不明，可能为脑血管痉挛。

凝血功能异常常见的有蛋白 C 和蛋白 S 缺乏，活化型蛋白 C 抵抗症，抗凝血酶缺乏等。少见的有肝素辅因子 II 缺乏，同型半胱氨酸血症，纤维蛋白溶解原缺乏，纤维蛋白原缺陷等。后天性凝血功能异常也可引起脑栓塞，见于继发于肾病、肝病、发热、脱水的蛋白 S 和蛋白 C 缺乏，以及抗磷脂抗体综合征（APLS）。其他可引起脑血栓的血液病还有血小板增多症、缺铁性贫血、镰状细胞贫血等，后者 25% 有脑血管并发症。

脑外伤及外伤性颅内血肿是脑梗死不多见的原因，但咽后壁外伤引起颈内动脉损伤不可忽视。钝器伤可使颈内动脉血栓形成或使血管撕裂，形成夹层动脉瘤。小儿头、颈部轻伤，或口含筷子等物伤及软腭，均可致颈内动脉血栓形成。颈内动脉夹层动脉瘤的症状在外伤后数小时、数日后（或更晚）出血，表现为急性偏瘫、头痛、血管杂音和霍纳症。颈椎外伤、颈椎过伸或寰枢椎半脱位时，可引起椎动脉夹层动脉瘤，可致双侧偏瘫。

832　小儿缺血性脑血管疾病的外科治疗有哪些方法？

治疗小儿缺血性脑血管疾病的手术方法有多种，归纳起来有 4 类：①颅内外血管吻合搭桥术。②非吻合搭桥术。③大网膜颅内移植术。④颈交感神经切除术。小儿缺血性脑血管疾病有脑缺血的临床表现是公认的血供重建手术指征。由于儿童本身的生理特点，治疗上首选非吻合搭桥术，其他术式可试用或分组联合应用。

非吻合搭桥术不用作血管吻合，手术极为简单，效果近似血管吻合术，特别适合儿童的治疗。常用的术式包括：颞肌－血管联合术、颞浅动脉贴敷术、硬膜翻转贴敷术、其他组织贴敷术等。目前，临床上最常应用的是颞浅动脉贴敷术。其优点在于对现存的侧支循环损伤小，手术较为简单，手术时间短，对患儿的打击小，产生的神经症状少。另外，患儿头皮凹陷不明显，外貌不受影响。

833　什么是烟雾病？

烟雾病是一组以颈内动脉虹吸段狭窄或闭塞以及脑底出现异常毛细血管网为特点的脑血管病，又称为脑底动脉闭塞伴毛细血管扩张，特发性脑底动脉环闭塞症等。脑底异常血管网症系指脑血管造影时脑底部的双侧颈内动脉闭塞并有异常的毛细血管扩张网形成，颈内动脉造影是确诊烟雾病的主要手段，其特点为双侧或单侧颈内动脉虹吸段的狭窄或闭塞，大脑前、中动脉根部狭窄或闭塞，病变处动脉腔边缘不规则，以及脑底出现异常血管网。由多数扩张的豆纹动脉和丘脑穿支动脉以及软脑膜、蛛网膜、硬脑膜侧支血管形成的异常血管网轮廓不清，如同喷出的烟雾状，也因此表现而得名。

834 小儿烟雾病的临床特点是什么？

本病好发于婴幼儿，女性发生率略多于男性。基本病变是由多种病因所致的颅底动脉环慢性进行性加重的闭塞。当血管狭窄、闭塞形成过程中，侧支循环也逐渐建立形成异常血管网，多数是一些原始血管（如豆纹动脉等）的增多与扩张。症状与年本病好发于婴幼儿，女性发生率略多于男性。基本病变是由多种病因所致的颅底动脉环慢性进行性加重的闭塞。当血管狭窄、闭塞形成过程中，侧支循环也逐渐建立形成异常血管网，多数是一些原始血管（如豆纹动脉等）的增多与扩张。儿童患者主要表现为脑缺血症状，如短暂性脑缺血发作（TIA），缺血性脑卒中和脑血管性痴呆等，出血较少见。Imaizumi 等研究发现，MMD 儿童的智商从有症状时就开始降低，但到了发病 10 年时渐趋平稳。

835 小儿脑血管炎性病变的特征是什么？

感染和免疫性疾病是引起的小儿脑梗死的常见原因。细菌、病毒、真菌、支原体、衣原体、钩端螺旋体、莱姆病等颅内炎症可引起脑血管炎、血管内膜坏死、管腔狭窄，增加脑梗死的危险。感染后免疫性脑血管炎也有同样危险。在病毒感染中，单纯疱疹、腮腺炎、肠道病毒（特别是柯萨奇病毒）、腺病毒、流感病毒、水痘－带状疱疹、艾滋病等均可引起脑梗死。艾滋病引起的小儿脑梗死以急性偏瘫为首发症状，其病理改变为脑动脉炎、血管内膜纤维化伴血栓性闭塞、血管内膜增生伴狭窄等。近年水痘－带状疱疹感染引起较大注意，除可引起脑膜脑炎、急性小脑性共济失调、瑞氏综合征以外，还可引起脑内大、小血管的损伤及炎症，产生脑梗死、脑水肿、脑疝。水痘迟发性脑卒中发生在小儿水痘后数周至数月，梗死部位多在基底节和内囊，脑皮质较少。神经影像可见脑动脉一处或多发狭窄。轻型水痘也可能发生严重的迟发性脑卒中，主要症状是急性偏瘫，可伴抽搐发作。

836 Galen 静脉瘤的临床特点是什么？

Galen 大静脉畸形是脑的大动脉和 Galen 静脉之间有血管交通。可见于新生儿和婴儿。因血管壁较厚，故少见破裂出血。主要表现是由于大量血液被分流至畸形中。新生儿可有进行性高搏出量心力衰竭，生长发育受阻，往往被误认为先天性心脏病。颅内血管杂音明显。婴儿期可出现脑积水。病死率很高，约 50% 死亡。血液分流量不大者，心衰较轻，可有反复的一过性偏瘫。治疗困难，可进行分期手术。

837 先天性颅内囊性动脉瘤的特点是？

在小儿较少见。主要发生于颅底部的颈内动脉分叉，前、后交通动脉处，或椎基底动脉。动脉局部的弹力层和肌层变弱，并突出为瘤，一般在 1cm 以下。临床症状主要是急性蛛网膜下腔出血、脑实质出血或脑室内出血。未破裂之前则常被忽视，可有头痛及局部压迫症状，特别是脑神经麻痹。家族性囊性动脉瘤常为多发。本病也常伴全身病和其他血管病，如 AVM、主动脉缩窄、多囊肾、烟雾病等。MRI 和 MRA 可助诊断，但血管造影更为可靠。本病还应与获得性脑动脉瘤鉴别，如外伤性、感染性等。

838 小儿颅内出血的病因及特点是什么？

脑出血是指脑实质内的血管破裂所致的出血，以大脑半球占多数，少数原发于小脑或脑干。病因可为脑外伤、先天性动静脉畸形、血液病（迟发性维生素 K 缺乏、白血病、血小板减少性紫癜或过敏性紫癜、血友病、再生障碍性贫血等）、脑瘤以及细菌性心内膜炎所致的颅内细菌性动脉瘤等，还有的找不到明确病因，称为小儿原发性脑出血。新生儿期颅内出血主要由缺氧或产伤引起，是新生儿早期死亡的重要原因之一。其发病机制一般认为与各种原因所致的动脉内膜损伤及血管痉挛有关。近年来发现脑室出血也可见于小儿，约 50% 为低出生体重 <1500g 的早产儿。另外，先天性脑血管畸形也可引起小儿出血性脑血管病，其中先天性颅内动静脉畸形比较多见，相当于小儿颅内动脉瘤的 10 倍，常为小儿原发性蛛网膜下腔出血的重要原因。

839 小儿脑动脉瘤的临床特点是什么？

脑动脉瘤是一种因颅内某部位的动脉管壁异常膨胀，形成隆起凸出部分或球形血液囊。这些膨胀部分的血管壁非常薄，当管壁被长期冲击时很容易破裂。脑动脉瘤可发生于任何年龄，80% 左右在颈内动脉系统。儿童动脉瘤形成的重要因素是血管壁本身的缺陷、胎生血管的发育异常和血管畸形，而感染、外伤和动脉硬化等成年人常见的原因在儿科却较为少见。脑动脉瘤的临床表现复杂多样，取决于瘤体的大小，所处的部位及其是否破裂出血。慢性发作性头痛是脑动脉瘤常见的症状之一。在出血症状和局灶性神经症状出现前，患儿常有一侧眼眶部或后枕部的搏动性疼痛，严重时伴有恶心、呕吐和面色苍白，可能与瘤体一时性扩大或病壁渗血有关。当瘤体对周围组织的压迫时患儿可出现局灶症状，如眼球外展受限、轻偏瘫、运动性失语、精神障碍、尿崩症、癫痫发作、视力障碍和视野缺损等，约 71% 的病人最终可发生破裂出血；其中 15% 的患儿可发生再出血，常伴有脑水肿、血肿及脑疝。如果患儿突然出现局限性头痛、眼痛、视力减退、恶心、颈部僵痛、眩晕或感觉障碍等时，可能是脑动脉瘤破裂的先兆，要引起注意。当出现蛛网膜下腔出血时患儿可突然头痛、呕吐、意识障碍、癫痫样发作和脑膜刺激征。脑脊液检查、头颅 CT、磁共振成像、经颅多普勒超声检查、脑血管造影等可帮助诊断。本病的根本疗法是手术疗法，故应尽早采取手术，避免发生破裂。患儿的预后与蛛网膜下腔出血有关，出血次数越多病死率越高。

840 脑血管畸形如何进行分类?

脑血管畸形 (cerebral vascular malformations) 是一种先天性的血管发育异常，由内胚层发育过程中演化而来，形成一个异常血管团，通常有种主要类型：动静脉畸形、海绵状血管瘤，静脉血管瘤、毛细血管扩张症和静脉曲张。其中以脑动静脉畸形最为多见。

841 脑动静脉畸形 (AVM) 的临床特点有哪些?

典型 AVM 多位于大脑半球，也见于丘脑、基底节或脑干，数毫米至数厘米不等，是一团动脉和静脉杂乱的血管，没有毛细血管床。出现症状的年龄由新生儿至年长儿不等。AVM 未破裂前，可无任何症状；亦可有发育延缓、癫痫发作、头痛、偏瘫、视力障碍；体积大者可有颅内压增高、脑积水、进行性神经症状、头围增大、颅内血管杂音等。如 AVM 破裂，则发生出血性脑卒中、蛛网膜下腔出血或脑内出血。可有家族史。CT、MRI 可显示脑的缺血灶、钙化灶、出血、囊变、脑室扩大等影像。

AVM 的临床症状除因为占位和压迫以外，窃血也是重要的原因。由于 AVM 内部血管阻力低下，动脉血被分流到畸形内，使正常（甚至远隔）的脑组织灌注不良、慢性缺血，从而引起进行性神经功能缺陷。

842 儿童脑动静脉畸形如何诊断?

脑动静脉畸形是脑血管畸形中最多见的一种，约占颅内血管畸形的 90%。病变常位于脑的浅表或深部。

临床表现：①出血：多发生于年龄较小者，可表现为蛛网膜下腔出血、脑内出血或硬膜下出血，常于体力活动或情绪波动后突然出现剧烈头痛、呕吐、意识丧失、颈项强直和 Kernig 征阳性。②癫痫：可见于 40%~50% 的患者，约半数为首发症状，多见于较大的、有大量"脑盗血"的动静脉畸形者，以部分性发作为主，可呈继发性全身扩散型，具有 Jackson 癫痫的典型特征。③头痛：60% 的患者有长期头痛史，多局限于一侧，出血时头痛的性质发生改变。④进行性神经功能障碍：主要表现为运动或感觉性瘫痪（见于 40% 的患者，10% 为首发症状），主要原因为"脑盗血"引起的短暂性脑缺血发作、较大的动静脉畸形引起的脑水肿或脑萎缩以及出血引起的脑损害或压迫。⑤智力减退：多为巨大型动静脉畸形，因严重的"脑盗血"引起的弥漫性缺血和脑发育障碍，也可因反复癫痫发作和长期服用抗癫痫药引起。⑥颅内杂音：见于较大、较表浅的动静脉畸形。⑦眼球突出。

影像学表现：①头部 CT 检查见局部不规则低密度区，病变内钙化、新鲜的出血、血肿，血肿吸收或脑梗死后所遗留的空洞；增强后呈不规则高密度（相当于动静脉畸形的部位）、供血动脉和引流静脉。②数字减影血管造影（DSA）最具有特征性：动脉期摄片可见一团不规则扭曲的血管团，有一根或数根粗大、显影较深的供血动脉，引流静脉早期出现于动脉期摄片上、扭曲扩张、导入静脉窦，病变远侧的脑动脉充盈不良或不充盈。③MRI（磁共振成像）血管团、供血动脉和引流静脉均因"流空效应"而显示为黑色。有自发性蛛网膜下腔出血或脑内出血的青年患者，特别是曾有局限性或全身性癫痫发作者应怀疑此病。

843　脑动静脉畸形的治疗原则是什么？

一般部位的脑动静脉畸形可采用手术切除病灶或微导管血管内栓塞治疗；位于重要功能区、位置特别深的脑内或巨大病灶，可采取在数字减影下动脉内栓塞的方法，以减少畸形血管病灶的血液供应，使病变减小或有利于进一步的手术切除或 γ 刀治疗。

844　颅内海绵状血管瘤的临床特征是什么？

颅内海绵状血管瘤是脑血管畸形的一个类型，由内皮细胞增生构成血管延长扩张并汇集一处而成，因其形态、质地酷似海绵，大小 0.3～4.0cm，所以称为海绵状血管瘤。它的发生率仅次于脑动静脉畸形，而较脑静脉畸形和脑毛细血管畸形多见。海绵状血管瘤可以无症状，也可出现头痛、癫痫发作、出血和局灶性神经症状。引发癫痫发作的海绵状血管瘤病灶一般位于幕上脑表实质内，特别是病灶位于额叶或伴有钙化者癫痫发生率较高可达 50% 以上，因此，癫痫发作是海绵状血管瘤的最常见症状，各种痫样发作类型均可出现。亚临床的微出血几乎所有海绵状血管瘤均可出现，但有明显临床症状的出血相对较少。一般出血多在海绵状血管瘤周围脑实质内，少数可破入蛛网膜下腔或脑室内。局灶性神经症状与海绵状血管瘤在颅内的部位有关。

845　小儿维生素 K 缺乏性出血的定义是什么？

国际出血与血栓协会儿科委员会定义维生素 K 缺乏性出血是指由于维生素 K 缺乏导致维生素 K 依赖凝血因子活性低下，并能被维生素 K 所纠正的出血。根据发病年龄段不同分为 3 型：①早发型维生素 K 缺乏性出血：指生后 24 小时以内的维生素 K 缺乏性出血。②经典型维生素 K 缺乏性出血：指新生儿出生 1～7 天内发生的出血。③迟发型维生素 K 缺乏性出血：指出生后 8 天，即超过了经典型维生素 K 缺乏性出血年龄段发生的出血。早发型罕见，经典型预后好。迟发型以突发性颅内出血为主要临床表现，颅内出血发生率为 65%～100%。

846　围生期维生素 K 缺乏性出血的易患因素有哪些？

围生期维生素 K 缺乏的易患因素：①新生儿肝脏对凝血酶原的合成尚未成熟，凝血因子在新生儿期仅为正常成年人的 30%～60%。②由于维生素 K 经过胎盘的通透性差，母体内的维生素 K 很少进入胎儿体内，婴儿尤其是早产儿、小于胎龄儿肝内维生素 K 储存量低。③母乳维生素 K 的质量浓度低，仅为 1～15μg/L，牛乳为 60μg/L。④新生儿肠道菌群尚未充分建立，致使维生素 K 合成不足。⑤出生前孕母接受抗癫痫药、香豆素抗凝剂、抗结核药等。⑥婴儿肝胆系统疾病或代谢性疾病。⑦胃肠道感染。⑧长期使用抗生素，特别是头胞菌素类。

847 什么是颈动脉海绵窦瘘？

海绵窦段颈内动脉或其分支有裂口与海绵窦之间发生短路沟通，颈内动脉血灌注入海绵窦，与海绵窦之间形成异常的动静脉沟通，形成海绵窦动静脉瘘。外伤引起的颈内动脉海绵窦瘘占 75%～85%，也有因海绵窦段颈内动脉壁软弱或因该处动脉瘤破裂所致。动脉血灌注入海绵窦的结果是使海绵窦内严重淤血，静脉压增高，引起该侧眼球突出，出现海绵窦与眶上裂综合征。

848 颈内动脉海绵窦瘘的临床表现有哪些？

患儿常常由于头部外伤或以眼征为首发症状，有颅内杂音，搏动性突眼、球结膜充血水肿、视力减退及神经功能缺失，常易漏诊或误诊。大年龄儿童常常因夜间颅内杂音响亮，往往不能入睡，难以忍受。眼球活动受限，球结膜充血，久之视力减退甚至失明。于额眶部可以听诊到血流杂音。脑血管造影可显示出海绵窦动静脉瘘。此病常为一侧性，也有双侧性，因海绵窦在解剖上有的是两侧互相通连。磁共振成像能良好的显示眼静脉扩张，海绵窦扩大及血栓形成。

849 颈内动脉海绵窦瘘如何治疗？

颈内动脉海绵窦瘘目前较好的治疗方法是在数字减影（DSA）下，经血管内送入可脱性球囊微导管，将充盈的球囊闭塞瘘口，并保持颈内动脉的通畅。还可经微导管注入黏合胶或固体栓塞材料。其他常用的手术还有颈动脉结扎术，海绵窦段颈内动脉瘘孤立即结扎颈内动脉颈段与颅内段。尚有将细铜丝插入海绵窦，通以弱电流，使海绵窦内栓塞达到治疗目的。

850 儿童硬膜下出血的病因有哪些？

本病在新生儿主要见于成熟儿，大多由于分娩困难，使胎头严重受压变形所致。常见于：①产妇骨盆狭小。②胎位不正。③高龄初产妇等。此外，产程进展太快，胎位突然受压也可引起此病。上述为新生儿硬膜下出血的病因，新生儿以后的儿童，较多见的是 2 岁以内，特别是 6 个月以下的婴幼儿，外伤为常见原因，也可因维生素 C、维生素 K 缺乏所致。

851　新生儿脑室周围与脑室内出血的特点及病因是什么？

脑室周围与脑室内出血主要发生于胎龄较小的未成熟儿。特别是未成熟的低体重儿极易发生脑室周围与脑室内出血。胎龄越小，发病率越高。出生时胎龄小于 35 周或体重低于 1500g 的未成熟儿，其发病率可高达 40%~50%。

脑室周围出血是由于毛细血管破裂所致，这与硬膜下出血是由于静脉或静脉窦破裂出血不同，出血部位多在室管膜下的生发层，血液向周围白质扩散形成脑室周围出血。80% 的患儿其病变部位血液可进一步穿破室管膜，流入侧脑室，部分或全部填充侧脑室，成为脑室内出血。血流经大脑导水管、第四脑室再汇集到小脑延髓池的蛛网膜下腔。

852　何谓新生儿脑室内出血的 Papille 分级？

新生儿脑室内出血（IVH）的预后可用 Papille 分类来进行评价，Ⅰ级：室管膜下出血；Ⅱ级：IVH 不伴脑积水；Ⅲ级：IVH 合并脑室扩张；Ⅳ级：IVH 合并实质扩张。Ⅰ级出血通常预后良好，Ⅳ级出血预后差。

853　目前关于儿童癫痫的遗传分子基础知道哪些？

目前发现了近 20 个与癫痫及癫痫综合征相关的基因位点，单基因突变可引起癫痫，但可有不同表型，反之，同一表型可有不同的基因型。表型差异可能是由于修饰基因或基因多态性，或受到环境因素的影响。绝大多数原发性癫痫并非单基因遗传，多与 2 个或更多基因相互作用有关，也无明显家族倾向。

854　儿童症状性癫痫的常见病因有哪些？

常见病因：①皮质发育异常：至少占儿童难治性癫痫的 40%。②神经皮肤综合征：60% 的患儿伴有癫痫，婴儿痉挛常见，对合适病例的手术治疗可良好控制发作。③海马硬化：是指中颞叶硬化。新发患儿中，21% 患儿 MRI 发现海马硬化，57% 为难治性癫痫。④中枢神经系统感染与急性脑损伤：5% 患有中枢神经系统感染的患儿发生癫痫。畸形细菌性脑膜炎有 35% 的患儿在急性期即表现惊厥，而 5% 患儿日后有癫痫后遗症。⑤脑性瘫痪：50% 的四肢瘫或偏瘫患者、26% 痉挛性瘫痪和运动障碍的脑瘫患儿伴有癫痫，婴儿痉挛可见于 15% 的脑瘫患者。

855 儿童癫痫术前评估有哪些方法?

术前评估策略很大程度上取决于拟采用的手术方法。术前检查通常首先应用非创伤性检查手段。见表6-2。

表6-2　儿童癫痫术前评估方法

非创伤性检查	创伤性检查
组织结构检查	兴奋性检查
MRI、	术中皮质脑电图
CT、头颅 X 线	发作间期和发作期半创伤性内脑电图持续描记
兴奋性检查	功能缺失检查
发作间期和发作期脑电图	发作间期脑电图
发作期 SPECT 和 PET	皮质功能检查
发作间期和发作期脑磁图	术中电刺激
发作期功能 MRI	非术中电刺激
功能缺失检查	
发作间期脑电图	
发作间期 PET	
发作间期 SPECT	
Wada 试验	
神经心理检查	
发作间期脑磁图	
发作间期功能	
MRS	
皮质功能检查	
Wada 试验	
功能 MRI	
磁刺激	
PET	
脑磁图	

856 儿童癫痫术前评估包括哪些方面？

（1）临床资料：采集准确的癫痫起病前后的发育史是评价癫痫对大脑发育的影响和确定手术最终目的的关键。癫痫史包括种类、持续时间、发作频率、用药史及过去脑电图资料，这对于判定顽固性癫痫很重要。癫痫的减轻加重因素也应考虑。神经功能缺陷应仔细询问持续性。

（2）神经电生理检查：目的在于除外弥散性的癫痫综合征，清楚划分癫痫类型和症状学，排除假性癫痫，对癫痫发作进行定侧和定位。

（3）神经影像学检查：密切结合病史、临床症状体征和神经生理发现，以确定结构异常和病区是否一致。包括 X 线平片、CT 和 MRI。癫痫灶的结构性定位主要依靠 MRI，是鉴别症状性癫痫较为敏感、特异的影像学方法。

（4）功能神经影像学检查：如功能磁共振成像、SPECT、PET、磁共振波谱分析（MRS）、脑磁图（MEG）等。

857 儿童癫痫外科手术适应证是什么？

用内科方法无法控制的癫痫发作。幼儿癫痫的发作频率高，每天常在 10～100 次，并很快就会用遍各种控制严重儿童癫痫的常用药物，某些癫痫因其内在的病理学改变难以用药物控制，如皮质发育不良，Rasmussen 脑炎或 StrugeWeber 综合征、软脑膜血管增生等，这些病例的难治性在几周，最多几个月就会显现。手术无最小年龄限制。对于顽固性癫痫的评定建立于患者对药物不良反应耐受的基础上，当治疗药物浓度已给患者带来严重的不良反应时，应考虑手术治疗，具体如下。

（1）癫痫发作必须是致残的，频繁发作，每月 3 次以上，并影响生活质量。

（2）对生长发育的影响。新生儿和幼儿长期的癫痫发作较易对正常的脑发育产生负性作用。来源于癫痫病灶的异常放电能形成异常的电化学环境造成皮质在突触细胞膜水平的永久性异常发育。近年观点认为，对于新生儿和幼儿早期阻断这一恶性循环。

（3）有定位明确可切除的单侧局部癫痫灶或皮质异常区。如难治性癫痫患儿有轻偏瘫，而该侧失去手指功能，对侧大脑半球结构和功能检查显示有弥漫性异常，同侧大脑半球完全正常者，可考虑行大脑半球切除术。

（4）进行性加重。任何类型癫痫长期发作都会对脑功能产生负性作用，并最终引起智力、行为方面的异常，早期手术可减少患者脑功能的损害。

（5）患者和家属对治疗能理解和有强烈要求者，必须认识术后仍需要使用 AED。

858 儿童癫痫手术禁忌证有哪些?

（1）慢性精神病和智商＜70。

（2）精神发育迟缓提示弥漫性脑损害或多个癫痫灶，故手术效果不佳，由于在切除癫痫灶后可使原有被抑制的脑功能得以恢复，因此低智商对新生儿和婴幼儿并不是手术的绝对禁忌证。

主要累及语言、运动或感觉区的癫痫灶以往被认为不适合手术，但对于新生儿、婴幼儿以及术前已存在偏瘫、失语的病例仍可考虑手术治疗。此外，多处软脑膜下横线位切断也可适用于此类患者。

859 何时使用颞叶切除术治疗癫痫?

多用于治疗新皮质异常或起源于优势半球近中线结构的异位组织病变。病理类型的不同导致手术方式的不同。优势半球颞叶切除使用选择性入路的创伤最小，但是其客观上的优势并未证实。手术切除沟回和杏仁核内的病变，而保留海马和新皮质，缓解率低。皮质脑电图的作用在颞叶切除术中的益处尚未证实，在颞叶中央型癫痫中，切除后的棘波会产生误导。在处理新皮质发育不良时，皮质脑电图可以用来确定切除范围。颞叶切除术作为治疗顽固性颞叶癫痫的一种手段，其疗效已得到广泛肯定。

适应证：①单侧颞叶癫痫，表现为精神运动性和或继发性全身发作，AED 治疗效果不佳。②多次脑电图确认致痫灶位于一侧颞叶。③CT 或 MRI 或 PET 发现颞叶前部局限性异常，并与脑电图结果一致。

860 何时使用选择性海马杏仁核切除术治疗癫痫?

颞叶内侧结构，尤其是海马杏仁核在额叶癫痫的发生中起着重要的作用。

适应证：①一侧颞叶内侧基底部结构起源的癫痫发作，有典型的临床先兆或症状。②癫痫发作起源于常规手术不能切除的部位（Wernicke 区），而且癫痫放电迅速扩散至同侧颞叶内侧及底部结构。③颞叶内侧及底部结构有形态学病变存在，有典型的内侧颞叶边缘性发作，可记录到癫痫放电。

861 为什么选择半球切除术进行癫痫手术?

如果手术在低龄时（6~7 岁前）进行，即使是语言功能在病侧半球的病例也很可能获得显著的功能恢复。手术方式的选择应考虑病理类型、手术者经验以及患者年龄、体格、生理状态等因素。术中影像及 B 超定位有利于手术操作，尤其是当解剖关系严重破坏的时候，在对婴儿进行半球切除术及其他类似手术时，必须严格操作，具有足够经验的设备和麻醉医师。

手术适应证包括：①婴儿痉挛性偏瘫伴顽固性癫痫综合征：10 岁前为宜。术后癫痫控制达 90%，精神、智力发育得到明显提高。②半抽 - 半瘫癫痫综合征：药物治疗无效，一经确诊，立即建议手术。③一侧巨颅症：手术治疗为首选；Rasmussen 综合征：一经确诊应尽快手术治疗。④Lennox Gastaut 综合征：脑电图改变偏一侧且 PET 代谢异常为手术指征。⑤West 综合征：激素和 AED 无效后可考虑手术治疗。⑥Sturge Weber 综合征：如发生进行性变化应尽早手术，病灶广泛伴偏瘫则行半球切除为宜。

手术方法包括：①功能性大脑半球切除术：手术切除患侧大脑半球中央区和颞叶，保留带血运的额极和枕叶。②大脑半球皮质切除术：切除整个半球皮质保证患侧室管膜的完整性，确保脑室系统不受手术干扰。③解剖型大脑半球切除术改良法：既能充分切除病灶，又能防止手术带来的各种并发症。大脑半球切除术后，用肌瓣缝固同侧 Monro 孔及硬膜外腔再造。

手术并发症：主要缘于手术创伤大，手术者多在 10 岁以下，早期死亡率达 6%～7%，晚期死亡率为 25%。

862　胼胝体切断术治疗癫痫有何特点？

术前准备：MRI 正中矢状位上了解脱胼胝体长度、厚度结构以及先天畸形，脑血管造影情况。

适应证：①药物难治性癫痫，呈失张力性、强直性、强直 - 阵挛性发作，对于跌倒发作的疗效最佳。②额叶癫痫、多灶性癫痫、癫痫灶位于一侧或双侧大脑半球，不适合行脑局部皮质癫痫灶切除者。③脑电图证实一侧或双侧大脑半球的弥漫性或多灶性异常放电。④婴儿性偏瘫侧手指功能未全丧失者、Rassmussen 综合征、Lennox Gastaut 综合征，患者无严重智能障碍。

手术疗效与并发症：手术结果中最良好的是各种类型发作所伴有的倾倒成分消失，因此大大减少以后发作中应倾倒所造成的头部摔伤。一般手术疗效与胼胝体切开范围和部位有关。并发症有：急性失联合综合征，小儿可不发生或症状轻微，多在术后数小时到数日内发生，表现为缄默、非优势半球支配的肢体失用，双侧病理征及尿潴留。晚期并发症如室管膜炎及梗阻性脑积水。

术后抗癫痫药物（AED）的应用：术后 2～3 天内用药，术后当天静脉应用地西泮0.5mg/kg，15mg/d。进食后应用术前常规应用的口服 AED，使用 2～3 年。

863　什么时候选用多处软脑膜下横切术治疗癫痫？

当癫痫灶位于功能区皮质内不能切除时，可尝试多处软脑膜下横切术来减少癫痫发作频率。手术范围和效果可通过术中即时皮质电图来判断。术后有效率为 20%~50%，多处软脑膜下横切术可专门用于 Lindau Keffner 综合征的患者。

手术适应证：①药物难治性局灶性癫痫。②癫痫灶位于主要皮质功能区，不能行皮质癫痫灶切除术时，如位于中央前回、中央后回、Broca 区、Wernicke 区、角回和缘上回等的病灶。

864 脑皮质癫痫灶切除术用于什么情况？

主要用于癫痫灶位于皮质，定位明确与临床表现及脑电图、BEAM 相符合者；癫痫灶不在脑的重要功能区，手术不致引起重要神经功能障碍者。如患儿无偏瘫而又药物难治性癫痫，所发现的癫痫灶并不涉及感觉运动及语言皮质，可考虑该手术。某些病例需切除部分或全部枕叶，将引起视野缺损。有些大儿童患者需要在清醒的情况下进行切除手术，以利定位并保护语言和感觉运动区。7 岁以下不宜使用清醒手术。小部分患儿中有时需进行慢性硬膜下描记以更准确地定位应切除的病灶和感觉运动及语言皮质。

适应证：①局限性癫痫发作。②致痫灶明确，临床表现、脑电图和影响学检查结果相一致。③预计手术切除后不致引起严重的神经功能障碍。

865 迷走神经电刺激术治疗顽固性癫痫的适应证是什么？

迷走神经电刺激术是近年来治疗难治性复杂部分性癫痫、继发性全身性癫痫的一种新的治疗方法。

适应证：①复杂部分性发作或部分性发作继发全身性发作，尤其是无法确定致痫灶或有双侧致痫灶者。②常规手术治疗不适宜或无效的其他难治性癫痫。

866 Rasmussen 脑炎为病因的癫痫如何治疗？

多数病例中发生于单侧，缓慢进展，病变涉及优势半球而神经功能缺损轻微情况下手术方案选择困难。皮质功能在年幼患者能够重新建立，因而决定进行更广泛的切除术相对容易些。年长一些的儿童或少年，实行广泛切除会导致严重的术后功能障碍，尤其涉及优势半球时需要选择分期手术。

867 SturgeWeber 综合征引起的癫痫怎么治疗？

局灶性切除效果更好。对年长儿制定局灶切除计划时，应仔细考虑受累组织的功能活性，并结合功能性影像帮助确定致痫灶。年幼患儿的皮质功能能够重建，因此当手术将会引起严重的神经功能缺损时，应该选在早期手术。如果出生后早期确定了癫痫发作模式，早期治疗干预将会改善远期的功能状况，即使无明显的神经功能障碍，也应进行半球切除术。

868　胚胎发育不良性神经上皮肿瘤导致的癫痫如何治疗？

目前被认为是癫痫的常见原因，这些病变通常在癫痫发展的早期阶段就被发现。放射学诊断明确时，可首先考虑用药物控制癫痫。如不能控制或抗痉挛药的不良反应严重时考虑手术治疗。

869　结节性硬化所致癫痫怎么治？

结节性硬化患者癫痫的患病率为 $60\% \sim 80\%$ ，婴儿痉挛是最常见的癫痫首发类型。如果 2 岁以后发病，多表现为癫痫部分发作或大发作。若癫痫具有长期的局限性，且检查表明与特定的结节有关，则手术治疗可获得癫痫短期改善和长期缓解。

870　如何进行皮质发育不良的影像学诊断？

（1）无脑回畸形：脑表面光滑，缺乏脑回和脑沟的分界和正常灰白质的指状分界。无脑回指脑具有光滑的表面，巨脑回指宽而平的脑回，两者常同时存在。无脑回畸形指无脑回-巨脑网综合体。MRI 表现有特征性，脑表面光滑，皮质增厚，含一带状的 T2 加权信号。屏状核和囊的末端可能缺失，胼胝体可能存在发育不良或缺失，常伴灰质异位。由于神经元的蜕变，脑干常发育不良，皮质脊髓束变细。

（2）多小脑回畸形：在 MRI 上不一定能直接显示，多数表现为多发小的浅的蜷曲，形态复杂，皮质比表面显示光滑，皮质下白质可能消失，皮质本身增厚。

（3）脑裂畸形：常位于外侧裂旁，双侧受累且对称，伴随灰质可能是多小脑回样的。MRI 能精确识别 Ⅰ 型和 Ⅱ 型脑裂畸形，轴位成像能发现 Ⅰ 型中脑室小的凹陷和皮质灰质的内折。如果 T1 加权无法提供灰白质的高对比，则 T2 加权成像是必须的。双平面成像有助于识别 Ⅱ 型的软脑膜-室管膜缝，常表现为一个扇形的外侧裂周围的裂隙，伴随多微脑回样灰质。透明隔可能缺失，胼胝体可能发育不良。

（4）灰质异位：MRI 容易识别异位结节，因为异位结节的信号强度在所有成像序列中都与正常灰质相同。

（5）结节硬化：CT 除了钙化，结节与脑实质等密度。由于类型和成分不同，MRI 一般 T1 加权呈等到高信号，T2 加权呈等到低信号。碘或包增强有轻微的强化或无强化。T1 加权高信号可能提示钙、有关的铁或其他金属物的顺磁性效应。皮质结节早期阶段，CT 发现皮质和皮质下低密度异常，无异常强化和钙化，早期病灶在 MRI T1 加权上为低信号，T2 加权为高信号。随年龄增长，病灶在 T1 加权呈等信号，而 T2 加权保持高信号，有时一个孤立的病灶引起婴儿期癫痫，CT 上为高密度，MRI T2 加权为高信号。

（6）局灶性皮质发育不良：MRI 特征包括皮质增厚，异常脑回和沟的轮廓，模糊的灰白质分界和皮质下白质中的异常信号强度。

（7）微小皮质发育不良：目前 MRI 还无法发现异常。

871 儿童癫痫手术方法有哪些？

有颞叶切除术、选择性海马杏仁核切除术、半球切除术、胼胝体切断术、多处软脑膜下横纤维切断术、脑皮质癫痫灶切除术、迷走神经电刺激术等。

872 难治性癫痫的定义是什么？

目前，世界范围内对难治性癫痫尚无统一的定义。广义而言，难治性癫痫是指接受了合理的药物治疗，发作仍然难以控制的类型。当选择两种合理的 AED 治疗失败，就基本确立为难治性。其中，颞叶癫痫确立难治性时，既往的用药至少包括了卡马西平、奥卡西平或者苯妥英钠的一种。对于癫痫发作的控制标准，缺乏统一性。对于药物治疗的观察时间，大多数的研究对新诊断癫痫的药物观察时间在 1 年或者 1 年以上。新生儿、婴儿期的癫痫类型，不能经过长时间的等待而确定为难治性，如婴儿痉挛症，Lennox Gastaut 综合征，Rasmussen 综合征等，很可能起病时就注定了难治性。一旦确诊，就需要采用积极的药物以及其他治疗措施，而不是选择过长时间的等待后才判定为难治。

873 难治性癫痫怎么分级？

Schmidt 提出的儿童难治性癫痫的分级评分标准：

0：一种非一线药物，与剂量无关。

1：一种一线药物，低于推荐的剂量。

2：一线药物，剂量在推荐的范围。

3：一线药物，血浆浓度在治疗范围。

4：一线药物，最大耐受剂量。

5：一种以上一线药物，最大耐受剂量。

6：一种以上一线药物，最大耐受剂量及数种二线药物。

0～2 级是由于使用了不恰当的治疗所致，并不是真正意义上的难治性，应属于与医源性难治性范畴，3～6 属于与真正难治性癫痫。

874 癫痫术前评估的目的是什么?

（1）局部皮质切除术的评估目的：①通过神经影像检查技术或根据神经功能缺损症状推断，确定具体的结构异常区域。②提供有关结构性病灶区域局部兴奋性异常增高的证据。③确定所怀疑的病变区域不是重要的语言、运动等功能区。

（2）大脑半球切除术的评估目的：①确认单侧半球存在弥漫性的结构异常。②证实该侧半球存在着广泛的异常兴奋。③确定该侧半球病变已经引起严重的运动和感觉（优势半球还有语言）功能障碍。

（3）胼胝体切开术的评估目的：①脑电图呈弥漫性或多灶性异常放电的大发作或非局部性的部分发作。②不适合行切除性手术。③表现为强直性、失张力性、强直－阵挛性或复杂部分性发作。

875 癫痫术前评估常用术语的含义是什么?

术前评估的首要任务是尽可能收集有关大脑功能紊乱的各种信息，目的是为了确定有关大脑结构、功能及其兴奋性的缺陷所在，然后切除各种术前评估信息所共同指向的那个区域。

（1）致痫区（epileptogenic region）：该区的确定是术前评估的根本目标。指的是必要的且足以引起癫痫发作的区域，在切除该区域其放电传播途径之后，就能够完全终止癫痫发作。因而，致痫区也就是指各种术前评估结果共同体是应该切除的区域。可有一个或一个以上，可以在致痫病变之内或邻近或远隔部位。

（2）刺激区（irritative zone）：是指产生发作间期癫痫波的脑皮质区。发作间期癫痫波有助于确定需手术切除的脑皮质区，但根据发作间期癫痫波所确定的区域并不总是准确的，发作间期癫痫波对于癫痫的诊断有重要价值，但没有癫痫波并不能排除癫痫的诊断。发作间期癫痫波可以扩散至需手术切除区域以外较远的部位，出现发作间期癫痫波的区域也可能远小于致痫区，由散在的结构或功能病变所致的发作间期癫痫波可以表现为非局灶性形式。而且，刺激区范围的大小还取决于描记发作间期癫痫波的不同方法。由于上述这些可变因素的影响，刺激区的空间范围难以准确界定。

（3）发作起始区（ictalonset zone）：是指脑电图所描记到的癫痫发作起源区域。它是致痫区整体的一部分，一般位于刺激区之内，极少位于刺激区之外。发作起始区的确定受到脑电图技术局限性的限制，发作起始区的界定受到所使用方法的影响，因而颅外脑电图和颅内脑电图所确定的发作起始区是不同的。

（4）致痫病变（epileptogenic lesion）：指可能引起癫痫发作的大脑结构异常区域。MRI上可能清晰可见，也可能只有在手术切除后通过组织病理检查才能发现。尽管切除结构性病变应该是获得令好疗效最确切的方法，完全切除优于不全接触，但是这种手术仍不能保证对癫痫治疗一定会取得成功。

（5）功能缺失区（functional deficit zone）：通过多种检查手段确定的引起癫痫发作间期非癫痫性功能障碍的脑皮质区域，功能缺失区被认为与潜在的结构异常和生理学紊乱相关，这正是发现功能缺失区的意义所在。因而，功能缺失区的发现可以为癫痫诊断提供支持。如果同时发现有影像学结构异常和发作间期痫样放电，使诊断变得十分可靠。但是功能缺失区的范围很大程度上取决于确定功能缺失区所用的检查手段。大多数情况下，功能缺失区比致痫区大，致痫区是功能缺失区的一部分，但有时功能缺失区不一定有致痫性。

876 癫痫手术病例选择的基本原则有哪些？

（1）必须是药物难治性癫痫。

（2）必须存在明确的致痫灶。

（3）手术必须不会引起严重功能障碍。

（4）对于存在脑结构性病变的患者，无须满足难治性癫痫的标准，可手术者应尽早手术；对于年幼患儿，原则上应该早期手术，以尽早阻断癫痫发作对大脑发育和功能的负面影响。

（5）应排除手术禁忌证：一般而言具有自行缓解趋势的良性癫痫综合征、变形和代谢性疾病或其他内科疾病所致癫痫、原发性全身性癫痫、不影响生活的轻微的癫痫发作、伴有活动性精神病或进行性神经疾病（如恶性肿瘤、多发性硬化、脑血管炎）及严重的内科疾病是绝对手术禁忌证，智商 <70 属于相对禁忌证（胼胝体切开术除外）。

877 用以治疗癫痫的颅内电极如何选择？

（1）立体定向放置深部电极适合于起源于海马或杏仁核的癫痫。

（2）硬膜下条形电极适合于颞叶或相关的额叶外皮质。

（3）板状或网格状皮质点击适合于大范围的颞叶外皮质手术外皮质定位图和诱发电图。

（4）硬膜外电极适合于通过微创技术对广泛区域取样。

（5）卵圆孔电极适合于颞部中央。

878 颅内监测电极有哪些？

（1）深部电极：适合于额叶近中线侧的癫痫，癫痫发生源在海马，或少部分在杏仁核。其优点是：①可直接位于皮质内，电信号不会被头皮和颅骨减退。②脑电图信号不会因肌肉的电活动而改变。③可记录少量的神经元信号，能记录海马等深部皮质的电活动。④能比头皮和蝶骨电极更早监测到脑电图癫痫发生，通常在海马电极记录时要比硬膜下电极早检测到癫痫发生的开始。

应用深部电极目的是：①确定发作间隙的异常，如癫痫样，尖波，棘波；非癫痫样，局灶性慢波，局灶性快波减少。②确定癫痫病灶。③判断不同癫痫发作类型的起源部位。④明确癫痫发作的传播途径。⑤应用电刺激明确皮质的功能。

（2）硬膜下电极：对无创伤脑电图不能提供足够信息的难治性癫痫患者，影像学检查又无法明确致痫灶，通常应用硬膜下电极能更准确明确致痫灶。更多用于皮质病灶相对明确的额叶外癫痫患者，可区分额叶和颞叶癫痫产生区，可确定颞叶的新皮质癫痫长生区范围和分布。

局限性：①不能在脑沟部位安放硬膜下电极，故不能检测起源于脑沟的电活动。②在额极、颞极和岛叶等大脑区域，硬膜下电极无法接近。③在有多处致痫灶时，硬膜下电极不能兼顾到功能皮质和远处的致痫灶。④硬膜下电极虽可覆盖一部分的皮质，但检测不到致痫灶，或可以检测到的电活动是癫痫发作活动的传播。

（3）硬膜外电极：是半创伤性电极，术后并发症少，创伤性小。适用于：①有头部手术史，硬膜下腔有粘连的患者。②癫痫发作期头皮脑电图不能确定致痫灶，因运动或肌电图影响不能描记的患者。③无创伤检查结果不一致，放置深部电极和硬膜下电极的条件不足。④可应用较广范围的区域，以便检查出致痫灶。⑤硬膜外钉状电极可记录散在的皮质记录而不受肌肉活动的影响。⑥用于无创伤性脑电图不能获得病灶信息的癫痫。⑦联合硬膜外电极与卵圆孔电极常用于颞叶癫痫。

（4）卵圆孔电极：用于癫痫发生区在颞叶中线基底部，创伤小，并发症低，使用价值大。

（5）硬膜下电极和深部电极的联合应用：适用于无创伤性检查提示近中线的颞叶癫痫患者，术前的检查不能判定癫痫来源于哪一侧，或提示有双侧的癫痫起源；癫痫发作可能起源于单侧，但不能判定致痫灶的部位和范围（如近中线侧、外侧、近中线侧和外侧颞）。

879 颅内监测有什么手术并发症？

侵入性监测主要的潜在并发症是出血、感染（脑膜炎，颅内脓肿和骨瓣感染）、永久性神经功能障碍或死亡。条形电极在盲目插入硬膜下腔的时候有撕裂皮质桥静脉的风险，尤其在遇到阻力时不要硬插。颅内感染与无菌操作不严格、检测放置时间过长、脑脊液漏等有关，如明确出现颅内感染，应拔除电极，如出现局部感染征象，或检测电极放置时间超过2周，最好将手术推迟几周以防止发生颅内深部感染。脑脊液漏是相对常见的并发症，可以通过皮下隧道埋设电极、缝合电极皮肤出端以减少脑脊液漏的发生。埋藏电极的主要问题在于移位或错位，癫痫发作或发作后意识混乱有可能导致术后电极移位，有时患者的躁动可强力牵拉将电极拉出。另外大型网状电极可增加颅内压，放置卵圆孔电极可能导致蛛网膜下腔出血或颜面感觉迟钝。

880 颅内监测有哪些注意事项?

（1）术前必须要了解所有患者的临床、影像学和神经心理资料，做好术前家属的谈话工作，术前做常规检查，术前一般要停用 AED 药物 3～7 天。

（2）用标准的带头架立体定位术定位时，须在术前放置头架后立刻进行 MRI 或 CT 扫描定位。用无头架立体定向定位时，应在手术前较短时间进行到描记标记放置。深部电极放置可在局麻后常规进行，对患者俯卧后行双侧枕叶或海马部放置电极时，应选择全麻。麻醉可在扫描后进行，或者在 CT 和 MRI 室放置头架前进行。头架需要放置在足够低的位置，使外侧额叶电极能直角插入，从而避开大脑外侧裂。

（3）通过钻骨孔后放置电极。钻骨孔放置可直视其下的脑皮质，也能更容易制作电极的皮下隧道，从而减少脑脊液漏的机会。电极放置在靶点的准确性至关重要，电极插入的确切长度至少超过套管尖端，电极才能放置在靶点处。电极的尾端则用弹簧夹固定在装置的远端，这样就能把电极固定在正确的方向上，而套管则能顺着电极的"轨道"退出，并且避免改变电极的方向，直至电极尾端露出被直接控制。电极可通过托架和套管插至靶点，因为电极随托架退出可增加电极移动或放置靶点移位。

（4）对深部电极、条形电极、丝状电极可在病房拔除，网状电极要在手术室开颅取出。

881 什么时候需要进行再次癫痫手术?

（1）预期采用较小的手术切除范围也可以取得较好的疗效，同时可减少并发症的发生。但是，结果未能达到预期的疗效或患者及家属对疗效不满意。

（2）术后癫痫发作无好转，有合理证据显示再手术（通常是在原手术部位实行扩大手术）可以获得更好的疗效。

882 癫痫再次手术的目的是什么?

对于切除性手术而言，目的应该是完全缓解癫痫发作，同时避免引起神经系统及智力的和精神病学的缺损症状，就是保持或改善生活质量。对于功能性手术而言，再次手术会受到上次手术局限性和效果的影响。

883 癫痫再次手术的疗效如何?

对切除性再次手术而言，大约 44% 患者术后的发作获得完全缓解，25% 患者无效。对遗漏或未被切除的结构性病变，再次手术后癫痫完全缓解率可达 80%~90% 。

以下因素与再次手术疗效显著相关：①首次癫痫发作前有中枢神经系统感染史者再次手术疗效不佳。②再次手术前发作期脑电图检查结果与第一次切除术前发作期脑电图检查和 MRI 检查结果相吻合者，行扩大切除术后疗效显著。

884 癫痫显微导航技术出现误差有哪些原因？

（1）基准点问题：贴于头皮的基准标志比固定在颅骨外板的差，基准点数字越多，精度越高，反之则越差。

（2）手术操作中病人头部移动，或导航系统移位而出现误差，因此头部必须用头架作骨性固定，观察棒的关节必须与手术台牢固锁紧。

（3）术中脑脊液流失或大块病灶切除后造成脑的移位，导致术中解剖和术前 CT 或 MRI 图像配准失去重合性。可通过反馈系统进行预防。另外，用观察棒做脑内深电极埋藏有一定困难，精度不及有框架定向术，解决的办法是采用一支撑托架来固定探针的位置。

885 内侧额叶癫痫的临床表现有哪些？

多数病人有发作先兆，通常是内脏感觉如腹部不适等，其次为恐惧感，似曾相识感或陌生感，视物变大变小。一般无复杂视幻觉或听幻觉，嗅幻觉少见。有些病人只有先兆，发作不再进展，此为先兆性发作。有些病人可能有发作先兆，可因发作引起一时丧失及逆行性健忘而不能陈述先兆，婴幼儿应缺乏表达能力无法述说先兆但可观察到恐惧面容、突然哭闹或者扑向家人怀中等异常行为。发作时出现运动停止、凝视、瞳孔扩大，如发作在此阶段终止，称为"额叶失神"，也可出现于周围环境协调的反应性自动症，如无目的的行走，能躲避障碍，这是内侧额叶癫痫的突出表现。口部自动症包括吸吮、咂嘴、咀嚼、舔舌、吞咽等，提示发作起源于内侧颞叶或由其他部位侵入内侧颞叶。手的自动症表现为刻板的摸索、拿东西、做手势等也常见。少数表现为损人毁物等攻击行为，有的则可表现为复杂混乱的运动型自动症和发音，但较少见，提示发作扩散至额叶。运动性发作包括头、眼向一侧偏斜，肢体强直，肌张力不全样运动或阵挛性运动，可继发全面强制–阵挛性发作。发作后常有较长时间的蒙眬状态，伴有自动症，失定向力，语言障碍或嗜睡。

886 癫痫的神经电生理学检查有哪些不同类型？

（1）常规头皮 EEG 检查：多用于门诊的病人，可记录发作间隙的痫样电活动和发作间棘波。

（2）视频脑电图（VEEG）：住院病人可选用。

（3）颅内深部或硬膜下埋藏电极：可记录癫痫发作的部位。

（4）巴比妥或地西泮注射：通常可诱起 EEG 快活动，如缺乏这种现象，则是"局部功能障碍"的位置，并常被认为和癫痫发作有关。

（5）动态脑电图：又称携带或磁带记录 AEEG，可连续记录 24 小时以上的脑电活动，病人可自由活动。在检测中病人及家属按时间顺序记录病人活动及发作时间与发作时的临床表现，表明临床发作与脑电图的关系，有利于确诊临床发作类型。

887 核医学的方法如何应用于癫痫检查?

SPECT 为功能性影像学检查方法，使用放射性核素为示踪剂来发现脑部由于血流灌注而引起的局部异常，SPECT 根据血流变化来确定病灶的存在，在发作间隙期灶区表现为低流量，发作时则为高流量。病人在发作期作 SPECT 检查，尤其是发作当时或发作刚结束时注射核素，对致痫灶区的定位有很高的准确性。但发作间期作 SPECT 技术上有一定的困难，仅发作间隙期的 SPECT 则可信度较低。

PET 也是一种脑功能定位方法，通过脑组织对放射性核素摄取量不同来测量不同部位的葡萄糖代谢率。用 18F-脱氧葡萄糖（FDG）PET 扫描观察颞叶癫痫发作侧葡萄糖代谢降低现象。但是这种降低在一侧半球内分布广，确定发作起始部位有一定困难。使用适当的配基（如苯二氮䓬受体拮抗剂 11C-FMZ）可以证实病灶侧颞叶部位苯二氮䓬类受体的丢失，这常与内侧硬化相关联，如再结合 PET 证实颞叶新皮质内 μ-阿片制剂受体增加，可确信是癫痫发生侧。

888 什么是 Wada 试验?

额叶癫痫手术切除中一个重要的问题是保护语言及记忆功能。因此对每例病人应做术前颈内动脉异戊巴比妥试验以确定语言功能的定侧问题，尤其对一些怀疑是单侧优势的病人。异戊巴比妥试验又称 Wada 试验，从一侧颈动脉内注射一定量的异戊巴比妥达到选择性暂时麻痹一侧大脑半球，观察对语言和运动等方面的影响，以此判断大脑半球的优势侧，多用于大脑半球切除术、颞叶切除术和癫痫病灶切除术等的术前检查，目的是能广泛切除病变并保留尽可能多的脑功能。

889 皮质发育异常引起的癫痫有什么特征?

皮质发育异常引起的癫痫至少占儿童难治性癫痫的 40%，一些皮质异常与特异性基因突变有关。在半侧巨脑回畸形患儿中，病变侧皮质变厚，病变广泛，早期持续惊厥常常与脑发育受损有关，及早进行半侧脑叶切除有助于控制发作。局限性皮质发育不良包括了一大类皮质发育异常问题，随神经元和胶质细胞异常而不同。MRI 显示局灶性皮质增厚和异常高信号，有时也可正常，临床可引起婴儿痉挛或部分性癫痫发作，可伴有癫痫持续状态，对于耐药患者应尽早进行手术治疗。无脑回－巨脑回联合缺陷患者多数有 DCX 基因或 LIS1 基因突变、缺失或两者并存。脑裂畸形包括单侧或双侧大脑半球裂的发育畸形，家族性倾向罕见。多小脑回包括皮质内折和增厚，微小病灶常不被发现，65% 的儿童为难治性癫痫，额顶部多小脑回可以因隐性基因 GPR 的突变引起。

890　神经皮肤综合征引起的癫痫有什么特征？

神经皮肤综合征：结节性硬化是以中枢神经系统、皮肤以及肾脏发育异常为主的显性基因遗传病，MRI 在 T2 加权或水抑制显像下可看到皮质结节，但在髓鞘尚未发育完善的婴儿中很难发现。多数患者存在 TSC1、TSC2 基因突变，60% 的患儿伴有癫痫，婴儿痉挛常见，对合适病例的手术治疗可达到良好地控制发作。

891　海马硬化引起的癫痫有什么特点？

主要指中颞叶硬化，其结构特征为神经胶质增生和神经元丢失，海马区神经细胞消亡，特别是在 CA1 和 CA4 区，并伴有苔藓样纤维芽增生，改变电传导通路而触发癫痫起源，80% 的患儿的单侧海马硬化，也可伴有海马以外的病变，主要为颞叶癫痫。新发患儿中，21% 患儿 MRI 发现海马硬化，57% 为难治性癫痫。研究发现，婴幼儿期的长程热性惊厥与日后发生的海马硬化所致的颞叶癫痫有内在联系，但真正由热性惊厥发展到以后的颞叶癫痫还很少见。海马硬化导致的额叶癫痫患儿，78% 可通过手术治疗达到癫痫控制。

892　中枢神经系统感染与急性脑损伤导致的癫痫的特点是什么？

癫痫发作可发生在中枢神经系统感染的急性期或感染后，5% 患有中枢神经系统感染的患儿发生癫痫。急性细菌性脑膜炎中有 35% 的患儿在急性期即表现惊厥，而其中的 5% 患儿日后有癫痫后遗症。儿童脑囊虫病常表现为惊厥，严重性在活动期远远大于钙化期。

893　脑性瘫痪与癫痫有什么关系？

约 50% 四肢瘫或偏瘫的患者，26% 痉挛性瘫痪和运动障碍的脑瘫患儿伴有癫痫，婴儿痉挛可见于 15% 的脑瘫患者。癫痫早期起病，程度可趋于严重，2 年以上缓解率仅为 12.9%。两者共患对智能和记忆等功能的影响比单纯脑瘫患儿明显。具有小病灶伴癫痫的患儿，其影响小于有巨大病灶但不合并癫痫的患儿。选择合适患者进行手术治疗有利于改善预后。

894 什么是癫痫的皮质杏仁核切除术？

癫痫的皮质杏仁核切除术包括前颞皮质切除和杏仁核切除，保留固有海马结构，新皮质的切除范围一般限于离颞极 4.0～4.5cm，皮质杏仁核切除术只要用于有严重记忆障碍及一侧异戊巴比妥记忆实验失败的病人。对记忆力脆弱的患者在控制癫痫发作上有一定帮助，可避免原记忆障碍进一步恶化。但总体对癫痫发作的疗效并不满意。该术中的皮质切除限于 3 个颞回，沿外侧裂自颞极起向后 4.0～4.5cm，侧脑室颞角切开的目的是证实固有海马但不做任何处理，旁海马也一样保留无损，对杏仁核、钩回则尽可能作全切除，事实上由于海马的前部与钩回连在一起，损伤是不可避免的。

895 颞叶癫痫病变量裁切除法如何进行？

当颞叶癫痫病人 MRI 检查发现一个病灶时，术者应当做到病灶、癫痫发作两者兼顾。在颞叶范围内，根据病灶与边缘组织的距离关系可区分为两类。第一类病灶的位置比较表浅，累及颞叶新皮质，或位于颞叶的后部，只需切除病灶本身和病灶周的胶样组织，特别是边界清楚的病灶，如海绵状血管瘤或错构瘤。第二类病灶的位置位于边缘组织内，或者紧邻边缘组织，体积又小，最好将病灶和杏仁核、海马组织一起切除。这种病人应做进一步检查，结合病人具体情况，再决定采用何种方案。不论病灶的性质和大小范围，手术都应在软脑膜下切除，软脑膜下切除技术是显微外科手术的基础。

896 额叶癫痫影像引导手术如何进行？

用无框架立体定向引导技术行癫痫手术治疗用于颞叶癫痫病人，可协助医生确定骨窗的中心点，将病人的脑回、脑沟、外侧裂、杏仁核和海马的精确位置标于头皮。在作选择性杏仁核海马切除术中可缩小骨窗的范围，定出第 2 颞回皮质切口的中心段，对优势半球病人，还可帮助医生确定切开脑室的精确位置。手术中以定出手术器械的方法，精确确定靶组织切除范围。另外也可以用于在杏仁核及海马内埋藏深电极进行皮质脑电图描记。

897 癫痫额叶切除术后疗效评估标准是什么？

Olivier 等用下列 5 级评分法评估术后病人发作趋势结果：

Ⅰ级：无发作。

Ⅱ级：很少发作，最多每年 3 次。

Ⅲ级：发作减少大于 90%，不是每月都发作。

Ⅳ级：发作减少 60%~90%，每月发作 1 次。

Ⅴ级：发作减少小于 60% 或更少，生活质量无明显改善。

898　癫痫额叶切除术前如何对疗效进行预测？

Spencr 的研究分析认为以下三方面检查结果与手术后发作记录相关：①额叶内侧硬化。②癫痫的病因明确如热性发作。③无继发性全身强直 – 阵挛发作。

如病人具有上述 3 个条件，90% 病人术后发作消失。如具有 2 条，则 78%~83% 的病人术后结果满意。仅有一条则 53%~61% 的病人感到满意。如无三种情况之一，则 29% 的病人满意。

899　癫痫手术有哪些并发症？

（1）侵袭性检测：深电极埋藏可引起感染、出血、缺损，硬脑膜条状电极埋藏可引起感染，硬脑膜下栅状电极埋藏导致感染、硬脑膜下血肿、神经缺损和死亡，其中感染是相对较多的并发症。

（2）额叶切除：少部分可有感染或血肿，较多患者术后出现轻度视野缺损，重度视野缺损相对较少，另外也有动眼神经麻痹和死亡的发生。

（3）优势半球（语言、记忆）：部分病人术后出现一过性命名性失语，持久性失语较少，主要常见为轻度记忆丧失。

（4）部分病人术后出现暂时性精神病或抑郁。

900　癫痫的危险因素有哪些？

（1）遗传因素：癫痫发作呈现家庭聚集倾向，在热性惊厥中最为明显，患病个体的一级亲属中大约有 4 倍的相对危险度和 10% 的绝对危险度。

（2）产钳及产时损伤：产前孕妇吸烟、吸毒、饮酒、服用致畸药物，或孕妇有心脏病、贫血、高血压、病毒感染等，或产时产钳助产、吸引产、产后窒息、胎位不正、产伤、胎膜早破、过期产、吸入性肺炎等均可增加癫痫的危险性。

（3）发育缺陷：0.3%~0.6% 的存活出生婴儿是脑瘫或中重度精神迟缓，约 1/3 会发生癫痫。此类儿童在进入成年阶段后癫痫发生率呈现增长的趋势。

（4）高热惊厥史：有遗传因素决定的隐匿性海马畸形是许多高热惊厥患儿继发海马硬化及顽固性额叶癫痫的共同病因。

（5）脑外伤、脑瘤和颅脑手术：是青壮年时期癫痫的主要发病原因。

（6）脑血管病：是老年人癫痫发作的主要原因。

（7）神经系统感染：常发生在儿童时期，中枢神经系统感染后的存活着发生癫痫的危险性是一般人群的三倍。目前认为脑囊肿病是感染引起癫痫最主要的原因。无菌性脑炎后发生癫痫的危险性无明显增加。细菌性脑膜炎后发生癫痫的危险性大约增加五倍。且大部分在感染后 2 年内发生。

（8）神经系统退行性变：主要是老年人癫痫的病因。

（9）中毒：酒精、高浓度氧、尼可刹米及某些抗精神病药物过量可导致癫痫。

901 Lennox 综合征的临床特征是什么？

Lennox 综合征又称儿童期伴弥漫性慢波 – 慢棘癫痫性脑病。由不同的病因引起，大约 60% 可找到静止性或进行性病变。继发性病例中可有各种脑损伤史。临床特点是：频繁的、形式多样的癫痫发作；脑电图有 1.5 ~ 2.5Hz 慢棘慢复合波；智力发育落后；病程常为进行性。起病年龄以 3 ~ 5 岁多见，特发性 LGS 在起病之初病儿发育正常；症状性 LGS 在起病前已有发育迟缓和神经症候。

902 什么是年龄依赖性癫痫性脑病？

大田综合征、West 综合征和 Lennox-Gaustaut 综合征统称为年龄依赖性癫痫性脑病。其临床和脑电图改变都与小儿脑发育及年龄阶段有关，他们有许多共同点：年龄呈依赖性，病因为多种原因引起，发作频繁不易控制，持续严重的异常脑电图，智力受损预后不佳，随着年龄的增长，癫痫性脑病的临床特点和脑电图改变可发生转变，可有大田原综合征转变为婴儿痉挛症，后者又可转变为 Lennox 综合征。

903 影响小儿癫痫预后的重要因素有哪些？

（1）病因：特发性或原发性癫痫复发率低，而继发性或症状性复发率高。

（2）类型：同一种类型的发作可由不同病因引起，预后有很大差别。癫痫综合征多预后不良，即使发作可被控制，智能发育也往往落后。

（3）年龄：年龄越小，预后越差。如大田原综合征、婴儿痉挛症等。

（4）频率与持续时间：发作频率越高预后越差，持续时间越长越容易造成脑的不可逆损伤或死亡。

（5）治疗：治疗时机、用药适当与否等均影响预后。

904 如何进行癫痫的疗效判断？

经过常规、系统的药物治疗满 1 年，进行疗效判断：①完全控制：用药满 1 年以上，无

1 次发作。②临床痊愈：发作次数减少 75% 以上。③部分治愈：发作次数减少 50% 以上。④无效：发作次数减少 50% 以下。

905　大田原综合征的临床表现和特点是什么？

多数有严重的先天性或围生期（围产期）脑损伤，神经影像学常能发现比较大的结构性异常。起病年龄在 3 个月之内，多数早至 1 个月之内。主要类型为痉挛性发作，可以为成串发作，类似婴儿痉挛发作，也可以仅为单次痉挛。清醒和睡眠均可发作。其他发作形式如部分运动性发作、半侧惊厥发作也可出现，但少有肌阵挛发作。伴有严重的精神运动发育障碍。发作难以控制，预后不佳。EEG 特征为暴发 – 抑制，此为诊断本病重要的诊断依据。

906　外伤性癫痫的定义是什么？原因有哪些？

外伤性癫痫是指脑外伤所致的癫痫，它是颅脑损伤的并发症之一。广义的外伤性癫痫是指外伤后早期癫痫和外伤后晚期癫痫。癫痫发生于外伤后 1 周之内者为早期癫痫，发生于外伤后 1 周以后为晚期癫痫。狭义的外伤性癫痫是指晚期癫痫。

小儿头部外伤的原因有很多，常见的有产伤、坠落伤、手术创伤及事故意外伤等。

907　外伤性癫痫的临床表现有哪些？

分为外伤性早期癫痫和外伤性晚期癫痫。

（1）早期癫痫：外伤后引起颅内出血、缺氧缺血、颅骨骨折、脑挫伤等都可导致癫痫，而外伤极易导致早期癫痫。多发生在外伤后 1 周之内，发作形式常表现为全身性或局限性发作，也可表现精神运动性发作，但无失神发作，伴有畸形脑损伤颅内高压等表现。

（2）晚期癫痫：多发生在外伤后半年至三年之间。但小儿外伤后发病较晚。癫痫发作类型较为固定，多数病人表现为全身强直 – 阵挛性发作，可有局限性发作、精神运动性或其他类型。

（3）脑电图：可出现癫痫波，多位棘波、尖波、棘慢波综合。多数外伤性脑电图异常在 3 个月内消失，若 3 个月后仍残留脑电图异常则不易恢复。

908　发笑性癫痫的临床特点是什么？

发笑性癫痫是精神运动性癫痫的形式之一。特点是意识不完全丧失，发作后可有嗜睡。表现为突然微笑或狂笑，可伴双眼发直、呼之不应，时有尿失禁，可在醒觉或睡眠时发生，频率不一，一日间一次至数次，每次发作持续数秒或数分钟，最常为 1～3 分钟，神经系统检查无异常，脑电图可有棘波、棘慢波或慢波，当脑电图未发现异常时应行 24 小时动态脑电图，脑电图正常也不可排除癫痫，主要依据临床症状为诊断依据。

909 新生儿癫痫有什么特点？

指出生后 28 天内的癫痫。多由产伤、窒息等多种原因引起。表现为不同形式的惊厥。

（1）微小型：见于早产儿或胎龄正常足月儿，出现口 - 颊 - 舌运动、伴或不伴眼球震颤的强直性眼球偏斜、眼球出现的眼睑眨动、流涎、吸吮动作，常有呼吸频率的改变或呼吸暂停，脑损伤症状较重。

（2）阵挛性：意识多正常，有节律、慢速率的肢体阵挛性抽搐，发作时可呈局灶或多灶性。

（3）强直性：肢体强直性收缩，呈局灶性或全身性。前者表现为一个肢体或躯干不对称性强直性收缩，后者表现为去脑干体位或去大脑皮质体位。

（4）肌阵挛型：发作频率快，发作可局灶性、多灶性或全身性。抽搐为一次性或多次同步性抽搐。

910 脑外伤后脑功能有哪些异常？

脑震荡后几乎所有病人都出现脑高级功能异常，包括记忆、语言、阅读、思维、计算、空间辨别、情感以及与此相关的行为变化等。部分脑震荡的症状（如头昏、头痛、失眠、健忘、记忆力下降、易疲劳、行为改变等临床症状群和脑高级功能异常）可以持续很长时间，甚至超过 1 年。部分可没有影像学阳性结果。

911 脑震荡后脑功能异常产生的生理机制是什么？

（1）脑震荡后短时间内表现 Cushing 综合征：面色苍白、出现、血压卜降、心动徐缓、呼吸浅慢、肌张力降低、各种生理反射迟钝或消失等症状都使机体突然失去大脑控制，机体自身的低级中枢的生理机制在起作用。高级中枢起作用后上述症状才逐渐消失。

（2）脑震荡后，头痛、头昏、恶心呕吐、记忆力下降、失眠等症状常在数日内好转，部分病人症状延长较长并出现行为异常、思维改变、智力改变。都是脑功能紊乱引起。这些脑功能异常表现大多数为短暂性的，可能是解剖结构未受到不可逆损害，属于功能性改变，或没有失代偿。神经系统检查一般无阳性体征，脑脊液压力正常或偏低，其成分化验正常。有些伴器质性的改变，或有脑功能的失代偿（损失的脑功能无法完成正常脑力活动），或脑结构发生较多损害（如伴有神经细胞受损、轴索损伤等），则症状持续时间较长。

912　什么是慢性脊髓电刺激?

脊髓刺激是指将电极通过手术埋置在硬脊膜外后正中部位，按照肌痉挛的体表局部解剖可以放在脊髓任一阶段位置，电刺激的目的是企图给脊髓增加一种外来的意志功能控制肌痉挛状态，适用于症状轻，不适合做脊髓后根手术的病人，此术还可用于缓解疼痛。

913　鞘内巴氯芬治疗痉挛状态的手术适应证是什么?

巴氯芬鞘内注入治疗特别适用于脊髓源性严重痉挛状态，尤其是痛性痉挛，主要用于脊髓多发性硬化及脊髓外伤后肌痉挛状态。接受鞘内注入都是口服药物无效的病人，又不愿意接受外科破坏性手术。应先使用试验性治疗，如效果显著，则药泵的植入是正确的。痉挛状态缓解后能否增进病人的运动功能，是选择鞘内治疗另一个重要问题。

914　鞘内注射巴氯芬治疗痉挛状态的并发症有哪些?

多数与药物有关的副作用只要减少药量就能解决。最常见的中枢神经症状是嗜睡、眩晕、视物模糊、言语不清，多发生在高浓度药物持续注入或与丸剂共用，一般减少剂量10%~20%或待体内排泄后症状就会消失。有的病人出现低血压，故应在药物试验时监测血压。其他尚有恶心、眼球震颤、意识模糊、记忆力减退、辨距不良、昏迷、癫痫发作、口干等。

915　如何进行计算机辅助策划脑立体定向手术?

术前要明确重要神经结构和重要血管的立体位置以及与肿瘤的关系，然后再选择一个能防止损伤的手术入路。如病变皮质有数毫米，切口可做在已经失去生命力的脑回上，对深在病变，脑皮质切口选在非重要功能区，分离的方向要与重要白质投射纤维平行，也可以选择一条较深的脑沟入路。

（1）中央前回深部肿瘤：病人可取仰卧位在镜下通过中央前沟显露，中央前回是不能切开的，如肿瘤位于中央前沟的后方，病人可取俯卧位通过中央后沟入路。

（2）前丘脑肿瘤：手术入路可牵开内囊前肢进入，后侧和腹侧丘脑肿瘤可在额枕交界处切开皮质和白质进入。病人俯卧位或半俯卧位，背侧丘脑病损可通过上顶叶及侧脑室显露。

（3）颅后窝中线肿瘤：可切开下蚓部或牵开下蚓部显露。颅后窝一侧肿瘤可切开小脑半球显露。

（4）脑桥中线部肿瘤：病灶向四脑室底部延伸，可作脑室中线切口显露，肿瘤可在小脑中脚作切口显露。病人的体位主要依据手术医生操作最方便确定。导向架圆弧及视线入路角的选择取决于手术最安全，又无损于神经功能。在手术过程中计算机始终在屏幕上显示病人体位旋转度、圆弧角度、视线入路角度，同时导向器坐标和图像变换是同步的。

916 显微导航技术的临床应用有哪些？

（1）脑室内镜导航手术：可用于第三脑室造口引流，脑室内隔膜开窗，脑室和导水管周边部肿瘤活检，脑室内肿瘤或囊肿切除，直视下脑室内安装引流管，大脑导水管扩张等。

（2）癫痫的导航手术：额叶切除术中导航系统可帮助医生确定颞叶外侧皮质和海马的安全切除范围；胼胝体切开术中，传统技术很难估计切断的长度，用导航系统后变为十分容易，并可在三维图像上实时显示手术部位；脑皮质局部性发育不良，用肉眼很难肯定他的确切位置，而导航系统可以将病变部位投影在头皮表面上，头皮切口和骨瓣都有可能做的很小，使手术高度微侵袭化。

（3）颅骨导航手术：前庭神经鞘瘤，脊索瘤，脑膜瘤，颈静脉球瘤等肿瘤切除术。

（4）脊椎的导航手术：颈、胸、腰椎的内固定。

（5）大脑皮质运动区的导航手术。

（6）颅脑损伤、颅内感染的导航手术。

（7）功能性疾病的导航手术：如苍白球、丘脑核团的热凝毁损、深电极埋藏、恶痛、运动区皮质电刺激、癫痫等。

917 儿童脑瘫肌痉挛破坏性手术适应证有哪些？脑瘫的外科手术方式？

手术适应证取决于手术前病残程度与对功能恢复的目的。

（1）独立可行走的患儿，手术目的是增进行走的效率和身体的姿态，手术是消除神经环路所引起的病态反应，越多越好，可选用功能性后根切断术。当患儿有能力与理疗师合作时便可手术，越早越好，一般为3~7岁。

（2）能行走但必须借助手杖、扶车的患儿，治疗目的是减少使用这些工具。躯干控制能力较差，或缺乏保护反应，但抗引力肌群力量良好的患儿可选择功能性后跟切断术。必须借助工具行走的患儿，当负重时四头肌张力过高，可选择局限的 Sectorial 后根切断术。正在学习行走的患儿，估计行走扶助器的需要是暂时的，手术应延迟至能掌握行走技能。

（3）能上下爬行的患儿治疗目的是在儿童中期至青春期早期能够在扶助下行走。功能性后根切断能帮助降低小腿肌肉的高亢张力。如果患儿具有足够的肌力，站立时下肢有较好的直线。如患儿的四头肌软弱无力，可考虑做合适切割的后根切断术。

（4）严重残疾行爬行患儿，缺乏控制姿位能力，后根切断只能改善坐位功能。

（5）完全需要依赖他们帮助的患儿，又无移动能力，治疗目的只能增进舒适、易于护理。可选后根切断术，可探讨鞘内巴氯芬的治疗。

（6）肌痉挛状态左右不对称，可考虑周围神经切断术。痉挛髋和痉挛足，可分别作闭孔神经及胫神经切断术。

脑瘫的外科手术方式：

目前治疗脑性瘫痪手术方式包括：功能性选择性脊神经后根部分切除术（functional selective posterior rhizotomy，FSPR）；选择性周围神经部分切断术（selective peripheral neurotomy，SPN）；颈动脉外膜交感神经网剥脱术（cervical perivascular sympathectomy，CPVS）；巴氯芬泵鞘内注射治疗（continuous intrathecal baclofen infusion，ITB）；以及脑深部电刺激术（deep brain stimulation，DBS）；肢体矫形手术。

918　神经损伤如何分类？

Ⅰ度：神经失用，也叫神经震荡，主要见于神经局部压迫，如止血带、硬物压迫等。恢复时间可数分钟，数天或数周不等，最长不超过 3 个月。电生理检查可区分。

Ⅱ度：轴突中断，除以上原因外还见于闭合性牵拉性神经损伤，由于神经内膜未受损，近端轴突可顺利地再生，不留痕迹，能完全恢复伤前的感觉和运动功能。只有出现恢复体征后才能做出Ⅱ度损伤的诊断。

Ⅲ度：轴突和内膜管断裂，神经纤维中断，神经内膜也受波及，而神经束膜与外膜都保持完整。由于神经内膜管的破坏，神经功能丧失的时间比Ⅱ度损伤要长的多，且恢复不完全，一部分可成为永久性运动或感觉功能丧失。神经再生恢复速度与Ⅱ度相同，出现进行性Tinel 征，不同在于Ⅲ度损伤都属不完全性。

Ⅳ度：神经束断裂，多为严重神经牵拉伤、注射性损伤及仪器神经缝合术后无功能恢复者。一般需要 3 个月的观察没有好转的病人才考虑切除瘢痕和神经修复手术。

Ⅴ度：神经横断，神经完全断离，断端分离缺损，或只有细小的瘢痕组织相连，损伤神经所支配的肌肉、感觉和交感神经功能完全丧失。这类损伤仅见于开放性损伤，在早期手术探查中便可确诊，手术缝合是唯一的治疗手段。

Ⅵ度：混合型损伤，见于慢性神经嵌压伤、注射性损伤，神经的连续性保存，损伤部位呈神经瘤样改变。神经功能表现为一些神经束的传导功能异常，而另一些则有不同程度损伤。恢复形式也是不同的。

表 6-3　神经损伤分类

分类	Ⅰ	Ⅱ	Ⅲ	Ⅳ	Ⅴ	Ⅵ
损伤病理	神经失调	轴突中断	轴突及内膜管断裂	神经束断裂	神经干全断	混合型

续表

分类	I	II	III	IV	V	VI
累及范围						
轴突		+	+	+	+	
髓鞘	+	+		+	+	
神经内膜			+	+	+	
神经束膜				+	+	
神经外膜					+	
电生理	传导阻滞	轴突丧失	轴突丧失	轴突丧失	轴突丧失	

919 如何进行痉挛性斜颈的影像学诊断和颈肌肌电图诊断?

(1) CT 扫描

扫描目的是从扫描图像中识别痉挛肌群。从形态学来了解长期肌痉挛后肌肉体积改变,对病期较长,体积较大的肌肉具有较高的诊断价值。高清晰、高分辨的 CT 扫描机可显示颈部肌肉的全局。颈肌 CT 扫描可协助我们去识别痉挛肌的存在和它们的肥大等级区别。

斜颈型别不同,痉挛(肥大)肌群分布也不同:旋转型的痉挛肌肉多数局限在头旋向侧的后 1/4 区内和少数位于对侧 1/4 区内,侧屈型的痉挛肌分布在头屈向侧的前 1/4 区和后 1/4 区内,头双侧后仰型的痉挛肌集中在双侧后 1/4 区内,前屈型的痉挛主要局限在双侧前 1/4 区内。

颈肌的测量:目前主要通过左右同名肌对比来识别肌肥大。但要注意拮抗剂失用性萎缩的存在会给对侧同名痉挛肌的测量带来假象。

(2) 颈肌肌电图(EMG)诊断

应对左右颈肌作成对检查,双侧对比检查。

旋转型、侧屈型、后仰型斜颈的检查范围应包括左右颈后和侧旁肌群。前屈型斜颈的检查范围是双侧胸锁乳突肌、舌骨下肌群、斜角肌、头长肌及颈长肌等。

评估方法:原动肌:被测肌肉全部运动单位都参与收缩,荧光屏上记录到大量运动单位电位互相重叠,波形不易区分,募集充分呈完全干扰相,振幅大于 1200 微伏,频率 20 ~ 50 周/秒,在 CT 轴向剖面中表现肌肥大,较对侧同名肌肥厚 50% ~ 100% 不等。协同肌:被测肌肉未全部运动单位都参与活动,在荧光屏上记录到较干扰波为弱的电活动形式,基线上无静息区,但能分出单个动作电位,募集不充分可称其为减弱或不完全干扰相,振幅在 400 ~ 1200 微伏,频率 10 ~ 20 周/秒。在 CT 轴向剖面中表现为肌肥大,较对侧同名肌肥厚 50% 以内。随从肌:被测肌肉在 EMG 上表现为一个一个的运动单位动作电位,间断地成串出现,基线上有静息区，振幅小于400微伏，频率5～10周/秒，募集少，在CT轴向位剖面中表现近乎正常体积或较对侧同名肌稍许肥大。

920 痉挛性斜颈的手术治疗怎样进行？

旋转型斜颈手术技术：作三联手术。头及面向左旋转的病人，三联手术的内容：左侧颈C6脊髓神经后支切断，左侧夹肌切除或/和左肩胛提肌切除，右侧颈部副神经胸锁乳突肌分支切断。头面向右旋转的患者，副神经切断在左侧，另两术在右侧。

侧屈型斜颈手术技术：适合做三联手术，尤其是后仰侧屈型。三联术的内容涉及脑神经、脊神经和肌肉三方面。但具体术式应根据临床表现、CT和EMG检查结果进行调整。

双侧后仰痉挛的手术技术：最为困难的一种类型，手术效果不理想。陈信康（1991）介绍选择性颈后伸肌切断术并经过长期随访取得满意疗效，此术目前是国际上唯一治疗头后仰的手术方法。

头前屈痉挛的手术技术：一侧前屈痉挛使用单侧颈2～4前支切断，双侧前屈痉挛患者如经EMG证明痉挛肌群之局限在左右胸锁乳突肌，手术可改为双侧副神经切断，保留斜方肌分支，如深部颈肌也参与痉挛，则须加作双侧颈2～4神经前支切断。

921 高热惊厥的临床分型有哪些？

高热惊厥是指年龄在6个月至6岁的小儿高热时发生的惊厥。发作时体温一般在38～39勾。小儿惊厥的原因有很多，必须注意有无引起惊厥的其他原因。6个月以下和6岁以上的小儿诊断高热惊厥应慎重。

通常高热惊厥分为两种类型：单纯性高热惊厥和复杂性高热惊厥。

单纯性高热惊厥：年龄多在6个月至6岁之间，无神经系统疾病史，发作时体温多在38℃以上，一般为全身性、对称性，发作时间短，一般小于10分钟；惊厥次数少，一次疾病中仅一次，神经系统检查正常，热退后脑电图正常，预后良好。

复杂性高热惊厥：可发生于任何年龄，可有神经系统疾病史如脑外伤、缺氧缺血性脑病、感染、中毒等。低热亦可发生，惊厥发作类型可为一侧性、局限性，惊厥持续时间长，可持续1～20分钟，惊厥次数多，反复发作。神经系统检查可不正常，如病理反射、脑神经麻痹、偏瘫等，脑电图在热退1周后仍可正常，预后差，反复发作，发生癫痫、智能或行为异常。

922 新生儿缺血缺氧性脑病的病因有哪些？

（1）产前因素：如麻醉中通气不足、妊娠高血压疾病、大出血等原因引起的母体血氧供应不足；胎盘循环障碍；子宫强直；胎盘早剥；脐带受压引起脐血循环受阻；胎盘功能不足等。

（2）产时因素：主要有宫缩乏力；难产、胎位不正；胎盘早剥或脐带绕颈等。

（3）出生后因素：主要有呼吸系统病变，如新生儿反复呼吸暂停、呼吸衰竭、肺透明膜综合征、胎粪吸入综合征等，也有循环系统障碍如青紫型先天性心脏病、严重的心动过缓、心力衰竭等。另外，贫血导致的严重低氧血症和严重感染、休克亦是原因之一。

923 新生儿缺血缺氧性脑病发生的机制是什么？

（1）脑血流量调节功能降低：缺血缺氧时血压波动大，血流量变化多，此时脑血管调节功能降低，当血压降低，血流量减少时，脑血管未能及时舒张，形成脑的低灌注，待血压升高，血流量增加时，脑血管又未能及时收缩，转变成高灌注，在这转变过程中最易发生脑水肿和颅内出血，而低灌注本身也可引起缺氧缺血性脑脑病。

（2）脑组织代谢的异常：人体各脏器组织的代谢以脑需要的氧和葡萄糖量最高。缺氧缺血时能量供应不足，影响脑组织的代谢也最大，表现在：氧自由基产量增加，使细胞膜发生过氧化反应而受到损害，当毛细血管壁细胞受损后渗透性增加，造成脑水肿；细胞膜上钙离子通道开放，细胞外钙离子流向细胞内，破坏细胞生存；脑组织中脑啡肽增加，直接抑制呼吸，增加缺氧程度；缺氧缺血时发生代谢性呼吸性酸中毒，以上脑组织代谢异常导致脑组织软化、坏死、出血和形成空洞。

（3）脑部对缺氧缺血的易感区：不同胎龄患儿和新生儿脑成熟部位不同，对缺氧缺血易感程度不同，早产儿易感区在室管膜下的生发层，胎龄 32～34 周后生发层的活跃细胞移至大脑皮质，留下生发层由白质替代，因属动脉末梢区，供血量不足，仍可受缺氧缺血的影响，足月大脑皮质因活跃细胞的植入，成为易感区，动脉末梢边缘区由于供血少，血压低，成为缺氧缺血的好发部位，足月儿的顶枕部是大脑前中后动脉末梢交界区，最易发生病变，早产儿脑室周围的白质区也属于动脉末梢区，易发生组织软化。

924 新生儿缺血缺氧性脑病的临床表现有哪些？

临床有严重的宫内窒息和生后窒息史，多见于足月适于胎龄儿。生后 12～24 小时出现意识障碍，早期表现兴奋，易激惹，逐渐转为抑制状态，表现嗜睡，反应迟钝或逐渐发展为昏迷，半数病例都伴有惊厥发作。肌张力增高或减低，甚至全身松软。原始反射异常。脑干功能障碍表现为瞳孔不等大、对光反射消失、眼球震颤、呼吸节律不整、口腔分泌物增多等。囟门可膨隆、紧张。轻者 3～5 天症状逐渐消失，严重者多于 1 周内死亡，即使存活也常遗留神经系统后遗症。此外，常合并低血糖以及电解质紊乱。

925 新生儿缺血缺氧疾病如何分度?

见表6-4。

表6-4 新生儿缺血缺氧疾病分度

分度	轻度	中度	重度
意识	过度兴奋	嗜睡迟钝	昏迷
肌张力	正常	减低	松软或间歇性伸肌张力增高
拥抱反射	稍活跃	减弱	消失
吸吮反射	正常	减弱	消失
惊厥	无	常有	多见或持续
中枢性呼衰	无	无或轻	常有
瞳孔改变	无	无或缩小	不对称或扩大,光反应消失
前囟张力	正常	正常或稍膨满	饱满紧张
病程及预后	兴奋症状在24小时内最明显,3天后逐渐消失,预后好	症状大多在1周末消失,10天后仍不消失者可有后遗症	病死率高,多在1周内死亡,存活者症状可持续数周,后遗症可性较大

926 新生儿缺血缺氧性脑病 CT 改变有哪些?

双侧大脑半球呈弥漫性低密度影、脑室变窄甚至消失提示存在脑水肿。双侧基底节神经节和丘脑呈对称性密度增高,提示存在基底神经节和丘脑损伤,常与脑水肿并存。脑大动脉分布区间脑组织密度降低,提示存在大动脉及其分支的梗死。在脑室周围尤其是侧脑室前脚外上方呈对称性低密度区,提示脑室周围白质软化,常伴有脑室内出血,早产儿多见。依据CT检查,脑白质低密度分布范围可分为轻、中、重三度,CT分度与临床分布不完全一致,2~3周后出现的严重低密度则与预后有一定关系。轻度表现为散在多灶低密度影分布在2个脑叶内,中度表现为低密度影超过2个脑叶,白质、灰质对比模糊。重度表现为弥漫性低密度影,灰质白质界限消失,但基底节、小脑尚有正常密度。中重度常伴有蛛网膜下腔出血、脑室内出血或脑实质出血。

927 新生儿缺血缺氧性脑病 MRI 改变有哪些?

(1)脑水肿型:广泛性脑水肿伴基底节区损伤表现为双侧额叶、颞叶、枕叶在T1及T2加权像上灰白质信号减低、双侧额叶、脑室顶部及侧脑室白质区可见片状T1低信号及T2高信号灶，其基底节区可见异常 T2 低信号灶。局限性脑水肿伴基底节区损伤表现为双侧额叶或顶叶、颞叶、单侧额叶、枕叶白质区呈片状 T1 低信号及 T2 高信号灶。基底节区可见点状异常 T2 低信号灶。单纯性脑水肿表现为双侧额叶、顶叶或枕叶白质区可见片状 T1 低信号及 T2 高信号灶。

（2）脑白质损伤型：以脑白质改变为主，表现为侧脑室前后角半卵圆中心脑白质可见片状 T1 低信号灶及 T2 高信号灶。

（3）脑实质出血及脑室旁梗死继发出血型：点状出血表现为额叶白质区、脑室旁、基底节区可见 T2 低信号灶及 T1 稍高信号灶。灶性片状出血表现为脑实质片状 T1 高信号灶及 T2 低信号灶。脑室旁梗死继发出血表现为脑室旁侧带状 T1 高信号及 T2 低信号灶，信号不均匀。

928 Vojta 姿势反射包括哪些？

是指婴儿身体的位置在空间发生变化时婴儿所采取的应答反应和自发动作。用于婴幼儿神经发育检查及早期诊断脑性瘫痪的 7 种姿势反射的总称。

（1）拉起反射：小儿仰卧位，检查者将拇指深入婴儿手掌，余四指握住腕部，不触碰其手背，将小儿从床上拉起，使躯干与床面成 45 度角。阳性表现：头部背屈，双上肢无力伸展状，双下肢无屈曲外旋反应；3 个月时头颈仍不能保持在躯干延长线上。

（2）俯卧位悬垂反射：婴儿俯卧，检查者用手托其胸腹部，并抬起呈腹侧悬吊状，正常小儿抬头且向后仰，躯干伸直、下肢伸展。脑瘫患儿头及下肢下垂，躯干也依重力弯曲，上肢僵直，手握拳。

（3）立位悬垂反射：婴儿呈俯卧位或垂直位，检查者在小儿背后，用两手支撑腋下将婴儿提起，不触碰背部。阳性表现：缩头抬肩无力；双下肢内旋，僵直伸展、尖足；双下肢内收交叉；不对称，一侧伸展，一侧屈曲。但此征需持续 2~3 月才有诊断意义。

（4）侧位悬垂反射：3 个月内的婴儿仰卧位，检查者用双手握住婴儿大腿，极速倒拉提起，注意先使手指伸开。阳性表现：头颈依重力下垂、脊柱无伸展；Moro 反射减弱或消失延迟。

（5）Collis 水平反射：小儿呈仰卧位或侧卧位，检查者握住一侧上下肢将婴儿从床上水平提起，注意现使手指张开。阳性表现：头下垂，无 Moro 反射，下肢僵直伸展无踢蹬反应。

（6）Collis 垂直反射：小儿呈卧位，使其头部向着检查者，握住一侧大腿迅速提起，自由侧下肢尖足伸展，无屈曲反应或屈曲延迟为阳性表现。

（7）倒立悬垂反射：5 个月内的小儿取仰卧位，5 个月以上的婴儿取俯卧位，使小儿足底对着检查者，头在远端，驱干与检查者呈垂直状态，检查者双手握住小儿两侧大腿上提呈倒立悬垂状态，观察头颈躯干的伸展状态。

929 Vojta 姿势反射在诊断小儿脑性瘫痪中的意义是什么？

Vojta 姿势反应年龄如果与生活年龄相一致，那么说明神经发育正常，可以排除脑瘫。

如果较生活年龄落后 3 个月以上或出现与正常反应形态完全不同的反应，说明神经发育异常，是早期诊断脑瘫等脑损伤性疾病的重要依据。

930　新生儿神经系统与成年人有何不同？

新生儿的神经系统与年长儿不同，因为其正处于生长发育阶段，其神经系统尚未完全发育成熟，中枢神经系统是所有器官系统中发育最慢者。胎儿时期神经系统发育最早，出生时大脑的外观与成年人相似。但沟回尚较浅，发育不完善，皮质薄，细胞分化差。大脑皮质的神经细胞与胎儿 5 个月时开始增殖分化，至出生时神经细胞的数目与成年人相同，但树突与轴突少而短，出生后脑重量的增加主要是由于神经细胞体积增大与树突的增多增长以及神经髓鞘的形成和发育。3 岁时神经细胞基本分化完成，8 岁时已接近成年人。神经纤维 4 岁时才完成髓鞘化。新生儿神经系统疾病也与成年人不同，新生儿以先天性畸形、脑发育不全和分娩损伤等为主。

931　中枢神经系统的递质与癫痫的关系如何？

（1）兴奋性递质：主要有乙酰胆碱、谷氨酸，可以使神经细胞的膜电位降低而发生去极化，产生兴奋突触后电位，促发癫痫发作。

（2）抑制性介质：γ-氨基丁酸、去甲肾上腺素、多巴胺、5-羟色胺等可使突触后膜超极化，产生抑制性突触后电位，减少癫痫发作。

932　小儿原始反射的意义是什么？

小儿的原始反射随着皮质的逐渐发育与成熟逐渐被抑制，所以，反射检查有助于判断神经系统的发育情况及发现病变。

（1）吸吮动作：该反射的传入支为三叉神经的感觉支，传出神经三叉神经、面神经和舌咽迷走神经的运动支及舌下神经。胎龄 28 周出现吸吮表现，但吸吮力弱，胎龄 32 周时吸吮与吞咽运动开始协调，4 个月时逐渐被主动运动代替。1 岁后该反射消失。若新生儿吸吮反射消失或减弱，提示脑缺氧、缺血、感染等脑干损害或神经肌肉异常。椎体束病变时，则该种反射持续不退或重新出现。

（2）拥抱反射：足月新生儿生后就可出现该反射，3 个月内明显，以后逐渐消失，5～6 月完全消失。该反射应左右对称，若一侧上肢不能伸直外展，提示可能臂丛神经损伤、锁骨骨折或偏瘫，若生后暂时消失，提示脑损伤，若长期持续存在，提示大脑疾患。

（3）寻觅反射：临床意义与吸吮反射类似，但不如吸吮反射稳定。

（4）握持反射：3～4 月反射消失，若持续存在，提示椎体束受损。

（5）直立反射和踏步反射：该反射 2 ~ 4 周消失，如 3 个月后仍不消失，站立时尖足着地，双腿交叉，并腱反射亢进，双下肢肌张力增高，提示大脑疾患，可能为脑瘫。如生后缺失该反射，说明双侧偏瘫。

933 什么是意识和意识障碍的形成基础？

意识指大脑半球和脑干上端激活系统之间的连续不断的相互作用，大脑半球主宰意识"内容"，接受特异性感觉冲动，综合为序列化整体意识的信息；脑干网状结构则控制"觉醒程度"，接受非特异性感觉冲动，形成"意识"。两种冲动同时被接受，尔后各自发挥作用，正常意识才得以保持。前者受损后综合分析能力障碍，对别人的语言无反应，后者受损时无法维持觉醒状态，出现昏迷等意识障碍。两者之间的相互作用是非常重要的。若双方联系中断，可出现昏迷等意识障碍。

934 癫痫的功能神经影像学检查手段有哪些？

（1）功能磁共振成像（fMRI）：是一种新的影像学技术，儿童术前行 fMRI 可以避免清醒开颅及对优势皮质的病变进行慢性硬膜下刺激术。随着语言皮质发展功能性影像经验的积累，可用于儿童患者，避免了颈内动脉异戊巴比妥实验来进行语言定位。

（2）SPECT：临床上用于癫痫病灶的定位诊断。但在癫痫发作间期的阳性率只有 50%，且 SPECT 图像上所表现的代谢改变区域往往大于癫痫本身范围，因此只能作为一个参考指标。

（3）PET：近年来出现的一种新的诊断技术，发作间期的检查能可靠地显示与脑电图及组织学检查相吻合的低代谢区，这种检查能帮助确定预订切除部位以外剩余脑组织功能是否正常。在癫痫外科中，PET 检查无创伤性，对癫痫灶定位有较好敏感性，与脑电图定位符合率也较高，从而使大量患者免除做深部电极和皮质电极脑电图检查。

（4）磁共振波谱分析 MRS：是一种无创性的新型脑功能影像学方法，尚处于起步阶段。

（5）脑磁图 MEG：是对人体完全无创的脑功能图像测量技术。可探测到皮质直径 <3mm 的癫痫活动，是最灵敏、无创的定位方法。

935 新生儿惊厥的病因有哪些？

新生儿惊厥病因广泛复杂，可同时存在多种病因，其中缺氧时重要原因，占 60% ~ 70%，另外有颅内出血/损伤、代谢性疾病（如低血糖、低钠等生化代谢紊乱，半乳糖综合征等先天性代谢异常等）、中枢神经系统感染、先天脑发育畸形、先天性心脏病、继发性脑病、药物中毒、药物戒断、遗传的良性家族性新生儿惊厥，以及原因不明等诸多原因均可引起新生儿惊厥。

936 新生儿惊厥有哪些临床表现?

新生儿惊厥的临床表现缺乏特征性,多为不典型、多变的发作形式。可分为 4 种类型:

(1) 微小发作:早产儿多见。表现为斜视、眼球震颤及转动、眨眼、面肌抽动、咀嚼及吞咽动作;下肢踏车样或游泳样的异常运动以及短暂的肌张力低下伴面色苍白或眼球上翻,呼吸暂停伴全身松弛等各种神经功能紊乱。

(2) 阵挛性发作:包括局限性和多灶性阵挛性发作,临床较多见。局限性阵挛性发作表现为肢体或躯干局限性阵挛性抽搐。多灶性阵挛性发作包括身体多部位游走性发作,由一个肢体移向另一个肢体,或有眼的斜视或抽动。足月儿多见。

(3) 强直性发作:全身性发作更为常见,表现为四肢强直性伸展,未成熟儿多见。局限性发作较少见,肢体、躯干或颈部维持一种不对称的姿势。

(4) 阵挛性发作:以单一的或反复快速的抽动为特征。上、下肢体可单次或重复性抽动。全身肌阵挛发作通常伴有脑电图上癫痫样活动,局限性或多灶性肌阵挛很少伴有脑电图上的异常。肌阵挛发作较少见。

(5) 新生儿惊厥持续状态:临床常见,发作多不典型。由于难以判断新生儿意识状态,往往不易发现。需脑电图检测下证实。

937 什么是 Ramsay-Hunt 综合征?

又称进行性肌阵挛共济失调或肌阵挛性癫痫伴共济失调及外周神经病。病人有肌阵挛、共济失调及少量全身性癫痫发作,无明显智力低下;部分病例有轴索型外周神经病、弓形足、发音障碍等,少数伴有视神经萎缩或舞蹈手足徐动。

938 脑性瘫痪如何诊断?

诊断脑性瘫痪应符合以下 2 个条件:①婴儿时期出现症状(如发育落后或各种运动障碍)。②需除外进行性疾病(如各种代谢病或变性疾病)所致的中枢性瘫痪及正常小儿一过性发育落后。脑瘫小儿优势可伴有智力低下、癫痫、行为异常、感知觉障碍。若无这些异常情况不能除外脑瘫。

939 脑性瘫痪的临床类型有哪几种?

(1) 痉挛型在脑瘫各种类型中发病率最高,病变波及锥体束系统,患者肌张力增高,肢体活动受限。

（2）手足徐动型主要病变在锥体外系，表现为难以用意志控制的不自主运动，当进行有意识运动时，不自主、不协调及无效的运动增多。此型智力障碍不严重，单纯手足徐动型脑瘫腱反射不亢进，不表现巴氏征阳性，肌张力呈齿轮状增高。

（3）强直型很少见到，全身肌张力显著增高，身体异常僵硬，活动减少，主要为锥体外系症状。

（4）共济失调型表现为小脑症状，步态摇晃，肌张力低下。较少见。

（5）震颤型很少见，表现为四肢震颤，多为静止震颤。

（6）肌张力低下型四肢呈瘫软状，自主运动很少。常为婴幼儿脑瘫的暂时阶段，以后大多转为痉挛型或手足徐动型。

（7）混合型是以上某几种类型同时存在。痉挛型常与手足徐动型混合存在。

940 婴幼儿癫痫性脑病的共同特征是什么？

癫痫性脑病多位症状性或隐源性癫痫，但除原发病的影响外，癫痫发作和持续大量的癫痫性活动是导致弥漫性脑损伤及神经精神发育停滞或倒退的主要原因。其共同特征为：①年龄依赖性起病。②特定类型的临床发作。③多有严重而持续的癫痫性 EEG 异常。④常伴有智力落后或倒退。⑤多数治疗困难，预后不好。

941 什么是家族性颞叶癫痫？

家族性颞叶癫痫在成年人和儿童均可见到，病人呈家族性聚集，临床表现为颞叶发作，容易控制，病程为良性经过。起病年龄从 10 岁到 63 岁不等，平均 19 岁。临床表现为颞叶起源的局部性发作，多位主观症状如熟悉感、知觉障碍、恐惧等。也可出现睡眠中的全身性强直－阵挛发作。EEG 多数表现正常，少数有非特异性异常如颞区或其他部位的慢波，偶见少量棘、尖波。患者智力发育正常，无其他神经系统异常发现，神经影像学正常，海马无病变。无难治性颞叶癫痫的表现。

942 什么是摇晃婴儿综合征？

摇晃婴儿综合征（也叫做摇晃撞击综合征）是对儿童施加虐待的一系列形式。通常是父母或者其他护理人员在孩子不停哭闹的情况下，无法自控住愤怒而摇晃孩子。孩子的颈部肌肉十分柔弱，不能充分支撑他们相对比较大的脑袋。剧烈的摇晃引起孩子的头部猛烈地前后晃动，结果导致严重的有时甚至是致命的脑损伤。如果孩子的头撞在一个表面上而阻断摇晃力，那么这个力将被增大。

943 摇晃婴儿综合征可以引起什么后果?

（1）硬膜下血肿是脑表面和硬脑膜（脑周围强健的纤维外膜）间血液的聚集。这发生于当脑和硬脑膜之间桥接的静脉超出了它们拉伸的能力，导致静脉撕裂并出血。

（2）蛛网膜下腔出血是蛛网膜（充满脑脊液并在大脑周围的网状膜）和脑之间的出血。

（3）脑剧烈摇晃时引起脑皮质和深部脑组织神经细胞轴突的断裂。

（4）损伤的神经细胞释放化学物质，加重了脑缺氧，更进一步损伤脑细胞。

与这种虐待相关的其他损伤还有：

（1）散在的视网膜出血直到更大的视网膜出血，涉及多层视网膜。

（2）当孩子的头被甩到一个硬或软的表面上时，引起的头颅骨折。

（3）其他骨折，包括肋骨、锁骨和四肢；面部、头部和整个躯体的淤伤。

944 叙述摇晃婴儿综合征的症状和体征是怎样的?

通常没有明显的受伤或者暴力的生理征象作为外部证据可以用来诊断这个综合征。那些没有警觉到孩子发生了什么情况的护理人员甚至是医生可能不会发现那些主要位于内部的创伤，并把孩子的烦躁归因于一种潜在的原因，比如病毒感染。

继发于外伤后大脑广泛膨胀的症状不尽相同。这些症状可能在孩子被摇晃之后立即出现，并且在 4~6 小时后达到高峰。以下症状和体征可以提示摇晃婴儿综合征：意识状态的改变、昏睡伴易激惹、昏迷、痉挛或癫痫、没有对光反射的瞳孔散大、食欲减退、呕吐、头过伸或过屈的姿势、呼吸障碍或不规则、心搏骤停，甚至死亡。

945 如何预防摇晃婴儿综合征的发生?

摇晃婴儿综合征是可以预防的。照顾孩子是具有挑战性的，尤其是对于第一次做父母的人而言。然而，十分重要的一点是要记住，摇晃、仍然打孩子都是不合适的。以下几点能够帮助避免儿童虐待的发生：①深呼吸，数到 10。②暂时停工作，让你的孩子一个人哭。③给你亲密的人打电话，获取情感支持。④给你的儿科医生打电话，孩子哭可能是因为有疾病。⑤别把孩子留给你完全不信任的护理人员、朋友或家庭成员。⑥在把你的孩子委托给护理人员或者日间护理中心之前总是要记得好好询问一些

946 什么是痉挛?

痉挛是某些肌肉发生持续收缩的一种状态。这种收缩可以引起四肢肌肉的僵直，或是紧

缩感，并可以干扰正常的活动、言语和步行。痉挛状态通常是由于控制随意运动的部分大脑或者脊髓的损伤而引起的。这种破坏使得神经系统和肌肉之间的信号失去平衡。这种失平衡导致了肌肉活动性的增加。痉挛状态对于四肢的肌肉和关节都有负面作用，尤其对生长发育期的孩子是有害的。

947 痉挛的发病率如何？

全球估计有 1200 万人有痉挛。被评估的 500 000 名美国脑瘫患者中，大约 80% 的患者都有不同程度的痉挛，也就是说，约 400 000 人有一些程度的脑瘫相关性痉挛。

被评估的 400 000 名美国多发性硬化患者中，大约 80% 的患者有不同程度的痉挛，也就是说，约 320 000 人有一些程度的多发性硬化相关性痉挛。我国这方面的数据还未发表。

948 其他一些可能引起痉挛的情况有什么？

外伤性脑损伤、脊髓损伤、缺氧性脑损伤、脑卒中、脑炎、脑膜炎、脑白质肾上腺萎缩症肌萎缩性脊髓（侧索）硬化和苯丙酮尿症。

949 什么是脑瘫的痉挛状态？

脑瘫患者的大脑出现了损伤，这种损伤倾向于发生在控制肌张力和肢体运动的大脑部分，但原因尚不明确。因此，脑瘫患者的大脑无法改变肌肉屈曲度的大小。肌肉本身的调控超出了脊髓的调控，并且使得肌肉过于紧张或者痉挛。出生即患有脑瘫的人在出生时四肢并没有畸形，但随着时间的推移会逐渐发生。这些畸形的主要原因是肌肉的痉挛导致日常生活中肌肉伸展受限。

950 什么是多发性硬化的痉挛状态？

痉挛是多发性硬化是一种十分常见的症状。有两种多发性硬化相关的痉挛：屈肌痉挛和伸肌痉挛。屈肌痉挛是髋关节或膝关节不自然的弯曲（最先影响上段下肢后面的肌肉），髋关节和膝关节弯向胸廓。伸肌痉挛影响股四头肌（上段下肢前面的肌肉）和股内收肌（股内侧肌群），髋关节和膝关节保持挺直，双腿紧靠或双踝关节交叉。上肢同样可以发生痉挛，但在多发性硬化患者中比较少见。

突然的运动或体位改变、肌紧张、极高体温、潮湿、感染可能会使痉挛恶化，甚至紧身衣也可能触发痉挛。

951 什么是外伤性脑损伤的高张性痉挛?

外伤性脑损伤的脑干损伤、小脑损伤或中脑损伤后,都能出现高张性痉挛。因为它影响到了大脑的反射中枢,干扰不同神经通路之间信息的流通。这个破坏会引发肌紧张、运动、感觉和反射的改变。外伤性脑损伤的部位决定了躯体哪些部分的损伤以及会发生哪种运动缺陷。大脑的反射中枢比脊髓的要复杂得多。这使得外伤性脑损伤的高张性痉挛比脊髓损伤或神经障碍的更加难以治愈。

在脑损伤后的短时间内,许多人都会经历一段时间的肌张力升高,躯体的姿势变得十分僵硬。通常的一种姿势是肘关节僵直地保持在一侧,手腕和手指弯曲,拳头紧握。下肢髋关节和膝关节伸展,踝关节和足趾屈曲。当外伤性脑损伤的病人恢复后,控制运动功能的神经信号会发生变化。有些信号不能被传到大脑的反射中枢,或者大脑发送过多的信号,以至于肌肉不能恰当地反应。

952 简述痉挛的症状?

痉挛可以仅有轻微的紧缩感,或者可能严重到产生疼痛,四肢不可控制的痉挛;最常见于四肢。痉挛也能引起关节内或关节周围的疼痛或紧缩感,并可有后下背部的疼痛。

953 痉挛的不良反应包括什么?

(1) 肌强直,精细运动缺陷,某些动作无法完成。
(2) 肌痉挛,导致不可控制的、引起疼痛的肌收缩。
(3) 双腿不自然的交叉。
(4) 肌肉和关节的变形。
(5) 肌肉疲劳。
(6) 抑制纵肌的发育。
(7) 抑制肌细胞内的蛋白质合成。其他主诉还包括:①尿路感染。②慢性便秘。③发热或其他系统性疾病。④褥疮。

954 治疗痉挛的目的是什么?

在个体化评估的基础上,有几种不同的治疗方法,选用哪种方法主要取决于潜在的病因、病人年龄、痉挛的严重程度。但不同方法之间有着相同的目的:
(1) 减缓痉挛的症状和体征。

（2）减轻疼痛和减少肌肉收缩的频率。

（3）恢复步行，卫生，日常活动，并逐渐脱离照顾。

（4）减少护工的护理，比如穿衣、喂食、出行和洗澡。

（5）促进随意运动功能，例如用手触及物体、抓持、移动和放开。

（6）使得孩子的肌肉能够尽可能的正常发育。

955 简述痉挛的物理疗法和作业疗法是怎样的？

痉挛的物理疗法和作业疗法是为了减缓肌张力，保持或促进活动范围和活动度，提升肌力和协调性，并使患者更加舒适。治疗可以包括伸展和伸展训练，运用临时的模架和模型，肢体复位，冰袋冷敷的运用，电刺激和生物反馈疗法。

956 简述痉挛的口服疗法？

口服疗法的运用说明痉挛症状干扰到了日常功能或睡眠。有效的药物治疗需要 2 种或者更多的约物，或者是口服药物疗法和其他类型疗法的联合治疗。和医生紧密的联系并设计个体化的治疗计划是十分重要的。不同类型的药物和病人会有不同的副作用。

药物包括：巴氯芬、地西泮、丹曲洛林钠盐、咪唑啉和加巴喷丁。

957 什么是肉毒杆菌毒素注射治疗？

使用微量肉毒杆菌毒素即 A 型肉毒毒素针剂治疗，使得痉挛的肌肉麻痹，已经被证实十分有效。注射部位的选择需要谨慎依据痉挛模式来选择。当肉毒素注射入肌肉的时候，乙酰胆碱的释放被阻断，使得活动过度的肌肉放松。注射后通常在几日内起效并可持续 12 ~ 16 周，直到新的神经末梢重新生长以及受害的肌肉恢复。得到的功能可持续时间比恢复所需时间要长的多。但给予的药物剂量是有限度的。

958 叙述鞘内注射巴氯芬治疗痉挛是怎样的？

严重的痉挛病例，可以在患者腹部植入一个巴氯芬注射泵。直接将巴氯芬递送至脑脊液，这样就能十分有效地减缓痉挛和疼痛，但是有发热的副作用。鞘内巴氯芬注射泵已经被发现是一种治疗下肢和上肢痉挛极其有效的治疗方法。

959 什么是选择性脊髓后根切断术？

选择性脊髓后根切断术，就是神经外科医生选择性的切除神经根，神经纤维就位于那些将感觉信息从肌肉传递到脊髓的脊柱外。选择性脊髓后根切断术是用来治疗那些腿部严重痉挛以至于影响运动和姿势的病人的。仅仅切除引起痉挛的感觉神经根，肌肉的僵直就可以减轻，同时其他的功能保持完整。痉挛的减轻能促进运动能力和功能恢复，并且帮助预防严重的肌肉收缩，同样预防关节、骨的变形。这项手术用于达到标准的脑瘫患者十分有效。

960　脊髓后根切断术禁忌证是什么？

曾经患有脑膜炎、先天性脑部感染、无早产无关的先天性脑积水、头部创伤或者家族性疾病的病人。同时伴有明显僵直或低张力的脑瘫患者，显著的手足徐动症或者共济失调者，显著脊柱侧弯者和术后无功能恢复者。

手术的利弊需要谨慎的衡量。很多脑瘫病人在术后痉挛症状有所减轻，并且功能有所恢复，然而，手术并不是所有痉挛的病人的选择。

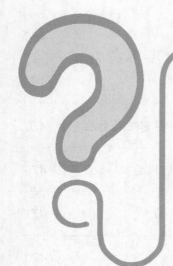

第七部分

立体定向功能神经外科疾病

961 丘脑的解剖及主要功能如何?

丘脑是一对卵圆形的灰质结构复合体,在横切面上每侧的面积约3.0cm×1.5cm。丘脑前端狭窄,靠近中线,最前端称为丘脑前结节,形成室间孔的后缘。丘脑后端膨大,称为丘脑枕。丘脑的外侧面邻接内囊,背外侧面与尾状核间隔有白质构成的终纹和丘纹静脉。丘脑的内侧面、背面和丘脑枕均游离。内侧面参与构成第三脑室的外侧壁,由下丘脑沟将丘脑与下丘脑分开,左右丘脑之间靠丘脑间黏合(中间块)相连。背面构成了侧脑室体部的底壁。丘脑枕的后外侧部参与构成侧脑室房部的前壁,后内侧部被穹隆脚覆盖,参与构成四叠体池的前壁,下外侧部形成环池顶壁的一部分。

表7-1　丘脑的主要核团

丘脑核群	主要核团及命名
丘脑前核群(anterior nuclear group)	前背侧核(anterolateral nucleus,AD)
	前腹侧核(anteroventral nucleus,AV)
	前内侧核(anteromedial nucleus,AM)
丘脑内侧核群(medial nuclear group)	背内侧核(mediodorsal nucleus,DM)
丘脑外侧核群(lateral nuclear group)	背侧核群(doreal nuclear group)
	背外侧核(lateral dorsal nucleus,LD)
	后外侧核(lateral posterior nucleus,LP)
	枕核(nuclei pulvinares)
	腹外侧核群(ventral nuclear group)
	腹前核(ventral anterior nucleus,TVA)
	腹中间核(ventral intermediate nucleus,Ⅵ)
	腹后核(ventral posterior nucleus,VP)
	腹后外侧核(ventral posterolaternal n.,VPL)
	腹后内侧核(ventral posteromedial n.,VPM)
丘脑中线核群(midline nuclear group)	丘脑室旁核(thalamic paraventricular nucleus,PV)
	带旁核(paratenial nucleus,PT)
	菱形核(rhomboidal nucleus,RH)
	连接核(reuniens nucleus,RE)

续表

丘脑核群	主要核团及命名
丘脑板内核群	中央中核（centromediannucleus，CM）
	中央旁核（paracentralnucleus，PC）
	中央外侧核（centrallateralnucleus，CL）
	中央内侧核（centralmedialnucleus，CeM）
	束旁核（parafascicularnucleus，PF）
	腹内侧核（ventromedialnucleus，VM）
	丘脑网状核（thalamic reticular nucleus，TR）

　　丘脑并非均质的灰质团块。丘脑背面包着一薄层白质即外髓板，并向丘脑内部延伸，形成一个"丫"形的内髓板，将丘脑内部的灰质分隔成 3 个核群，即丘脑前核群、丘脑内侧核群和丘脑外侧核群。在白质内髓板内，有散在的细胞群称为板内核群。在丘脑的内侧面即第三脑室侧壁上覆盖着薄层灰质，此灰质与丘脑间黏合内的核团，合成中线核群。另外，外侧核群与内囊之间的薄层灰质称为丘脑网状核群。这样丘脑可区分为 6 个核群，即丘脑前核群、丘脑内侧核群、丘脑外侧核群、板内核群、中线核群和丘脑网状核群。

　　丘脑前核群：位于内髓板分叉处的前上方，接受下丘脑发出的乳头丘脑束，发出纤维至大脑皮质的内脏活动区，与内脏活动有关。丘脑内侧核群：位于内髓板的内侧，与丘脑内部其他核团、下丘脑以及大脑额叶有着广泛纤维联系，可能是联合躯体和内脏感觉冲动的整合中枢。丘脑外侧核群：位于内髓板的外侧，又分为背侧部和腹侧部，腹侧部由前向后又分为腹前核、腹中间核（腹外侧核）和腹后核，背侧部接受丘脑其他核团纤维，发出纤维至顶叶皮质。腹前核主要接受中脑黑质和苍白球纤维，与大脑额叶皮质也有纤维联系。腹中间核接受小脑上脚交叉后的纤维，发出纤维至大脑皮质的中央前回，是传导小脑的神经冲动到大脑皮质的重要中继站。腹后核又分为腹后内侧核和腹后外侧核，是躯体感觉传导通路的第三级神经元胞体所在处。腹后外侧核接受内侧丘系和脊髓丘脑束，发出现为参与构成丘脑中央辐射（丘脑皮质束），中止于大脑皮质中央后回的中上部和旁中央小叶后部，传导四肢和躯干的感觉。腹后内侧核接受三叉丘系和孤束核发出的味觉纤维，发出的纤维参与构成丘脑中央辐射，中止于中央后回的下部，传导头面部的感觉及味觉。板内核群接受脑干网状结构和躯体的感觉冲动，其中有的核团与痛觉传导有关。中线核群和丘脑网状核与内脏活动和痛觉的整合有关。

962　基底神经节主要包括哪些神经核团？

　　基底神经核主要位于大脑白质的深部，主要包括尾状核（caudate nucleus）、豆状核

(lentiform nucleus)、屏状核（claus-trum）和杏仁核（amygdaloid nucleus）。尾状核像一条弯曲的尾巴，全长与侧脑室相邻，分为头部、体部和尾部，头部伸向侧脑室额角，体部沿背侧丘脑的外缘向后走行，延续为尾部，尾部向下深入侧脑室颞角，参与构成颞角的顶壁，其尖端与杏仁核相连。豆状核的前部与尾状核头部相连，其余分别借内囊前肢和后肢与尾状核和背侧丘脑分隔。豆状核在水平切面上呈三角形，又被两个白质板分隔为三部分，最大的部分称为壳核，其内侧为苍白球，二者之间由外髓板分隔，苍白球内又被内髓板分为较大的苍白球外侧部（globus pallidus pars externa，Gpe）和较小的苍白球内侧部（globus pallidus pars interna，Gpi）。豆状核和尾状核合称为纹状体，其中尾状核与壳核合称为新纹状体，而苍白球又称旧纹状体。中脑的黑质分为致密部（pars compacta，SNc）和网状部（pars reticulata，SNr）。苍白球内侧部和黑质网状部之间有着相同的纤维联系，又称为 Gpi-SNr 复合体。

963　丘脑底部包括哪些结构？其主要纤维联系如何？

丘脑底部是丘脑与中脑被盖之间的过渡区，内侧和嘴侧是下丘脑，腹侧和外侧界是中脑大脑脚和内囊。除红核和黑质的嘴侧上达该区外，还包括了丘脑底核、未定带核底丘脑网状核团，以及经过该区底纤维束即红核前区（Forel-H 区）、豆状襻、豆状束（H2 区）和丘脑束（H1 区）。

丘脑底核（subthalamic nucleus，STN）又称 Luys 体，是丘脑底部中的最主要核团，位于底丘脑和中脑的移行部，在冠状切面上呈双凸镜形，位于乳头体背外侧，紧贴内囊后肢的内侧缘和大脑脚底上部的背内侧面。STN 的背内侧是豆状束的延续，即 H2 区；此核的下部位于大脑脚底的背面，其后端伸至底丘脑与中脑被盖的移行区，且与黑质的上端相延续，居黑质前端的背外侧。丘脑底核的传入纤维来自大脑皮质（4 区、6 区）、苍白球外侧部、丘脑和网状结构，传出纤维投射至苍白球和黑质网状部。其中最重要的是，丘脑底核发出兴奋性的谷氨酸能纤维投射至 Gpi-SNr 复合体，Gpe 则发出抑制性 GABA 能纤维投射至丘脑底核。

未定带是一条灰质带，位于丘脑与豆状核之间，向外与丘脑网状核相续。接受苍白球和大脑皮质运动前区的纤维，与丘脑板内核群、红核及中脑被盖之间有密切的纤维联系。

红核前区（Forel-H 区）又称 Forel 被盖区，此区的细胞称为红核前区核。其纤维包括齿状核丘脑束、红核丘脑束和豆状束，后者中止于红核前区核。由此核发出的纤维止于红核和中脑网状结构。

豆状束（lenticular fasciculus）又称 H1 区，位于苍白球内侧部的背侧，由苍白球背内侧发出的纤维组成，经丘脑底核的嘴侧穿过内囊。在未定带的腹侧，此束比较明显，此束向尾侧与豆状襻合并，形成红核前区。豆状襻（lenticular ansa）的纤维起自苍白球腹侧，向腹内侧和嘴侧绕过内囊后脚，进入红核前区。丘脑束又称 H2 区，位于丘脑的腹侧，由几束纤维组成。来自豆状束的纤维，沿未定带的背侧面向背外侧，中止于丘脑腹前核和腹中间核；另一部分纤维离开丘脑束，向背侧、尾侧核内侧，中止于丘脑板内核群的中央中核；尚有来自小脑齿状核的纤维，经丘脑束中止于丘脑腹中间核的嘴侧部，有的纤维中止于嘴侧的丘脑板内核。

964 基底节运动环路假说中直接环路和间接环路的组成及其神经递质是什么？

基底节的神经环路：基底节接受来自皮质有关脑区（辅助运动区、感觉运动区、运动前区）的传入冲动，基底节的传出纤维通过丘脑返回皮质，构成皮质 – 基底节 – 皮质反馈环路。

直接环路：大脑皮质 – 新纹状体（尾壳核 Cpu） – 苍白球内或黑质网状部（GPi/SNR） – 丘脑 – 大脑皮质

间接环路：大脑皮质 – 新纹状体（CPu） – 苍白球外部（GPe） – 丘脑底核（STN） – 苍白球内部（Gpi） – 丘脑 – 大脑皮质

基底节环路的神经递质：大脑皮质至新纹状体的神经递质主要是兴奋性递质谷氨酸（Glu），在直接环路中，从纹状体到丘脑有 2 个神经元相连，均为抑制性递质 γ-氨酪酸（GABA），再从丘脑返回到大脑皮质仍为谷氨酸。在间接环路中从纹状体经 GPe 到 STN 也有 2 个神经元相连，其递质为 GABA，然后从下丘脑至苍白球内部的神经递质为 Glu，从苍白球内部至丘脑的神经递质为 GABA，从丘脑返回大脑皮质的递质为 Glu。正常情况下，由黑质至纹状体系 DA 神经元来调节直接环路与间接环路之间的平衡作用。新纹状体有 D1 与 D2 两类受体，D1 受体位于直接环路上的 GABA/脑啡肽（ENK）神经元上，DA 对直接环路起兴奋作用；D2 受体位于间接环路的 GABA/P 物质（SP）/强啡肽（DYN）神经元上，DA 对间接环路起抑制作用。

谷氨酸（Glu）与乙酰胆碱（Ach）作为兴奋性神经递质也参与直接通路与间接通路的控制作用，保持各种递质间的平衡，维持正常运动。当纹状体 DA 减少，纹状体突触前膜释放的 Glu 与 Ach 作用增强，引起基底节回路中神经递质间作用失去平衡，出现少动运动障碍。

965 临床上常用评价帕金森病严重程度的 Hoehn-Yahr 分级是怎样的？

0 期：无疾病。

1 期：单侧疾病，轻度功能障碍。

1.5 期：单侧 + 躯干症状。

2 期：双侧症状，无平衡障碍。

2.5 期：轻度双侧症状，后拉试验可恢复平衡。

3 期：轻到中度双侧，某种姿势不稳，独立生活。

4 期：严重障碍，仍可独立行走或站立。

5 期：无帮助时只能坐轮椅或卧床。

966 什么是帕金森病患者生活日常生活能力 Schwab-England 评分？

见表7-2。

表 7-2 Schwab-England 评分内容

百分数（%）	临床表现
100	完全独立，能毫无困难地做各种家务、速度不慢，基本上是正常的，没有意识到什么困难
90	完全独立，能作各种家务，速度稍慢或感觉稍有困难或障碍，可能需要双倍时间，开始意识到有困难
80	能独立完成大部分家务，但需要双倍时间，意识到有困难或速度缓慢
70	不能完全独立，做某些家务较困难，需 3～4 倍的时间，做家务需用 1 天的大部分时间
60	某种程度独立，能做大部分家务，但极为缓慢和费力，出错误，某种家务不能做
50	更多地以来他人，半数需要帮助，更慢，任何事情均感困难
40	急需依赖他人，在帮助下做各种家务，但很少独立完成
30	费力，有时独立做一些家务或开始独立做，需要更多的帮助
20	不能独立做家务，在少量帮助下作某些家务也很困难，严重残疾
10	完全依赖他人，不能自理，完全残疾
0	职务功能障碍如吞咽困难、尿便失禁，卧床

967 目前帕金森病的外科治疗主要包括哪些手段？

帕金森病的外科治疗目前主要包括神经核团毁损术和脑深部电刺激术，神经组织或细胞移植、基因治疗目前尚无统一的临床应用结论，对于帕金森病具有潜在的优势，可能成为未来的发展方向。

（1）神经核团毁损技术：有立体定位神经核团毁损术和伽马刀治疗两种方法。立体定位神经核团毁损术分为丘脑神经核团毁损和苍白球神经核团毁损术两种。如果是以震颤为主要症状，宜取丘脑中间腹侧核（Vim）毁损术，术后均能有效控制震颤，但对运动迟缓无效且有加重倾向，具有术后复发率高和再次手术治疗效果差的缺点，故使 Vim 毁损术使用受到限制。至于以苍白球腹后侧为靶点的毁损术（PVP），经实践证明其对消除肌强直，改善运动迟缓效果显著，对震颤有明显减轻，且能同时消除帕金森病的异动症。

（2）脑深部电刺激术：脑深部刺激术（DBS）是在解剖学和电生理学的技术引导下，

将刺激电极植入基底节神经核团内，通过植入性脉冲发生器产生电刺激干扰神经元传导通路以达到控制症状的目的。常用的靶点包括丘脑 Vim 核、苍白球内侧部（Gpi）和丘脑底核（STN），近几年的临床结果表明相对于传统的神经核团毁损技术，DBS 是一种创伤性小、安全有效、可靠可调而且是可逆的全新治疗方法，近年来 DBS 已广泛用来治疗帕金森病。

（3）神经组织或细胞移植：移植物来源于胚胎中脑组织细胞、胚胎神经干细胞、基因修饰细胞、肾上腺髓质、交感神经节和颈动脉体球细胞，其中胚胎神经干细胞移植术，是目前最有发展前景和最受推崇的。近几年由于克隆技术和细胞工程技术的发展，人们可以分离和培养出具有特异发展倾向的神经干细胞，使移植物从来源上容易得到保证。虽目前尚属于动物实验阶段，但由于该方法从根本上解决了帕金森病患者多巴胺能神经元减少或减致多巴胺生成减少的问题，所以该方法最有发展前景。

（4）基因疗法：即通过分子、基因水平的操作，提高脑内多巴胺的浓度达到治疗目的。目前基因治疗帕金森病主要集中在两方面：一是将多巴胺合成酶导入黑质纹状体系统以补充促进多巴胺的生成，另一个是利用表达神经营养因子来保护和修复已损伤的多巴胺能神经元，它将成为今后基因治疗帕金森病的主要研究方向，基因治疗可望在帕金森病治疗上有新的突破。

968 脑深部电刺激 Vim、Gpi 和 STN 靶点对于 PD 症状改善程度的比较？

见表 7-3。

表 7-3　刺激不同靶点对 PD 症状的改善程度

症状	Vim	Gpi	STN
震颤	＋＋＋	＋＋＋	＋＋＋
僵直	＋＋	＋＋＋	＋＋＋
运动迟缓	＋／－	＋＋	＋＋＋
步态冻结	＋／－		＋＋
异动症	＋＋	＋＋＋	＋＋
肌张力障碍	＋	＋＋＋	＋＋

969 脑深部电刺激术（DBS）与毁损手术比较在治疗帕金森病上具有哪些优势？

对于 DBS 治疗帕金森病的研究，目前仍主要集中在靶点选择以及刺激参数的调整上，在靶点选择方面主要涉及丘脑前核（anterior nucleus of the thalamus，ANT）、杏仁核及海马

（amygdale-hippocampus）、丘脑中央中核（centromedian nucleus of the thalamus，CMT）、丘脑底核（subthalamic nucleus，STN）、黑质网状部（substantia nigra recitulata）、尾状核（caudate nucleus，CN）、小脑（cerebellum）、下丘脑后部（posterior hypothalamus）和未定带（caudal zona incerta）等。其中 Vim 对震颤的控制效果最为理想，对肢体僵直仅有轻度改善，对其他症状无效；双侧 Vim 毁损会引起认知功能障碍等严重并发症，已被摒弃。苍白球毁损术 PVP 对症状的改善比较全面，但 PVP 手术主要缓解手术对侧症状，对中线结构的症状改善不明显，而同期或分期双侧 PVP 手术也存在许多问题，有些病人出现了严重的并发症，如言语障碍、吞咽困难、认知功能障碍等，故对双侧手术持慎重态度。

DBS 的优点在于非破坏性、可逆性、副作用小和并发症少，可以通过参数调整达到对症状的最佳控制，长期有效，不存在复发问题，并给患者保留新的治疗方法的机会。临床结果证实丘脑底核（STN）电刺激对临床症状的改善最为全面，STN 植入方式已由一侧转为同期双侧植入，也可一个靶点多个电极植入，双侧手术具有协同作用，对中线症状改善也比较明显，无永久性及严重并发症，手术后左旋多巴类药物的用量也可明显减少。来自国外多中心的研究报告结果表明，STN-DBS 手术效果优于毁损手术。

970 DBS 的适应证是什么？

DBS 的适应证包括：确定诊断的原发性帕金森病；患者的病史一般应该在 5 年以上；过去服用左旋多巴类药物具有良好的反应性，随着用药时间的延长，药物用量逐渐增加，出现一些药物的副作用如异动症、剂末效应、开关反应等；疾病已经严重影响正常的工作和生活；Hoehn-Yahr 分级以 3～4 级最理想。

971 什么是微电极记录技术？

微电极记录技术是用尖端纤细具有一定阻抗的微电极插入到脑深部的核团内，记录这些核团神经元的放电活动，根据放电活动的特点协助确定核团的准确性，主要用于帕金森病等疾病的术中定位。微电极用钨或铂－铱制成，尖端直径 2～5 微米。前置放大器与微推进器电生理仪相连，记录到的单个细胞或细胞团的电信号，经它放大 2 万倍后，在示波器上进行显示和分析。微电极以 1/1000 微米级由推进器进行推进。

微电极引导的立体定向手术是在立体定向手术的基础上结合了微电极的电生理记录，从而达到精确定位核团的手术方法。正常情况下，在脑灰质、白质记录到的细胞外动作电位有明显不同的波形，基底节中不同的神经核团及核团内运动内、感觉区亦有各自特征性的电信号类型。微电极可以记录到单个细胞外电活动，从细胞水平辨认结构并确定毁损是否刺激的范围，根据不同部位细胞的放电形式确定核团的准确位置，以微米级进行精确的靶点定位，同时明确核团与视束和内囊的关系。定位后，用射频针来进行核团破坏或进行刺激治疗。这是一种微创手术，在局麻下进行，创伤小，并发症少。

972 微电极记录 STN 细胞放电的特点？

进行 STN 核团的微电极记录时，一般从靶点上 10mm 开始，起初电信号背景噪声低；待进入 STN 后细胞密度和背景噪声增高，放电频率显著增高，表现为高频、高幅及背景噪声较同的簇状放电，伴有不规则间隙性爆发式细胞放电，也可记录到与肢体震颤节律基本一致的簇状放电节律神经元，即"运动相关神经元"或称"震颤细胞"，STN 电信号长度 4～7mm；穿过 STN 核团进入未定带后细胞放电模式突然改变，背景噪声显著下降；而进入黑质后，背景噪声较低，但放电节律规整。

973 什么是 Jackson 癫痫？

某些运动性癫痫发作的异常活动是从局部肢体开始，沿皮质功能区进行移动，比如从手指开始，向手腕、前臂、肘部、上臂、肩部、面部逐渐出现异常活动发作，临床上称之为 Jackson 癫痫发作。

974 什么是 Todd 麻痹？

部分癫痫发作严重者在结束发作后，可能留下暂时的肢体瘫痪，称为 Todd 麻痹。

975 癫痫持续状态如何处理？

癫痫持续状态急诊治疗原则：在给氧和防护的同时，迅速制止发作。

（1）选用有效、足量的抗痫剂，力求一次大剂量用药，于发作后 20 分钟内控制发作。切忌少量多次地反复给药。地西泮是控制各型癫痫持续状态的首选药物，既可静脉或肌内注射又可口服作长期治疗；能迅速通过血-脑屏障，注射后 1～3min 即可生效，故用负荷量使脑内很快达到有效浓度。成年人用量 10～20mg（总量）静脉注射，单次最大剂量不超过 20mg，速度 3～5mg/min（老年人 1～2mg/min）。儿童用量 0.3～0.5mg/kg，5 岁以上儿童 5～10mg，5 岁以下每岁 1mg 可控制发作。其他药物如苯巴比妥钠注射液、利多卡因注射液等。

（2）维持生命功能，预防及控制并发症，应特别注意处理脑缺氧、脑水肿，注意防止脑疝形成。及时治疗酸中毒、呼吸循环衰竭、高热、感染和纠正水电失调等。

（3）积极寻找病因，进行针对性的检查和治疗，是刻不容缓的程序。

（4）发作控制后，应给予抗癫痫药物的维持量，依据病情及时调整长期治疗方案，包括选用合适抗痫剂及其剂量。

976 什么是癫痫影像学后处理的体素分析（voxel-based morphometry, VBM）技术？

自 20 世纪 90 年代末 VBM 技术被开发以来，其在神经科学领域的应用越来越广。VBM 技术通过 MATLAB 下的 SPM 软件实现。VBM 可基于 3D-T1、T2 甚至是 FLAIR 序列进行分析，但目前最常用的是基于 3D-T1 序列。Huppert 等利用 MATLAB 开发了一种自动化的脑形态学分析程序（MAP），用于帮助探测肉眼不易识别的 FCD 信号。FCD 的主要表现包括灰白质界限不清与皮质厚度异常，MAP 主要利用这些特点进行形态学分析。在进行过预处理之后的 VBM 图像基础上，将信号介于灰质与白质之间的体素标记出来，然后再通过二进制转换（1 = 介于灰质与白质之间信号，0 = 其他信号）以及平滑处理，即可得到所谓的"灰白质交界图像"，再与正常人群用相同处理方式所得到的图像做对比，从而检测异常的灰白质界限。应用类似的处理方法对灰质进行处理即可得到"灰质图像"，用于识别异常的灰质厚度或形态。

977 立体定向脑电图的定义？

立体定向脑电图（Stereoelectroencephalography，sEEG）是通过立体定向技术，向脑内植入多根深部电极，借助深部电极直接记录颅内发作期与发作间期脑电信号的侵入性检查手段，以便能够确定致痫区，进行手术切除。深部电极通常为直径约 1mm 的韧性圆柱形长条，表面有金属触点，触点数目根据需要可选择 4~16 个不等。虽然 sEEG 依靠立体定向技术完成，但它名称中的"立体"一词实际上是指它能够记录三维空间的脑电信号。

978 立体定向脑电图的指征？

（1）可疑致痫灶位于脑深部，如脑沟底部、颞叶内侧结构、扣带回、岛叶等；
（2）可能存在多个致痫灶分布于不同脑区，如双侧颞叶癫痫、多发性结节硬化等；
（3）致痫灶可能与脑功能区重叠，需借助深部电极明确致痫灶与功能区之间关系者；
（4）需要更加精准的明确致痫灶范围者；
（5）首次癫痫手术失败拟行二次手术者。

979 癫痫病人放置颅内电极的位置选择？

（1）立体定向放置深部电极适合于源于海马或杏仁核的癫痫。
（2）硬膜下条形电极适合于颞叶或相关的额叶外皮质。

（3）板状电极或网状电极适合于大范围的颞叶外皮质手术外皮质定位图和诱发电图。

（4）硬膜外电极适合于通过微创技术对广泛区域取样。

（5）卵圆孔电极适合于颞叶中央。

980 深部电极设计的原则?

主要包括：①穿刺路径避开血管。②入颅点尽量垂直于颅骨表面避免打滑。③电极靶点尽可能多的覆盖可疑致痫灶，同时也要尽量利用电极的入点兼顾脑表面皮质。目前采用图像融合的方法来显示并规避血管，常用的融合手段包括 MRI 与 TOF 序列或脑血管造影图像的融合，在计划系统上设计入点、靶点以及路径，确定植入方案。

981 哪些病人适合颅内电极监测?

颅内电极监测适应证包括：

（1）需要进行颅内电极监测的病人大部分是额叶癫痫需要进一步定位，或那些怀疑额叶外病灶的病人。

（2）头部常规脑电未见明显异常和发作期 EEG 未显示明确定位灶的病人。

（3）头部 EEG 显示多病灶时，或双侧颞叶均有放电，为明确责任病灶，可以进行颅内电极监测。

982 硬膜下电极（SDEs）的并发症有哪些?

SDEs 是癫痫定位的非常有价值的方法，但也有一定风险，粗略估计临床相关并发症发生率为 10%。电极放置于皮质表面、硬膜下，会在局部形成占位效应，挤压脑实质，造成中线移位、颅内压升高（2.4%）和头痛。其他的并发症包括出血（3%～16.4%），感染（2.3%～12.1%），植入脑实质内（3.2%），脑水肿（2.5%），脑梗死（2.2%）和脑脊液漏（12.1%）。

983 硬膜下电极（SDEs）与头皮脑电（EEG）相比有哪些优势?

头皮 EEG 的电极并不是直接与脑表面相接，中间有脑脊液、硬脑膜、颅骨和头皮等组织，这些组织导电性能不佳。致痫灶引发的电活动在向头皮传导的过程中会逐渐衰减，尤其是频率较快的电活动其衰减程度更大。SDEs 可以覆盖较大面积的大脑皮质，并且相比头皮脑电，由于 SDEs 没有头骨的干扰，所以它们能够采集到更高分辨率的脑电活动。记录灵敏度的增强、SOZ 与记录电极之间距离的减小使得 SDEs 定位癫痫灶更加精确。

984 硬膜下电极（SDEs）与立体电位图（sEEG）如何选择？

对于癫痫发作区位于脑功能内或临近功能区的患者，建议第一选择 SDEs，因为大多数临床医生能够熟练地通过该方法来绘制脑皮质的功能地图。然而，SDEs 难以覆盖皮质深部、半球间的结构、脑沟内的灰质以及双侧或多脑叶靶点。sEEG 电极的植入是高度准确的，且能够直接记录来自脑沟灰质和深部灰质，包括岛叶、扣带回以及内侧额叶、颞叶、顶叶等部位的电信号。此外，当其他侵入性技术无法定位癫痫发作区时，sEEG 是一种成熟的补救办法。通过 sEEG 植入、成功定位 SOZ 的概率高达 75%~97%，其中接近 70% 的接受切除手术的患者在术后 2 年达到 Engel I 级预后。

表 7-4　硬膜下电极（SDEs）与立体电位图（sEEG）技术比较

	硬膜下电极（SDEs）	立体电位图（sEEG）
准确度	依靠人眼根据解剖结构覆盖，精准度相对较低	立体定向技术下实现，精准度高
覆盖范围	覆盖某一区域，深部结构难涉及	可涉及多个脑叶，可达深部结构
创伤	需要开颅，创伤较大	无需开颅，创伤较小
术后监测时间	相对较短	可长期监测
皮质电刺激	可实现（＋＋）	可实现（＋）
热凝损毁	无法实现	可实现
价值	可对大范围凸面皮质的电信号进行记录，功能区定位准确	可记录三维空间发作起始、传导和扩散的立体动态过程

985 能够引起癫痫的常见发育性病灶种类有哪些？

神经元异位

　微小发育不全

　灰质异位

脑回异常

　多小脑回畸形

　巨脑回畸形

　脑裂畸形

续表

异常神经元
  局灶性皮质发育不良
  半侧巨脑畸形
错构瘤

986 海马硬化的病理改变和 MRI 表现有哪些？

海马硬化的病理改变包括：神经细胞的消失和胶质细胞的增生。神经元的变性，消失和纤维型胶质细胞增生，组织皱缩和萎缩。神经细胞突触消失或变短，细胞轮廓不清，呈三角状或梨型。核固缩，结构模糊，Nissle 小体消失。胶质细胞增生，主要为纤维型星形细胞，呈片状或弥漫状增生，多见于软脑膜下和血管周围，偶有白质脱髓鞘改变。

海马硬化的 MRI 表现包括：①海马萎缩，结构不清，结构细节消失。②海马 T2WI 信号增高，尤其在 T2-FLAIR 序列上更为明显。③患侧侧脑室颞角扩大。基于海马体积的定量分析能够提高 MRI 诊断海马硬化的阳性率。

987 颞叶癫痫与额叶癫痫的鉴别要点有哪些？

见表 7-5。

表 7-5　额叶癫痫与额叶癫痫的鉴别要点

	颞叶癫痫	额叶癫痫
频率	数次/月，甚少数次/天	多次/天，常连串发作
持续时间	>1 分钟，常 2~5 分钟	常 <1 分钟，30 秒左右
先兆	内脏性，精神性	非特异性
起始和结束	逐渐发展和停止	突发突止
自动症	口自动症常见	半目的性运动自动症、性兴奋性自动症
其他运动症状	局部强直、肌张力增高	局部强直、阵挛，偏转性
倒地	很少	放电累及双侧时出现
发声	很少	常有
发作后意识蒙眬	时间较长	较短
继发全身发作	发作晚期出现	早期快速出现

988　颞叶癫痫的临床特点是什么？

颞叶癫痫多具有典型的症状学表现，其发作类型主要为部分性发作。不伴有意识丧失的简单部分性发作主要为各种先兆发作，包括自主神经先兆、精神先兆、嗅觉先兆、听觉先兆和腹部先兆。腹部先兆发作最为常见。伴有意识丧失的部分性发作往往突发运动终止，随后出现自动症发作（口咽部），也常伴有摸索等其他类型的自动症，发作持续时间往往大于1分钟，常出现发作后意识混乱和发作后遗忘。以往按照发作起源可以将颞叶癫痫分为颞叶内侧型癫痫和颞叶外侧型癫痫。颞叶内侧型癫痫腹部先兆更常见，发作症状比较刻板，具有一定的一致性。颞叶外侧型癫痫视觉、听觉先兆更常见，症状多种多样，更快的继发全面性发作。需要注意，依据最新立体脑电研究结果，既往的颞叶癫痫二分类无法覆盖临床上所有颞叶癫痫。新的颞叶癫痫分类包括内侧型、外侧型、内-外侧型、颞极型和颞叶附加型。

989　枕叶癫痫的临床特点是什么？

枕叶癫痫以简单部分性发作和继发全面性发作为主。发作时临床症状可以是主观的，也可以是客观的，或两者均存在。枕叶癫痫主要症状为视觉症状的眼球运动症状。主观的视觉症状包括：简单的视幻觉，偶尔情况下为复杂的视幻觉、视盲、视错觉、视觉延迟和眼球运动的感觉性幻觉。眼部主要症状包括：眼部疼痛、眼球强直样偏转、眼球阵挛性运动、眼球震颤和反复的眼睑闭合或扑动。枕叶癫痫的简单视幻觉起源于初级视觉皮质，复杂视幻觉和视错觉来源于颞顶枕交界。枕叶发作可以途经背侧通路或腹侧通路向前传播。途经背侧通路时，发作很快继发运动症状；途经腹侧通路时，发作时间较长，继而出现颞叶癫痫相关症状。

990　岛叶癫痫的临床特点是什么？

岛叶癫痫感觉异常症状常见：可为不愉快的感觉或热感，常分布于口周/口内、脸-肩-臂-躯干、上肢-躯干-下肢或双侧靠近中线的区域。咽喉的运动及感觉症状常见，表现为同侧、对侧或双手抓颈部。咽喉症状可孤立出现，或发生在其他感觉之前或之后。咽喉症状强度因人而异，可描述为嗓子收缩感，或唾液腺受压迫感，继而唾液过度分泌，甚至出现窒息感。岛叶癫痫也可出现发音困难和构音障碍，而后逐渐进展为完全性语言抑制。岛叶发作常以对侧的运动症状（脸和上肢的抽搐）结束，或以全面性发作结束。在同一患者中，岛叶发作运动症状的出现方式并不恒定。

991 典型失神发作的常见临床表现是什么？

主要表现为突发、短暂的意识丧失和正在进行动作的中断，出现双眼茫然凝视或短暂上翻，通常持续 5 ~ 15s。发作后对刚才的发作不能回忆。少数病人仅表现为意识水平低下，仍能继续原来的动作。个别病人意识障碍程度轻，临床上不易发现。多数失神患者可伴有节律性（3Hz）的阵挛成分，可累及眼睑、口角或其他肌群。20% 患者伴有失张力发作，但少有因肌张力明显改变而致的跌倒。临床上可以通过"过度换气"诱发发作。典型失神发作的脑电图一般为规则的、对称的 3Hz 棘慢波、也可为多棘慢波。发作间期脑电图背景活动正常，但可出现爆发性活动，如棘波或棘慢波，一般表现为双侧对称出现。

992 不典型失神发作的常见临床表现是什么？

发作开始和结束过程相对较慢，肌张力改变较明显，有时可出现跌倒。脑电图在发作期多为不整齐、不规则棘慢波，频率在 2 ~ 4Hz，对称性或同步性差。发作间期脑电图背景活动不正常，有爆发性活动，如棘波或棘慢波，对称性和同步性差。

993 失张力发作的常见临床表现是什么？

表现为肌肉张力突然降低而引起姿势的改变。一般在站立或坐位时出现，表现为突然的意识丧失（时间极短），头前垂，下颌松弛，两肩下垂，手半张开，屈髋，屈膝，缓慢跌倒。跌倒后（一般持续 1 ~ 2 秒）意识及肌张力迅速恢复正常，随即站起。有时未等跌倒在地，意识已经恢复，病人能立即站起。

994 复杂部分性癫痫发作的临床特征是什么？

复杂部分性发作的主要特征是有意识障碍，可以开始即有意识障碍或单纯部分发作后出现意识障碍。病人对外界刺激没有反应，发作后病人不能或部分不能讲述发作的情况。①先兆：有单纯部分性发作的局部症状和体征。②失神：有意识障碍，伴有遗忘。③自动症：表现为看似有目的但实际上没有目的的发作性行为异常。患者发作前可有先兆，发作时做一些看似有目的，实际没有目的的活动。

995 失神发作与复杂部分性发作的鉴别要点是什么？

失神发作的特征是突然发生和突然终止的意识丧失。典型的失神发作表现为活动突然停止、发呆、呼之不应，手中物体落地，每次发作持续数秒钟，每日可发作数十至上百次，发作后立即清醒，无明显不适，醒后不能回忆，甚至不知刚才发病。

复杂部分性发作的主要特征是有意识障碍，发作时患者对外界刺激没有反应，发作后不能或部分不能复述发作的细节。临床表现为自动症、仅有意识障碍、先有单纯部分性发作继之出现意识障碍和先有单纯部分性发作继之出现自动症 4 种类型。

996　常见的癫痫先兆的定侧与定位意义有哪些?

（1）视觉先兆：提示癫痫放电起源于枕叶，少数情况下也可能是由颞叶或顶叶放电扩散所致。

（2）听觉先兆：定位意义不确定，很少能确定致痫灶。

（3）嗅觉先兆：放电起源于颞叶内侧。

（4）味觉先兆：一般与嗅觉先兆伴随，癫痫起源一般位于顶盖区、岛叶和额叶内侧。

（5）内脏感觉先兆：是颞叶内侧癫痫发作的最常见先兆之一，但也可见于颞叶以外癫痫发作。

（6）体感先兆：有定侧意义，但一般不能定位。

（7）似曾相识感、记忆和精神先兆；放电起源于颞叶内侧。

997　什么是根治性癫痫外科手术?

按照手术治疗的目的，可将癫痫手术分为根治性手术和姑息性手术，根治性手术包括：

（1）切除性手术：一直以来，切除性手术都是最主要的根治性手术方式。其中，前颞叶切除术是癫痫外科最常见的手术方式，在多数癫痫中心，前颞叶切除术约占全部癫痫手术的 50%。对于颞叶外癫痫，如通过评估能够准确定位致痫灶且致痫灶局限，可采用致痫灶切除术。如果致痫灶范围较大，累及单个、多个脑叶甚至整个大脑半球，则分别需要采用脑叶切除术、多脑叶切除术或大脑半球切除术。

（2）毁损性手术：立体定向放射外科被用于治疗癫痫，包括伽马刀和 X-刀。近年来，有报道对于需要侵入性颅内电极植入进行术前评估的部分癫痫患者，利用立体脑电（SEEG）技术结合射频热凝（radiofrequency thermocoagulation，RF-TC）毁损治疗癫痫，部分患者发作明显改善甚至消失，从而避免了开颅手术，RF-TC 对于结节状灰质异位疗效尤为显著。激光毁损由于在毁损温度、范围上具有更好的可控性，可能是一种具有良好前景的毁损手术。

998　什么是姑息性癫痫外科手术?

姑息性癫痫外科手术包括：

（1）阻断癫痫放电传导的手术：即通过切断大脑皮质的联络纤维或联合纤维，阻断癫痫放电的传导，从而将癫痫的异常放电局限在大脑皮质的某一部分。最常用的手术方式是胼胝体切开术、多处软膜下横切术（MST）。

（2）神经调控手术：神经调控技术是指通过电刺激或化学的方式，调节神经系统功能或状态进而获得治疗效果的治疗模式。在癫痫外科领域，目前主要的神经调控手术方式包括迷走神经电刺激术、脑深部电刺激术和反应性闭环电刺激。

999　癫痫外科常用的术前评估方法及其意义？

Ⅰ期评估（非侵袭性）

（1）临床评估：癫痫发作病史，抗痫药治疗史，个人生活史（围生期和围生前期史），内科和神经系统检查（包括视野检查）。

（2）头皮 EEG：EEG 对癫痫的诊断既有定性的作用，也起定位指导的作用。包括依据常规 EEG，睡眠诱发 EEG，蝶骨电极等。

（3）神经生理学试验：智商、临床记忆量表测定或精神状态评估。

（4）头颅 CT：对颅内先天性疾病的裂脑畸形、巨颅症等以及脑萎缩、肿瘤、血管性疾病都有定位、定性的意义，有助于痫灶的大致定位，是癫痫外科术前基本检查项目之一。

（5）头颅 MRI：MRI 对颅内微小病灶如错构瘤、灰白质异位、血管畸形、脑软化灶和肿瘤的定位定性也就是对痫灶的定位和定范围，尤其是对颞叶内侧结构的变性改变如海马硬化等有独到的诊断意义。此外对脑正常生理结构的显像如胼胝体的长度、厚度、形态以及测量双侧颞叶容积等都有助于设计手术方案。

（6）视频 EEG 和长程动态 EEG：可用于捕捉发作期脑电图情况，进一步起定位指导的作用。

（7）功能影像检查

1）单光子发射计算机断层扫描（SPECT）：用于了解癫痫发作期充血性改变和发作间隙期缺血性改变的痫灶特征的一个有利手段，可用以对痫灶间接定位。

2）正电子发射计算机断层扫描（PET）：原理基本同上，主要用于了解脑氧、葡萄糖和氨基酸代谢率，评价神经递质合成和测定神经受体浓度及活性等来间接推测痫灶部位。

3）功能 MRI（fMRI）：使得人们可以从图像上观察语言中枢及肢体运动和感觉中枢皮质的位置，从而判断并拟定痫灶的切除范围。

（8）脑磁图（MEG）：作为新的研究脑电方法，较 EEG 更为优越，其特点如下：选择性记录神经细胞内电流变化；选择性记录与头皮呈切线方向的脑电活动记录的脑电不受颅骨影响。

Ⅱ期评估（侵袭性）

（1）阿米妥（Wada）试验：全称颈内动脉阿米妥试验（IAT），其实质是在试验侧颈内动脉内注射阿米妥钠，造成该侧大脑半球的一过性麻醉，用以了解该侧大脑半球语言、记忆和运动功能状态，判断大脑半球功能优势的侧化，从而指导制定手术策略，是一种经典的癫痫外科术前检查方法。对于拟行脑叶切除或大脑半球切除术的术前评定具有举足轻重的作用。

（2）硬膜下或深部电极监测：颅骨钻孔或开瓣，将电极放置在硬膜下或脑内深部结构，进一步探测癫痫放电，明确病灶位置。

Ⅲ期评估（术中验证）

ECoG 定位痫灶及范围，帮助验证痫灶部位和测定放电范围，帮助决定切除的范围，评价切除术后残留的放电活动。

1000 癫痫手术治疗的适应证、禁忌证有哪些？

适应证：①颞叶内侧硬化及海马硬化引起的癫痫，或有明确癫痫起源灶的继发性癫痫，优先考虑手术。②顽固性癫痫，经系统药物治疗 2 年以上，每月发作 3~4 次以上，应予手术治疗。③婴幼儿和儿童的灾难性癫痫，影响脑的发育，应提早手术。④手术治疗不致引起严重的功能缺失。

禁忌证：①有精神疾病者。②智力严重低下者。③患有严重内科疾患，不能耐受手术者。

1001 癫痫的手术种类有哪些？

（1）切除性手术：如前颞叶切除术、大脑半球切除术、病变切除术、杏仁核海马切除术等。

（2）阻断癫痫放电传导通路的手术：如多处软脑膜下横切术、胼胝体切开术等。

（3）毁损性手术：脑立体定向核团毁损如杏仁核海马毁损术，立体定向放射外科也属于毁损术的范围。

（4）刺激性手术：如丘脑中央中核电刺激术、迷走神经刺激术、慢性小脑刺激术等。

（5）其他：如神经干细胞移植等。

1002 癫痫疗效 Engel 分级标准是什么？

见表 7-6。

表 7-6 Engel 癫痫疗效分级标准

Engel 分级	内　　容
Ⅰ 级	无癫痫发作[a]

续表

Engel 分级	内　容
Ⅱ级	癫痫发作明显减少，几乎无癫痫发作
Ⅲ级	癫痫发作较前改善[b]
Ⅳ级	癫痫发作较前无明显改善

注：[a] 排除术后早期癫痫（术后几周内）

　　[b] "较前改善"的判断需要更多定量信息的支持，如癫痫减少的频率、认知功能和生活质量。

 1003 癫痫常见的术后并发症是什么？

癫痫常见的术后并发症除神经外科常见的手术并发症之外，还有：

（1）脑神经麻痹：动眼神经麻痹，与切除额叶内侧结构时动眼神经受损伤所致；面神经麻痹，为面神经或膝状神经节受损所致。

（2）偏瘫：为切除额叶内侧结构时损伤豆纹动脉、脉络膜前动脉、脉络膜后动脉或大脑后动脉所致。

（3）失语：多为一过性，表现为命名性失语或发音困难，为优势半球切除时语言区被切除或牵拉所致。

（4）视野缺损：颞叶切除后约50%的患者出现上象限视野缺损，为位于侧脑室颞角顶部的白质受损所致。偏盲为视束、外侧膝状体或后颞叶白质受损所致。此外，枕叶切除时距状回或视放射受损也可引起对侧同向偏盲。

（5）遗忘：①全面遗忘，为双侧颞叶内侧结构受损所致，见于一侧海马病变或失去功能，对侧行前颞叶切除或选择性海马杏仁核切除术。②特异性遗忘，包括优势半球切除后语言记忆减退或非优势半球切除后视觉空间记忆减退。

（6）失连合综合征：包括急性失连合综合征、后部（感觉）失连合综合征和裂脑综合征等。

（7）原有损害症状重新出现：见于胼胝体体切开术，患者原有的神经损害已恢复，但术后症状重新出现，如病人有脑外伤史，神经损害已恢复，胼胝体切开术后原有损害症状再次出现。

（8）精神疾病：原有精神疾病的癫痫患者，术后精神症状有可能加重。

1004 经典前颞叶切除术的手术步骤？

（1）取额颞问号切口，将蝶骨嵴向深部咬除，咬除额骨鳞部下缘达中颅凹底，显露外侧裂、额额区、颞极、颞叶中部及部分中央区。

（2）观察颞叶表面有无异常病变，行皮质脑电及深部脑电监测。

（3）确定额叶切除范围：左侧颞叶切除颞极后方不超过 5cm，右侧颞叶允许切除 6cm，但不超过 Labbe 静脉后方。

（4）切除前颞叶及海马、海马旁回、钩回及杏仁核，注意脑底池内的结构。

（5）复查皮质脑电图，如仍有异常放电，再予处理。

1005　大脑皮质顽固性致痫灶的常见病因有哪些?

大脑皮质顽固性致痫灶的常见病因有：①大脑皮质发育异常，包括灰质异位、巨脑回、脑皮质发育不良、结节性硬化、无脑回和脑裂畸形等。②脑肿瘤，如胚胎发育不良性神经上皮肿瘤（DNET）、错构瘤、低级别胶质瘤等。③血管畸形：如海绵状血管畸形、动静脉畸形等。④脑萎缩性改变如软化灶、瘢痕。⑤胶质增生。⑥其他，既无明确病因，又无病理证实的改变等。

1006　大脑皮质顽固性致痫灶手术的适应证与禁忌证有哪些?

适应证：①致痫灶明确，临床表现、脑电图和影像学检查结果一致。②局限性癫痫，致痫灶或病灶位于大脑半球可切除范围内。③致痫灶切除后，不致引起重要的神经功能障碍。

禁忌证：①致痫灶位于重要功能区，切除后可能引起严重的神经功能障碍者。②致痫灶定位困难，或缺乏致痫灶的定位证据者。③智力低下，精神发育迟缓，或全身状况差，不能耐受手术者。

1007　迷走神经刺激术（VNS）的适应症与禁忌症?

目前公认的 VNS 的适应症主要是：①局限性发作、有或无继发性、全身发作的难治性癫痫。②应用抗癫痫药物进行正规治疗，但未能有效控制病情，无心、肺慢性疾病和胃、十二指肠溃疡史，无胰岛素依赖性糖尿病史。③多发病灶或病灶定位不确定或外科手术治疗失败者。④患者年龄通常在 12～60 岁。有很多 VNS 手术确实超出了 FDA 建议的标准，许多年龄＜12 岁的儿童接受了 VNS。事实上，在一些文献中已经提出，在较年轻的儿童期进行 VNS 手术，可能比等到他们年长时更受益。

禁忌证为：①妇女妊娠期。②左颈部、左前上胸部皮肤感染者。③在通常的 NCP 植入部位已安装了其他装置（相对禁忌）。④合并哮喘、慢性阻塞性肺病、心律失常及其他内科治疗不能很好控制的心肺疾病，消化性溃疡活动期、胰岛素依赖性糖尿病、有严重的出血倾向者。⑤进展期神经系统疾病。

1008 DBS 治疗癫痫的常用刺激核团有哪些？

目前对 DBS 治疗癫痫的研究仍主要集中在靶点选择以及刺激参数的调整上，在靶点选择方面主要涉及丘脑前核（anterior nucleus of the thalamus，ANT）、杏仁核及海马（amygdale-hippocampus）、丘脑中央中核（centromedian nucleus of the thalamus，CMT）、丘脑底核（subthalamic nucleus，STN）、黑质网状部（substantia nigra recitulata）、尾状核（caudate nucleus，CN）、小脑（cerebellum）、下丘脑后部（posterior hypothalamus）和未定带（caudal zona incerta）等。

1009 丘脑前核（ANT）电刺激治疗顽固性癫痫的机制？

ANT 位于丘脑的前中部，作为"运动丘脑"直接参与组成 Papez 环路，该通路由海马 – 乳头体 – 丘脑前核 – 扣带回 – 海马组成。ANT 通过乳头丘脑束接受来自海马和乳头体的纤维投射，传出纤维投射至扣带回皮质和海马皮质，然后广泛地分布于大脑皮质，在调控大脑皮质与边缘系统活动中处于重要地位。故当颞叶皮质、海马异常电信号向上传导时，ANT 会记录到放电的变化。此时对 ANT 进行电刺激，电信号能够通过联络纤维传导至大脑皮质，对皮质脑电进行调节。既往研究也表明 ANT-DBS 可以抑制皮质异常放电，对癫痫有治疗作用。

1010 什么是癫痫的闭环电刺激？

目前 DBS 刺激模式为持续性电刺激，即开环刺激，而癫痫是一种间断发作性疾病，如能通过脑深部电极对癫痫进行预测，在即将发作之前给予电刺激治疗，即进行闭环刺激，则对癫痫的治疗更具针对性，更科学合理，是癫痫电刺激治疗的理想状态。实现闭环刺激的基础是癫痫的预测，在预测到癫痫即将发作之前给予及时的闭环刺激，以达到阻止癫痫发作的目的。

1011 Lennox-Gastaut 综合征的特点是什么？

Lennox-Gastaut 综合征（LGS）是一种年龄相关性癫痫，3 ~ 5 岁为发病高峰，发作频繁，患儿预后不良。常伴有智能发育障碍。可以同时存在几种发作形式如强直性发作、失张力发作、非典型失神发作和全身强直阵挛发作，或由一种发作形式转变为其他形式。脑电图表现为棘慢复合波和睡眠中 10Hz 的快节律。常见的发作形式包括：①强直发作：表现为弯腰、低头、曲肘，双臂举起，持续数秒钟。可有自动症行为，称为强直自动症发作。②失张力发作：表现为一过性肌张力丧失，不能保持正常的姿势而跌倒，伴随短暂的意识丧失。③非典型失神发作：表现为缓慢出现的动作停止、发呆，神志恢复缓慢。④肌阵挛性发作和全身强直阵挛发作，均少见。

1012 什么是 Landau-Kleffner 综合征?

Landau-Kleffner 综合征是一种年龄相关性癫痫综合征，多见于儿童，表现为伴有获得性失语、听觉性认知不能、多种癫痫发作形式和局灶性脑电异常。癫痫发作一般在青春期前后停止，但语言功能改善困难。

1013 什么是 Rasmussen 综合征?

Rasmussen 综合征是一种进行性中枢神经系统损害和智能障碍为特征的难治性癫痫，几乎对所有的抗癫痫药物具有耐药性，血液和脑脊液中常有抗谷氨酸受体的抗体，多见于儿童，CT 和 MRI 表现为进行性脑萎缩，活检证明有慢性脑炎。

1014 大脑半球切除术的适应证与禁忌证是什么?

适应证：①婴儿顽固性癫痫伴偏瘫、行为障碍者。②脑面血管瘤病（Sturge-Weber 综合征）。③半侧巨脑症。④Rasmussen 综合征。⑤一侧侧脑室穿通畸形并顽固性癫痫。⑥单侧大脑半球广泛的外伤或其他原因引起的损害。⑦广泛的脑皮质发育不良引起的癫痫。⑧结节性硬化症。

禁忌证：①顽固性癫痫不伴有痉挛性偏瘫者。②双侧大脑半球同时有病灶或各自有独立的癫痫灶。③双侧侧脑室明显扩大者。④严重的智力障碍者。

1015 大脑半球切除术的术后并发症主要有哪些?

术后早期常见的并发症有颅内出血、急性脑干移位、切口感染等；晚期常见的并发症有梗阻性脑积水和脑含铁血黄素沉积症。脑含铁血黄素沉积症表现为精神迟钝、嗜睡、震颤、共济失调以及慢性颅内压增高等，常在术后 4 ~ 20 年发生，可因各种原因导致的致神经系统症状恶化而突然死亡。

1016 胼胝体切开术的适应证与禁忌证是什么?

适应证：①多灶性癫痫或由不能切除的癫痫灶引发的癫痫。②全身性癫痫，尤其是失张力性、强直或强直阵挛性癫痫。③弥漫发作性多灶性棘波引起双侧同步放电或单侧起源引发。

禁忌证：进行性广泛脑实质退行性病变者或严重的智力障碍者。

1017 适合胼胝体切开术的疾病和综合征有哪些？

主要包括：①伴有顽固性癫痫发作的婴儿偏瘫。②Rasmussen 综合征。③单侧半球巨脑症。④脑皮质发育不良。⑤Lennox-Gastaut 综合征。⑥Sturge-Weber 综合征。⑦Forme-Fruste 综合征。

1018 胼胝体切开术的常见并发症是什么？

胼胝体切开术切断了双侧大脑半球之间的联系，出现一系列临床症状，包括：①急性失连合综合征：见于大多数胼胝体切开病人，表现为语言减少或缄默，一侧肢体失用或偏瘫，偶有小便失禁。持续数天至数周，绝大部分病人能够恢复。②后部（感觉）失连合综合征：胼胝体后部切开后出现感觉性失连合综合征，为优势半球和非优势半球接受的触觉、视觉和听觉信息相互孤立，不能协同分析所致。③裂脑综合征：胼胝体全部切开后，双侧大脑半球之间运动和感觉联系突然中断，出现的一系列神经功能缺失症状，如非优势侧手对语言无反应等。

1019 什么是多处软脑膜下横纤维切断术？

多处软脑膜下横纤维切断术（multiple subpial transaction，MST）是切断皮质间横向纤维联系，使癫痫放电和扩散受到抑制，该术式纵向纤维得到保留，皮质功能不受影响。

1020 多处软脑膜下横纤维切断术的适应证和禁忌证有哪些？

适应证：①致痫灶位于功能区，无法切除。②致痫灶切除后，周边少量放电的痫性皮质可行 MST，以减少皮质切除范围，保护皮质功能。

禁忌证：①有出血倾向或血液疾病患者。②严重的智力障碍者。

1021 立体定向放射外科治疗癫痫的适应证与禁忌证是什么？

适应证：①明确诊断的额叶癫痫病人。②伴有癫痫症状的脑内占位性病变病人。③有手术指征，但对手术风险有顾忌的病人。

禁忌证：目前仅限于颞叶癫痫，其他类型的癫痫暂不宜作为立体定向放射外科治疗的指征；病变不仅仅局限于额叶；伴有其他精神异常者。

 1022 脑立体定向治疗的基本原理是什么？

脑内任何结构的位置都可以用几何坐标确定。在颅腔内设置 3 个互相垂直的平面，水平面（X）是通过前联合与后联合连线（AC-PC 线）的水平切面；矢状平面（Y）是与 AC-PC 连线重叠，且与水平面垂直的矢状切面；冠状平面（Z）是通过 AC-PC 连线中点，并与 X、Y 两平面垂直的冠状切面。这三个平面的交点为大脑原点，据此可测出脑内任一靶点的坐标数据。

 1023 三叉神经痛（trigeminal neuralgia，TN）的临床表现有哪些？

原发性 TN 表现为三叉神经分布区域内的反复发作的短暂性剧烈疼痛，呈电击样、刀割样和撕裂样剧痛，突发突止。每次疼痛持续数秒至数十秒，间歇期完全正常。疼痛发作常由说话、咀嚼、刷牙和洗脸等面部随意运动或触摸面部某一区域（如上唇、鼻翼、眶上孔、眶下孔和口腔牙龈等处）而被诱发，这些敏感区称为"扳机点"。为避免发作，患者常不敢吃饭、洗脸，面容憔悴、情绪抑郁。发作严重时可伴有同侧面肌抽搐、面部潮红、流泪和流涎，又称痛性抽搐。多见于 40 岁以上的患者。

继发性 TN 疼痛发作时间通常较长，或为持续性疼痛、发作性加重，多无"扳机点"。体检可见三叉神经支配区内的感觉减退、消失或过敏，部分患者出现角膜反射迟钝、咀嚼肌无力和萎缩。经 CT、MRI 检查可明确诊断。多见于 40 岁以下的患者。

 1024 原发性三叉神经痛的鉴别诊断？

（1）继发性三叉神经痛：常见由肿瘤、动脉瘤、动静脉畸形等引起。

（2）牙源性疼痛：主要表现为牙龈及颜面部持续胀痛、隐痛，检查可发现牙龈肿胀、局部叩痛、张口受限，明确诊断经治疗后疼痛消失。

（3）三叉神经炎：因头面部炎症、代谢病变（如糖尿病）、中毒等累及三叉神经，引起的三叉神经炎症反应，表现为受累侧三叉神经分布区的持续性疼痛；多数为一侧起病，少数可两侧同时起病。神经系统检查可发现受累侧三叉神经分布区感觉减退，有时运动支也被累及。

（4）舌咽神经痛：疼痛部位多位于颜面深部、舌根、软腭、扁桃体、咽部及外耳道等，疼痛性质及持续时间与三叉神经痛相似，少数患者有"扳机点"，一般位于扁桃体窝或舌根部。

（5）蝶腭神经痛：主要表现为颜面深部的持续性疼痛，疼痛可放射至鼻根、颧部、眼眶深部、耳、乳突及枕部等，疼痛性质呈烧灼样，持续性，规律不明显，封闭蝶腭神经节有效。

1025 继发性三叉神经痛的病因有哪些？

①桥脑旁区及桥小脑角肿瘤：多见于胆脂瘤、听神经瘤、脑膜瘤及三叉神经鞘瘤。②蛛网膜炎：多见于颅底部蛛网膜，疼痛特点多为持续性钝痛，无间歇期，查体可有面部疼痛区域感觉减退或消失。同时炎症可累及相邻的脑神经出现相应受损害体征。③颅底恶性肿瘤：常见于鼻咽癌，少见于转移瘤、肉瘤等。表现多为同侧发作性或持续性面部疼痛。伴有原发肿瘤和广泛脑神经损害的体征。④多发性硬化症：大约 1% 患者出现三叉神经痛。患者多较年轻，多呈双侧性的，疼痛特点也多不典型。⑤带状疱疹：由患颜面带状疱疹后神经痛多为老年人，患三叉神经第一支痛后发生，呈持续性的灼痛，无触发点，疼痛区域有疱疹，或者疱疹消退后持续数月乃至数年。

1026 什么是不典型 TN？

主要是指符合下列特征的 TN：①疼痛时间延长甚至为持续性疼痛，但可有阵发性加重。②无"扳机点"现象。③出现了三叉神经功能减退的表现，如面部麻木、感觉减退、角膜反射迟钝、咀嚼肌无力和萎缩。原发性不典型 TN 的微血管减压术后效果不及典型 TN；继发性 TN 多为不典型 TN，而此类病人术后效果较好。

1027 三叉神经痛的治疗方法有哪些？

三叉神经痛的治疗方法有：①药物治疗：首选卡马西平，其次可选用苯妥英钠、维生素 B_{12} 等药物。②封闭疗法：把药物如甘油、无水乙醇、阿霉素等注射于三叉神经周围支、神经干或半月神经节内，使神经纤维组织凝固、变性以致坏死，阻滞神经传导功能，使神经分布区域感觉丧失，以达到镇痛目的。③三叉神经射频热凝治疗。④包括三叉神经微血管减压术、三叉神经后根切断术、三叉神经脊髓束切断术。⑤三叉神经周围支撕脱术。⑥经皮半月神经节球囊压迫术。⑦立体定向放射外科治疗等。

1028 三叉神经微血管减压术的适应证有哪些？

适应证包括：①保守治疗或其他手术方法治疗无效的原发性三叉神经痛患者。②单侧或双侧性三叉神经痛的患者。③三叉神经痛伴有面肌痉挛者。④不愿切断感觉根遗留面部麻木者。⑤重要脏器无严重疾患者，全身情况良好者。

1029 什么是舌咽神经痛？

舌咽神经痛（glossopharyngeal neuralgia）是舌咽神经分布区的阵发性剧烈疼痛。一般分为两型：其一，疼痛始于咽壁、扁桃体窝、软腭及舌后 1/3，而后放射到耳后，此型多见；其二，疼痛始于外耳、耳道深部及腮腺区，或介于下颌角与乳突之间，很少放射到咽后壁，此型少见。

1030 什么是面肌痉挛？

面肌痉挛（hemifacial spasm，HFS）是面神经支配的一侧面部肌肉不随意地阵发性抽搐。从眼轮匝肌开始，逐渐向下扩散波及口轮匝肌和面部表情肌，又称面肌抽搐或半侧颜面痉挛。

1031 面肌痉挛的临床表现有哪些？

面肌痉挛主要包括特发性和继发性，具体临床表现如下：

1）特发性偏侧面肌痉挛：表现为阵发性半侧面部肌肉不自主抽搐，多在中年后起病，极少数为双侧先后发作。开始发病多起于上、下眼睑，逐渐缓慢向面颊扩展全一侧面部所有肌肉，重者可累及颈部肌肉。抽搐发作有间歇期。神经系统检查多无阳性体征。本病缓慢进展，极少自愈。

2）继发性偏侧面肌痉挛：甚为少见，多由小脑脑桥区表皮样囊肿、脑膜瘤或神经鞘瘤引起，症状典型，且多合并同侧三叉神经痛或耳鸣、眩晕、听力下降等前庭蜗神经受压迫症状，影像学检查可资鉴别。

1032 面肌痉挛如何分级？

0 级：无痉挛；

1 级：外部刺激引起瞬目增多或面肌轻度颤动；

2 级：眼睑、面肌自发轻微颤动，无功能障碍；

3 级：痉挛明显，有轻微功能障碍；

4 级：严重痉挛和功能障碍，如病人因不能持续睁眼而无法看书，独自行走困难。神经系统检查除面部肌肉阵发性的抽搐外，无其他阳性体征。少数病人于病程晚期可伴有患侧面肌轻度瘫痪。

1033 面肌痉挛的鉴别诊断有哪些?

面肌痉挛需要与双侧眼睑痉挛、梅杰综合征、咬肌痉挛等面部肌张力障碍性疾病进行鉴别。

1) 双侧眼睑痉挛:表现为双侧眼睑反复发作的不自主闭眼,往往双侧眼睑同时起病,患者常表现睁眼困难和眼泪减少,随着病程延长,症状始终局限于双侧眼睑。

2) 梅杰综合征:患者常常以双侧眼睑反复发作的不自主闭眼起病,但随着病程延长,会逐渐出现眼裂以下面肌的不自主抽动,表现为双侧面部不自主的异常动作,而且随着病情加重,肌肉痉挛的范围会逐渐向下扩大,甚至累及颈部、四肢和躯干的肌肉。

3) 咬肌痉挛:为单侧或双侧咀嚼肌的痉挛,患者可出现不同程度的上下颌咬合障碍、磨牙和张口困难,三叉神经运动支病变是可能的原因之一。

1034 什么是痉挛性斜颈?

痉挛性斜颈是肌张力障碍在颈部的表现,又称颈部肌张力障碍,属于局限性肌张力障碍范畴。患者的颈部肌肉受到中枢神经的异常冲动造成不可控制的痉挛或阵挛,病人十分痛苦,严重患者几乎陷于残疾状态,生活不能自理。这种异常冲动起源于锥体外系统,或者起源于某处经过锥体外系统传递到周围神经。

1035 什么是抽动-秽语综合征?

抽动-秽语综合征是一种以多发性抽动、爆发性发声和伴随秽语性语言为特征的抽动障碍,可伴发多种形式的行为症状或精神障碍。可表现为多部位突发性的肌肉抽动,如眨眼、点头、歪嘴、缩鼻、耸肩等(运动抽动),也可表现为清嗓、干咳、吸鼻、哼声、喘气、秽语等(发声抽动)。无论是运动障碍还是语言异常,均是不自主的、频繁出现而不能自控的行为。

1036 肌张力障碍的外科治疗?

对肌张力障碍疾病的治疗需要采取一系列的方法,主要包括一般支持治疗、心理精神方面治疗、药物治疗、鞘内注射肉毒素治疗、病因治疗及手术治疗。对于保守治疗都无效或者效果不理想的患者,可以考虑手术治疗。目前应用最广泛的手术方式包括脑深部电刺激术(DBS)、射频核团毁损术及外周神经肌肉切除术。

1037　DBS 治疗肌张力障碍手术时机的选择?

目前对肌张力障碍较为公认的手术指征包括:

(1) 运动障碍疾病专科医生做出原发性或者继发性肌张力障碍的诊断;

(2) 内科药物治疗无效,对于局部性或者节段性肌张力障碍病人肉毒毒素治疗无效;

(3) 规律服药不能控制的功能障碍,包括运动功能受损、疼痛、社会孤立等。

1038　STN 的影像学定位方法?

(1) 标准解剖坐标的经验法定位:相对于解剖原点,STN 靶点一般取 $X = 10 \sim 12mm$, $Y = -1 \sim -2mm$,$Z = -4 \sim -5mm$。

(2) 可视下定位:STN 核团在 T2 冠状位上呈倒"八"字,在水平位上呈正"八"字,其 DBS 靶点一般选取为水平位上红核最大层面,红核上缘连线与 STN 相交部分的中外 1/3 处,定位后计算该靶点的框架坐标。

1039　神经外科手术机器人的临床应用范围?

神经外科手术机器人可用于脑内病变活检手术、脑内血肿抽吸术、脑室穿刺外引流/分流术、脑深部电刺激手术、辅助脑室镜手术以及脑内病变切除辅助定位等。

1040　脑瘫的外科手术方式?

目前治疗脑性瘫痪的手术方式包括:功能性选择性脊神经后根部分切除术 (functional selective posterior rhizotomy,FSPR),选择性周围神经部分切断术 (selective peripheral neurotomy,SPN),颈动脉外膜交感神经网剥脱术 (cervical perivascular sympathectomy,CPVS),巴氯芬泵鞘内注射治疗 (continuous intrathecal baclofen infusion,ITB),脑深部电刺激术 (deep brain stimulation,DBS),以及肢体矫形手术。

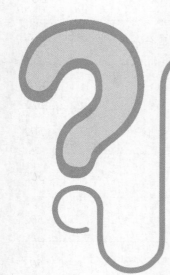

第八部分

神经外科遗传性疾病

1041 环枕畸形的临床表现有哪些?

本病以青年人多见，先天性颅颈交界区畸形的患者在体格检查时即可有异常发现。如患者颈短，后发际低，颈部宽扁（蹼状颈），面部不对称。其常见临床表现包括以下方面：

1) 最常见的症状是头痛，头痛常位于后枕部，当颈部屈、伸活动时可诱发头痛或使头痛加重。85%本病患者有枕颈部疼痛。造成头颈部疼痛的原因是因为第二颈神经根正好位于寰椎关节的下面，颈部活动时反复损伤此神经引起枕颈部疼痛，而颈活动时则又使神经损伤加重。

2) 颅颈交界区畸形最常见的神经功能障碍是脊髓病变（myelopathy），运动障碍可表现为肢体单瘫、偏瘫、截瘫、四肢瘫，这些与脊髓受累部位有关。脊髓后柱功能障碍是最主要的感觉障碍。脑干和后组脑神经功能障碍并不少见，常表现为吞咽困难，睡眠呼吸暂停，面部感觉障碍主要表现为疼痛，这是因为三叉神经下降纤维受累所致。

3) 最常见的脑神经功能障碍是听力丧失，20%~25%颅颈交界区畸形患者有听力障碍。由于单侧或双侧吞咽神经或迷走神经麻痹患者出现吞咽困难、消瘦及反复吸入性肺炎等。

4) 血管性症状包括间断性发作的意识障碍、意识混乱、暂时性视野缺失、眩晕等。在本病年轻患者中血管症状的出现率可达15%~20%，这些症状当头颈部后仰或旋转运动时可诱发或加重。

1042 在测量有无颅底凹陷及扁平颅底常用的径线及测量方法是什么?

1) Chamberlain线：在头颅侧位片（包括上颈段脊柱）由硬腭后缘至枕大孔后上缘间的连线，若齿状突超过此连线>3mm即为不正常。

2) McGregor线：头颅侧位片由硬腭后缘至枕骨鳞部外板最低点间的连线，齿状突若超过此连线>7mm即为不正常。

3) 二腹肌沟线（Fischgold-Metzgerline）：于头颅前后位片上测量，若双侧二腹肌沟连线与寰枕关节中心连线间距离<10mm可考虑有病理意义。另一测量方法为齿状突若高出两乳突间连线>1mm即为不正常。

4) Klaus高度指数：头颅侧位片由齿状突到鞍结节与枕内隆突连线间的垂直距离，若<30mm时即为不正常。

5) 基底角：在颅骨侧位片上测量，为鼻点（鼻额缝）至蝶鞍中心和由蝶鞍中心至枕大孔前缘二线所形成的夹角，正常人为125°~143°，若>143°则说明有扁平颅底存在。

1043 Chiari 畸形分型标准是怎样的？

见表 8-1。

表 8-1   Chiari 畸形的分型标准

分型	描 述
Ⅰ 型	小脑扁桃体向下移位（疝）至枕大孔平面以下
Ⅱ 型	小脑蚓部、第四脑室、脑干下疝至枕大孔平面以下，通常伴有脊髓发育不良
Ⅲ 型	小脑和脑干移位下疝入颈部脊膜膨出内
Ⅳ 型	小脑发育不良（无小脑下疝）

1044   Ⅰ 型 Chiari 畸形如何手术治疗？

颅后窝及上颈髓减压术是目前治疗有症状 Chiari 畸形的主要手段，骨减压范围应包括枕骨、枕大孔后缘、上 2 个颈椎板，枕大孔后缘切除应足够大，使延髓能得到充分减压，但过大的枕骨切除会使小脑下垂。硬脑膜应 Y 形切开，患者如无脊髓空洞则蛛网膜应不切开，以预防术后蛛网膜炎、脑膜炎的发生。应使用移植筋膜行颅后窝成形术使颅后窝得到充分减压及不漏脑脊液。然后分层严密缝合肌肉、筋膜等各层伤口。在 Chiari 畸形患者手术中可见到小脑扁桃体与延髓，上段颈脊髓有压迹、粘连或蛛网膜瘢痕，特别在年龄较大的儿童或成年人，蛛网膜常不透明和增厚，小脑后下动脉或其分支常包绕其中，第四脑室正中孔部分或完全被纤维膜阻塞，术中应在手术显微镜下进行操作，避免损伤血管及重要结构。

1045   颅后窝减压术的手术指征有哪些？

颅后窝减压术的手术指征是有脑干或/和脑神经功能障碍或有威胁患儿生命的呼吸功能障碍者，应行颅后窝减压术，不主张对无症状的患者行预防性颅后窝减压术，多数神经外科医师不推荐有头痛、姿势异常和有眼球震颤者行手术干预。

1046   脊髓空洞水动力学作用的理论是什么？

Gardner 首先提出水动力学作用理论（hydro dynamic theory），他认为脑脊液通过脑室系统经第四脑室闩部进入脊髓腔，而第四脑室顶正中孔和侧孔部分或全部阻塞和后脑畸形，小脑扁桃体下疝引起脊髓空洞症，因 90% 的脊髓空洞均有 Chiari 畸形，他认为此时第四脑室与脊髓中央管相通，动脉搏动经脑脊液传递到脊髓中央管如"水锤样"冲击脊髓中央管使其扩大形成脊髓空洞。脊髓中央管室管膜壁破裂，可使空洞腔偏离脊髓中央管而偏向一侧。水动力学说多年来一直是脊髓空洞症形成的主要学说，但脊髓空洞与第四脑室相通的患者在临床上仅为 10%，大多数患者二者并不交通。

Williams 修改了水动力学说，认为由于后脑畸形，小脑扁桃体下疝颅后窝及枕大池被充满，造成颅腔内与脊髓蛛网膜下隙脑脊液压力分离，在枕大孔水平形成压力梯度，当咳嗽用力时由于静脉压增加致使椎管内蛛网膜下隙压力增高，但因后脑畸形妨碍了脑脊液向上、下流动，也影响了压力的传递，此时椎管内静脉充盈和小脑扁桃体下疝好似球或瓣膜一样，迫使椎管内的脑脊髓被吸引进入脊髓中央管形成空洞。

1047 脊髓空洞症的分类是什么？

（1）交通性脊髓空洞症（communicating syringomyelia）：扩张的脊髓中央管与第四脑室相通。

（2）非交通性脊髓空洞症：扩张的脊髓中央管与第四脑室不相通。

（3）原发性实质内空洞（primary parenchyme cavitation）：即中央管外空洞（extracanalicular syrinxes），空洞在脊髓实质内，与脊髓中央管及第四脑室均不交通。

（4）萎缩性脊髓空洞（atrophic syrinx）：出现于脊髓软化后（syringomyelia ex vacuo）。

（5）肿瘤性脊髓空洞（neoplastic cysts）。

1048 脊髓空洞的临床表现有哪些？

（1）感觉障碍：由于脊髓空洞位于脊髓中央或其邻近最早影响一侧或双侧后角底部，最早的症状常是单侧的痛觉、温度觉障碍，如病变累及前连合时可有双手、臂部尺侧或一部分颈、胸部的痛、温觉丧失，而触觉及深部感觉完好或轻度减退，称为分离性感觉障碍，此为脊髓空洞症特殊的临床症状与体征。

（2）运动障碍：当脊髓前角细胞受累后出现受累区下运动神经元损害，如手部小肌肉（如骨间肌、鱼际肌）及前臂尺侧肌肉萎缩无力，且有肌束震颤，逐渐波及上肢其他肌群及肩胛带和一部分肋间肌，腱反射减退或消失，肌张力减退，以后在空洞水平以下，出现锥体束征，肌张力增加及腱反射亢进，腹壁反射、提睾反射消失，并出现病理反射。空洞如在腰骶部则在下肢出现上述的运动及感觉障碍。

（3）自主神经及营养障碍等其他症状：病损节段可有皮肤营养障碍，溃疡经久不愈等，局部出汗过多或过少，晚期可有神经源性膀胱及尿便失禁，并常有脊柱侧弯畸形、脊柱裂、弓形足等畸形。

1049 如何诊断脊髓空洞症?

中年期发病,伴有寰枕区其他发育缺陷,节段性感觉障碍及感觉分离,手部及上肢肌肉萎缩等是本病的特点,但需靠神经影像学检查来进行诊断。

(1) X 线检查:摄头颅 X 线平片时应包括颅颈交界部正侧位片,并应有中线体层片,常可见寰枕区骨性畸形,如颅底陷人、扁平颅底等。

(2) CT 检查:CT 扫描检查脑室大小,有无脑积水。

(3) MRI 检查:MR1 应包括矢状扫描和横断扫描,并同时应行 T1WI 及 T2WI 检查,T1WI 及 T2WI 能显示脑室大小、有无小脑扁桃体下疝以及其程度、有无脊髓空洞,如有可显示其范围、空洞与第四脑室、脊髓中央管有无交通,并能测量脊髓的粗细及空洞的大小。

1050 正常人颅骨颅缝关闭时间是什么?

见表 8-2。

表 8-2 正常人颅骨颅缝关闭时间

颅缝名称	闭合时间
后囟门及前外侧囟门	出生后 2 ~ 3 个月闭合
前囟门	出生后 2 个月
枕囟门	出生后 6 个月
额缝及矢状缝的小部分	出生后一岁内
额缝	8 岁前后全部闭合
矢状缝大部分、冠状缝、人字缝	40 岁以前全部闭合

1051 正常人和颅缝早闭患者的颅缝闭合过程是怎样的?

正常人颅缝闭合表现为:软骨 – 骨缝联合 – 成骨细胞增生 – 骨融合,是一个由活跃到退化的过程。而颅缝早闭患者表现为:软骨 – 颅缝骨联合 – 血管活跃,形成一个持续活跃的异常过程。

1052 什么叫颅缝早闭症? 最常见的典型畸形有哪些?

颅缝早闭是指颅骨骨缝的骨性融合时间早于正常年龄,早闭越早发生畸形就越严重,多条骨缝早闭比单条颅缝早闭表现更为严重的畸形。临床上出现的典型畸形有矢状缝早闭所致的舟状头、双侧冠状缝早闭的尖头畸形、双冠状缝早闭伴额蝶缝和额筛缝早闭的短头畸形、额缝早闭的三角头畸形、单侧冠状缝或人字缝早闭的斜头畸形、全颅缝早闭的小头畸形、双冠状缝＋人字缝＋颞鳞缝早闭的三叶头畸形等。

1053 试述颅缝早闭症的三种不同病因是怎样的？

颅缝早闭症的病因包括：①原发性颅缝早闭症，可能是由于胎儿在母体子宫内的一种发育缺陷，或是由于染色体或遗传因子异常所致的畸形，如 Crouzon 和 Apert 综合征的常染色体显性遗传、Carpenter 和 Robert 及 Crytophthalmus 等综合征的常染色体隐性遗传等。②代谢性颅缝早闭症，即营养性和生物化学方面的异常因素导致的畸形，如维生素 B_6 缺乏症、维生素 D 缺乏症、家族性低磷血症、肾病性佝偻病、抗维生素 D 佝偻病等，药物方面孕妇服用如沙利度胺、氨甲蝶呤、抗惊厥等药物可致颅面畸形，另外，放射线、弓形虫、病毒等亦可致颅面畸形。③大脑发育不良性颅缝早闭，任何破坏脑发育的过程如患脑膜炎、严重脑积水分流术后等。

1054 颅面畸形中狭颅症的主要并发症有哪些？

狭颅症所致的主要并发症包括：①颅内压增高：属于慢性过程，患儿不能表达头痛等症状、呕吐少见、视神经盘水肿罕见，故容易被忽视，颅内压测定是唯一正确有效的检查方法。②视力减退：其主要原因为视神经盘水肿和静脉回流淤滞而导致的视神经萎缩。③神经和心理障碍：严重的颅缝早闭常可导致智力发育障碍，有时达到严重程度。

1055 试述常见的舟状头畸形的病因、症状、诊断和早期手术治疗原则是什么？

矢状缝早闭是常见的颅缝早闭，占所有颅缝早闭的 50%～60%，家族性病例是一种显性遗传性疾病，散发性病例病因尚不清楚。其临床表现严重的舟状头畸形在出生时可得到明确诊断，头型呈扁长型横径缩短前后径增长，侧面观像哑铃头样，枕后隆突特别显著，沿矢状缝可触及隆起的骨嵴，但大部分较轻的舟状头畸形并未早期诊断，而是由于智力发育落后特别是学语能力差而引起父母重视。极少数患儿有脑积水、癫痫和发育迟缓，大多数患者智力正常。X 线头颅正侧位片、CT 断层片及颅骨螺旋 CT 三维成像可明确诊断。手术有早期和较晚期两种选择，早期手术是指在婴儿 3 个月进行，适用于出生时就发现的严重型的舟状头畸形，或同时有冠状缝早闭；晚期手术是指在 4 个月到 4 岁或任何年龄较大的病例中进行。手术方法较多，有 Albright 法、David 法等，原则是大范围切除早闭之骨缝和头颅重塑即缩小头颅前后径，减轻头颅梯形程度，扩大双侧顶间距。

1056 简述三角头畸形、斜头畸形和短头畸形的主要症状是什么？

三角头畸形主要为额缝早闭所致，婴儿在出生时可发现前额狭小、中央部向前突起，由于额部狭窄双侧颞部也相应狭小、筛部发育不良，患儿双眼眶内移故多伴有眶距过狭症，大部分患者智力正常。

斜头畸形是涉及颅骨、眼眶和面部的不对称畸形，受累骨缝为单侧冠状缝，表现为额颅和整个面部的歪斜，两侧额部高低不平，一侧隆起一侧塌陷，在额部塌陷一侧眼裂的上下径较大，可伴眶距增宽症。

短头畸形主要为双侧冠状缝早闭所致，其主要表现为额颅部的扁平、高耸、额枕部无正常突起甚至向后倾斜，许多患者有智力发育迟缓和视力减弱。

1057 简述三角头畸形的病因、临床症状和手术年龄、目的是什么？

三角头畸形多数认为是眶上额缝的过早关闭，也有认为是额骨内层骨板受筛骨的影响，和它外层骨板发育不平衡引起。婴儿在出生时可发现前额狭小、中央部向前突起，由于额部狭窄双侧额部也相应狭小、筛部发育不良，患儿双眼眶内移故多伴有眶距过狭症，头围指数较低，可有枕部代偿性增大，故大部分患者智力正常。X 线头颅平片表现正中额部的一条高密度影像，CT 可见额部呈明显的三角形。手术年龄以 2 ~ 3 岁为宜，主要目的是改善颅面前额部的外形、而不是为了扩大颅腔。

1058 什么是 Apert 综合征？

Apert 综合征又称尖头并指综合征 I 型，是一种多颅缝早闭所致的综合征。本病与双侧冠状缝、颅底多条颅缝的早闭有关，伴发典型的并指（趾）畸形和面部痤疮等。一般认为这是一种散发的常染色体显性遗传性疾病，其基因异常是位于 FGFR-2 基因上的 2、3 位点的基因突变，其发生率略小于 Crouzon 综合征，在 1/30 万 ~ 1/10 万。

1059 Crouzon 综合征的症状是什么？

Crouzon 综合征的主要畸形发生在中面部，上颌骨块呈严重后陷，出现中面部断层。Crouzon 综合征的发病原因主要为多颅缝早闭所致，其中尤以蝶骨发育不全为关键因素，导致颅底狭窄。具体表现为：①颅部畸形：前额及颅部多数较正常，但在颅面型中，由于涉及较多的早闭颅缝，故可出现尖短头畸形或尖头畸形。②面部畸形：面部畸形最为典型。中面部扁平，有时呈凹陷的盘形脸，额骨及眶顶部发育不足，眶穴极小而不能容纳眼球，导致突眼，貌似青蛙眼。另一典型症状是严重反颌畸形。③其他畸形：上腭狭长，腭盖高拱。软腭及腭垂较正常人长。鼻咽腔很小，影响呼吸，发音不清等语言障碍，听力和视力障碍。④智力问题：少见有智力发育迟缓，但如与多条颅缝早闭有关，颅内压增高严重，则可能发生智力发育迟缓。

1060 脑膨出的定义和分类是什么？

脑膨出是颅腔内容物通过颅骨缺损向颅外突出。根据膨出物的不同，可分为脑膜膨出（含脑膜和脑脊液）、脑膜脑膨出（含脑膜和脑组织）及脑囊性膨出（含脑膜、脑和部分脑）。

1061 颅腔前部脑膨出的分类是什么？

见表 8-3。

表 8-3 颅腔前部脑膨出的分类

分组	类型
穹隆组	前囟型
	额间型
	颞型
额筛组	鼻额型
	鼻筛型
	鼻眶型
颅底组	蝶眶（眶后）型
	蝶颌型
	鼻咽型

1062 颅底脑膨出的临床表现和手术指征是什么？

颅底脑膨出可以没有任何外部表现，多有鼻梁较宽，偶尔表现为眶距增宽和两颞部稍降低。蝶眶型有单侧搏动性突眼。鼻腔内或鼻咽部的膨出囊会造成呼吸道受阻及异常呼吸声，常有呼吸道感染及流涕。偶尔发生脑脊液鼻漏并可能导致颅内感染。

颅底脑膨出如不伴有面部畸形（如眶距增宽），一般采用颅内手术。进行膨出囊的处理、硬脑膜及颅骨缺损的修补。但颅底偏后的脑膨出，如经蝶型和部分蝶筛型，可能是手术治疗的禁忌证。因为疝出内容物可能包括颈动脉、大脑前动脉、垂体、下丘脑、视神经和视交叉以及第三脑室的前部，勉强作颅内修补困难可能造成术后死亡。蝶眶型和蝶额型脑膨出宜采用额颞入路，以便更容易暴露膨出囊颈。

1063 简述脑积水形成的病因学是怎样的？

脑积水可分为阻塞性和交通性两大类。

1）阻塞性脑积水是由于各种原因导致脑室系统阻塞，CSF 循环障碍所引起的脑积水。在儿童，最常见的原因是中脑导水管发育异常和后颅窝病变；蝶鞍区、松果体区和脑室内的占位性病变、蛛网膜下腔出血，手术和造影后的异物残留以及颅内感染均为引起阻塞性脑积水的常见原因。

2）交通性脑积水是由于 CSF 分泌增加，CSF 在脑室系统外的循环障碍和吸收减少所引起的脑积水。CSF 分泌增加常见的原因为脑室内脉络丛乳头状瘤和脑室内脉络丛组织增生症；而 CSF 在脑室系统外的循环障碍主要由于蛛网膜下腔出血、外伤、手术和脑室脑池造影后残留以及颅内感染等引起脑池系统、脑表面和脊髓的蛛网膜下腔粘连以及上矢状窦两旁的蛛网膜颗粒发生粘连阻塞所致。

1064 什么是正常压力性脑积水？其临床表现、诊断和治疗方法？

正常压力性脑积水是指慢性脑积水患者 CSF 压力已恢复正常，但在脑室和脑之间仍存在压力梯度的一种状态。病理特征是 CSF 通路的不完全梗阻，可发生代偿性改变以减慢脑积水的进展并使 CSF 压力平衡在正常水平。临床表现隐匿，病情进展缓慢，在儿童以头围增大为主（可占 80%~90%），可有精神运动发育迟缓，轻到中度智力障碍，鸡尾酒会人格（即语言特多），下肢强直性轻瘫等表现。辅助检查可见颅内压在正常范围内，但有阵发性的 B 波出现；若 CSF 流出阻力升高≥12mmHg，预示病人分流效果好。放射性核素检查表现为放射性核素显影延迟，脑室显影，放射性核素在颅内存留时间延长。正常压力性脑积水的治疗方法为脑室–腹腔分流术。

1065 简述脑脊液的产生、循环和主要功能是怎样的？

脑脊液（CSF）形成于侧脑室、第三脑室和第四脑室的脉络丛组织，其中大部分形成于侧脑室，约25% 来源于脉络丛以外的结构，包括脑室内的毛细血管内皮、血管周围间隙、软脑膜及室管膜等结构。CSF 的分泌受自主神经系统调节，交感神经和副交感神经直接支配脉络丛组织，交感神经兴奋时 CSF 分泌减少；副交感神经兴奋时，CSF 分泌增加；正常儿童每小时大约产生 20ml CSF。CSF 的流动是基于脑室系统和静脉窦之间存在的压力梯度，CSF 由侧脑室经孟氏孔到达第三脑室，经中脑导水管到第四脑室，再经第四脑室双侧侧孔和正中孔出脑室系统到达脑底池。CSF 从脑底池通过脑池系统循环到脑表面和脊髓蛛网膜下腔，通过蛛网膜颗粒渗透入上矢状静脉窦内，由于压力梯度的作用，极少部分 CSF 经神经根袖周围的静脉丛吸收，通过室管膜及由脉络丛自身吸收，或通过淋巴管流入鼻窦。CSF 的功能作用是多方面的：①能有效缓冲外力、减少震荡、避免损伤。②营养附近脑组织并运走部分代谢产物。③对维持脑组织的渗透压和酸碱平衡有重要作用。④对颅内压的调节有一定作用。

1066　什么是婴儿良性交通性脑积水（也称特发性外部脑积水）?

婴儿良性交通性脑积水是以婴儿头部迅速增大、蛛网膜下腔扩大而很少或无脑室扩大为表现的一种状况。良性大脑外液体积聚同症状性大脑外液体积聚不同，主要的临床表现包括 90% 以上患者有头颅增大而神经系统检查正常。主要的放射学特征包括双侧液体密度超过前额凸面，脑沟明显，脑室轻度增大，脑体积正常，没有脑受压和脑室系统变形的表现。良性大脑外液体积聚的自然病程是积聚的液体逐渐消退。头颅增长速度随液体积聚的减少而下降。

1067　简述目前使用的分流装置和阀门有哪些?

分流装置包括近端导管、阀门和远端导管系统。通常有三种类型的阀门：①压力调节阀门。②抗虹吸阀门。③流量调节阀门。压力调节阀门在达到预先设定的压力时开放，不论流量大小都可维持流经阀门的压力。抗虹吸阀门根据远端导管系统的近端和远端之间的垂直距离来调节开放压力，可纠正当患者改变体位时的流体静力压变化，不论患者取何种体位，都可维持 ICP 正压。为了克服引流过量所带来的并发症而发展了流量调节阀门，与压力调节阀相比，它在不同压力下均可维持恒定的流量，通过调节阀门阻力来调节流量。

1068　简述分流术后的主要并发症和原因是什么?

分流并发症最常见的并发症包括：①阻塞：任何部位都可阻塞，但最常见的部位在脑室端，常由脉络丛阻塞引起。远端可由脂肪阻塞，形成腹部假性囊肿。②分流过量：CSF 过量引流后周围脑室会像 "脑室分裂综合征" 那样发生萎陷，经室管膜流量下降，脑顺应性下降。如果同时发生分流障碍，会立即有 ICP 增高的征象而在诊断检查上没有脑室扩大。③感染：约 2/3 的分流感染由表皮样葡萄球菌（凝固酶阳性葡萄球菌）引起，其次是金黄色葡萄球菌和革兰阳性杆菌。分流感染可表现为各种症状，包括恶心、呕吐、发热、嗜睡、纳差、易激怒和急性腹痛。

1069 婴幼儿脑积水的临床表现有哪些?

患儿有厌食、呕吐、嗜睡、表情淡漠、易激惹等表现,但头围迅速增大是其主要的临床特点。患儿前额宽大突出,前囟扩大、膨隆、张力增高,头皮静脉怒张;呈现日落征,即双眼球位于下视位,不伴上脸下垂,眼球下部巩膜全部或大部位于下眼睑内,而上部巩膜下翻露白。Macewen 征和透光现象呈阳性。可出现椎体束征,表现为腱反射亢进、肌张力增高、痉挛性瘫痪。双眼球位置可有异常,视力差,眼底视神经盘水肿。

1070 儿童脑积水的临床表现有哪些?

儿童脑积水以颅内压增高征、智力下降、椎体束征和膀胱功能障碍为主要表现,另可有表情淡漠、精神异常、脑神经受累等表现。

1071 什么是先天性脑穿通畸形?

脑穿通畸形是指脑实质外与脑室相通的非肿瘤性囊性病变,囊液为脑脊液,囊肿大小、形状不一,可穿通脑实质与蛛网膜下腔或硬脑膜下腔相通。多见于侧脑室额角或颞角,偶可见于枕角,其发生原因分为先天性和后天性。

1072 继发性脑穿通畸形的产生因素有哪些?

继发性脑穿通畸形发生和发展的可能因素有:①严重的脑实质损伤使脑组织严重破坏,脑实质出现裂隙以及损伤处周围脑组织水肿、软化形成囊肿。②脑组织缺血缺氧导致局部脑组织坏死软化。③颅骨缺损使脑组织内外环境改变可诱发和加速脑穿通畸形的形成。④脑室内与病变脑组织内的压力差。

1073 什么是裂隙脑室?是否发生裂隙脑室就会引起裂隙脑室综合征?

裂隙脑室是一些小脑室,有时甚至小到不能用 CT 或 MRI 检查看到。裂隙脑室可以发生在严重的头部外伤或脑部的病毒感染之后。任何一种情况脑都会肿胀而将脑室中液体挤出。

有趣的是裂隙脑室在例如脑脊液转移分流术后的表现。与先前的 CT 或 MRI 检查比较后脑室系统的压力下降是功能分流术成功的一个标准。任何分流系统都要改变头颅及脑的压力,在一些病人中会引起虹吸现象就像你从车上吸出汽油一样,这完全取决于脑的弹性。在人还很小的时候,脑组织中水比例高而容易改变形状,脑室通常会缩小,有时会变成像裂隙脑室一样的一个点。很不幸这种效果无法预测也几乎无法处理。不是所有的小的或者裂隙脑室都会引起综合征。脑室小的病人发展成为裂隙脑室综合征比例还不明确。我们知道有发展成为裂隙脑室综合征危险的病人是早期进行分流术且使用低压引流系统的人。这不意味着它是不恰当的治疗。它只说明分流术的效果是很难预测的。

1074　裂隙脑室综合征的症状有哪些？

裂隙脑室综合征可产生一系列症状，它们会出现在例如有功能性分流的病人，脑组织失去部分弹性的人。这些症状包括头痛，呕吐，嗜睡等。易激惹这些症状与分流畸形相似。这些症状表现呈有规律的周期性，例如病人无症状三星期，之后出现激烈的症状和嗜睡24小时，然后在恢复正常。更多的是不明原因的出现症状尽管轻度病毒感染可以引起这些症状。经常病人被带到医院做完检查后发现脑室缩小，或者与之前的检查相比无明显改变。

1075　裂隙脑室综合征发生的机制是什么？

通常环境下，分流术将脑脊液从脑室吸出引流至身体某个腔隙，这些原因导致病人脑室出现裂隙。脑室可在脑脊液引流后关闭使脑脊液无法外流，这就是症状出现的时候。颅内压迅速增高使病人感觉不适，因为脑由于能引起脑积水的原发病而失去它的弹性，脑室无法及时扩张而使症状持续。过一段时间，脑室轻度扩张使脑脊液正常循环，但这一切形状和大小的改变不容易发现以至于很多现象无法解释。

1076　先天性蛛网膜囊肿的形成原因有哪些？

先天性蛛网膜囊肿（IAC）的原因包括：①在胚胎期逐渐形成蛛网膜下腔的过程中，由于局部液体流动变化或小梁不完全断裂，形成假性通道或引流不畅的盲袋，逐渐增大形成IAC。②由胚胎发育过程中脱落入蛛网膜下腔的蛛网膜小块发展而成；室管膜或脉络膜组织异位发育成退化的分泌器官形成囊肿。③蛛网膜在胚胎期发育异常，分裂成两层，液体在其中积聚而成囊肿。④先天性异常妨碍脑脊液循环也能产生IAC。⑤由于脑发育不良，蛛网膜下腔扩大形成囊性占位。

1077　蛛网膜囊肿逐渐增大的机制？

蛛网膜囊肿逐渐增大的原因包括：①单项活瓣机制：IAC与脑池、蛛网膜下腔间的单向阀门作用，脑脊液单向进入囊内。②囊壁分泌机制：异位的室管膜或脉络膜组织具有分泌功能。③渗透机制：IAC与脑池，蛛网膜下腔不通，囊腔内外存在渗透压梯度。④压力机制：

脑脊液搏动冲击力、静脉内压力升高可引起与脑池、蛛网膜下腔相通的 IAC 体积逐渐增大。动脉搏动波是沿脑主要动脉轴向生长的 IAC 体积逐渐增大的原因之一。

1078 颅内蛛网膜囊肿的 CT 和 MRI 的影像特征有哪些？

颅内蛛网膜囊肿的 CT 表现为：脑外低密度灶，边界清楚，囊腔周围无水肿，增强 CT 囊壁无强化，囊内容 CT 值与脑脊液相似，周围蛛网膜下腔可变形和移位，局部脑组织可有受压萎缩和被推挤征象。MRI 诊断蛛网膜囊肿优于 CT，特征为：脑外占位性病变，囊肿内为均为一致的信号，无囊内出血时为脑脊液的信号，呈长 T1 长 T2（若囊液中蛋白质和脂类成分相对较高，则在 T1 加权和 T2 加权图像上可稍高于正常脑脊液）信号，边界清楚，局部可见脑组织受压萎缩，周围脑组织无水肿，囊肿有沿脑沟、脑裂生长的趋势。

1079 Goniale 等提出的蛛网膜囊肿行手术治疗的绝对手术指征有哪些？

Goniale 等提出颅内蛛网膜囊肿的绝对手术指征为：①颅内高压症状明显或检测有颅内压升高，局部脑组织受压移位。②囊内出血或合并硬膜下血肿。③癫痫反复发作，药物不能控制者。④有明确的蛛网膜囊肿所致的局灶性神经功能缺失症状。

1080 颅内蛛网膜囊肿手术原则是什么？

颅内蛛网膜囊肿的手术原则：一是消除囊液积聚产生的脑受压；二是消除囊液产生的原因；三是消除囊腔。手术目的为放出囊液，处理囊内血管，减低渗透压，疏通囊腔，使之与邻近脑池、蛛网膜下腔、脑室或与其他体腔相通。凡有颅内高压者，充分建立囊腔与周围脑池或腹腔之间的交通是手术成功的关键。

1081 目前治疗蛛网膜囊肿的主要手术方法有哪些？

目前常用的手术方法包括：①开颅囊壁开窗（囊壁部分切除）或囊壁大部切除术。②囊壁大部切除加囊肿 – 脑池和/或脑室造口术，有肯定疗效。③对囊壁大部切除术仍不能解决颅内高压者，可考虑施行各种脑脊液分流术，多采用囊肿 – 腹腔分流术。④IAC 伴癫痫者常有脑皮质结构性异常，采用囊壁部分切除加致痫灶切除术效果较为理想。⑤带蒂游离大网膜颅内移植术、带蒂颞肌和骨膜置入囊腔术。囊肿壁部分切除加额肌填塞，可达到消除囊腔，并利用其对囊液的吸收功能，防止囊液再积聚。⑥对有症状的鞍内 IAC 可经蝶窦入路行囊壁部分切除术。

1082 遗传性神经肿瘤综合征包括哪些类型？

遗传性神经肿瘤综合征是一组以伴发神经系统肿瘤为特征，累及多胚层、多器官、多系统且组织病理学类型复杂多样的家族遗传性疾病，见表8-4。

表8-4 常见遗传性神经肿瘤综合征

疾病名称	责任基因	染色体定位	编码蛋白	神经系统表现	神经系统以外表现
I型神经纤维瘤病	NF1	17q11.2	神经纤维瘤蛋白（neurofibromin）	胶质瘤（视觉通路毛细胞型星形细胞瘤）、神经纤维瘤、丛状神经纤维瘤、恶性外周神经鞘瘤	牛奶咖啡斑、雀斑、Lisch结节、蝶骨大翼发育不良、脊柱侧弯、血管纤维肌肉发育不良、嗜铬细胞瘤
II型神经纤维瘤病	NF2	22q12.2	施万细胞瘤蛋白（schwannomin）merlin蛋白	双侧前庭神经施万细胞瘤、外周神经施万细胞瘤、脑膜瘤、脑膜血管瘤病、胶质瘤、脊髓室管膜瘤、胶质发育缺陷、脑钙化	晶状体后囊混浊、视网膜错构瘤
Von Hippel-Lindau病	VHL	3p25-p26	VHL蛋白	中枢神经系统血管网状细胞瘤、胶质瘤	视网膜血管网状细胞瘤、肾细胞癌、肾囊肿、嗜铬细胞瘤、胰腺囊肿或肿瘤、内淋巴囊肿瘤、囊腺瘤
结节性硬化症	TSC1 TSC2	9q34 16p13.3	错构瘤蛋白（hamartin）结节蛋白（tuberin）	室管膜下巨细胞型星形细胞瘤、室管膜下胶质结节、婴儿痉挛症—肌阵挛性脑波综合征、精神发育迟缓	色素缺失斑、鲨革样斑、面部血管纤维瘤、甲周纤维瘤、肾血管肌脂瘤、心脏横纹肌瘤、肺淋巴管肌瘤病、视网膜错构瘤等
Li-Fraumeni综合征	TP53	17p13.1	TP53蛋白	胶质母细胞瘤、原始神经外胚层肿瘤与其他胶质瘤	乳腺癌、骨或软组织肉瘤、肾上腺皮质癌、白血病等

1083 遗传性神经肿瘤综合征的遗传方式和发病特点有哪些？

常见遗传性神经肿瘤综合征的遗传方式是常染色体显性遗传。常染色体显性遗传病是指由位于常染色体上的显性致病基因引起的疾病。其发病有以下特点：①患者双亲中常有一个是患者，双亲无病，子女一般不发病，除非生殖细胞发生突变。②系谱中的患者多为杂合子（Aa），故患者子女约有 1/2 是患者，在小家系中有时反映不出这样的比例，但如果将许多小家系的群体统计起来分析，就会看到近似的比例。③由于是显性基因决定发病，所以它遗传给谁，谁就发病，可发现连续几代出现病人，即连代遗传。④由于致病基因在常染色体上，与性别无关，所以男女发病机会均等。大多数的显性遗传属于完全显性，即杂合子（Aa）表现出与显性纯合子（AA）相同的表型。少数情况下，显性遗传也有一些特殊的表现，如不完全显性或半显性、不规则显性、共显性遗传、延迟显性和从性遗传等。

1084 什么是视网膜母细胞瘤的 Kundson 二次突变学说？

作为一般规律，大多数遗传性肿瘤综合征如果发生肿瘤性病变，多涉及双等位基因的突变失活或缺失，肿瘤的发病过程遵循 Kundson 二次突变学说。视网膜母细胞瘤（retinoblastoma，Rb）的发病过程即是对 Kundson 学说的最好诠释。

视网膜母细胞瘤的发病与抑癌基因 Rb 双拷贝等位基因的突变失活有关。在家族性视网膜母细胞瘤病例中，患者从亲代遗传带有一个种系突变的 Rb 基因拷贝，而且在体内的每一细胞中包括视网膜细胞均携带有这种来自种系的突变；出生后视网膜细胞中 Rb 等位基因的另一个拷贝如果也发生失活，无论是基因突变还是染色体 13q 缺失，患者都会发生视网膜母细胞瘤。散发性视网膜母细胞瘤患者不携带 Rb 基因的种系突变，同一细胞内两个拷贝的 Rb 基因若均发生失活，则需要经历两次失活性突变，这样的单细胞逐渐增殖形成视网膜母细胞瘤，即著名的肿瘤形成的 Knudson 二次突变学说。

二次突变理论不仅解释了常见的遗传性肿瘤综合征发病的基因遗传学基础，而且也为常见肿瘤的遗传易感性提供了很好的模型，并为肿瘤易感性基因的染色体定位提供了理论与实验依据 C 根据遗传易感性的常染色体显性遗传规律，一方面，可以通过肿瘤家系的遗传流行病学分析以及遗传连锁分析对肿瘤易感基因进行定位；另一方面，根据肿瘤易感基因在体细胞中缺失突变的特性，通过检测肿瘤细胞染色体上多态性位点的杂合性丢失来确定肿瘤易感基因的染色体定位。

1085 I 型神经纤维瘤病的神经系统表现有哪些？

I 型神经纤维瘤病（NF-1）又称 von Recklinghausen 神经纤维瘤病、von Recklinghuasen

病和外周神经纤维瘤。其神经系统表现：①神经纤维瘤：皮肤和丛状神经纤维瘤是Ⅰ型神经纤维瘤病的特征性病变。皮肤神经纤维瘤表现为边界清楚、无包囊的良性肿瘤。丛状神经纤维瘤造成主要神经干及其分支的弥漫性肿大，表现为皮下孤立性、边界不清的肿物，有时形成绳索样占位；多发生于10岁或20岁以前，随年龄而逐渐增大。当大面积皮肤受累时可严重影响容貌。5%的丛状神经纤维瘤发生恶变。②恶性外周神经鞘瘤：约10%患者可发生，以年轻患者多见，其中包括横纹肌母细胞瘤和其他异质性成分，此为其特征性组织学表现。③胶质瘤：病理类型多为毛细胞型星形细胞瘤，好发生于视神经，双侧视神经毛细胞型星形细胞瘤为Ⅰ型神经纤维瘤病的特征性发病形式，而且所伴发的视神经胶质瘤可以多年维持稳定，甚至可以发生退行性变。其他亚型的胶质瘤发生率在Ⅰ型神经纤维瘤病患者中呈升高趋势，包括弥漫性星形细胞瘤和胶质母细胞瘤。④还常伴发巨颅畸形、智力障碍、中脑导水管梗阻和其他神经系统疾病。

1086　Ⅱ型神经纤维瘤病的神经系统表现有哪些？

　　Ⅱ型神经纤维瘤病（NF-2）又名中枢神经纤维瘤病、双侧听神经瘤性神经纤维瘤病。其神经系统表现：①施万细胞瘤：WHO Ⅰ级肿瘤，发病年龄较小，许多患者在20余岁即出现特征性双侧前庭神经施万细胞瘤。85%的施万细胞瘤发生在前庭神经，也可发生在三叉神经、脊神经背根等其他感觉神经，运动神经如舌下神经也可受累。施万细胞瘤如发生在皮肤，呈丛状，沿神经尤其是脊神经可发生多个微小施万细胞瘤。②脑膜瘤：多发脑膜瘤是其第二个特征性病变，WHO Ⅰ级肿瘤，发病年龄较小，可发生任何脑膜瘤病理亚型。③胶质瘤：约80%发生于脊髓内或马尾神经，10%位于延髓内。65%~75%的Ⅱ型神经纤维瘤病伴发的胶质瘤是室管膜瘤，几乎所有发生于脊髓的胶质瘤均为室管膜瘤且多数为髓内多发病变。亦可伴发弥漫性星形细胞瘤和毛细胞型星形细胞瘤，但不常见。④神经纤维瘤：Ⅱ型神经纤维瘤病发生的"皮肤神经纤维瘤"经组织学证实多为施万细胞瘤。⑤神经鞘肥厚病：病理表现为施万细胞增生，无肿瘤形成。多位于脊神经背根进入脊髓的部分，还可发生于脊髓的血管旁间隙，外表呈小结节样。⑥脑膜血管瘤病。常为皮质内病变或发生在皮质外，可呈多灶性生长，患者常无明显症状，仅在尸体解剖时发现。当病变中血管占优势时，组织学类似血管畸形；病变也可以脑膜皮细胞占优势，有时伴发脑膜瘤。⑦胶质组织构成缺陷：是Ⅱ型神经纤维瘤病的特征性病症，为皮质内病变，亦可发生在基底节、丘脑和小脑，一般不伴智力发育迟缓或星形细胞瘤。类似的错构瘤可以发生在脊髓后角，即所谓的"室管膜异位"。⑧脑钙化，多位于大脑和小脑皮质、脑室周围和脉络丛。⑨周围神经病。有些Ⅱ型神经纤维瘤病患者表现有外周感觉运动神经病，可继发于局部的施万细胞瘤或施万细胞和神经束膜细胞的洋葱球样增殖。

1087 Ⅰ型神经纤维瘤病的神经系统以外表现有哪些?

Ⅰ型神经纤维瘤病的神经系统以外表现有:①皮肤改变:如牛奶咖啡斑、雀斑、虹膜错构瘤(Lisch 结节)等。牛奶咖啡斑常为新生儿首发临床表现,数量和大小在婴儿期逐渐增加,而成年人期一般维持稳定甚至减少。约 2/3 患者在腋窝和/或腹股沟还可出现雀斑,尤以年轻人多见。Lisch 结节为虹膜表面隆起的小错构瘤,几乎存在于所有Ⅰ型神经纤维瘤病患者,是具有重要诊断价值的表现。②骨和血管病变:常发生蝶骨大翼发育不良、严重的脊柱侧弯畸形。长骨可以变薄、弯曲和形成假关节,尤以胫骨明显。亦可伴发身材矮小、肾动脉和其他动脉(如颈部大血管)的纤维肌肉发育不良。③其他病变,如细胞瘤、十二指肠类癌瘤、横纹肌肉瘤和儿童髓细胞白血病伴黄色肉芽肿。

1088 Ⅱ型神经纤维瘤病的神经系统以外表现有哪些?

Ⅱ型神经纤维瘤病的神经系统以外表现有:儿童期即可出现的晶状体后囊混浊亦是Ⅱ型神经纤维瘤病的特征性病变之一,也可发生视网膜错构瘤,但不发生虹膜错构瘤。

1089 Ⅰ型神经纤维瘤病的诊断标准是什么?

Ⅰ型神经纤维瘤病的诊断主要依靠临床表现,满足下述两项或两项以上标准即可明确诊断:

(1)有≥6 个皮肤牛奶咖啡斑,青春期前最大径 >5mm 或青春期后最大径 >15mm;

(2)有 >2 个任何类型的神经纤维瘤或者出现 1 个丛状神经纤维瘤;

(3)腋窝或腹股沟雀斑;

(4)视神经胶质瘤;

(5)有≥2 个虹膜错构瘤;

(6)明显骨病,如蝶骨发育不良、骨皮质变薄并伴或不伴假关节;

(7)一级亲属(父母、同胞兄妹、子女)中患有符合上述标准的Ⅰ型神经纤维瘤病。

1090 Ⅱ型神经纤维瘤病的诊断标准是什么?

Ⅱ型神经纤维瘤病的诊断标准:

(1)双侧前庭神经施万细胞瘤;

(2)或一位一级亲属患Ⅱ型神经纤维瘤病,同时合并下面任意一项:

1)单侧前庭神经施万细胞瘤;

2）脑膜瘤、施万细胞瘤、胶质瘤、神经纤维瘤或晶状体后囊混浊中任意两种病变。

（3）或单侧前庭神经施万细胞瘤同时合并施万细胞瘤、胶质瘤、神经纤维瘤、晶状体后囊混浊中的任意两种病变；

（4）或多发脑膜瘤，同时合并下面任意一项：

1）单侧前庭神经施万细胞瘤；

2）施万细胞瘤、胶质瘤、神经纤维瘤或晶状体后囊混浊中任意两种病变。

1091 von Hippel-Lindau 病神经系统以外的表现有哪些？

von Hippel-Lindau 病神经系统以外的表现有：①视网膜血管网状细胞瘤：约发生于70%的患者，是神经系统以外最常见的表现。可以是非症状性，仅在眼底检查时才被发现，另外一些患者还有视网膜渗出性剥离或出血，引起继发性视野缺损或视力减退。②肾脏疾病：以伴发肾囊肿最常见，肾细胞癌尤其是透明细胞癌可发生在囊内或周围的肾实质，发生率为40%，也是 von Hippel-Lindau 病的主要致死原因。③嗜铬细胞瘤：表现为持续或阵发性高血压，或完全无症状，仅在腹部 CT 或 MRI 检查时被偶然发现。发生在一侧或两侧肾上腺，但也可出现在腹部和胸部（副神经节瘤）、头部和颈部（化学感受器瘤）交感轴的任何部位。病灶通常 >2cm，多数为良性病程，也有少数恶性变的报道。④胰腺病变：一般仅表现为囊肿，呈多发性。罕见情况下，可发生胰腺的神经内分泌肿瘤，但通常分泌不活跃并且生长缓慢，有时具有恶性生物学行为。⑤内淋巴囊肿（endolymphaticsac tumor，ELST）：von Hippel-Lindau 病患者中内淋巴囊肿瘤的发生率约为10%，可引起不同程度的听力下降，其他症状包括耳鸣、眩晕等。⑥附睾或阔韧带囊腺瘤：男性 von Hippel-Lin-dau 病患者发生附睾乳头状囊腺瘤，虽常见但很少引起临床表现，累及双侧附睾可导致不孕，女性患者发生阔韧带乳头状囊腺瘤。

1092 von Hippel-Lindau 病的诊断标准是什么？

von Hippel-Lindau 病的临床诊断建立于下述两个方面：

（1）孤立病例出现两种特征性病变即可明确诊断，包括≥2 个视网膜或脑组织血管网状细胞瘤；或单发血管网状细胞瘤合并内脏表现如肾囊肿、胰腺囊肿、肾细胞癌、肾上腺及肾上腺以外的嗜铬细胞瘤，以及较少见的内淋巴囊肿瘤、附睾或阔韧带乳头状囊腺瘤和胰腺的神经内分泌肿瘤。

（2）有阳性 von Hippel-Lindau 病家族史的非症状性患者，若60岁以前有以下种疾病表现则可明确诊断，如视网膜血管瘤、脊髓或小脑血管网状细胞瘤、嗜铬细胞瘤、多发性胰腺囊肿、附睾囊腺瘤、多发性肾囊肿和肾细胞癌等。

1093 什么是结节性硬化症？结节性硬化症的神经系统表现有哪些？

结节性硬化症又称 Bourneville 病或 Bourneville-Fringe 病，具有多种临床表现形式，不仅不同家族间不相同，就是同一家族成员症状也不尽相同。大多数患者的首发症状为癫痫和孤僻性退隐，智力发育迟缓和行为异常也常见，婴儿痉挛症是其另一种特征性表现。神经系统症状是结节性硬化最常见也是最为严重的表现：①室管膜下巨细胞型星形细胞瘤：呈良性，缓慢生长，典型发生部位是侧脑室壁，WHO Ⅰ 级肿瘤，在明确诊断的结节性硬化患者的发生率为 6%~16%，一般在 20 岁以前发病，也有婴儿发病的报道。多数表现为癫痫发作加重或颅内压升高。肿瘤内可有钙化和陈旧性出血，偶有大量自发性出血。②室管膜下胶质结节：发生率约为 90%，皮质或皮质下结节发生率为 70%。皮质或皮质下结节与癫痫发作关系密切，尤其是婴儿痉挛症和全身肌阵挛性发作。③其他表现：约 80% 以上的结节性硬化患者都有过癫痫发作，可以引起婴儿痉挛症 - 肌阵挛性脑波综合征。此外，发生神经发育障碍（PDD）和自闭症、多动症、注意力分散多动症（ADHD）以及攻击性行为。

1094 结节性硬化症的神经系统外表现是什么？

结节性硬化症的神经系统以外表现：①皮肤：所有结节性硬化症患者均有皮肤受累表现，包括色素缺失斑（87%~100%）、面部血管纤维瘤（49%~90%）、鲨革样斑（20%~80%）以及面部纤维结节和指（趾）甲纤维瘤（17%~87%），其中面部血管纤维瘤对面部的影响最大。②肾脏疾病：是造成患者早期死亡的又一原因。约 80% 的结节性硬化症患儿都确诊有肾脏疾患，主要包括良性血管肌脂瘤（70%）、上皮囊肿（20%）、嗜酸性细胞瘤（<1%）、恶性血管肌脂瘤（<1%）和肾细胞癌（<1%）等 5 种疾病。③心脏病变：结节性硬化症患者心脏横纹肌瘤的发生率为 47%~67%，肿瘤体积在婴儿期较大，随着年龄的增长而逐渐退化，直至最终消失。如果在出生时未发生心脏流出道梗阻，一般不会严重影响健康。④肺部病变：肺的淋巴管肌瘤病见于 1%~6% 的结节性硬化症患者，以 20 - 40 岁的女性好发。临床表现为呼吸困难或咯血，可以发生气胸和乳糜胸，患者多因呼吸衰竭而死亡。⑤眼睛：视网膜病变为错构瘤（桑植样隆起或斑点样病变）和色素缺失斑（类似于皮肤色素减退性病变），75% 的患者可出现一种或更多病变，常为非症状性。

1095 结节性硬化症的确诊、可能、疑似的诊断标准是什么？

结节性硬化症的确诊标准是：需要两种主要症状或一种主要症状附加两种次要症状。

结节性硬化症的可能标准是：一种主要症状附加一种次要症状。

结节性硬化症的疑似标准是：一种主要症状或两种及两种以上次要症状。

主要症状包括：面部血管纤维瘤或前额斑点、非创伤性指（趾）甲或甲周纤维瘤、色素缺失斑（23 个）、皮肤鲨革样板（结缔组织痣）、多发性肾结节性错构瘤、皮质结节、室管膜下结节、室管膜下巨细胞型星形细胞瘤、心脏横纹肌瘤、单发或多发淋巴管肌瘤病、肾血管肌脂瘤。

次要症状包括：随机分布的多处牙釉质凹陷、错构瘤性直肠息肉、骨囊肿、脑白质放射状迁移束和/或脑白质发育不良、牙龈纤维瘤、肾脏以外的错构瘤、视网膜色素缺失斑、皮肤点彩样色素减退斑（Confetti 病变）、多发肾囊肿。

1096　什么是 Li-Fraumeni 综合征?

Li-Fraumeni 综合征又称家族性癌症综合征，以儿童和青年的多发及原发恶性肿瘤为特征，如软组织肉瘤、骨肉瘤、乳腺癌、白血病、肾上腺皮质癌和神经系统肿瘤，神经系统肿瘤包括弥漫性星形细胞瘤、间变性星形细胞瘤、胶质母细胞瘤、髓母细胞瘤以及原始神经外胚层肿瘤等。除经典的发病形式外，还有一种发病亚型称为 Li-Fraumeni 样综合征。

1097　典型 Li-Fraumeni 综合征的诊断标准是什么?

经典 Li-Fraumeni 综合征的诊断标准：①先证者在 45 岁以前患肉瘤。②以及一级亲属在 45 岁以前患任何癌症。③以及一级或二级亲属在 45 岁以前患癌症，或任何年龄患肉瘤。

1098　Li-Fraumeni 样综合征的诊断标准是什么?

Li-Fraumeni 样综合征的诊断标准：①先证者在儿童期患癌症或肉瘤、脑肿瘤，或 45 岁以前患肾上腺皮质肿瘤。②附加一级或二级亲属在任何年龄发生典型的 Li-Fraumeni 综合征相关肿瘤（肉瘤、乳腺癌、脑肿瘤、肾上腺皮质肿瘤或白血病）。③附加一级或二级亲属在 60 岁以前患癌症。

1099　Cowden 病的神经系统表现是什么?

Cowden 病又称 Cowden 综合征，可引起皮肤、黏膜、胃肠道、骨、中枢神经系统、眼、泌尿生殖系统错构瘤、新生物或肿瘤。

神经系统表现包括：①小脑发育不良性神经节细胞瘤（Lhermitte-Duclos 病）：该病为良性小脑占位病变，作为 Cowden 病表现的一部分，主要好发于年轻人，由发育不良的神经节细胞组成，WHO Ⅰ 级肿瘤。患者有巨颅症、缓慢进展的小脑共济失调（常在成年以后表现）、颅内压升高。②其他中枢神经系统表现还包括灰质异位症、脑积水、精神发育迟缓和癫痫发作，极少数可发生脑膜瘤和髓母细胞瘤。

1100 Cowden 病的神经系统以外的表现是什么？

神经系统以外的表现包括：①皮肤黏膜表现：面部丘疹，典型发生部位为口周，多数属毛根鞘瘤。口部病变，牙龈、口唇、上腭表面发生表面平滑的白色丘疹，融合后可以呈卵石样外表。舌头可以表现为增厚或呈槽沟样（阴囊舌）。肢端角化症，60% 以上的患者手和脚背侧出现肉色或轻度色素沉着丘疹，表面平滑或呈疣状。掌跖角化症，约 40% 患者在手掌和足底有半透明、斑点状角化。少见皮肤病变包括脂肪瘤、神经瘤和血管瘤。②头、眼、鼻和喉部表现：80% 患者有巨颅症、增殖腺面容、眼部疾患、小颌畸形、高拱形上腭。③约 60% 患者表现甲状腺肿、良性腺瘤、甲状舌骨囊肿和滤泡腺癌。④乳腺癌：发生率为 20%~36%，女性较多见。⑤纤维囊性疾病和纤维腺瘤。⑥可发生胃肠道异常：食管、胃、小肠、大肠和直肠可出现息肉，以结肠多见。⑦泌尿生殖道病变：常见表现为卵巢囊肿和平滑肌瘤、畸胎瘤、尿道和宫颈腺癌、肾细胞癌和良性尿道息肉。⑧骨骼异常：包括骨囊肿、脊柱后凸和脊柱侧后凸。

1101 什么是 Turcot 综合征？其分型标准是什么？

Turcot 综合征为恶性神经上皮肿瘤和家族性腺瘤性息肉病（FAP）或遗传性非息肉病性结肠癌（HNPCC）共患病的遗传性神经肿瘤综合征。分为两型：Ⅰ型为遗传性非息肉病性结肠癌伴发中枢神经系统肿瘤（常为胶质母细胞瘤），分子学基础为 DNA 错配修复基因的种系突变；Ⅱ型为家族性腺瘤性息肉病伴发中枢神经系统肿瘤（常为髓母细胞瘤），分子学基础是 APC 基因种系突变。

1102 Turcot 综合征的诊断标准是什么？

Turcot 综合征诊断依赖于家族性腺瘤性息肉病和遗传性非息肉病性结肠癌的诊断。①家族性腺瘤性息肉病诊断标准：出现 >100 个结肠直肠腺瘤性息肉；或虽腺瘤息肉数目 <100 个，但一级亲属中有被明确诊断的家族性腺瘤性息肉病；如同时具有其他表现如色素膜上皮增生则支持诊断。②遗传性非息肉病性结肠癌的诊断：根据 Amsterdam 标准，家族中至少有 3 例发生病理明确的结肠直肠癌，其中 1 例是其他 2 例的一级亲属；至少连续两代发病；至少 1 例在结肠直肠癌诊断时的年龄 <50 岁；排除家族性腺瘤性息肉病的可能。但该标准未考虑结肠外发生的恶性肿瘤的重要性，于是 Amsterdam 标准Ⅱ规定家族中至少有 3 例以上患遗传性息肉病性结肠癌相关癌（结肠直肠癌、子宫内膜癌、胃癌、卵巢癌、小肠癌、输尿管和肾盂癌、脑肿瘤、胆管癌、皮肤癌），其他标准同前。

1103　什么是 Gorlin 综合征？其诊断标准是什么？

Gorlin 综合征亦称基底细胞痣综合征或痣样基底细胞癌综合征。主要表现为皮肤、骨骼、神经系统等多种器官的发育异常，同时也易发生良性及恶性肿瘤，如基底细胞癌和中枢神经系统髓母细胞瘤等。Gorlin 综合征患者对离子射线包括阳光照射十分敏感，也易诱发癌变。一般诊断年龄在 10～20 岁，所发生的多发肿瘤中，基底细胞癌最常见，引起早期死亡的主要原因是髓母细胞瘤。

Gorlin 综合征的诊断标准：①主要诊断标准：20 岁以前出现≥2 个皮肤基底细胞癌；腭部出现牙源性角化囊肿；≥3 个掌跖面的皮肤凹损；大脑镰有双片钙化；肋骨分叉、融合或呈"八"字形肋骨；一级家属中有诊断明确的 Gorlin 综合征患者。②次要诊断标准：巨颅畸形，先天畸形（唇裂、腭裂、额隆起、粗糙面容、五官距离过远），先天性翼状肩胛骨畸形，胸骨畸形，并指（趾）畸形等骨骼的其他异常；影像学异常如蝶鞍桥连、椎骨等异常（半脊椎或椎体融合扩大、手足形状缺陷或手足出现火焰形透光），卵巢纤维瘤，髓母细胞瘤。当患者临床表现符合两项主要诊断标准，或一项主要诊断及两项次要标准时可明确诊断为 Gorlin 综合征。在儿童期，上述诊断标准并不都有所表现。

1104　Ⅰ型神经纤维瘤病并发的视神经胶质瘤的病理类型和处理原则是什么？

Ⅰ型神经纤维瘤病患者视神经胶质瘤的病理类型为毛细胞型星形细胞瘤，可以多年维持稳定，甚至可以发生退行性变。双侧视神经毛细胞型星形细胞瘤为Ⅰ型神经纤维瘤病的特征性发病形式。

Ⅰ型神经纤维瘤病并发视神经胶质瘤的处理原则：对于 <6 岁的患者，应每年进行完整的眼科检查，包括视力、视野、裂隙灯、检眼镜检查。如果患者出现视神经胶质瘤的首发症状时必须进行 MRI 检查，并在诊断后的第 3、第 9、第 15、第 24 和第 36 个月时重复进行检查。视神经胶质瘤在 6 岁以前很少快速进展，建议在患者 8 岁、10 岁、13 岁、16 岁、20 岁及 25 岁时进行详尽的眼科检查，如果出现新的症状或病情进展则应随时进行眼科检查并复查 MRI。目前尚无国际公认的视神经胶质瘤的标准治疗方法，总的治疗原则是：存在严重视力障碍（视力 <0.5）者应接受治疗，外科手术可切除孤立的视神经胶质瘤；对于 <5 岁的患儿可先采取化学治疗，使肿瘤得到暂时控制，>5 岁时再考虑施行放射治疗，放射治疗虽可以改善视力并减缓肿瘤的生长速度，但会造成垂体功能下降；对于弥漫性视神经胶质瘤，可选择卡铂或卡铂＋长春新碱进行化学治疗；复发性肿瘤患儿是否给予加强治疗，尚存争议。少见情况下，肿瘤可出现自发的退行性变。

1105 Ⅱ型神经纤维瘤病的双侧前庭神经施万细胞瘤的处理原则是什么?

双侧前庭神经施万细胞瘤是Ⅱ型神经纤维瘤病的治疗难点,对此类患者应施行个体化治疗方案。所有接受手术治疗者均须行术前评估,内容包括年龄和身体状况、双侧肿瘤的大小、双耳听力受损程度及进展、面瘫及其相邻脑神经受累程度、脑干压迫、颅内高压等。对于病灶直径 <1 cm 且无神经功能障碍者,可行动态观察、随访;双侧听神经瘤大小相当,则应先切除听力稍差侧的肿瘤。双侧肿瘤大小相差悬殊,一侧巨大占位压迫脑干,则应先切除受压严重侧的肿瘤,以尽快解除占位效应;若首次手术后听力保留,则对侧肿瘤可于第一次手术 6 个月或 1 年后再行手术切除;若手术后听力丧失,则对侧肿瘤可先观察或行立体定向放射治疗、手术切除。双侧前庭神经施万细胞瘤的手术原则是:尽可能切除肿瘤并保留一侧耳的有效听力,避免双侧面瘫。对于手术危险高、拒绝接受手术或高龄患者,放射治疗可达到短期控制肿瘤之目的,但离子照射可能会促进遗传性神经肿瘤综合征病情的恶性进展和肿瘤侵袭性增高。对于病灶直径 <3 cm 或复发性听神经瘤,若患者对手术有顾虑可考虑施行立体定向放射治疗。对于手术后双侧听力明显受损的患者,目前国外采用多通道听觉脑干植入术(auditory brainstem implant,ABI)或听觉中脑植入术(auditory midbrain implant,AMI),重建听觉传导通路,且已取得了良好的治疗效果。

1106 对 von Hippel-Lindau 病患者或潜在高危患者的筛查应包括哪些方面?

对 von Hippel-Lindau 病患者及潜在患者的医学筛查包括:①对视网膜血管网状细胞瘤的筛查:<5 岁者(最好从婴儿开始)每年进行详细的眼科检查。②对于中枢神经系统血管网状细胞瘤的筛查:从青春期开始,每 12～36 个月进行头部和/或脊髓 MRI 扫描。对于已经发现的非症状性病灶须每年进行 MRI 检查。③肾及胰腺的筛查:16 岁是目前所报道的 von Hippel-Lindau 病发生肾肿瘤的最小年龄。因此,自 16 岁起每年应进行腹部 B 超检查,对 B 超检查发现的肾、肾上腺或胰腺的可疑病灶,应进一步行 CT 或 MRI 检查。④对于嗜铬细胞瘤发病率高的家族,应自 5 岁每年进行血压及 24 小时尿儿茶酚胺代谢物检测。血浆去甲肾上腺素测定也是较为敏感的检测方法,自 8 岁开始每年须行肾上腺超声扫描。

1107 von Hippel-Lindau 病患者主要致死原因是什么?临床诊断与治疗应注意什么?

von Hippel-Lindau 病患者主要致死原因是肾细胞癌,von Hippel-Lindau 病患者伴发的肾细胞癌尤其是透明细胞癌可发生在囊内或周围的肾实质,发生率为 von Hippel-Lindau 病的 40%。中枢神经系统血管网状细胞瘤是 von Hippel-Lindau 病最原型的病变。在诊断时应注意,发生在小脑的肿瘤,除了血管网状细胞瘤的可能性之外,还可能是肾细胞癌颅内转移。

早期手术是肾细胞癌的最佳选择。对直径＜3cm 的肿瘤可先行观察，因为小的肾肿瘤生长缓慢，每年增大＜2cm，而且肿瘤直径＜3cm 时发生远隔转移的概率亦较低。根据肿瘤的生长部位和大小，可以采取保留肾单位或部分肾切除术，患者生存率并不会仅因切除部分肾脏而下降。病灶累及双肾而必须行双肾切除的患者，须同时接受肾移植手术。但对于来自同一家族的肾源，应对捐献者进行评估，排除其为 von Hippel-Lindau 病的潜在患者。

1108 结节性硬化症发生于颅内的结节样病变包括几种类型？影像学表现是什么？

结节性硬化症发生于颅内的结节为神经胶质细胞增生所致，由星形细胞、异常神经元和胶原纤维组成。包括室管膜下结节、皮质内结节、脑白质区异常信号及室管膜下巨细胞型星形细胞瘤。其影像学表现：

（1）室管膜下结节：CT 检查结节多为高密度或钙化，沿脑室壁排列，位于侧脑室体部或三角区；未钙化的结节表现为侧脑室壁充盈缺损，增强后结节无强化。MRI 扫描结节的信号强度与脑白质相近，T2WI 显示较清楚，增强扫描结节不强化，为本病特征。

（2）皮质内结节：一般为多发，多位于额顶叶，50% 可有钙化。CT 扫描常为等或低密度。MRI 检查，T1WI 呈等或低信号，T2WI 为高信号，部分钙化在 T1/T2WI 均为低信号。皮质内结节的显示以 FLAIR 序列最为敏感，表现为球形高信号。

（3）脑白质区异常信号：CT 扫描对脑白质病灶不敏感。MRI 检查 T2WI 最为敏感，FLAIR 次之，表现为脑白质内高信号，呈放射状、锲状或不定形 T2WI 高信号病灶。

（4）室管膜下巨细胞型星形细胞瘤：多发生于室间孔邻近区域，呈类圆形或浅分叶状。CT 扫描呈等或低密度影，边缘有结节样钙化，增强后明显强化。MRI 检查 T1WI 呈等或稍低信号，T2WI 呈等或稍高信号，其内可有囊变，增强后明显均匀或不均匀强化。

1109 与神经系统肿瘤相关的遗传性疾病有哪些？

见表 8-5。

表 8-5 与神经系统肿瘤相关的遗传综合征

遗传综合征	相关基因	神经系统肿瘤类型
运动失调性毛细血管扩张症	ATM	胶质瘤
视网膜母细胞瘤	Rb	视网膜母细胞瘤
神经纤维瘤病 Ⅰ 型	NF1	胶质瘤
神经纤维瘤病 Ⅱ 型	NF2	神经鞘瘤、脑膜瘤、室管膜瘤
Von Hippel-Lindau 综合征	VHL	成血管细胞瘤

续表

遗传综合征	相关基因	神经系统肿瘤类型
结节性硬化症	TSC2	胶质瘤
Li-Fraumeni 综合征	p53	胶质瘤
Lhermitte-Duclos 综合征	PTEN/MMAC1	胶质瘤
Cowden 综合征	FTEN/MMAC1	胶质瘤
家族性黑索瘤	pl6	胶质瘤
多发性内分泌腺瘤综合征	MEN-1	垂体腺瘤
Turcot 综合征	APC，MSH2，MLH1	髓母细胞瘤

注：PTEN: phosphatase and tensin homologue deleted from chromosome 10；MMAC1: mutated in malignant advanced cancers；AFC: adenomatous polyposis coli；MSH2 and MLH1: human homologues of the yeast mutant-L proteins.

1110 视网膜母细胞瘤的临床表现有哪些？

视网膜母细胞瘤通常表现为三岁以下儿童的白角膜，其他常见症状包括斜视、眼球震颤和眼球红肿。视网膜母细胞瘤不太常见的表现包括视力下降、眼部炎症等。罕见虹膜异色症。某些情况下由于虹膜新生血管生成导致虹膜增生症、玻璃体出血（造成暗光而不是白光反射）、无外伤前房积血、青光眼、角膜不均匀等；也可由于肿瘤坏死伴眼球突出导致眼眶蜂窝组织炎、眼睛疼痛、以及发热等。患有转移性疾病的儿童的体征和症状可能包括食欲减退或体重减轻、呕吐、头痛、神经功能障碍、眼眶肿块或软组织肿块等。

1111 视网膜母细胞瘤的形态特征有哪些？

一般来说，早期视网膜母细胞瘤的典型表现是单发或多灶性、边界清楚、半透明的视网膜内肿块。随着疾病的进展，肿瘤呈粉红色，供血血管扩张，可能表现出三种主要生长模式之一：①外生性－肿瘤朝向视网膜下方垂直生长并进入视网膜下间隙，通常导致渗出性视网膜脱离。肿瘤细胞可能会脱落并导致视网膜下种植。②内生性－肿瘤朝向玻璃体腔垂直生长并进入玻璃体腔。通常肿瘤易碎，玻璃体内种植有肿瘤细胞。肿瘤细胞可以进入前房和角膜后层，导致假性疱疹。肿瘤的自发性坏死可导致严重的眼内炎症反应，表现为假性眼内炎。

弥漫性浸润性视网膜母细胞瘤－肿瘤保持相对平坦（很少垂直生长），并在视网膜内生长，类似视网膜炎。弥漫性浸润性视网膜母细胞瘤是最不常见的生长模式（发生在大约2%的病例中），并且倾向于单侧出现在年龄较大的儿童中。

视网膜母细胞瘤的生长模式可以随着肿瘤的增大而改变。外生性肿瘤可以通过覆盖的视网膜侵蚀到玻璃体腔内，给出外生性 – 内生性联合病变的临床表现，肿瘤生长模式似乎与临床结果无关。

视网膜母细胞瘤的典型病理特征包括小而圆的蓝色细胞瘤，瘤内形成 Flexner-Wintersteiner 玫瑰花环，中央管腔清晰，Hmer-Wright 花环和绒毛。视网膜母细胞瘤的诊断不需要病理检查。由于肿瘤种植的风险，活检是禁忌的。检测从接受挽救治疗的眼睛中采集的房水中的肿瘤衍生 DNA 是一项新技术，已被描述为肿瘤活检的替代方法。